# 临床病理生理学

LINCHUANG BINGLI SHENGLIXUE

主审　杜标炎　苏　宁　李洪岩　李　扬　刘志宇

主编　杨巧红　印明柱　赵　敬　张　灵

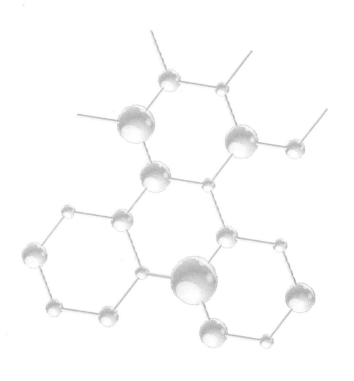

长江出版传媒　湖北科学技术出版社

图书在版编目(CIP)数据

临床病理生理学/杨巧红等主编;李琳琳等副主编.—武汉:
湖北科学技术出版社,2022.9
ISBN 978-7-5706-2212-2

Ⅰ.①临… Ⅱ.①杨… ②李… Ⅲ.①病理生理学
Ⅳ.①R363

中国版本图书馆 CIP 数据核字(2022)第 149247 号

临床病理生理学

**LINCHUANG BINGLI SHENGLI XUE**

责任编辑：曾紫风
装帧设计：胡　博
出版发行：湖北科学技术出版社
电　　话：027－87679468
地　　址：武汉市雄楚大街 268 号
　　　　　（湖北出版文化城 B 座 13—14 层）
邮　　编：430070
印　　刷：湖北金港彩印有限公司
开　　本：889 毫米×1194 毫米　　16 开
印　　张：34
版　　次：2022 年 10 月第 1 版
印　　次：2022 年 10 月第 1 次印刷
字　　数：800 千字
定　　价：168.00 元

# 编　委　会

# 编 委 会

李长岭　浙江大学医学院附属第二医院

李永胜　暨南大学崇爱康复医院

李先承　大连医科大学附属第二医院

李秋荐　河南省肿瘤医院

肖珊珊　广州中医药大学第一附属医院

汪显超　广州中医药大学基础医学院

张　弦　海南医学院基础与生命科学学院

张书征　广州中医药大学体育健康学院

张新江　北京中医药大学中医学院

林传权　广州中医药大学科技创新中心

林时辉　重庆医科大学附属第一医院

金　贺　广州中医药大学基础医学院

郑　琼　浙江大学医学院护理系

罗　惠　广州中医药大学基础医学院

赵自明　广州中医药大学第五临床医学院

郭宝锋　吉林大学中日联谊医院

黄启科　海军军医大学海军特色医学中心

黄舒蕾　广州中医药大学基础医学院

常静侠　郑州大学第一附属医院

崔　威　首都师范大学生命科学学院

康　伊　清华大学第一附属医院

彭　希　重庆医科大学附属第二医院

蒋　振　川北医学院基础医学与法医学院

谢玉萍　深圳市宝安区人民医院

谢龙祥　河南大学基础医学院

蓝华全　广州中医药大学基础医学院

裴诗瑶　中南大学湘雅医院

**主编助理**　季湍云　广州中医药大学基础医学院

廖思乡　广州中医药大学深圳临床医学院

代　奥　广州中医药大学基础医学院

麦热哈巴·卡迪尔　中山大学附属第五医院

# 主编简介

**杨巧红** 女，1973 年 12 月出生，中共党员。广州中医药大学基础医学院教工第二党支部书记。中西医结合博士，美国耶鲁大学访问学者，广州中医药大学基础医学院病理学与病理生理学系副教授，硕士研究生导师，中医执业医师。中国微循环学会转化医学青年委员会副主任委员，中国中医药促进会动脉硬化专家委员会委员，中国民族医药协会健康科普分会理事，广东省中西医结合学会病理学专业委员会委员，广东省中西医结合学会肿瘤化疗专业委员会委员，广东省病理生理学会肿瘤专业委员会委员，广东省精准医学应用学会疾病模型分会委员，广东省中医药学会经典传承创新专业委员会委员。

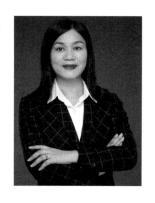

从事病理学及病理生理学教研工作 20 年，主攻肿瘤分子病理及中西医结合防治消化道肿瘤研究。参编学术专著 2 部，主编教材 2 部，参编教材 3 部，主编《轻松学习病理学》，任国家卫生健康委员会"十三五"规划教材《病理生理学》编委。先后主持广东省自然科学基金、广东省中医药管理局、广东省中药新药重点实验室开放基金及广州中医药大学海外留学归国人员"薪火计划"项目及教改课题等 7 项，参与国自然科学基金 2 项，省自然科学基金 4 项、厅局级项目 3 项。发表学术论文 50 余篇，其中 SCI 论文 13 篇，第一作者或通迅作者 5 篇。指导本科生分别获得国家级大创项目 2 项，省级大创项目 1 项及校级 4 项立项资助，全国高等院校首届医学形态学科普美文征文大赛二等奖指导老师。以第三负责人分别获得广东省教学成果一等奖 1 项，广州中医药大学教学成果二等奖 1 项。2020 年获第四届中医药、民族医药健康科普大会优秀论文奖。

**印明柱** 男，1982 年 1 月出生，中共党员。中国药科大学 & 耶鲁大学联合培养博士，美国国立卫生研究院抗衰老研究所（NIH/NIA）遗传系、美国耶鲁大学医学院病理系博士后。中南大学湘雅医院特聘教授、博士研究生导师。皮肤健康与疾病湖南省工程研究中心常务、副主任皮肤科副主任，兼职受聘美国耶鲁大学医学院病理系助理教授、副研究员，中央党校（国家行政学院）公共经济研究会"新发展格局条件下生物医药产业与保障人民健康研究"课题组特约研究员。中美药学协会康州分会常务理事；旅美科技协会康州分会副会长；中国微循环学会转化医学专委会常委青年副主任委员；中国医师协会皮肤科医师分会罕见 & 遗传性皮肤病分会委员。

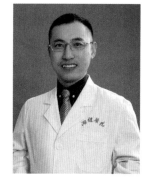

现负责研究的项目获国家 1.1 类新药临床批件 2 项；参与项目湖南省科技进步二等奖 1 项，申请国家发明专利及计算机软件著作权 20 余项，已授权 5 项；发表 SCI 论文 80 余篇，其中以第一及通讯作者发表 SCI 论文 40 余篇。研究成果发表在 *Nature*，*Science Translational Medicine* 等杂志。

**赵 敬** 女，1974 年 10 月出生，民革党员。博士，重庆医科大学基础医学院副院长，教授，博士研究生导师，美国斯坦福大学医学院访问学者。重庆市英才·创新创业领军人才，重庆市中青年骨干教师，民革渝中区委副主委，民革市委咨询委委员，中国微循环学会转化医学分会副主任委员、常委，中国病理生理学会肿瘤与免疫分会委员，重庆市欧美同学会理事，重庆沙坪坝区欧美同学会副会长，重庆医科大学欧美同学会秘书长，重庆市渝中区女性智库成员。

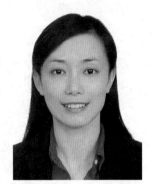

近年来主持国家自然科学基金项目 4 项，国家留学回国人员择优资助项目 1 项，以第一作者和通讯作者发表 SCI 论文 32 篇，其中 ESI 高被引论文 2 篇。担任 *CELLS* 等国际知名杂志的专业审稿人。带领团队 10 年来聚焦脑卒中的防治机制，成果获得 2019 年重庆市自然科学成果奖三等奖，为脑卒中防治提供了药物筛选新靶点。

**张 灵** 女，1976 年 9 月出生，中共党员。美国冷泉港实验室博士后，吉林大学基础医学院生物医学科学系主任、医学遗传咨询中心和前列腺疾病防治研究中心副主任、病理生理学系教授，博士研究生导师。

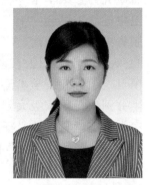

主持国家自然科学基金项目 5 项，吉林省科技厅重点研发项目、国际合作项目等省部级项目 10 余项，累计获纵向课题经费 300 余万元。作为主要参加者参加中日政府间技术协作项目、地域性项目及国家科技部国际合作重点项目等多项与肿瘤相关课题的研究。曾获吉林省拔尖创新人才称号；吉林省自然科学学术成果一等奖、吉林省青年科技奖、教育部科技进步二等奖；中华医学会二等奖 2 项；吉林省科技进步二等奖 2 项；全国大学生基础医学创新论坛暨实验设计大赛一等奖及全国大学生生命科学创业大赛二等奖指导教师。已发表与肿瘤相关论文 70 余篇，其中 SCI 论文 50 余篇，以通讯作者或者第一作者发表 SCI 论文 26 篇，中科院一区、二区文章共 15 篇，其中发表在 *Cancer research* 的文章分别被 *Nature Reviews Cancer* 和 *Nature Reviews Drug Discovery* 给予高度评价。曾获国家优秀博士生论文提名、吉林省优秀博士生论文。获国家专利 4 项。

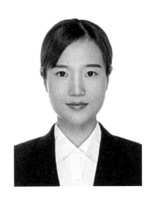

**李琳琳** 女，1988年12月出生，中共党员。医学博士，郑州大学第一附属医院肿瘤内科主治医师，硕士研究生导师。中国微循环学会转化医学专业委员会青年委员，河南省抗癌协会近距离放疗专委会青年委员，河南省抗癌协会肉瘤专业委员会青年委员。《转化医学电子杂志》第二届青年编委。主要研究方向：肿瘤代谢重编程及肿瘤免疫治疗。主攻肺癌、妇科肿瘤及消化道肿瘤等实体瘤诊治，参与开展多项肺癌相关新型药物临床试验以及CAR-T细胞疗法治疗实体瘤。主持国家自然科学基金青年项目一项，河南省省部联合共建项目一项。发表SCI文章多篇，其中第一作者论文3篇。

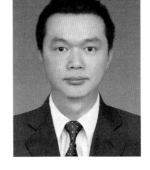

**涂艳阳** 男，1976年11月出生，中共党员。神经外科博士，美国哈佛医学院访问学者，广东省惠州市中心人民医院科研中心主任，《转化医学电子杂志》编辑部主任，副教授、副主任医师，硕士研究生导师。兼任中国微循环学会转化医学专业委员会副主任委员兼秘书长，欧美同学会医师协会转化医学专业委员会副主任委员兼秘书长。

多年来一直从事肿瘤基础与生物治疗方面研究。

承担国家自然科学基金项目2项，省、部级基金项目多项，总科研经费340万元。以第一/并列第一作者或通讯作者发表SCI论文40余篇，最高影响因子9.2，影响因子5分以上4篇，科技核心文章25篇；撰写专著多部。曾主持国家、省部、核级教学课题多项，发表教学论文多篇，撰写《外科手术学基础》等教材多部。曾以第一完成人获陕西省科技进步二等奖1项。

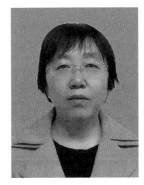

**项凤梅** 女，1971年3月出生，九三社员。中山大学附属第三医院医学博士后，主任中医师，副教授。硕士研究生导师。江西中医药大学附属医院治未病中心主任。江西省青年名中医。江西省中医药学会治未病专业委员会和江西省研究型医院学会治未病分会主任委员，中华中医药学会治未病分会常务委员。世界中医药联合学会治未病分会及健康管理委员会常务理事。主持和参与省厅级课题10余项，发表论文40余篇，参编著作4部。

**赵　昕**　女，1970 年 8 月出生，中共党员。美国耶鲁大学医学院博士后，大连医科大学附属第二医院心血管内科学科主任、心血管病医院院长、心研所副所长。大连医科大学、东北大学、辽宁中医药大学博士研究生导师。美国心脏病协会专家会员、中华医学会心血管病学分会冠脉腔内影像及生理学学组委员、中国医师协会动脉粥样硬化专业委员会委员、辽宁省中西医结合学会心血管内科专业委员会副主任委员、国家医疗技术评审中心外聘专家等。

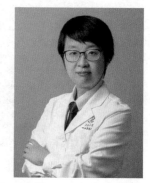

主持国家重点研发计划、国家自然基金、973 课题等 10 余项科研项目。发表科研论文 150 余篇。

**陈伟强**　男，1966 年 7 月出生，中共党员。广东药科大学护理学院副院长，教授，硕士研究生导师，广东省健康教育协会理事。从事病理生理学教学、科研工作 30 余年。曾主编《医学机能学实验》、副主编国家卫生健康委员会"十三五"规划教材《病理生理学》，参编基础医学概要系列教材《病理生理学》。承担广东省自然科学基金项目、广东省教育厅项目重点领域专项、广东省教育厅教育教学改革项目和广东省卫生厅医学科学基金项目等多项。先后发表论文 60 余篇，其中 SCI 论文 20 余篇，获授权专利 4 项、软件著作权 1 项。

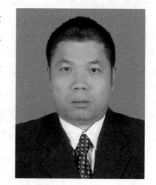

**吴顺杰**　男，1972 年 11 月出生，中共党员。医学博士，中山大学附属第七医院（深圳）主任医师、全科医学科副主任，博士研究生导师。深圳市实用型临床医学人才，深圳市卫生健康菁英人才兼任广东省医师协会血液科医师分会造血干细胞移植与细胞治疗学组委员、广东省医学会全科医学分会委员、广东省中西医结合学会血液学分会委员、深圳市医学会血液病专业委员会委员、深圳市肿瘤防治联盟淋巴瘤专业委员会常务委员、深圳市医院协会血栓与栓塞性疾病防治管理专业委员会常务委员、深圳市医师协会内科医师分会理事、深圳市高级职称评审专家等职。

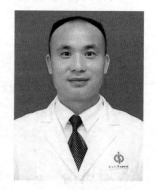

主持课题 10 项，发表论文 30 余篇，参编著作 3 部。获医院医疗成果、"金点子好建议"多项；曾获光明区"优秀社康医师"及"抗疫战士"、医院"抗疫模范"及"宣传先进个人"荣誉称号。

**田　振**　男，1980 年 2 月出生，中共党员。基础医学博士，哈尔滨医科大学基础医学院病理生理学教研室副主任，硕士研究生导师。黑龙江省医学会组织修复与再生分会委员；国际心脏研究会中国分会、中国病理生理学会、黑龙江省干细胞研究与应用学会、黑龙江省生理学会等学会会员；*Stem Cells International*、*Scientific Reports* 等杂志的审稿人。

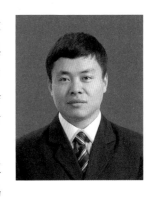

从事病理生理学教研工作 14 年，参编国家卫生健康委员会"十三五"规划教材《病理生理学》等教材 2 部，并参编专著《临床心力衰竭学》。主要从事声动力疗法治疗心血管及代谢性疾病的基础与转化研究，并首次提出"声动力疗法靶向调控 β 细胞"的糖尿病治疗新技术；先后主持国家自然科学基金项目 2 项，省部级项目 1 项，参加国家重大（重点）研究计划项目 3 项；发表学术论文 40 余篇，其中 SCI 论文 30 篇；获黑龙江省科技进步奖一等奖 1 项（第三名），黑龙江省医疗卫生新技术应用奖一等奖 1 项（第四名）；获得发明专利 1 项。

**张　苩**　张苩，男，1978 年 8 月出生，民革党员。临床医学博士，重庆医科大学附属第一医院重症医学科副主任医师，副教授。重庆生理科学会秘书长，重庆市医学会急诊医学分会青年委员会副主任委员，国家级重症医学住院医师规范化培训基地秘书，曾任西藏自治区昌都市人民医院重症医学科副主任（兼）。

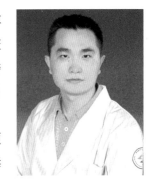

主持、参与国家自然科学基金、重庆市技术创新与应用发展专项项目等多项课题，参编教材 3 部。在重症胰腺炎、多脏器功能衰竭、中毒等重症的综合救治有很深造诣。

前 言

PREFACE

病理生理学是研究疾病发生、发展过程中功能和代谢改变的规律及其机制的学科，是基础医学与临床医学之间的桥梁学科。在教学、临床和科学研究工作中，病理生理学都起着举足轻重的作用。在医学院校，病理生理学是各个专业学生的重要必修课之一。

从教 20 年来，笔者一直积极探索病理生理学教学方法和教学改革，并分别获得 2018 年校级质量工程及 2019 年教学改革课题的资助，在提升教学质量、学生学习能力方面，有了一些心得。但我本人仍感觉没有很好地掌握病理生理学的精髓，尤其是在与学生课后交流中深有同感，病理生理学存在内容多、学时少、部分章节抽象难懂的问题，鉴于这些问题，如何提升教学水平与教学质量；如何帮助学生在预习时有的放矢，在复习时掌握重点、理解难点，在短时间内掌握病理生理学的知识要点，我觉得很有必要在全国范围内请相关的专家编写一本临床与基础相结合的病理生理学参考书，恰逢 2017 年 10 月在西安召开的欧美同学会正在筹备中国微循环学会转化医学专业委员会，我积极加入了该学会，在会议交流过程中，我向专委会秘书长涂艳阳教授讨论了编写本书的想法，他非常赞同，并且热情地向我推荐了在学会任职常务委员及委员的多位从事病理生理学教学和研究的专家学者参与编写工作，该想法也得到了中国微循环学会转化医学专业委员会主委李志梁教授和副主委郭向前教授的支持，并且把它作为学会的一项重要工作推进。在中国微循环学会转化医学专业委员会指导下，在中国微循环学会转化医学专业委员会主委李志梁教授、副主委郭向前教授和专委会秘书长涂艳阳教授的共同带领下，我积极组建团队，成立了《临床病理生理学》编写委员会，邀请了国内著名高校、三甲医院及重点院所从事与病理生理学相关的临床、教学和科研人员作为本书的主审和顾问，在编写中精益求精，不断征求和听取主审和顾问们的意见和建议。本书编写过程历时 5 年，大家精诚合作，通力配合，互相学习交流，顺利完成这本集临床、基础与学术为一体的融合创新教辅图书。

本书的编写以王建枝和钱睿哲两位教授主编的"十三五"国家卫生健康委员会规划教材《病理生理学》（第 9 版）（人民卫生出版社 2018 年版）教材为蓝本，借鉴田野教授主编的国家卫生健康委员会"十三五"规划教材（全国高等学校应用型创新规划教材）《病理生理学》（人民卫生出版社 2020 年版）和苏宁与王世军教授主编的国家卫生健康委员会"十四五"规划教材（全国高等中医药教育教材）《病理学》（第 3 版）（人民卫生出版社 2021 年版）中病理生理学部分。

本书内容全面，知识信息量大，有较强的实用性、科学性、针对性，学生在做其他习题时，可以参考本书中的系统知识点，掌握重点，理解难点，在学习时达到事半功倍的效果。

本书面向临床医学、基础医学、中西医结合、医学检验、生物技术、中药制药等专业本科及八九年制学生，护理学本科及研究生；临床各级医护人员、青年教师、进修医生、临床实习生及执业医师考试者；高校病理学、病理生理学及相关基础课程教师，高校科研机构研究人员。

本书由广州中医药大学基础医学院原中西医结合中心主任、原病理教研室主任杜标炎教授，广州中医药大学原病理学与病理生理学系主任苏宁教授，吉林大学基础医学院副院长李洪岩教授，吉林大学基础医学院原病理生理学系主任李扬教授，大连医科大学附属第二医院院长刘志宇教授担任主审，他们均长期从事病理生理学基础或临床教学与科研工作，感谢各位主审对本书的编写工作给予的大力支持，无论从内容到形式，主审们都提出了很多中肯的修改意见和建议，他们严谨的学风和务实的态度令人敬佩！主编、副主编和编委大部分为各大知名院校的病理生理学教授和临床各科的专家同仁，他们具有高度的责任感和团队合作精神，在编写工作中不断交流沟通，对编写工作精益求精、细致入微，使图书内容更加丰富和完善。在此对他们表示诚挚的敬意。主编助理均为本校已经完成病理生理学课程学习的各专业本科学生，他们勤奋好学、聪慧能干、在完成课业之余，密切配合编写工作，收集了大量的文献资料，绘制了一幅幅精美的插图，付出了大量的时间与心血，在此一并表示感谢。同时也感谢在本科生进实验室期间生物技术专业李亚丽、邢馨晓、聂毅翔同学，医学检验专业邓梓淇、李开言、李紫轩同学，还有中西医结合硕士研究生史培峥和黄静等同学，他们分别参与了前期资料的收集与后期校对工作，在此也表示衷心感谢。

本书还邀请了青海大学医学院原院长、青海省卫生发展研究中心主任、病理生理学专家刘永年教授，哈尔滨医科大学附属第一医院心血管内科主任、基础医学院病理生理学教研室主任田野教授，南方医科大学基础医学院病理生理学专家黄巧冰教授，中国微循环学会转化医学专业委员会主任委员、南方医科大学珠江医院心血管内科副主任李志梁教授，广州中医药大学第一附属医院肿瘤中心副主任、意大利波洛尼亚大学访问学者叶小卫教授，北京中医药大学中医学院、国家中医药管理局三级实验室细胞与生物化学实验室主任肾病研究专家赵宗江教授，郑州大学第一附属医院肿瘤科主任李醒亚教授，陆军军医大学第二附属医院高压氧科及野战内科高压氧医学教研室主任李宁教授，河南大学基础医学院病理生理学教研室主任郑红教授，广州中医药大学基础医学院病理学与病理生理学系主任何彦丽教授，广州中医药大学基础医学院党委书记、基础医学学科带头人邝枣园教授，广州中医药大学基础医学院院长、解剖学系黎晖教授，中国微循环学会转化医学专业委员会副主任委员、河南大学基础医学院副院长郭向前教授，广州中医药大学基础医学院解剖学系魏小勇教授，广东药科大学健康学院院长李卫东教授及前述五位主审老师作为本书的学术顾问，为各个章节答疑解惑，严把质量关，他们不但针对相关内容提出了建设性的意见和建议，还推荐了相关的书籍和文献资料，使我获益匪浅、深受感动，在此衷心感谢各位专家、教授在百忙中不吝赐教，悉心指导！

由于学术水平有限，难免存在遗漏与不足之处。恳请病理生理学界同行、临床专家、科研同道使用本书时提出宝贵意见和建议，以便再版时补充、更正。以是为盼！

杨巧红

2022 年 8 月 20 日于广州大学城

目 录

CONTENTS

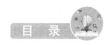

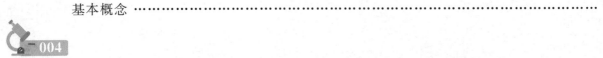

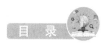

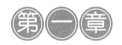

# 第一章

# 绪　　论

⊃ 杨巧红

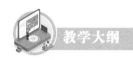

1. 掌握病理生理学的概念及病理生理学的性质、任务和地位。
2. 熟悉病理生理学的主要内容和研究方法。
3. 了解病理生理学的发展简史和未来趋势。

详见表 1-1～表 1-4。

表 1-1　病理生理学的发展简史

| 国家 | 名称 | 时间 | 成就 |
|---|---|---|---|
| 意大利 | 解剖学家 Morgagni | 1682—1771 年 | 创立器官病理学 |
| 德国 | 病理学家 Virchow | 1821—1902 年 | 创立细胞病理学 |
| 法国 | 生理学家 Bernard | 1813—1878 年 | 形成了实验病理学 |
| 俄国 | 喀山大学 | 1879 年 | 开设病理生理学独立课程 |
| 中国 | — | 20 世纪 50 年代 | 创建病理生理学科 |
| 中国 | — | 1961 年 | 成立中国生理科学会病理生理专业委员会筹委会 |
| 中国 | 中国科协 | 1985 年 | 成立国家一级学会——中国病理生理学会 |
| 中国 | 中国病理生理学会 | 1986 年 | 发行《中国病理生理杂志》 |
| 中国 | — | 1991 年 | 成为国际病理生理学会成员国与组建国 |
| 中国 | — | 2010 年 | 建立病理生理学网站，编写了多种病理生理学教材和参考书 |

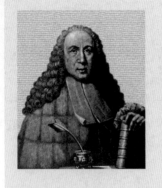

乔凡尼·巴蒂斯塔·莫尔加尼（Giovanne Battista Morgagni，意大利解剖学家）：毕业于波洛尼亚大学，30 岁这年，他成了帕多瓦大学的解剖学教授；1761 年他出版了一部关于解剖尸体的书，试图从解剖学的立场解释疾病的原因和进程；他被认为是病理学之父。

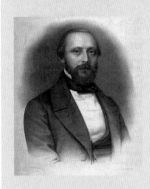

鲁道夫·路德维希·卡尔·菲尔绍（Rudolf Ludwig Karl Virchow，德国医学家，病理学家）：他鼓励医学生使用光学显微镜；发现白血病；发现肺动脉血栓栓塞的形成机制；提出了"栓塞"这一术语；建立了细胞病理学，被称为"细胞病理学之父"。

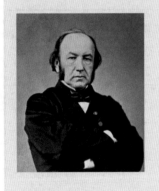

克劳德·贝尔纳（Claude Bernard，实验病理学创始人，法国生理学家）：他从 1851 年起开始探索，并在 1857 年正式提出生物"内环境"的重要概念；1865 年出版的《实验医学导论》一书，被认为是生理学发展史上的一座里程碑。

表 1-2　中国病理生理学会专业委员会

| 序号 | 学会名称 | 序号 | 学会名称 |
|---|---|---|---|
| 1 | 动脉粥样硬化专业委员会 | 9 | 心血管专业委员会 |
| 2 | 危重病医学专业委员会 | 10 | 消化专业委员会 |
| 3 | 肿瘤专业委员会 | 11 | 微循环专业委员会 |
| 4 | 大中专教育委员会 | 12 | 受体专业委员会 |
| 5 | 中医专业委员会 | 13 | 缺氧和呼吸专业委员会 |
| 6 | 炎症、发热、感染、低温专业委员会 | 14 | 免疫专业委员会 |
| 7 | 实验血液学专业委员会 | 15 | 动物病理生理专业委员会 |
| 8 | 休克专业委员会 | | |

表 1-3　理论课主要教学内容

| 理论课 | 教学内容 |
|---|---|
| 总论 | 介绍病理生理学课程和学科发展基本情况；讨论疾病概念、发生发展原因、基本机制和转归 |
| 基本病理过程 | 讨论多种疾病共同的、成套的功能和代谢变化，如水、电解质、酸碱平衡紊乱，缺氧，发热，应激，缺血-再灌注损伤，休克，弥散性血管内凝血，全身炎症反应综合征，细胞增殖和凋亡障碍等 |
| 各论或各系统器官病理生理学 | 论述体内几个主要系统的某些疾病在发生、发展过程中可能出现一些常见而共同的病理过程和机制 |

表 1-4　学习方法

| 方法 | 具体内容 |
|---|---|
| 掌握重点内容 | 相关概念或定义、病因和发病机制、机体的功能代谢改变及防治的病理生理基础 |
| 体会课程特点 | 充分运用辩证的思维和方法，在理解的基础上加强记忆；在学习中要敢于质疑和批判，提出自己的观点并加以验证 |
| 追踪相关领域的最新进展 | 20 世纪末以来，生命科学的快速发展大大促进了人类对疾病的认识 |
| 重视实验课 | 利用多学科融合的功能实验平台，通过设置综合性实验和设计性实验，可有效激发学生的学习兴趣和主动性，培养学生的基本科研思维、实验技能和综合分析能力 |
| 重视临床实践和社会调查 | 病理生理学以患者为主要对象，研究的是患病机体中功能代谢变化 |

### 基本概念

1. 病理生理学：是研究疾病发生、发展过程中功能和代谢改变的规律及其机制的学科，其主要任务是揭示疾病的本质，为建立有效的疾病诊疗和预防策略提供理论和实验依据。

2. 基本病理过程：指可在多种器官或系统疾病中出现的共同的、成套的功能和代谢变化，如水、电解质、酸碱平衡，糖、脂代谢紊乱，缺氧，发热，应激，缺血-再灌注损伤，休克，弥散性血管内凝血，全身炎症反应综合征，细胞增殖和凋亡障碍等。

3. 表观遗传学：在基因 DNA 序列没有发生改变的情况下，基因功能发生可遗传的遗传信息变化，并最终导致表型的变化。

4. 功能基因组学：基于基因组序列信息，利用各种组学技术，在系统水平上将基因组序列与基因功能（包括基因网络）以及表型有机联系起来，最终揭示自然界中生物系统不同水平的功能的科学。

5. 蛋白质组学：以蛋白质组为研究对象，研究细胞、组织或生物体蛋白质组成及其变化规律的科学。

6. 代谢组学：对生物体内所有代谢物进行定量分析，并寻找代谢物与生理病理变化的相对关系的研究方式，是系统生物学的组成部分。

 **常用医学词汇中英文对照**

详见表 1-5。

表 1-5  常用医学词汇中英文对照表

| 序号 | 英文 | 中文 |
| --- | --- | --- |
| 1 | Pathophysiology | 病理生理学 |
| 2 | Organ Pathology | 器官病理学 |
| 3 | Cellular Pathology | 细胞病理学 |
| 4 | Experimental Pathology | 实验病理学 |
| 5 | Chinese Association of Pathophysiology，CAP | 中国病理生理学会 |
| 6 | International Society for Pathophysiology，ISP | 国际病理生理学会 |
| 7 | medical model | 医学模式 |
| 8 | evidence based medicine | 循证医学 |
| 9 | spectrum of disease | 疾病谱 |
| 10 | translational medicine | 转化医学 |
| 11 | post-genome era | 后基因组时代 |
| 12 | personal medicine | 个体化医疗 |
| 13 | pathological process | 病理过程 |
| 14 | syndrome | 综合征 |
| 15 | primary cell | 原代细胞 |
| 16 | cell line | 细胞株 |
| 17 | human genome project，HGP | 人类基因组计划 |
| 18 | epigenetic | 表观遗传学 |
| 19 | functional genomics | 功能基因组学 |
| 20 | proteomics | 蛋白质组学 |
| 21 | metabomics | 代谢组学 |

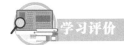 **学习评价**

**（一）填空题**

1. 病理生理学是研究_____发生、发展过程中_____改变的规律及其_____的学科，其主要任务是_____，为建立有效的疾病诊疗和预防策略提供理论和实验依据。

2. 病理生理学理论课主要教学内容为_____、_____、_____。

3. 19 世纪末，德国病理学家菲尔绍利用光学显微镜进行观察研究，创立了_____。与此同时，法国病理学家贝尔纳创立了病理生理学的前身_____。意大利的解剖学家莫尔加尼创立了_____。

4. 在学习病理生理学过程中要敢于_____和_____，更要善于提出自己的_____并加以_____。

5. 1985 年由中国科协批准成立国家一级学会_____。

6. 继 20 世纪末的"脑十年"或"脑二十年"后，2013 年世界各国又相继启动新的"_____"，旨在推进创新脑科学研究技术、探索人类_____、绘制_____，并最终开发出针对大脑疾病的疗法。

**（二）单选题**

1. 病理生理学是研究（　　）
A. 正常人体生命活动规律的科学　　　　B. 正常人体形态结构的科学
C. 疾病发生发展规律和机制的科学　　　D. 疾病的临床表现与治疗的科学
E. 患病机体形态结构改变的科学

2. 创立器官病理学的科学家是（　　）
A. 意大利解剖学家莫尔加尼　　　　　　B. 德国病理学家菲尔绍
C. 法国生理学家贝尔纳　　　　　　　　D. 加拿大学者汉斯·塞里
E. 法国学者勒德朗

3. 下列哪一项不属于基本病理过程（　　）
A. 休克　　　　　　　　　　　　　　　B. 缺氧
C. 大叶性肺炎　　　　　　　　　　　　D. DIC
E. 发热

4. 中国科协在哪一年批准成立国家一级学会——中国病理生理学会（　　）
A. 1985　　　　　　　　　　　　　　　B. 1986
C. 1987　　　　　　　　　　　　　　　D. 1988
E. 1989

5. 下列哪位科学家开始利用动物复制人类疾病模型（　　）
A. 意大利解剖学家莫尔加尼　　　　　　B. 德国病理学家菲尔绍
C. 法国生理学家贝尔纳　　　　　　　　D. 加拿大学者汉斯·塞里
E. 法国学者勒德朗

6. 德国病理学家菲尔绍创立了下列哪个学科 (　　)

A. 器官病理学

B. 细胞病理学

C. 实验病理学

D. 分子病理学

E. 免疫病理学

7. 病理生理学研究疾病的最主要方法是 (　　)

A. 临床观察

B. 动物实验

C. 疾病的流行病学研究

D. 疾病的分子和基因诊断

E. 形态学观察

(三) 多选题

1. 总论部分主要包括 (　　)

A. 绪论

B. 疾病概论

C. 基本病理过程

D. 各系统

E. 各器官

2. 病理生理学的主要任务是 (　　)

A. 揭示疾病的本质

B. 为疾病的诊疗提供理论基础

C. 为疾病的诊疗提供实验依据

D. 为桥梁学科

E. 为临床学科

3. 随着人类基因组计划的完成，下列哪些研究成果已经极大地促进了人类对生命奥秘以及各种疾病发生机制和诊治效果的认识 (　　)

A. 表观遗传学

B. 功能基因组学

C. 蛋白质组学

D. 代谢组学

E. 病理学

(四) 简答题

1. 病理生理学的性质和任务是什么？

2. 简述病理生理学的主要内容。

3. 简述病理生理学实验课的特点。

(五) 问答题

1. 试述病理生理学的学习方法。

参考答案

(一) 填空题

1. 疾病，功能和代谢，机制，揭示疾病的本质

2. 总论，基本病理过程，各系统器官病理生理学

3. 细胞病理学，实验病理学，器官病理学

4. 质疑，批判，观点，验证

5. 中国病理生理学会

6. 脑计划，大脑工作机制，脑活动全图

（二）单选题

| 1 | 2 | 3 | 4 | 5 | 6 | 7 | | | |
|---|---|---|---|---|---|---|---|---|---|
| C | A | C | A | C | B | B | | | |

（三）多项题

| 1 | 2 | 3 | | | | | | | |
|---|---|---|---|---|---|---|---|---|---|
| AB | ABC | ABCD | | | | | | | |

（四）简答题

1. 病理生理学的性质和任务是什么？

答：病理生理学是基础医学理论学科之一，它同时还肩负着基础医学课程到临床课程之间的桥梁作用。它的任务是研究疾病发生的原因和条件，研究整个疾病过程中的患病机体的机能、代谢的动态变化及其发生机理，从而揭示疾病发生、发展和转归的规律，阐明疾病的本质，为疾病的防治提供理论基础。病理生理学是从机能角度揭示疾病本质的学科。

2. 简述病理生理学的主要内容。

答：病理生理学的主要内容分为理论课和实验课，其中理论课的主要教学内容包括总论、基本病理过程和各系统器官病理生理学。具体为多种系统或器官疾病进程中带共性的功能代谢、改变规律及其内在调节机制。

3. 简述病理生理学实验课的特点。

答：病理生理学的理论来源于实验研究，因此，在病理生理学的教学中除理论课以外，还安排了相应的实验课程。通过课题设计、具体操作、观察以及对实验结果的分析，可验证在理论课上学习的知识，加深对理论课的理解和记忆；还可培养学生独立思考和提出科学问题、实践技能以及分析和综合的能力。作为一门与疾病密切联系的课程，病理生理学实验课的特点是大量涉及人类疾病模型的复制。常用的疾病模型包括整体动物、离体器官或组织和离体细胞，3 种研究模型各具特点，在疾病研究中应根据需要灵活运用（具体参见第二章）。

（五）问答题

1. 试述病理生理学的学习方法。

答：①掌握重点内容，在病理生理学课程的所有章节中，重点内容包括相关定义或概念、病因和发病机制、机体的功能和代谢改变以及防治的病理生理学依据。②体会课程特点，病理生理学的教学内容中，处处充满着辩证法，如损伤与抗损伤，因果交替，局部与整体相互关联等，因此，在病理生理学的学习过程中，要充分运用辩证的思维方法，在理解的基础上加强记忆。③追踪相关领域的最新进展，将病理生理学与其他学科相结合，追踪科学前言进展。④重视实验课，病理生理学实验课可验证大课堂中所学的相关理论，巩固基本理论知识。⑤重视临床实践和社会调查，病理生理学是以患者为主要对象，研究的是患病机体的功能代谢变化，因此重视临床实践和社会调查，能够加强对知识点的理解。

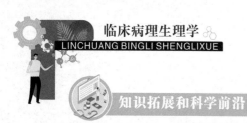

**知识拓展和科学前沿**

**科学家的故事**

2012 年诺贝尔生理学或医学奖在瑞典斯德哥尔摩揭晓，京都大学物质-细胞统合系统据点 iPS 细胞研究中心主任山中伸弥、英国发育生物学家约翰·格登在细胞核重新编程研究领域的杰出贡献而获奖。

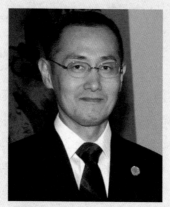　　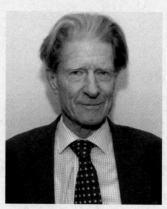

　　　　　山中伸弥　　　　　　　　　　约翰·格登

山中伸弥是诱导多功能干细胞（iPS cell）创始人之一。2007 年，他所在的研究团队通过对小鼠的实验，发现诱导人体表皮细胞使之具有胚胎干细胞活动特征的方法。此方法诱导出的干细胞可转变为心脏和神经细胞，为研究治疗目前多种心血管绝症提供了巨大助力。这一研究成果在全世界被广泛应用，因为其免除了使用人体胚胎提取干细胞的伦理道德制约。

出生于 1933 年的约翰·格登任职于英国剑桥格登研究所。他于 1962 年通过实验把蝌蚪的分化细胞的细胞核移植进入卵母细胞质中，并培育出成体青蛙。这一实验首次证实分化了的细胞基因组是可以逆转变化的，具有划时代的意义。1971 年成为英国皇家学会院士。1995 年被授予爵士。

**参考文献**

[1] 王建枝，钱睿哲 . 病理生理学［M］. 9 版 . 北京：人民卫生出版社，2018.

[2] 田野 . 病理生理学［M］. 北京：人民卫生出版社，2020.

[3] HUETHER S E, MCCANCE K L. Understanding pathophysiology［M］. 6th. St. Louis：Mosby，2016.

[4] 金惠铭，陈思锋 . 高级临床病理生理学［M］. 上海：复旦大学出版社，2010.

[5] 肖海鹏 . 临床病理生理学［M］. 北京：人民卫生出版社，2009.

[6] 王辰，王建安，黄从新，等 . 内科学［M］. 3 版 . 北京：人民卫生出版社，2015.

[7] 陆大祥 . 病理生理学［M］. 8 版 . 北京：人民卫生出版社，2013.

[8] 王庭槐 . 生理学［M］. 9 版 . 北京：人民卫生出版社，2018.

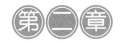

# 疾 病 概 论

⊙ 杨巧红 郑 琼

 **教学大纲**

1. 掌握健康、疾病的概念，掌握脑死亡概念。
2. 熟悉疾病发生发展的病因学和发病学，熟悉疾病原因、条件的概念以及两者的关系。
3. 了解疾病发生发展的一般规律和疾病发生的基本机制、疾病的转归、脑死亡的判断标准和脑死亡的意义。

 **病例讨论**

**病例1**

患者，男性，林某，46岁，建筑工人，当地气温已经高达 37~38℃，患者已经连续工作了7 h，并一直坚持。从恶心到呕吐，然后瘫坐在脚手架上，最后神志不清，患者的病情一步步严重，最后被工友发现，送到医院后，其皮肤的表面温度高达 41℃。

随后，昏迷的林某被送到急诊抢救室，体表温度仍高达 39.4℃。

【病案问题】

1. 试分析患者林某得了什么病？请解释其概念及病因。

答：热射病，又称为重症中暑，是指高温引起的人体体温调节功能失调，体内热量过度积蓄，散热障碍，从而引发神经器官及其他器官和组织受损的一个病理过程。

病因为高温。

2. 热射病的典型症状是什么？

答：高热、无汗和昏迷。

**病例2**

患者，男性，70岁，因心脏病发作，心跳、呼吸骤停，陷入昏迷，在长达12 h内无任何脑电波活动。

【病案问题】

1. 此患者可能的诊断？

答：此患者可能的诊断为脑死亡。

2. 试述脑死亡的主要指征。

答：脑死亡的主要指征有以下几种。①自主呼吸停止，是临床脑死亡的首要指征。②不可逆性深度昏迷。③脑干神经反射消失（如瞳孔放大或固定、瞳孔对光反射、角膜反射、咳嗽反射、吞咽反射消失）。④脑电波消失。⑤脑血液循环完全停止。

009

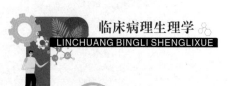

临床病理生理学
LINCHUANG BINGLI SHENGLIXUE

**基本知识点梳理**

详见表 2-1～表 2-19 和图 2-1～图 2-5。

表 2-1　人类对疾病的认识过程

| 发生年代 | 对疾病的认识 |
|---|---|
| 前 2000－前 1000 年 | 古印度医学认为疾病是气、胆、痰 3 种"体液"的失衡 |
| 前 770－265 年 | 中国古代医学认为疾病是阴阳五行的失调 |
| 前 460－前 370 年 | 古希腊医学家希波克拉底认为疾病是由于来自心脏的血液、肝脏的黄胆汁、脾脏的黑胆汁和脑中的黏液 4 种元素的失衡 |
| 1946 年 | 《世界卫生组织宪章》的前言提出健康的定义：健康不仅是没有疾病或衰弱现象，而且是躯体上、精神上和社会适应上的一种完好状态 |
| 近现代 | 英美医学认为疾病是医学上无法解释的躯体症状（medically unexplained physical symptoms，MUPS） |
| 目前 | 现代医学认为疾病指机体在一定原因和条件作用下，因稳态破坏而发生损伤和抗损伤反应的异常生命活动，表现为组织和细胞功能代谢和形态结构的变化，并引起各种症状、体征和社会行为的异常 |

表 2-2　疾病的相关概念

| 概念 | 定义 | 所占比例 |
|---|---|---|
| 疾病 | 在一定病因作用下，机体内稳态调节紊乱而导致的异常生命活动过程 | 20％ |
| 健康 | 躯体上、精神上和社会适应上的一种完好状态 | 5％ |
| 亚健康 | 介于健康与疾病之间的一种生理功能低下状态 | 75％ |

表 2-3　亚健康的原因及表现形式

| 表现形式 | 原因 |
|---|---|
| （1）躯体性亚健康状态：疲乏无力，精神不振，适应能力和工作效率降低；<br>（2）心理性亚健康状态：焦虑、烦躁、易怒、睡眠不佳，严重者伴有胃痛、心悸等；<br>（3）社会性亚健康状态：与社会成员的关系不和谐，心理距离变大，产生被社会抛弃和遗忘的孤独感 | （1）学习、工作负荷过重：身心疲惫致神经、内分泌功能失调；<br>（2）环境、食物、噪声污染：人体抵抗力下降；<br>（3）个人生活及工作方式不科学：破坏人体正常的平衡；<br>（4）自然老化及某些遗传因素 |

表 2-4　疾病谱的变化

| 国家 | 时间 | 导致死亡的主要疾病 |
|---|---|---|
| 美国 | 1900 年 | 肺炎、结核、腹泻、肠炎、心脏病等 |
| 美国 | 1997 年 | 心脏病、恶性肿瘤、脑卒中、慢性阻塞性肺炎、非故意伤害等 |
| 中国 | 20 世纪初 | 传染病等 |
| 中国 | 中华人民共和国成立初期 | 慢性非传染性疾病等 |
| 中国 | 20 世纪 90 年代 | 心脑血管疾病、恶性肿瘤、呼吸系统疾病和意外伤害等 |

表 2-5　健康中国建设主要指标（《"健康中国 2030"规划纲要》）

| 健康中国建设主要指标 | 2015 年 | 2020 年 | 2030 年 |
|---|---|---|---|
| 健康水平指标 | | | |
| 人均预期寿命（岁） | 70.3 | 77.3 | 79.0 |
| 婴儿死亡率（‰） | 8.1 | 7.5 | 5.0 |
| 5 岁以下儿童死亡率（‰） | 10.7 | 9.5 | 6.0 |
| 孕产妇死亡率（1/10 万） | 20.1 | 18.0 | 12.0 |
| 城市居民达到《国民体质测定标准》合格以上的人数比例（%） | 89.6 | 90.6 | 92.2 |
| 健康生活指标 | | | |
| 居民健康素养水平（%） | 3.6 | 4.4 | 5.3 |
| 经常参加体育锻炼人数（亿人） | 10 | 20 | 30 |
| 健康服务与保障指标 | | | |
| 重大慢性病过早死亡率（%） | 19.1 | 17.19 | 13.37 |
| 每千常住人口执业（助理）医师数（人） | 2.2 | 2.5 | 3.0 |
| 个人卫生支出占卫生总费用的比重（%） | 29.3 | 28.0 | 25.0 |
| 健康环境指标 | | | |
| 地级及以上城市空气质量优良天数比率（%） | 76.7 | >80 | 持续改善 |
| 地表水质量达到或好于Ⅲ类水体比例（%） | 66 | <70 | 持续改善 |
| 健康产业指标 | | | |
| 健康服务业总规模（万亿元） | — | >8 | 16 |

表 2-6　疾病常见病因

| 病因分类 | | 举例 |
|---|---|---|
| 外源性病因 | 生物因素 | 主要包括病原微生物和寄生虫：肺炎、肝炎、甲型流感病毒引起的禽流感等 |
| | 理化因素 | 物理：各种机械力、温度、大气压、电离辐射等 |
| | | 化学：强酸、强碱及毒物等 |
| | 环境生态因素 | 自然资源的过度开发，"三废"处理不善造成的大气、水和土壤污染，其中饮用亚硝酸化合物、三氯甲烷污染水可引起癌症；饮用重金属污染水可导致肝病、骨髓抑制等多种疾病 |
| | 营养因素 | 植物纤维、蛋白质、脂肪、糖、维生素等：甲状腺肿（缺碘）、佝偻病（缺钙）、肥胖病（大量高热量）、氧中毒（氧过多）等 |
| | 心理和社会因素 | 情绪反应、自然灾害及生活事件可导致神经官能症、精神分裂症、高血压病、消化性溃疡、变态人格 |
| 内源性病因 | 遗传因素 | 遗传因素指染色体畸变和基因变异；<br>常染色体畸变：先天性智力低下、生长发育迟缓，伴五官、四肢、皮纹及内脏异常，如先天愚型；<br>性染色体畸变：性征发育不全、有时伴智力低下；<br>基因变异（突变、缺失、插入或倒位——DNA 碱基顺序或碱基类型）：如甲型血友病是由于 X 染色体上的凝血因子Ⅷ基因发生变异致活性缺失、凝血障碍、出血倾向；<br>遗传易感疾病：糖尿病肾病 |
| | 先天因素 | 孕妇早期感染风疹病毒导致的胎儿先天性心脏病 |
| | 免疫因素 | 超敏（变态）反应：青霉素过敏、花粉引起的支气管哮喘；<br>自身免疫性疾病：全身性红斑狼疮、类风湿关节炎；<br>免疫缺陷病：艾滋病 |

表 2-7　生物因素及理化因素的致病特点比较

| 病因 | 特点 |
|---|---|
| 生物因素 | （1）病原体有一定的入侵门户和定位；<br>（2）病原体必须与机体相互作用才能引起疾病；<br>（3）病原体使机体产生免疫反应，致病微生物可产生抗药性 |
| 物理因素 | （1）大多数物理性致病因素只引发疾病但不影响疾病的发展；<br>（2）除紫外线和电离辐射外，一般潜伏期较短或无潜伏期；<br>（3）对组织损伤无明显选择性 |
| 化学因素 | （1）多数化学因素对组织、器官的损伤有一定的选择性；<br>（2）在疾病发生发展中都起作用；<br>（3）与作用部位和整体的功能状态有关；<br>（4）除慢性中毒外，化学因素致病的潜伏期一般较短 |

表 2-8  条件、诱因及危险因素的比较

| 三者比较 | 概念 | 举例 |
|---|---|---|
| 条件 | 是指能促进或减缓疾病发生的某种机体状态或自然环境或社会因素。条件本身不引起疾病；原因或条件在不同疾病中独立存在或互相转化；有些疾病并不受条件影响 | 生活条件，生活习惯，气候、年龄、性别、小儿呼吸道及消化道防御功能 |
| 诱因 | 是指条件中加强病因作用并促进疾病或病理过程发生的因素，又称为诱发因素 | 肝硬化患者血氨水平急剧增高，诱发肝性脑病；暴饮暴食引起上消化道大出血 |
| 危险因素 | 是指当某些疾病的病因、条件分不清楚时，可笼统地将促进该疾病的因素称为危险因素 | 肥胖、吸烟、运动过少，应激、糖尿病、高血压等都是动脉粥样硬化的危险因素 |

表 2-9  疾病发生发展的一般规律

| 共同规律 | 举例 |
|---|---|
| 内稳态失衡 | 反馈机制在内稳态中起着重要的作用 |
| 损伤与抗损伤 | 烧伤：高温引起皮肤、组织坏死，大量渗出可导致循环血量减少、血压下降等损伤性变化；同时机体启动抗损伤反应，如白细胞增加、微动脉收缩、心率加快、心排血量增加 |
| 因果交替 | 由不同原因引起的失血性休克中组织血液灌流进行性下降的过程，是因果交替导致恶性循环而加重损伤的典型范例 |
| 局部和整体 | 毛囊炎：引起局部充血、水肿，还可通过神经体液途径引起白细胞升高、发热、寒战等全身性表现。<br>糖尿病：局部皮肤瘙痒、溃烂是全身性血糖持续升高的毒性反应 |

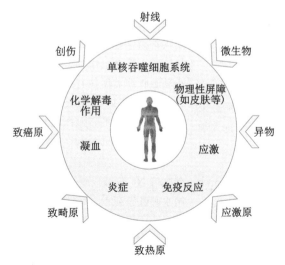

图 2-1  机体常见的损伤与抗损伤因素

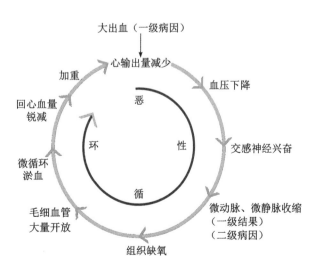

图 2-2  大出血时的恶性循环（因果交替）

表 2-10　疾病发生发展的基本机制

| 分类 | | 举例 | 症状与表现 |
|---|---|---|---|
| 神经机制 | 直接损害神经系统 | 流行性乙型脑炎：病毒可直接破坏神经细胞 | 高热、意识障碍、惊厥、强直性痉挛和脑膜刺激征等 |
| | | 神经毒素-1-甲基-4-苯基-1, 2, 3, 6-四氢吡啶（MPTP）可选择性损伤多巴胺系统 | 运动障碍 |
| | | 高氨血症：氨进入脑组织可导致神经递质失衡，干扰脑细胞能量、损伤神经细胞质膜和线粒体的功能 | 神志模糊、焦虑、扑翼样震颤，可出现嗜睡甚至昏迷 |
| | | 有机磷农药中毒使乙酰胆碱酶失活，大量乙酰胆碱在神经-肌肉接头处堆积 | 肌肉痉挛、流涎、多汗 |
| | 通过神经反射引起相应器官系统功能变化 | 大出血→动脉血压降低，颈动脉窦和主动脉弓处压力感受器的刺激强度减弱，抑制性传入冲动减少，交感神经系统兴奋，外周血管收缩，回升血压的同时导致组织缺氧 | 皮肤苍白、冰凉、湿冷，心动过速，呼吸急促，外周静脉不充盈，颈静脉搏动减弱，尿量减少 |
| | | 各种社会、心理因素引起的身心疾病 | 心情抑郁、焦虑、烦恼并伴有躯体疾病 |
| 体液机制 | 内分泌 | 体内一些特殊的分泌细胞分泌的各种化学介质，如激素等，通过血液循环输送到身体各部分，被远距离靶细胞上的受体识别并发挥作用 | 体液性因子作用于靶细胞的方式见图 2-3。神经体液机制：如高血压病，部分人群受精神或心理的刺激可引起大脑皮质和皮质下中枢（主要是下丘脑）的功能紊乱，使调节血压的血管运动中枢的反应性增强，此时交感神经兴奋，去甲肾上腺素释放增加，导致小动脉紧张性收缩；同时，交感神经活动亢进，刺激肾上腺髓质兴奋而释放肾上腺素，使心率加快，心排血量增加，并且因肾小动脉收缩，促使肾素释放，血管紧张素-醛固酮系统激活，血压升高，这就是高血压发病中的一种神经体液机制 |
| | 旁分泌 | 某些分泌的信息分子只能对邻近的靶细胞起作用，如神经递质、某些血管活性物质（一氧化氮、内皮素） | |
| | 自分泌 | 细胞对自身分泌的信息分子起反应，如生长因子 | |
| | 神经分泌 | 脊椎动物的下丘脑-脑垂体、尾部神经细胞可通过神经血管单元、细胞体、轴突和树突等部位分泌神经激素，并通过脑脊液和（或）血液循环至全身发挥作用。这些激素一般存在于神经细胞中的分泌颗粒中，与载体蛋白结合而存在 | |
| | 内在分泌 | 相关分子在细胞内产生后，无须向细胞外分泌而直接在细胞内起作用，如甲状旁腺激素相关蛋白可进入细胞核，调节细胞自身的功能 | |
| 细胞机制 | 细胞膜损伤 | 钠泵（$Na^+$-$K^+$-ATP 酶）和钙泵（$Ca^{2+}$-$Mg^{2+}$-ATP 酶）失调，导致细胞内外离子失衡 | 细胞内 $Na^+$、$Ca^{2+}$ 大量积聚、细胞水肿甚至死亡 |
| | 细胞器损伤 | 损伤线粒体，抑制三羧酸循环、脂肪酸的 β-氧化、呼吸链的氧化磷酸化耦联等产能过程，造成 ATP 生成不足或同时伴有过氧化物产生增多 | 细胞功能障碍甚至死亡 |

| 分类 | | | 举例 | 症状与表现 |
|---|---|---|---|---|
| 分子机制 | 分子病 | 酶缺陷 | 蚕豆病：编码 6-磷酸-葡萄糖脱氢酶（G-6-PD）的基因缺陷 | 患者起病急，全身不适，疲倦乏力，畏寒，发热，头晕，头痛，呕吐，腹痛 |
| | | | I型糖原沉积病：葡萄糖-6-磷酸酶（G-6-P）缺乏引起糖原在肝、肾及小肠等组织沉积 | 患者肝肾肿大，低血糖，生长发育迟缓，易疲劳，鼻咽及齿龈出血 |
| | | 血红蛋白异常 | 镰刀型细胞贫血：血红蛋白单基因突变，导致其分子中 β-肽链氨基端第 6 位亲水性谷氨酸被疏水性缬氨酸取代，形成溶解度下降的血红蛋白 S（HbS）。在低血氧分压的毛细血管区，血红蛋白 S（HbS）凝胶化形成棒状结构，使红细胞扭曲呈镰刀状 | 贫血、局部组织器官缺血缺氧，出现脾肿大、胸腹疼痛 |
| | | | DNA 单核苷酸变异 | 与 427 种疾病关联 |
| | 构象病 | | 疯牛病或人类的克-雅病：由朊蛋白异常折叠引起 | 睡眠紊乱、个性改变、共济失调、失语症、视觉丧失、无力、肌肉萎缩、肌阵挛、进行性痴呆 |

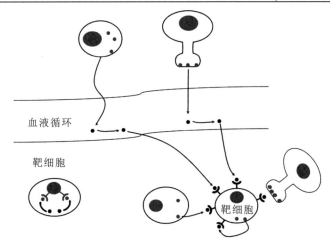

图 2-3　体液性因子作用于靶细胞的方式

表 2-11　体液因子的种类

| 分类 | 举例 |
|---|---|
| 全身作用的体液性因子 | 胰岛素、胰高血糖素、组胺、儿茶酚胺、前列腺素、激活的补体、活化的凝血因子、纤溶物质 |
| 局部作用的体液性因子 | 内皮素、某些神经肽 |
| 细胞因子 | 白细胞介素、肿瘤坏死因子 |

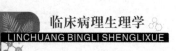

表 2-12　老年人的代谢特点及其与疾病发生发展的关系

| 老年人的代谢特点 | 病理生理学意义 |
|---|---|
| 储备减少 | （1）糖原储存减少，ATP 生成减少，功能不足，功能障碍；<br>（2）热量产生减少，体温降低；<br>（3）蛋白质代谢呈负氮平衡，免疫球蛋白合成减少，抗体生成不足 |
| 稳态调控能力减弱 | 老年机体由于神经-内分泌系统老化，内稳态调控能力减弱，所以容易患冠心病、动脉粥样硬化、糖尿病、高血压和骨质疏松等症 |
| 反应迟钝 | 老年机体由于各系统、器官功能全面下降，在应激条件下机体难以对体内、外致病因素做出迅速、有效的反应。因此，老年人在高温、寒冷、疲劳等紧急情况下比年轻人更容易产生严重的后果 |

表 2-13　疾病的转归

| 分类 | | 概念 |
|---|---|---|
| 康复 | 完全康复 | 疾病所致的损伤完全消失，机体的功能、代谢及形态完全恢复正常，又称为痊愈 |
| | 不完全康复 | 疾病所致的损伤得到控制，主要症状消失，机体通过代偿机制维持相对正常的生命活动，但是疾病基本病理改变并未完全恢复，有些会留有后遗症 |
| 死亡 | 生理性死亡 | 由于机体各器官的自然老化所致，又称衰老死亡 |
| | 病理性死亡 | 指有疾病以及各种严重伤害导致的死亡。根据哺乳动物生长期及细胞分裂次数推测人的自然寿命为 125～175 年 |

表 2-14　传统死亡的分期与主要表现

| 传统死亡分期 | 主要表现 |
|---|---|
| 濒死期 | 反应迟钝或消失、意识模糊或丧失、血压下降、呼吸和循环功能进行性下降等 |
| 临床死亡期 | 以心跳、呼吸停止和各种反射消失为标志，6～8 min |
| 生物学死亡期 | 机体各器官的代谢活动相继停止，生命活动不可恢复，出现尸斑、尸冷、尸僵、腐败 |

表 2-15　关于脑死亡的相关研究进展

| 年份 | 国家 | 机构或个人 | 内容 |
|---|---|---|---|
| 1959 | 法国 | Mollaret | 超昏迷 |
| | | Goulon | 超昏迷 |
| 1968 | 美国 | 哈佛医学院 | 脑死亡 |
| 1976 | 英国 | Pallis | 脑干死亡 |
| 1986 | 美国 | Grigg | 认为脑电图为脑死亡的辅助诊断的依据 |

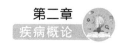
表 2-16  脑死亡的标准及主要意义

| 概念 | 全脑功能（包括大脑、间脑和脑干）不可逆的永久性丧失以及机体作为一个整体功能的永久性停止 |
|---|---|
| 标准 | （1）自主呼吸停止；<br>（2）不可逆性深度昏迷；<br>（3）脑干神经反射消失（瞳孔散大或固定、瞳孔对光反射、角膜反射、咳嗽反射、吞咽反射等均消失）；<br>（4）脑电波消失；<br>（5）脑血液循环完全停止 |
| 意义 | （1）判定死亡时间，节省卫生资源，减轻社会和家庭的经济和情感负担；<br>（2）有利于器官移植 |

表 2-17  脑死亡与植物状态的鉴别

| 两者比较 | 概念 | 自主呼吸 | 脑干反射 | 恢复可能 | 睡眠-觉醒周期 |
|---|---|---|---|---|---|
| 脑死亡 | 全脑功能不可逆的永久性丧失 | 无 | 无 | 无 | 无 |
| 植物状态 | 大脑皮层功能严重受损导致主观意识丧失 | 有 | 有 | 有 | 有 |

表 2-18  疾病研究的基本方法

| 方法 | | 内容 |
|---|---|---|
| 流行病学研究 | 描述性研究 | 指应用调查或观察的方法，真实地描述疾病、健康或其他卫生事件，在不同时间、地点、人群的分布特征，为研究病因提供线索和科学假设 |
| | 分析性研究 | 通过病例对照和队列研究等方法发现影响疾病发生发展及其分布的特征因素 |
| | 实验性研究 | 通过人为控制某些因素进行临床或现场试验，以验证病因和评价疾病的防治效果 |
| 临床研究 | 内容和目标 | 以患者为研究对象，以疾病的病因诊断治疗和预防为研究内容，以医疗服务机构为主要研究基地，由多学科人员共同参与组织实施的科学研究活动；<br>目标是明确病因、早期正确诊断、有效防止疾病 |
| | 观察性研究 | 主要针对临床症状体征和实验室检查结果，探讨疾病发生发展的规律 |
| | 实验性研究 | 临床实验性研究主要包括人体实验、动物实验和体外实验 |

续表

| 方法 | | | 内容 |
|---|---|---|---|
| 基础研究 | 整体动物模型 | 优点 | 从整体水平较为全面的体现临床疾病的特征是最能体现人类疾病特征的实验模型（图 2-4、图 2-5） |
| | | 缺点 | （1）干扰因素复杂，实验条件难以控制，个体之间的实验数据差异较大；<br>（2）由于人类与动物在结构功能、代谢以及语言和思维等方面的差异，动物实验结果只能供临床参考和借鉴，需经过临床实践检验后方能用于人类疾病的防治；<br>（3）高等动物实验周期长，价格昂贵 |
| | 离体器官模型 | 优点 | 可排除神经调节造成的干扰，集中研究某一种或几种体液因素对疾病发生的影响 |
| | | 缺点 | 离体状态下器官功能难以长期维持，不宜用于慢性疾病或病理过程实验研究 |
| | 细胞模型 | 优点 | 在含有相关营养成分的培养基以及适量的氧气和二氧化碳条件下，动物及人体的各种细胞可在体外培养成活或增殖。通过药物处理或基因操控技术，可复制特定人类疾病的细胞损伤模型；<br>原代细胞是分析单个细胞形态、代谢或功能改变的理想模型；<br>细胞株可以克服原代细胞的一些缺点，干扰因素少、便于同步化实验条件、更易控制，且便于进行基因操作 |
| | | 缺点 | 原代细胞的缺点是难以同步化处理，所以细胞的均一性较差，即从特定组织制备的原代细胞可能处于不同的发育时期。一些分化程度较高的细胞（心肌细胞、神经细胞）增殖能力低，体外培养时间受限制，不能传代；转染效率低；<br>细胞株缺点主要是与整体差别大，经过选择的生化细胞株可能部分或完全丧失原代细胞的特性。细胞株在长期传代过程中可能发生变异。用细胞株进行研究时，所获结果必须在整体水平进行验证，如果出现重复性差的情况，需要特别注意上述问题 |

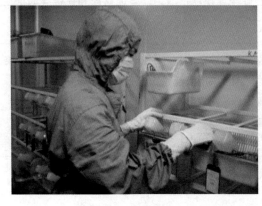

图 2-4　实验动物中心

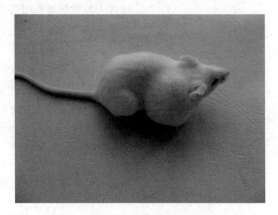

图 2-5　肿瘤动物模型（荷瘤小鼠）

表 2-19　医学模式的未来发展趋势

| 医学模式 | | 内容 |
|---|---|---|
| 原有模式 | 生物医学模式 | 属于医学领域，指的是医学界中一种可以维持生态平衡的医学治疗模式 |
| | （临床医学模式）经验医学 | 指只有经验没有理论的医学，虽然中医是有它自身理论体系的，但是也被称为经验医学 |
| 转化模式 | 生物-心理-社会医学模式 | 1977 年美国纽约州罗彻斯特大学精神和内科教授恩格尔（Engel）提出，应该用生物-心理-社会医学模式取代生物医学模式。他指出：生物医学模式关注导致疾病的生物化学因素，而忽视社会、心理的维度，是一个简化的、近似的观点。恩格尔提出："为理解疾病的决定因素，以及达到合理的治疗和卫生保健模式，医学模式必须考虑到患者、患者生活在其中的环境以及由社会设计来对付疾病的破坏作用的补充系统，即医生的作用和卫生保健制度。" |
| | 传统医学 | WHO 对传统医学的定义是利用基于植物、动物、矿物、药物、精神疗法知识、肢体疗法等对疾病进行整治和预防的医学，中国传统医学系为中医学 |
| | 循证医学 | 又称有据医学、求证医学、实证医学，其概念为：谨慎地、清晰地、明智地使用当前最好的证据来给个体患者的医疗、保健服务做出决定或决策。循证医学的实质是一种方法学，其中心思想是依据基础和临床研究证据诊治疾病 |
| | 精准医学 | 精准医学的实现，可打破 2000 多年以来症状和部位命名疾病的方式，对疾病进行重新分类和命名；精准医学还将改变西方医学一直沿用的从尸体解剖中寻找致病原因和解析发病机制的医学研究思维模式，其最终目的是实现对疾病更加精准的个体化诊治和预防 |
| | 转化医学 | 转化医学是将基础医学研究和临床治疗连接起来的一种思维方式，其主要目的是要打破基础医学与药物研发，临床及公共卫生之间的屏障，把基础研究获得的知识成果快速转化为临床和公共卫生方面的防治新方法 |

 常用医学词汇中英文对照

详见表 2-20。

表 2-20　常用医学词汇中英文对照表

| 序号 | 英文 | 中文 |
|---|---|---|
| 1 | disease | 疾病 |
| 2 | homeostasis | 稳态 |
| 3 | medically unexplained physicalsy symptoms | 无法解释的躯体症状 |
| 4 | the Preamble to the Constitution of the World Health Organization | 世界卫生组织宪章的前言 |
| 5 | infirmity | 衰弱现象 |
| 6 | state of complete well-being | 完好状态 |

| 序号 | 英文 | 中文 |
| --- | --- | --- |
| 7 | sub-health | 亚健康 |
| 8 | chronic fatigue syndrome | 慢性疲劳综合征 |
| 9 | biomedical model | 生物医学模式 |
| 10 | bio-psycho-social medical model | 生物-心理-社会医学模式 |
| 11 | bio-psycho-social-environ medical model | 生物-心理-社会-环境医学模式 |
| 12 | spectrum of disease | 疾病谱 |
| 13 | pneumonia | 肺炎 |
| 14 | tuberculosis | 结核 |
| 15 | diarrhea | 腹泻 |
| 16 | enteritis | 肠炎 |
| 17 | heart disease | 心脏病 |
| 18 | cancer | 恶性肿瘤 |
| 19 | stroke | 脑卒中 |
| 20 | chronic obstructive pulmonary disease | 慢性阻塞性肺病 |
| 21 | unintentional injuries | 非故意伤害 |
| 22 | biological factors | 生物因素 |
| 23 | bird flu | 禽流感 |
| 24 | physical and chemical factors | 理化因素 |
| 25 | environmental and ecological factors | 生态环境因素 |
| 26 | nutritional factors | 营养因素 |
| 27 | social-psychological factors | 社会-心理因素 |
| 28 | genetic factors | 遗传因素 |
| 29 | genetic susceptibility | 遗传易感性 |
| 30 | diabetic nephropathy | 糖尿病肾病 |
| 31 | epigenetics | 表观遗传 |
| 32 | streptozotocin | 链脲佐菌素 |
| 33 | congenial factors | 先天因素 |
| 34 | immunological factors | 免疫因素 |
| 35 | human immunodeficiency virus，HIV | 人类免疫缺陷病毒 |
| 36 | acquired immunedeficiency syndrome，AIDS | 获得性免疫缺陷综合征 |
| 37 | autoimmune disease | 自身免疫疾病 |

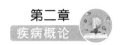
续表

| 序号 | 英文 | 中文 |
|------|------|------|
| 38 | condition | 条件 |
| 39 | precipitating factor | 诱因 |
| 40 | risk factor | 危险因素 |
| 41 | pathogenesis | 发病学 |
| 42 | self-regulation | 自我调节 |
| 43 | feed-back | 负反馈 |
| 44 | thyrotropin-releasing hormone，TRH | 促甲状腺激素释放激素 |
| 45 | thyroid-stimulating hormone，TSH | 促甲状腺激素 |
| 46 | homeostatic deregulaton | 内稳态失衡 |
| 47 | causal alteration | 因果交替 |
| 48 | vicious cycle | 恶性循环 |
| 49 | sepsis | 脓毒血症 |
| 50 | neurohumoral-cellular-molecular regulation | 神经、体液、细胞和分子水平的调节 |
| 51 | epidemic encephalitis B | 乙型脑炎病毒 |
| 52 | 1-methyl-4-phenyl-1，2，3，6-tetrahydropyridine | 1-甲基-4-苯基-1,2,3,6-四氢吡啶 |
| 53 | psychosomatic disease | 身心疾病 |
| 54 | humoral factors | 体液因子 |
| 55 | cytokines | 细胞因子 |
| 56 | endocrine | 内分泌 |
| 57 | paracrine | 旁分泌 |
| 58 | autocrine | 自分泌 |
| 59 | neurosecretion | 神经分泌 |
| 60 | intracrine | 内在分泌 |
| 61 | parathyroid hormone related protein，PTHrP | 甲状旁腺激素相关蛋白 |
| 62 | molecular biology | 分子生物学 |
| 63 | molecular pathology | 分子病理学 |
| 64 | molecular medicine | 分子医学 |
| 65 | molecular disease | 分子病 |
| 66 | hemoglobin S | 血红蛋白 S |
| 67 | glucose-6-phosphrate dehydrogenase，G-6-PD | 6-磷酸-葡萄糖脱氢酶 |

| 序号 | 英文 | 中文 |
|---|---|---|
| 68 | nicotinamide adenine dinucleotide phosphate，NADPH | 烟酰胺腺嘌呤二核苷酸（还原型辅酶Ⅱ） |
| 69 | prion | 朊蛋白 |
| 70 | prion disease/mad cow disease | 疯牛病 |
| 71 | conformational disease | 构象病 |
| 72 | genome-wide association study，GWAS | 全基因组关联研究 |
| 73 | single nucleotide polymorphisms，SNPs | 单核苷酸变异 |
| 74 | aging | 老化 |
| 75 | senescence | 衰老 |
| 76 | heat shock proteins | 热休克蛋白 |
| 77 | acute phase proteins | 急性期反应蛋白 |
| 78 | recovery | 康复 |
| 79 | complete recovery | 完全康复 |
| 80 | incomplete recovery | 不完全康复 |
| 81 | sequelae | 后遗症 |
| 82 | death | 死亡 |
| 83 | agonal stage | 濒死期 |
| 84 | stage of clinical death | 临床死亡期 |
| 85 | stage of biological death | 生物学死亡期 |
| 86 | brain death | 脑死亡 |
| 87 | vegetative state | 植物状态 |
| 88 | epidemiological study | 流行病学研究 |
| 89 | descriptive study | 描述性研究 |
| 90 | analytic study | 分析性研究 |
| 91 | experimental study | 实验性研究 |
| 92 | clinical study | 临床研究 |
| 93 | observational study | 观察性研究 |
| 94 | meta study | 荟萃分析 |
| 95 | randomized control trial | 随机对照研究 |
| 96 | cohort study | 队列研究 |

续表

| 序号 | 英文 | 中文 |
|------|------|------|
| 97 | casecontrol study | 病例对照研究 |
| 98 | case report | 个案报道 |
| 99 | animal in vivo study | 动物在体研究 |
| 100 | animal ex vivo study | 动物离体研究 |
| 101 | in vitro study | 体外实验 |
| 102 | organoids | 类器官 |
| 103 | primary cell | 原代细胞 |
| 104 | cell line | 细胞株 |
| 105 | passage | 传代次数 |
| 106 | traditional medicine | 传统医学 |
| 107 | evidence based medicine | 循证医学 |
| 108 | guidelines | 指南 |
| 109 | chronic kidney disease | 慢性肾病 |
| 110 | immunoglobulin A nephropathy | 免疫球蛋白 A 肾病 |
| 111 | minimal change nephrosis | 微小病变型肾病 |
| 112 | hypertensive nephropathy | 高血压肾病 |
| 113 | diabetic nephropathy | 糖尿病肾病 |
| 114 | lupus nephropathy | 狼疮性肾病 |
| 115 | angiotensin Ⅱ-coversing enzyme inhibitor | 血管紧张素转化酶机制抑制剂 |
| 116 | precision medicine | 精准医学 |
| 117 | precision medicine initiative | 精准医学计划 |
| 118 | big data | 大数据 |
| 119 | translational medicine | 转化医学 |
| 120 | United States National Institutes of Health，NIH | 美国国立卫生研究院 |
| 121 | bench to bed | 从实验室到临床 |

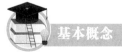

**基本概念**

1. 疾病：指机体在一定原因和条件作用下，因稳态破坏而发生损伤和抗损伤反应的异常生命活动，表现为组织和细胞功能代谢和形态结构的变化，并引起各种症状、体征和社会行为的异常。

2. 健康：健康不仅是没有疾病或衰弱现象，而且是躯体上、精神上和社会适应上的一种完好状态。

3. 亚健康：是介于健康与疾病之间的生理功能低下的状态，此时机体处于非病、非健康并有可能趋向疾病的状态。

4. 衰老：是机体在增龄过程中由于形态改变，功能减退、代谢失调而导致机体内环境适应力下降的综合过程，也称老化。

5. 死亡：是指机体作为整体功能的永久性停止。

6. 病理过程：是指存在于不同疾病中所共同的、具有内在联系的功能代谢和形态结构变化的综合过程。

7. 病理状态：是指发展极慢或相对稳定的局部形态变化，常是病理过程的后果。

8. 病因：是指能引起某种疾病发生的特定因素，即引起疾病的必不可少的决定疾病特异性的因素。

9. 诱因：是指条件中加强病因作用并促进疾病或病理过程发生的因素，又称为诱发因素。

10. 条件：是指能促进或减缓疾病发生的某种机体状态或自然环境或社会因素。条件本身不引起疾病；原因或条件在不同疾病中独立存在或互相转化；有些疾病并不受条件影响。

11. 危险因素：是指当某些疾病的病因、条件分不清楚时，可笼统地将促进该疾病的因素称为危险因素。

12. 疾病谱：是指根据特定地区特定疾病的发病率或者死亡率或危害程度对疾病进行排序。

13. 先天性疾病：由先天疾病引起的因素。如孕妇早期感染风疹病毒引起的先天性心脏病。

14. 发病学：主要研究疾病发生发展的规律和机制。

15. 分子病：有遗传物质和基因（包括 DNA 和 RNA）的变异引起的一类以蛋白质异常为特征的疾病。

16. 蚕豆病：俗称蚕豆黄，是由于编码 6-磷酸-葡萄糖脱氢酶的基因缺陷引起的溶血性疾病。

17. 构象病：是指涉及蛋白质空间结构的异常改变的一类疾病。

18. 完全康复：是指疾病的损伤性变化完全消失，其结构得以修复，功能代谢得以恢复，机体重新恢复稳态，又称为痊愈。

19. 不完全康复：是指疾病时机体所发生的损伤性变化未完全消失，但已经得到控制，机体通过各种代偿机制可以维持相对正常的生命活动，主要症状消失，有时会遗留下后遗症。

20. 临终关怀：是指为临终患者及其家属提供医疗、护理、心理、社会等全方位的服务与照顾，使患者在安详、平静中接纳死亡。

21. 脑死亡：全脑功能（包括大脑、间脑和脑干）不可逆的永久性丧失以及机体作为一个整体功能的永久性停止。

22. 安乐死：是指患有不治之症的患者在濒死状态时，为了免除患者精神和躯体的极端痛苦，用医学方法结束其生命。

23. 慢性疲劳综合征：是指由于学习工作负荷过重，使人身心疲惫，导致神经内分泌功能失调，由此引起的亚健康状态称为慢性疲劳综合征。

24. 遗传易感性：是指遗传因素所决定的个体患病风险（系在相同环境下不同个体患病的风险）。

25. 原代细胞：是指从动物和人体组织直接分离的细胞。

26. 细胞株：是指当某些原代细胞，经长期培养筛选后，其功能、代谢、形态趋于均一化并获得无限增殖及永生化的特征称为细胞株。

27. 传统医学：WHO对传统医学的定义是利用基于植物、动物、矿物、药物、精神疗法，肢体疗法等对疾病进行整治和预防的医学，中国传统医学系为中医学。

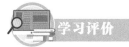
**学习评价**

**（一）填空题**

1. _____是指机体在一定原因作用下，机体_____调节紊乱而导致的异常生命活动过程。在疾病过程中，躯体、精神及社会适应上的完好状态被破坏，机体进入内环境稳态失衡、与_____不相适应的状态。

2. 人群中真正健康者约占_____，患疾病者约占_____，而处于亚健康状态者约占_____。

3. 疾病的常见病因根据来源，可将病因分为外源性病因和内源性病因，内源性病因主要有_____、_____、_____等。

4. 疾病发生发展的一般规律包括_____、_____、_____、_____。

5. 脑死亡时脑干反射主要表现为_____、_____、_____、_____、_____消失。

6. 疾病发生发展的基本机制_____、_____、_____、_____。

7. 镰刀型细胞贫血是由于_____单基因突变，导致其分子中β-肽链氨基端第6位亲水性谷氨酸被疏水性缬氨酸取代，形成溶解度下降的血红蛋白S（HbS）。在低血氧分压的毛细血管区，血红蛋白S（HbS）凝胶化形成_____，使红细胞扭曲呈镰刀状。蚕豆病是由于_____的基因缺陷。

**（二）单选题**

1. 疾病是指（      ）

A. 在致病因子的作用下，躯体上、精神上及社会上的不良状态

B. 机体出现的共同的、成套的功能、代谢和结构的变化

C. 在病因作用下，因机体自稳调节紊乱而发生的异常生命活动过程

D. 受凉、劳累等引起的机体不舒服

E. 心理及情绪因素引起人体内环境失调出现的不适

2. 健康是指（      ）

A. 躯体结构、功能和代谢正常　　　　　B. 精神饱满、积极乐观

C. 没有不良嗜好　　　　　　　　　　　D. 强健的体魄、健全的心理状态

E. 人际关系良好

3. 关于亚健康原因，错误的是（      ）

A. 环境、食物和噪声污染　　　　　　　B. 细菌感染

C. 工作、学习负荷过重　　　　　　　　　D. 家庭、社会及个人不顺心事过多

E. 遗传因素

4. 下列关于疾病谱的描述，错误的是（　　　）

A. 1900 年导致美国人死亡的第一位疾病是肺炎

B. 1900 年导致美国人死亡的第一位疾病是心脏病

C. 1997 年导致美国人死亡的第一位疾病是心脏病

D. 由于卫生条件差，传染病引起的死亡率占 20 世纪初中国总死亡率 50％以上

E. 由于不健康的饮食和生活方式，糖尿病，冠心病、脑卒中等"富贵病"越来越多

5. 病因的概念是（　　　）

A. 促进疾病发生发展的因素　　　　　　　B. 引起疾病发生的体内因素

C. 引起疾病发生的体外因素　　　　　　　D. 引起疾病发生的体内外因素

E. 引起疾病并决定疾病特异性的特定因素

6. 新型冠状病毒引起的肺炎其病因属于（　　　）

A. 理化因素　　　　　　　　　　　　　　B. 营养因素

C. 先天因素　　　　　　　　　　　　　　D. 免疫因素

E. 生物因素

7. 能促进或减缓疾病发生的某种机体状态或自然环境或社会因素称为（　　　）

A. 疾病的条件　　　　　　　　　　　　　B. 疾病的原因

C. 疾病的诱因　　　　　　　　　　　　　D. 疾病的内因

E. 疾病的外因

8. 原因和条件在不同疾病中可独立存在，或者是互相转化，下列描述错误的是（　　　）

A. 理化因素作为病因作用于机体，不需要条件便可发生疾病

B. 对一种疾病来说是原因，而对另一种疾病则可为条件

C. 一种疾病引起的某些变化，可成为另一个疾病发生的条件

D. 结核杆菌引起结核病，不需要条件的存在

E. 能够加强原因的作用，促进疾病发生的因素称为"诱因"

9. 烧伤患者出现损伤与抗损伤变化，其中损伤性的变化是（　　　）

A. 心排血量增加　　　　　　　　　　　　B. 心率加快

C. 微动脉收缩　　　　　　　　　　　　　D. 白细胞增加

E. 血压下降

10. 在损伤与抗损伤的发病规律中，以下哪种叙述是错误的（　　　）

A. 疾病的临床症状是损伤的表现　　　　　B. 决定疾病的消长和转归

C. 同时出现，不断变化　　　　　　　　　D. 相互联系，相互斗争

E. 贯穿疾病的始终

11. 在因果交替的发病规律中，以下哪项叙述是错误的（　　　）

A. 原始病因作用于机体所产生的结果，又可以作为病因，引起新的后果

B. 因果的相互转化，常常加重病情，导致恶性循环

C. 疾病发展过程中，虽然存在因果转化，但其中有的环节起决定性作用

D. 疾病发展过程中，虽然存在因果转化，但并不是所有环节都同等重要

E. 因果的相互转化，常常减轻病情，导致良性循环

12. 下列哪一项不属于体液因子作用于靶细胞的方式（    ）

A. 内在分泌　　　　　　　　　　　B. 外分泌

C. 内分泌　　　　　　　　　　　　D. 自分泌

E. 旁分泌

13. 以下疾病中，不属于分子病的是（    ）

A. 镰刀型细胞贫血　　　　　　　　B. 蚕豆病

C. 流行性乙型脑炎　　　　　　　　D. 疯牛病

E. 克-雅病

14. 下列对康复的叙述错误的是（    ）

A. 完全康复是指疾病所致的损伤完全消失

B. 完全康复所致的病理改变没有完全恢复

C. 完全康复时机体的机能、代谢及形态完全恢复正常

D. 不完全康复时机体可通过代偿机制维持相对正常的生命活动

E. 不完全康复时疾病基本病理改变并未完全恢复，有些可留有后遗症

15. 脑死亡的概念是指（    ）

A. 大脑功能停止　　　　　　　　　B. 脑血液循环停止

C. 脑电波消失，呈平直状　　　　　D. 脑干神经反射消失

E. 全脑功能不可逆性丧失及机体功能永久性停止

16. 下列哪项是诊断脑死亡的首要指标（    ）

A. 瞳孔散大或固定　　　　　　　　B. 脑电波消失，呈平直线

C. 自主呼吸停止　　　　　　　　　D. 脑干神经反射消失

E. 不可逆性深昏迷

**（三）多选题**

1. 疾病常见的外源性病因包括（    ）

A. 生物因素　　　　　　　　　　　B. 理化因素

C. 环境生态因素　　　　　　　　　D. 营养因素

E. 社会心理因素

2. 以下哪些疾病属于遗传易感性疾病（    ）

A. 甲型血友病　　　　　　　　　　B. 高血压

C. 糖尿病　　　　　　　　　　　　D. 风疹

E. AIDS

3 生物性因素的致病特点是（    ）

A. 病原体有一定的入侵门户和定位

B. 潜伏期短，对器官组织无明显选择性

C. 病原体必须与机体相互作用才能引起疾病

D. 病原体使机体产生免疫反应，致病微生物可产生抗药性

E. 在疾病发生发展中都起作用

4. 疾病发生发展的一般规律有（　　　）

A. 损伤与抗损伤　　　　　　　　　　B. 社会因素与疾病发生关系

C. 因果交替　　　　　　　　　　　　D. 局部与整体之间的关系

E. 健康与疾病

5. 发病学是研究（　　　）

A. 疾病发生的原因和条件　　　　　　B. 疾病发展和转归的规律

C. 疾病的防治和诊断　　　　　　　　D. 病因作用后疾病发生发展的机制

E. 疾病发生的诱因与危险因素

6. 老年人的代谢特点（　　　）

A. 储备减少　　　　　　　　　　　　B. 稳态调控能力减弱

C. 反应迟钝　　　　　　　　　　　　D. 免疫力强

E. 代谢增加

## （四）简答题

1. 简述疾病、健康与亚健康三者之间的关系。

2. 简述中美疾病谱的变化。

3. 简述病因的分类与常见病因。

4. 简述病因与条件的区别。

5. 疾病过程有哪些转归？

## （五）问答题

1. 试述脑死亡的判断标准。

2. 疾病发生发展的一般规律有哪些？试举例说明。

3. 老年人的代谢特点及其与疾病发生发展的关系。

参考答案

### （一）填空题

1. 疾病，内稳态，环境或社会

2. 5%，20%，75%

3. 遗传因素，先天因素，免疫因素

4. 内稳态失衡，损伤与抗损伤并存，因果交替，局部和整体关联

5. 瞳孔散大或固定，瞳孔对光反射，角膜反射，咳嗽反射，吞咽反射

6. 神经机制，体液机制，细胞机制，分子机制

7. 血红蛋白，棒状结构，编码 6-磷酸-葡萄糖脱氢酶

**（二）单选题**

| 1 | 2 | 3 | 4 | 5 | 6 | 7 | 8 | 9 | 10 |
|---|---|---|---|---|---|---|---|---|---|
| C | D | B | B | E | E | A | D | E | A |
| 11 | 12 | 13 | 14 | 15 | 16 | | | | |
| E | B | C | B | E | C | | | | |

**（三）多项题**

| 1 | 2 | 3 | 4 | 5 | 6 | | | | |
|---|---|---|---|---|---|---|---|---|---|
| ABCDE | BC | ACDE | ACD | BD | ABC | | | | |

**（四）简答题**

1. 简述疾病、健康与亚健康三者之间的关系。

答：疾病是对应于健康的一种异常生命状态，在疾病与健康之间，还存在一种亚健康状态。在亚健康状态下，若采取积极健康的生活工作和思维方式，亚健康状态可向健康转化，若长期忽视亚健康状态，不予以积极应对，则亚健康状态可向疾病转化。

2. 简述中美疾病谱的变化。

答：美国的疾病谱在 1900 年主要为肺炎、结核、腹泻、肠炎和心脏病，随着美国社会的高度工业化、交通堵塞、环境污染、社会竞争日益激烈，恶性肿瘤、心血管疾病等慢性非传染性疾病的发病率和死亡率逐渐上升，到 1997 年变成心脏病、恶性肿瘤、脑卒中、慢性阻塞性肺病和非故意伤害。

中国的疾病谱从 20 世纪初主要为传染性疾病，变成中华人民共和国成立后主要为心血管疾病和慢性非传染性疾病。

3. 简述病因的分类与常见病因。

答：（1）外源性病因。

①生物因素：主要为细菌病毒等。②理化因素：物理因素如各种机械力、温度、大气压、电离辐射等；化学因素如无机毒物、有机毒物、生物性毒物等。③环境生态因素：废水、废气、废渣处理不当，造成的生态平衡被破坏，大气、水和土壤的污染。④营养因素：植物纤维、蛋白质、脂肪、糖、维生素等。⑤社会和心理因素：长期的紧张工作、不良的人际关系，恐惧、焦虑、悲伤及愤怒等情绪反应，以及自然灾害和生活事件的突然打击等。

（2）内源性病因。

①遗传因素：基因突变，染色体畸变等。②先天因素：孕妇早期感染风疹、荨麻疹或其他病毒导致的胎儿先天性心脏病。③免疫因素：超敏（变态）反应如青霉素过敏、花粉引起的支气管哮喘；自身免疫性疾病如全身性红斑狼疮、类风湿关节炎；免疫缺陷病如艾滋病。

4. 简述病因与条件的区别。

答：病因是指引起疾病必不可少的，赋予疾病特征会决定疾病特异性的致病因素。条件是能促进或减缓疾病发生的某种机体状态或自然环境和社会因素。病因是疾病必不可少的，条件本身不引起疾病，但条件可影响病因对机体的作用。

5. 疾病过程有哪些转归？

答：疾病的转归主要有康复和死亡。

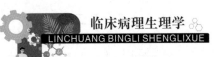

（五）问答题

1. 试述脑死亡的判断标准。

答：①自主呼吸停止，临床脑死亡的首要指标。②不可逆性深度昏迷，对外界刺激无反应。③脑干神经反射消失，如瞳孔散大或固定、瞳孔对光反射、角膜反射、咳嗽反射、吞咽反射消失。④脑电波消失。⑤脑血液循环完全停止。

2. 疾病发生发展的一般规律有哪些？试举例说明。

答：主要有以下几种。

①内稳态失调：甲状腺合成不足导致体内负反馈失调使 TSH 分泌过度，引起甲状腺实质细胞大量增生，表现为甲状腺功能亢进。②损伤与抗损伤：如烧伤，高温引起皮肤、组织坏死，大量渗出可导致循环血量减少、血压下降等损伤性变化；同时机体启动抗损伤反应，如白细胞增加、微动脉收缩、心率加快、心排血量增加。③因果交替：失血性休克中组织血液灌流进行性下降。④局部和整体：毛囊炎，引起局部充血、水肿，还可通过神经体液途径引起白细胞升高、发热、寒战等全身性表现；糖尿病，局部皮肤瘙痒、溃烂是全身性血糖持续升高造成的毒性反应。

3. 老年人的代谢特点及其与疾病发生发展的关系。

答：主要有以下几种。

①储备减少：糖原储存减少，ATP 生成减少，供能不足，导致功能障碍；蛋白质代谢呈负氮平衡，免疫球蛋白合成减少，抗体生成不足，对伤害性刺激的抵抗力下降，对许多疾病的易感性增加。②内稳态调控能力减弱：老年机体由于神经-内分泌系统老化，内稳态调控能力减弱，更易患冠心病、动脉粥样硬化、糖尿病、高血压和骨质疏松等症。③反应迟钝：在应激条件下机体难以对体内外致病因素做出迅速有效反应，在高温、寒冷、疲劳、感染等紧急情况下更易产生严重后果。

 **知识拓展和科学前沿**

**脑死亡"哈佛标准"（哈佛大学医学院死亡定义审查特别委员会）**

在 1968 年召开的世界第 22 届医学大会上，美国哈佛大学医学院特别委员会提出了"脑功能不可逆性丧失"，即脑死亡新概念，将脑死亡作为确定人死亡的新标准。

哈佛大学医学院提出判断脑死亡的 4 条具体标准，简称哈佛标准。4 条具体标准是：①对外部刺激和内部需要无接受性和反应性，即患者处于不可逆的深度昏迷，完全丧失了对外界刺激和内部需要的所有感受能力，以及由此引起的反应性全部消失。②自主的肌肉运动和自主呼吸消失。③诱导反射消失。④脑电图示脑电波平直。

对以上 4 条标准还要持续 24 h 连续观察，反复测试其结果无变化，并排除体温过低（<32.2℃）或刚服用过巴比妥类药等中枢神经系统抑制剂的病例，即可宣布患者死亡。

**植物人特里·夏沃（Terri Schiavo）**

特里·夏沃是美国佛罗里达州圣彼得堡一名妇女。1990 年 2 月 25 日，特里·夏沃被确诊患因心脉停止导致脑部缺氧，造成永久性脑损害而成为植物人。8 年之后，她的丈夫迈克尔·夏沃向佛罗里达州法院提出申请，要求移除其生命支持系统。此举引起了一系列关于生物伦理学、安乐死、监护人制度、联邦制以及民权的严重争论，在接下来的 7 年里，特里·夏沃的进食管拔了又插、插了又拔。2005 年 3 月 31 日，特里·夏沃在被拔掉进食管 13 天后因脱水死亡。

## 参考文献

［1］田野. 病理生理学［M］. 北京：人民卫生出版社，2020.

［2］王建枝，钱睿哲. 病理生理学［M］. 9 版. 北京：人民卫生出版社，2018.

［3］金惠铭，陈思锋. 高级临床病理生理学［M］. 上海：复旦大学出版社，2010.

［4］肖海鹏. 临床病理生理学［M］. 北京：人民卫生出版社，2009.

［5］马跃荣，苏宁. 病理学［M］. 2 版. 北京：人民卫生出版社，2016.

［6］HUETHER S E，MCCANCE K L. Understanding Pathophysiology［M］. 6th. St. Louis：Mosby，2016.

［7］杨巧红，王明华，印明柱. 轻松学习病理学［M］. 武汉：湖北科学技术出版社，2018.

［8］杨巧红. 病理学学习指导与精编习题［M］. 广州：中山大学出版社，2013.

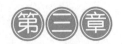

# 第二章

# 水、电解质代谢紊乱

◎ 张 灵 杨巧红 苏俊芳 刘晓瑞

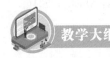

**教学大纲**

1. 掌握水肿、高钾血症、低钾血症、高渗性脱水、等渗性脱水、低渗性脱水的概念。
2. 熟悉水、钠代谢紊乱的分类，脱水、水肿、钾代谢紊乱发生机制和对机体的影响。
3. 了解镁代谢紊乱及钙磷代谢紊乱。

**病例讨论**

### 病例1 高渗性脱水

患者，女性，19岁，因食不洁食物出现频繁呕吐、腹泻伴发热2天，明显口渴、烦躁不安、少尿1天入院。体格检查：体温38.8℃，血压110/80 mmHg，脉搏115次/min，呼吸30次/min，精神萎靡，神志清楚，皮肤黏膜干燥、无汗。实验室检查：尿量300 mL/d，色黄，尿比重1.025（1.010～1.020），尿钠12 nmol/L。血常规WBC $10.5\times10^9$/L，N 84%，L 12%。血浆渗透压326 mmol/L，血清$Na^+$ 156 mmol/L，血清$K^+$ 4.1 mmol/L，血清$Cl^-$ 97 mmol/L（96～106 mmol/L），pH值7.354，$HCO_3^-$ 22.35 mmol/L，$PaCO_2$ 36.41 mmHg。入院立即给予静脉滴注5%葡萄糖溶液2000 mL/d和抗生素等治疗。

2天后体温、尿量恢复和渴感消失；出现直立性头晕，嗜睡，眼窝凹陷、皮肤弹性明显降低、肌肉软弱无力，肠鸣音减弱，腹壁反射消失。四肢湿凉，浅表静脉萎陷，血压80/55 mmHg，脉搏128次/min，细弱，呼吸32次/min。复查：尿比重1.008，尿钠8 mmol/L，血浆渗透压255 mmol/L，血清$Na^+$ 124 mmol/L，血清$K^+$ 3.2 mmol/L，血清$Cl^-$ 85 mmol/L，pH值7.46，$HCO_3^-$ 33.16 mmol/L，$PaCO_2$ 42.42 mmHg。

【病案问题】

1. 该患者刚入院时患有哪种类型的脱水？为什么？

答：该患者患有高渗性脱水。高渗性脱水是指体液容量减少，以失水＞失钠，血清钠浓度＞150 mmol/L，血浆渗透压＞310 mmol/L为主要特征的病理过程，又称为低容量性高钠血症。该患者血清$Na^+$ 156 mmol/L，血浆渗透压326 mmol/L，所以诊断为高渗性脱水。

2. 该患者为什么会出现发热？

答：患者因为严重高渗性脱水出现了体温升高，称为脱水热。其发生机制为：因严重脱水引起循环血量减少，通过交感神经和肾素-血管紧张素系统，使皮肤血管收缩，蒸发水分减少，散热减少，细胞外高渗，细胞内液外移，引起汗腺细胞脱水，排汗减少，散热障碍；体温调节中枢的神经细胞脱水而引起功能障碍。

3. 经过治疗后患者又发生了哪种类型脱水？为什么？

答：经过治疗后患者又发生低渗性脱水。低渗性脱水是指细胞外液容量减少，以失钠＞失水，血清钠浓度＜130 mmol/L，血浆渗透压＜280 mmol/L 为主要特征的病理过程，又称为低容量性低钠血症。经过治疗后患者血清 Na$^+$ 下降为 124 mmol/L，血浆渗透压下降为 255 mmol/L。患者因为高渗性脱水也有钠的丢失，体内总钠量是减少的，由于在治疗过程中，缺水情况得到一定纠正后没有及时适当补充钠溶液，导致了细胞外液量恢复时发生低渗性脱水状态。

4. 高渗性脱水对机体的影响？

答：高渗性脱水对机体的影响有 5 点。①口渴。②细胞外液含量减少。③细胞内液向细胞外液转移，导致细胞脱水。④血液浓缩。⑤中枢神经系统功能障碍。

5. 该患者正确的治疗方法是什么？

答：对重症高渗性脱水患者应先静脉滴入等渗盐水恢复血压和组织灌流，然后再给予 5％ 葡萄糖溶液或低张盐水。

**病例 2　水中毒**

患者，女性，52 岁，因下腹坠胀感、腰背酸痛在妇幼保健医院做 B 超检查，嘱咐 B 超前饮水、憋尿，其即大量饮水。当晚，家人不见其人，到处寻找，发现其仰卧在公园内草地上，口中喃喃自语，身旁无呕吐物，不认识家人，即被送来急诊。当时查体显示：体温 37.2℃，心率 68 次/min，血压 139/78 mmHg，谵妄状态，双侧瞳孔等大等圆，对光反射灵敏，余颅神经检查不配合，心肺听诊无异常，四肢肌力对称，未引出病理征。查血电解质提示：血钠 106.7 mmol/L，氯 82 mmol/L。心电图大致正常。考虑"低钠低氯血症、水中毒"，给予补充 3％氯化钠、呋塞米、甘露醇脱水等治疗，患者神志逐渐转清，但不能回忆 B 超检查后发生的事情过程。第 2 天复查血电解质正常，头颅 MRI 提示未见明显异常，脑电图未见异常。

【病案问题】

1. 该患者为什么会患有水中毒？

答：妇科 B 超检查时需要膀胱充盈，有利于提高检查的准确率。短时间内大量饮水，水吸收入血液中，导致血液中渗透压下降，远端肾小管对水的重吸收减少，尿量增加，膀胱中尿液增多。当患者水潴留使体液量明显增多，血钠下降，血清 Na$^+$ 浓度＜130 mmol/L，血浆渗透压＜280 mmol/L，体内水、电解质和酸碱平衡就会失常，严重时出现水中毒。

2. 急性水中毒和慢性水中毒临床症状有哪些区别？

答：急性水中毒患者起病急，精神神经症状突出，脑细胞肿胀和脑组织水肿造成颅内压增高，表现精神异常、癫痫样发作等，也可出现头痛、呕吐、呼吸抑制等颅内高压表现，还可出现呼吸困难、心慌等肺水肿表现。慢性水中毒患者可出现软弱无力、恶心、呕吐、嗜睡等，但往往被原发疾病的症状所掩盖。患者的体重明显增加，皮肤苍白而湿润。有时唾液、泪液增多。一般无凹陷性水肿。

**病例 3　水肿**

患者，男性，20 岁，咽部疼痛不适 3 周，浮肿，尿少 1 周。3 周前咽部疼痛不适，轻咳，无发热，未予治疗。近 1 周双眼睑浮肿，晨起时明显，同时尿量减少，200～400 mL/d，尿色红。于外院查尿蛋白（＋＋＋），RBC、WBC 不详，血压增高，口服阿莫西林症状无好转来诊。发病以来精神食欲可，轻度腰酸、乏力，无尿频、尿急、尿痛、关节痛、皮疹、脱发及口腔溃疡，体重 3 周增加 6 kg。既往体健，青霉素过敏，个人、家族史无特殊。查体：体温 36.8℃，脉搏 75 次/min，呼吸 18 次/min，血压 160/98 mmHg，无皮疹，浅表淋巴结未触及，眼睑水肿，巩膜无黄染，咽红，扁桃体不大，心肺无异常，腹软，肝脾不大，移动浊音（－），双肾区无叩痛，双下肢可凹性浮肿。化验：Hb 140 g/L，WBC 6.7×$10^9$/L，PLT 210×$10^9$/L，尿蛋白（＋＋＋），定量 3 g/24 h，WBC 0～1/HP，RBC 20～30/HP，偶见颗粒管型，肝功能正常，ALB（白蛋白）35.5 g/L，BUN（尿素氮）8.5 mmol/L，Scr（血肌酐）140 μmol/L。

【病案问题】

1. 该患者所患属于哪种类型的水肿？简述水肿常见的类型及临床意义。

答：该患者所患属于肾病性的全身性水肿，即肾性水肿。

水肿常见的类型有两种。

（1）全身性水肿，见于：①心力衰竭。②肾脏疾病。③重症营养不良。④肝硬化。其他还有①黏液性水肿（指压凹陷不明显）。②经前期紧张综合征水肿。③药物性水肿。④特发性水肿。

（2）局部性水肿，见于：①局部炎症。②局部静脉回流受阻。③局部淋巴回流受阻。④血管神经性水肿。

2. 常见全身性水肿的水肿液的分布特点及机制是什么？

答：主要有 3 种。

①心性水肿：由于重力效应，距心脏水平面向下垂直距离越远的部位水肿越明显，如下肢水肿。②肾性水肿：受组织结构特点的影响，水肿首先发生于组织疏松的眼睑部。③肝性水肿：肝硬化局部血流动力学因素决定肝性水肿的特点是腹水。

**病例 4  高钾血症**

患者，女性，61 岁，因四肢无力，出冷汗，去当地诊所就诊。在诊所静滴氯化钾约 3 h 后，出现心慌，四肢及口周感觉麻木，头晕恶心呕吐，约 5 min 后好转，呼叫 120，于 19：30 接回院，见患者神志清，精神可，食欲佳。查体：体温 36.5℃，脉搏 65 次/min，呼吸 20 次/min，血压 175/88 mmHg。既往史有慢性肾功能不全、支气管扩张、高血压病史。辅助检查：心电图示 T 波高而尖，Q-T 间期延长，随后出现 QRS 波增宽，P-R 间期延长。化验血钾 6.5 mmol/L。后经积极救治，病情有所好转。

【病案问题】

1. 患者发生了何种电解质紊乱，诊断依据是什么？

答：患者血清中 $K^+$ 浓度大于 5.5 mmol/L，所以诊断为高钾血症。

2. 高钾血症对心肌生理特性的影响及其机制是什么？

答：高钾血症对心肌生理特性的影响及其机制如下。

①兴奋性先↑后↓：轻度高钾血症时，细胞内外的 $K^+$ 浓度差变小，按 Nernst 方程，静息膜电位负值变小，与阈电位的差距缩小，兴奋性升高。当血钾进一步升高，静息膜电位达到 −55～−60 mV 时，快 $Na^+$ 通道失活，兴奋性反而下降。②传导性↓：由于静息电位的绝对值减小，使 $Na^+$ 内流减少，0 相去极化的速度降低，传导性下降。③自律性↓：细胞外液 $K^+$ 浓度升高使膜对 $K^+$ 的通透性升高，因此，自律细胞复极 4 期 $K^+$ 外流增大，$Na^+$ 内流相对缓慢，自动除极化延缓，自律性降低。④收缩性↓：细胞外液 $K^+$ 浓度升高，$K^+$ 对 $Ca^{2+}$ 内流竞争抑制

作用增强，复极 2 期 $Ca^{2+}$ 内流减少，心肌兴奋-收缩耦联受到影响，心肌收缩性下降。

3. 高钾血症时降低血钾的方法有哪些？

答：$Na^+$、$Ca^{2+}$ 对 $K^+$ 有拮抗效应，可注射 $Na^+$、$Ca^{2+}$ 溶液；同时静脉注射葡萄糖和胰岛素也可使细胞外钾移入细胞内；阳离子交换树脂口服或灌肠，或用腹膜透析或血液透析（人工肾）移出体内过多的钾。透析是最有效的排钾措施。

**病例 5　低钙血症**

患者，女性，35 岁，因右前臂被轧面条机挤压伤，致前臂皮肤及软组织广泛坏死。行清创、植皮手术治疗。术后第 5 天，患者突然出现双下肢疼痛，不能行走。急查电解质及微量元素，结果显示：$K^+$、$Na^+$、$Cl^-$ 均在正常范围，血清钙浓度偏低为 1.92 mmol/L，镁、磷正常。遂给予 10% 葡萄糖酸钙 20 mL 静脉注射，次日双下肢疼痛即明显缓解，可下床行走。继续给予 10% 葡萄糖酸钙 20 mL 静脉注射，连用 3 天，双下肢疼痛完全缓解，行走自如。查血清钙浓度正常。嘱其继续口服葡萄糖酸钙片，患者痊愈出院后随访 3 个月，未再出现类似症状。

【病案问题】

1. 本患者患有什么疾病？其病因是什么？还有什么原因会引起该种疾病？

答：本患者患有低钙血症。患者有外伤史，皮肤、软组织坏死是低钙血症的诱发因素。低钙血症还可以发生在急性重症胰腺炎、肾衰竭、消化道瘘和甲状腺功能受损的患者身上，以及服用某些药物（①用于治疗高钙血症及骨吸收过多的药物，如二磷酸盐、普卡霉素、降钙素、磷酸盐等；②抗惊厥药，如苯巴比妥，能通过改变维生素 D 代谢导致低钙血症）的患者身上。

2. 低钙血症的临床表现都有哪些？

答：低钙血症的临床表现如下。

①神经系统：由于钙离子可维持神经肌肉的兴奋性，低钙时神经肌肉的兴奋性升高，可出现肌痉挛，周围神经早期为指/趾麻木。②心血管系统：主要为传导阻滞等心律失常，严重时可出现心室纤颤等。③骨骼与皮肤、软组织：骨骼病变根据基本病因可分为骨软化、骨质疏松、佝偻病、纤维囊性骨炎等。慢性低钙血症患者常有皮肤干燥无弹性、色泽灰暗和瘙痒，还易出现毛发稀疏、指甲易脆断等现象。④低血钙危象：当血钙低于 0.88 mmol/L 时，可发生严重的随意肌及平滑肌痉挛，导致惊厥、癫痫发作，严重哮喘，症状严重时可引起喉肌痉挛致窒息和心功能不全、心脏骤停。

3. 低钙血症的治疗原则是什么？

答：通过静脉补充葡萄糖酸钙后，其症状可得到较快缓解，且临床效果较好，再经口服补钙，随访患者无复发。将血钙纠正到正常低值即可，纠正到正常偏高值可导致高钙尿症，易发生尿路结石。

 **临床检验常用指标**

1. 电解质及微量元素：血清钾（K）、血清钠（Na）、血清氯化物（Cl）、血清总钙（Ca）、血清镁（Mg）、血清铁（Fe）、无机磷（IP，Iphos）、总铁结合力（TIBC）。（表 3-1）

2. 尿常规：尿钾（UK）、尿钠（UNa）、尿液氯化物（UCl）、尿钙（UCa）、尿磷（UIP）、尿镁（UMg）、尿蛋白（表 3-1）。

3. 脑脊液：脑脊液氯化物（CSFCl）。

4. 血浆渗透压：280～310 mmol/L

5. 心电图：钾代谢紊乱时要检查 T 波、U 波、S-T 段、Q-T 间期、QRS 波的变化。

6. 激素测定：醛固酮（ADS）、抗利尿激素（ADH）、心房钠尿肽（ANP）。

表 3-1　常用血液电解质及微量元素检测

| 体液 | 检测物 | 标准 |
|---|---|---|
| 血清 | 血清钾（K） | 3.3～5.5 mmol/L |
| | 血清钠（Na） | 136～145 mmol/L |
| | 血清氯化物（Cl） | 95～106 mmol/L |
| | 血清总钙（Ca） | 2.25～2.75 mmol/L |
| | 血清镁（Mg） | 成人：0.65～0.85 mmol/L |
| | | 儿童：0.80～1.30 mmol/L |
| | 血清铁（Fe） | 成人：11～30 μmol/L |
| | | 儿童：9～27 μmol/L |
| | 无机磷（IP，Iphos） | 成人：0.97～1.62 mmol/L |
| | | 儿童：1.29～2.10 mmol/L |
| | 总铁结合力（TIBC） | 男：44.6～69.3 μmol/L |
| | | 女：35.5～76.8 μmol/L |
| 尿 | 尿钾（UK） | 25～100 mmol/24 h |
| | 尿钠（UNa） | 40～220 mmol/24 h |
| | 尿液氯化物（UCl） | 140～250 mmol/24 h |
| | 尿钙（UCa） | 2.5～7.5 mmol/24 h |
| | 尿磷（UIP） | 成人：22～48 mmol/24 h |
| | | 儿童：16～48 mmol/24 h |
| | 尿镁（UMg） | 3～5 mmol/24 h |
| 脑脊液 | 脑脊液氯化物（CSFCl） | 120～130 mmol/L |

 **基本知识点梳理**

详见表 3-2～表 3-21 和图 3-1～图 3-8。

表 3-2　体液的容量和分布、电解质成分及渗透压

| 体液的分布 | 体液的容量 | 体液的电解质成分 | 体液的渗透压 |
|---|---|---|---|
| 细胞内液 | 约占体重的 40% | $K^+$ 是重要的阳离子，主要的阴离子是 $HPO_4^{2-}$ 和蛋白质，其次是 $HCO_3^-$、$Cl^-$、$SO_4^{2-}$ | 主要是靠 $K^+$、$HPO_4^{2-}$ 维持，与细胞外液渗透压基本相等 |

续表

| 体液的分布 | 体液的容量 | 体液的电解质成分 | 体液的渗透压 |
|---|---|---|---|
| 细胞外液 | 血浆约占体重的5%<br><br>组织间液约占体重的15%，其中有一小部分分布于一些密闭的腔隙，如关节囊、颅腔、胸膜腔、腹膜腔-第三间隙液（或跨细胞液）约为1% | 阳离子主要是 $Na^+$，其次是 $K^+$、$Ca^{2+}$、$Mg^{2+}$ 等；阴离子主要是 $Cl^-$，其次是 $HCO_3^-$、$HPO_4^{2-}$、$SO_4^{2-}$ 及有机酸和蛋白质 | 渗透压90%～95%来源于单价离子 $Na^+$、$Cl^-$ 和 $HCO_3^-$，5%～10%由其他离子、葡萄糖、氨基酸、尿素以及蛋白质等构成。血浆渗透压在280～310 mmol/L |

表 3-3　水的生理功能和水平衡

| 项目 | 内容 | | |
|---|---|---|---|
| 水的生理功能 | 促进物质代谢：<br>(1) 加速化学反应：一切生化反应的场所，良好的溶剂；<br>(2) 有利于营养物质的消化、吸收、运输和代谢废物的排泄；<br>(3) 参与水解、水化、加水脱氧等重要反应 | | |
| | 调节体温：维持产热和散热平衡；<br>(1) 水的比热大，吸收代谢过程中产生大量热能使体温不至于升高；<br>(2) 水的蒸发热大，蒸发少量的汗就能散发大量的热量 | | |
| | 润滑作用：<br>(1) 泪液防止眼球干燥而有利于眼球转动；<br>(2) 唾液保持口腔和咽部湿润而利于吞咽；<br>(3) 关节囊的滑液有利于关节转动；<br>(4) 胸膜和腹膜腔的浆液可减少组织间摩擦 | | |
| | 结合水：<br>与蛋白质、黏多糖和磷脂等相结合，发挥复杂的生理功能，如心脏含结合水79% | | |
| 水平衡 | 水的来源 | 饮水：1000～1300 mL | 共计2000～2500 mL |
| | | 食物：700～900 mL | |
| | | 代谢：300 mL | |
| | 水的排出 | 消化道（粪）：150 mL | 共计2000～2500 mL |
| | | 皮肤（非显性汗）：500 mL | |
| | | 肺（呼吸蒸发）：350 mL | |
| | | 肾（尿）：1000～1500 mL | |

表 3-4 电解质的生理功能和钠平衡

| 项目 | 内容 | | |
|---|---|---|---|
| 电解质的生理功能 | 有机电解质（蛋白质） | | |
| | 无机电解质（无机盐）：<br>（1）维持体液的渗透压平衡和酸碱平衡；<br>（2）维持神经、肌肉和心肌细胞的静息电位并参与其动作电位的形成；<br>（3）参与新陈代谢和生理功能活动 | | |
| 钠平衡 | 钠的来源 | 饮食（盐）：每天 100～200 mmol | |
| | 钠的排出 | 肾（主要为尿液） | 排出和摄入几乎相等 |
| | | 汗液（少量） | |

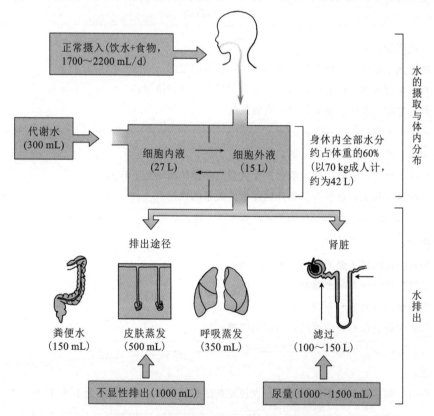

图 3-1 正常成人每日水的摄入和排出量

表 3-5 糖、脂肪与蛋白质的氧化产水量

| 参与代谢的物质 | 氧化量（g） | 产水量（mL） |
|---|---|---|
| 糖 | 100 | 60 |
| 脂肪 | 100 | 107 |
| 蛋白质 | 100 | 41 |

注：每破坏 1 kg 肌肉约可释放 850 mL 水（严重创伤如挤压综合征）。

表 3-6　体液容量及渗透压调节的相关激素

| 内分泌激素 | 分泌部位 | 功能 | 举例 |
|---|---|---|---|
| 醛固酮<br>（ADS） | 肾上腺皮质球状带 | （1）促进远曲小管对钠的重吸收；<br>（2）促进肾排钾增多 | 当有效循环血量下降，刺激肾入球小动脉的牵张感受器，近球细胞肾素分泌增加，通过 RAAS 系统使醛固酮释放增加，排尿减少 |
| 抗利尿激素<br>（ADH） | 下丘脑的视上核和室旁核的神经细胞 | （1）加强肾远曲小管和集合管对水的重吸收；<br>（2）抑制醛固酮的分泌，增加 $Na^+$ 的排出 | 当机体内水分不足或摄入较多的食盐而使细胞外液的渗透压升高，刺激下丘脑的视上核和渗透压感受器和侧面的口渴中枢，促使 ADH 分泌增多，减少尿排出 |
| 心房钠尿肽<br>（ANP） | 心房肌细胞 | （1）减少肾素的分泌；<br>（2）抑制醛固酮的分泌；<br>（3）对抗血管紧张素的缩血管效应；<br>（4）拮抗醛固酮的滞 $Na^+$ 作用 | 当心房扩张、血容量增加、血 $Na^+$ 增高或血管紧张素增多时，将刺激心房肌细胞合成和释放 ANP，发挥上述功能 |

表 3-7　渗透压的调节机制

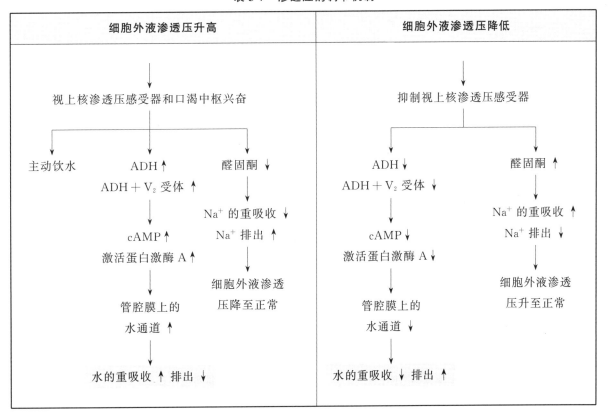

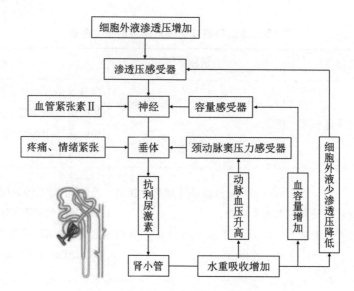

图 3-2　抗利尿激素的调节作用

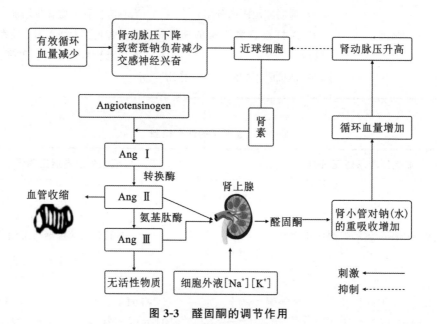

图 3-3　醛固酮的调节作用

表 3-8　水通道蛋白（AQP）的分布和作用

| 分类 | 分布 | 作用 |
|------|------|------|
| AQP1 | 位于近曲小管髓袢降支管腔膜和基膜以及降支直小血管管腔膜和基膜 | 调节水的运输和通透 |
| AQP2 AQP3 | 集合管 | （1）在肾脏浓缩机制中起重要作用；<br>（2）AQP2 发生功能缺陷可导致尿崩症；<br>（3）拮抗 AQP3 可产生利尿反应 |
| AQP4 | （1）集合管主细胞基质侧；<br>（2）脑 | （1）提供水流出通道；<br>（2）与脑水肿的发生有关 |
| AQP5 | 肺泡上皮Ⅰ型细胞 | 对肺水肿的发生有一定作用 |

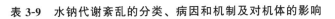
表 3-9 水钠代谢紊乱的分类、病因和机制及对机体的影响

| 分类 | | 病因和机制 | 对机体的影响 |
|---|---|---|---|
| 脱水 | 低渗性脱水 | 经肾丢失：<br>(1) 长期连续使用利尿药：抑制髓祥升支对 $Na^+$ 的重吸收；<br>(2) 肾上腺皮质功能不全：醛固酮分泌不足，肾小管对钠的重吸收减少；<br>(3) 肾实质性疾病：慢性间质性肾疾患使髓质正常间质结构破坏，$Na^+$ 排出增加；<br>(4) 肾小管酸中毒：$H^+$-$Na^+$ 交换减少，$Na^+$ 排出增加；醛固酮分泌不足，$Na^+$ 排出增多<br><br>肾外丢失：<br>(1) 经消化道失液：呕吐、腹泻、胃肠吸引术；<br>(2) 液体在第三间隙积聚：胸腔积液、腹水；<br>(3) 经皮肤丢失：大量出汗、大面积烧伤 | (1) 细胞外液减少，易发生休克：直立性眩晕、血压下降、四肢厥冷、脉搏细速；<br>(2) 血浆渗透压降低：无口渴感；早期低比重尿和尿量无明显减少，晚期血容量显著降低时出现少尿；<br>(3) 有明显的失水体征：皮肤弹性减退，眼窝和婴幼儿囟门凹陷；<br>(4) 激活肾素-血管紧张素-醛固酮系统，尿钠减少 |
| | 高渗性脱水 | 水摄入减少：水源断绝、进食或饮水困难；渴感障碍<br><br>水丢失过多：<br>(1) 经呼吸道失水：过度通气；<br>(2) 经皮肤失水：高热、大汗和甲亢；<br>(3) 经肾失水：中枢性尿崩症和肾性尿崩症；使用大量脱水剂如甘露醇；<br>(4) 经胃肠道丢失：呕吐、腹泻及消化道引流 | (1) 口渴：细胞外液高渗；循环血量减少；唾液分泌减少；<br>(2) 细胞外液含量减少：细胞外液渗透压升高，ADH 分泌增加，尿量减少；<br>(3) 细胞内液向细胞外液转移：细胞脱水、皱缩；<br>(4) 血液浓缩：一般比低渗性脱水轻；<br>(5) 中枢神经系统功能障碍：嗜睡、肌肉抽搐、昏迷、甚至死亡；脑出血和蛛网膜下腔出血 |
| | 等渗性脱水 | 任何等渗性液体的大量丢失所造成的血容量减少：如呕吐、腹泻、大面积烧伤、大量抽放胸腔积液、腹水 | (1) 水钠成比例丢失；<br>(2) 血容量减少；<br>(3) 血清 $Na^+$ 浓度和血浆渗透压在正常范围 |
| 水中毒 | | (1) 水的摄入过多：如无盐水灌肠、大量饮水、静脉输入含盐少或不含盐的液体过多过快；<br>(2) 水排出减少：多见于急性肾损伤 | (1) 细胞外液量增加，血液被稀释；<br>(2) 细胞内水肿：晚期或重度患者出现凹陷性水肿；<br>(3) 中枢神经系统症状：神经系统受压症状，如头痛恶心等，严重病例发生枕骨大孔疝或小脑幕裂孔疝而导致呼吸衰竭 |

表 3-10　水钠代谢紊乱的防治措施

| 类型 | 措施 |
|---|---|
| 低渗性脱水 | (1) 防治原发病，去除病因；<br>(2) 适当的补液；<br>(3) 原则上给予等渗液以恢复细胞外液容量，如出现休克，应按休克的处理方式积极抢救 |
| 高渗性脱水 | (1) 防治原发病，去除病因；<br>(2) 补给体内缺少的水分，静脉注射控制注射量和速度；<br>(3) 补给适当的 $Na^+$；<br>(4) 适当补 $K^+$ |
| 水中毒 | (1) 防治原发病：急性肾损伤、术后及心力衰竭患者严格限制水的摄入；<br>(2) 轻症患者，停止或限制水分摄入，水的负平衡可自行恢复；<br>(3) 重症患者，严格进水，给予高渗盐水，给予利尿剂促进水分排出 |

表 3-11　三型脱水体液容量减少的比较

| 脱水类型 | 高渗性脱水 | 低渗性脱水 | 等渗性脱水 |
|---|---|---|---|
| 发病原因 | 水摄入不足或丢失过多 | 体液丢失而单纯补水 | 水和钠等比例丢失 |
| 发病机制 | 细胞外液高渗，细胞内液丢失为主 | 细胞外液低渗，细胞外液丢失为主 | 细胞外液等渗，细胞外液丢失为主 |
| 钠水丢失特点 | 失 $Na^+$ ＜失水 | 失 $Na^+$ ＞失水 | 失 $Na^+$ ＝失水 |
| 主要表现影响 | 口渴、尿少、脑细胞脱水 | 脱水体征、休克、脑细胞水肿 | 口渴、尿少、脱水体征、休克 |
| 血清钠 | 150 mmol/L 以上 | 135 mmol/L 以下 | 135～150 mmol/L |
| 血浆渗透压 | ＞310 mmol/L | ＜280 mmol/L | 280～310 mmol/L |
| 尿钠 | 有 | 减少或无 | 减少 |
| 治疗 | 以补充水分为主 | 补充生理盐水或 3% 氯化钠溶液 | 补充低渗盐水 |

表 3-12　水肿的特点

| 项目 | 特点 |
|---|---|
| 水肿液的性状 | (1) 渗出液：比重＞1.018；蛋白质含量＞30 g/L；细胞数＞$5×10^8$ 个/L；<br>(2) 漏出液：比重＜1.018；蛋白质含量＜30 g/L；细胞数＜$1×10^8$ 个/L |
| 水肿的皮肤特点 | (1) 凹陷性水肿：皮肤肿胀、弹性差、皱纹变浅，手指按压有凹陷；<br>(2) 隐性水肿：全身性水肿出现凹陷之前已有组织液增多，并可达原体重10% |
| 全身性水肿的分布特点 | (1) 心性水肿：首先出现在低垂部位；<br>(2) 肾性水肿：首先表现为眼睑或面部水肿；<br>(3) 肝性水肿：以腹水为多见 |

表 3-13　血管内外液体交换平衡失调引起水肿的原因及发生机制

| 水肿发生机制 | 原因 | 举例 | 蛋白含量 |
| --- | --- | --- | --- |
| 毛细血管流体静压升高 | 静脉压升高 | 充血性心衰、静脉血栓、肿瘤压迫静脉、妊娠子宫压迫髂外静脉等 | — |
| 血浆胶体渗透压降低 | （1）蛋白质摄入不足；<br>（2）蛋白质合成障碍；<br>（3）消耗或丢失过多；<br>（4）稀释性低蛋白血症 | 慢性感染、恶性肿瘤、肾病综合征、严重烧伤创伤 | 较低，<br>10～30 g/L |
| 毛细血管壁通透性增加 | 各种炎症、感染、冻伤、化学伤、缺氧、酸中毒等 | 中毒性肺水肿等 | 较高，<br>30～60 g/L |
| 淋巴回流受阻 | 淋巴管受压或阻塞 | 丝虫病、恶性肿瘤淋巴转移、主要淋巴结手术摘除 | 较高，<br>40～50 g/L |

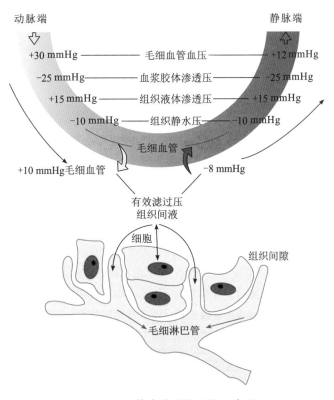

图 3-4　血管内外液体交换示意图

表 3-14　机体内外液体交换平衡失调引起水钠潴留（水肿）的机制

| 变化 | 机制 |
|---|---|
| 肾小球滤过率下降 | （1）广泛的肾小球病变：急慢性肾小球肾炎，肾小球滤过面积减少；<br>（2）有效循环血量减少：如充血性心力衰竭、肾病综合征 |
| 近曲小管重吸收钠水增多 | （1）心房钠尿肽分泌减少：有效循环血量减少，心房牵张感受器兴奋性降低，ANP分泌减少；<br>（2）肾小球滤过分数增加：见于充血性心力衰竭和肾病综合征，肾血流量减少，出球小动脉收缩比入球小动脉收缩明显 |
| 远曲小管和集合管重吸收钠水增加 | （1）醛固酮含量增高：见于有效循环血量下降，肝硬化，醛固酮灭活减少；<br>（2）抗利尿激素分泌增加：见于充血性心力衰竭，肾素-血管紧张素-醛固酮系统被激活 |

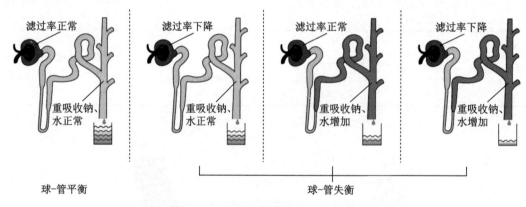

图 3-5　球-管失衡基本形式示意图

表 3-15　正常钾代谢

| 项目 | 内容 |
|---|---|
| 钾在体内的分布 | （1）含钾量为 50～55 mmol/kg 体重；<br>（2）约 90% 存在于细胞内，骨钾约占 7.6%，跨细胞液约占 1%，约 1.4% 的钾存在于细胞外液中 |
| 维持钾平衡途径 | （1）通过调节细胞膜 $Na^+$-$K^+$ 泵，改变钾在细胞内外的分布；<br>（2）通过调节细胞内外的 $H^+$-$K^+$ 交换，影响细胞内外液钾离子分布；<br>（3）通过肾小管上皮细胞内外跨膜电位的改变影响其排钾量；<br>（4）通过影响醛固酮和远端小管液流速，调节肾排钾量；<br>（5）通过影响结肠的排钾及出汗形式 |
| 钾的生理功能 | （1）维持细胞新陈代谢；<br>（2）保持细胞膜静息电位；<br>（3）调节细胞内外渗透压及调控酸碱平衡等 |

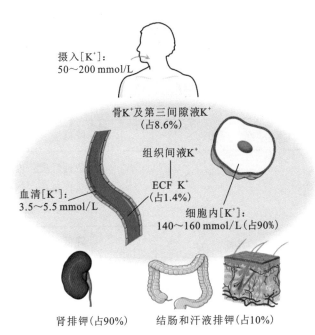

摄入[K$^+$]：
50~200 mmol/L

骨K$^+$及第三间隙液K$^+$
（占8.6%）

组织间液K$^+$

血清[K$^+$]：
3.5~5.5 mmol/L

ECF K$^+$
（占1.4%）

细胞内[K$^+$]：
140~160 mmol/L（占90%）

肾排钾（占90%）　　　结肠和汗液排钾（占10%）

图 3-6　正常钾代谢示意图

表 3-16　低钾血症与高钾血症比较

| 类型 | 低钾血症 | 高钾血症 |
|---|---|---|
| 原因和机制 | （1）钾摄入不足：消化道梗阻、昏迷、神经性厌食、禁食、静脉补液时补钾不足或未补钾；<br>（2）钾丢失过多：呕吐、腹泻、胃肠减压及肠瘘；利尿剂；肾盂肾炎，急性肾损伤多尿期；肾小管性酸中毒；镁缺失；大量出汗；<br>（3）细胞外钾转入细胞内：碱中毒；过量使用胰岛素；低钾性周期性麻痹；某些毒物中毒，如钡、棉酚等 | （1）钾摄入过多：过快过多补钾；<br>（2）钾排出减少：肾功能衰竭；盐皮质激素缺乏；长期应用潴钾利尿剂；<br>（3）钾外流（细胞内钾转移到细胞外）：急性酸中毒；高血糖合并胰岛素不足；缺氧；组织分解；高钾性周期性麻痹；假性高钾血症；某些药物的使用，如β受体阻滞剂、洋地黄类药物中毒干扰Na$^+$-K$^+$泵活性，肌肉松弛剂可增大骨骼肌对K$^+$的通透性 |
| 对机体影响 | （1）膜电位异常：肌肉无力和弛缓性麻痹，严重还可导致呼吸肌麻痹，这也是低钾血症主要的致死原因；胃肠道麻痹无力导致胃肠道运动减弱，出现梗阻、腹胀、恶性呕吐；心律失常；<br>（2）肾及骨骼肌的损害：缺血缺氧性肌痉挛、坏死和横纹肌溶解；<br>（3）引起代谢性碱中毒：反常性酸性尿 | （1）对神经-肌肉的影响：轻度高钾主要表现为感觉异常；重度高钾表现为肌无力乃至弛缓性麻痹；<br>（2）对心肌的影响：可出现致命性心室纤颤和心搏骤停；<br>（3）对酸碱平衡的影响：代谢性酸中毒，反常性碱性尿 |
| 防治的病理生理基础 | （1）防治原发病，尽快恢复饮食和肾功能；<br>（2）补钾；<br>（3）纠正水和其他电解质代谢紊乱 | （1）防治原发病，去除引起高钾血症的原因；<br>（2）降低体内总钾量：减少钾摄入；用透析疗法增加肾脏排钾量；<br>（3）使细胞外钾转入细胞内：葡萄糖、胰岛素；<br>（4）应用钙剂和钠盐拮抗高钾血症的心肌毒性作用；<br>（5）纠正其他电解质代谢紊乱 |

表 3-17　钾代谢紊乱对机体的影响

| 影响 | 低钾血症 | 高钾血症 |
|---|---|---|
| 对神经肌肉的影响 | 肌肉软弱、无力、呼吸肌麻痹 | 肌肉震颤、肌痛、肌肉软弱、弛缓性麻痹 |
| 心肌自律性 | 增高 | 降低 |
| 心肌兴奋性 | 增高 | 急性轻度：增高；急性重度：降低；慢性：不明显 |
| 心肌传导性 | 降低 | 降低 |
| 心肌收缩性 | 轻度：增高；严重或慢性：减弱 | 减弱 |
| 心电图特征 | S-T 段压低；T 波低平，U 波明显；Q-T 间期延长；QRS 综合波增宽 | T 波高耸；Q-T 间期轻度缩短，P 波压低、增宽或消失；P-R 间期延长；R 波降低；QRS 综合波增宽 |
| 对心脏的影响 | 心律失常（窦性心动过速、期前收缩、阵发性心动过速等） | 心律失常（包括心室纤颤或心搏骤停） |
| 酸碱平衡 | 继发代谢性碱中毒（反常性酸性尿） | 继发代谢性酸中毒（反常性碱性尿） |
| 消化道 | 肠蠕动减弱、腹胀、麻痹性肠梗阻 | 肠绞痛、腹泻 |
| 防治原则 | 治疗原发病、口服补钾、纠正水和其他电解质代谢紊乱 | 治疗原发病、用透析等降低体内总钾量、给胰岛素和葡萄糖降血钾、注射 $Na^+$ 和 $Ca^{2+}$ 拮抗高钾的心肌毒性、纠正高镁血症 |

表 3-18　正常镁代谢

| 镁在体内的分布 | 维持镁平衡途径 | 镁的生理功能 |
|---|---|---|
| 体内镁总量 21～28 g，其中 60% 的 Mg 主要以 $Mg_3(PO_4)_2$ 和 $MgCO_3$ 的形式存在于骨骼肌内，1%～2% 在细胞外液中，其余大部分与磷酸根、柠檬酸根结合在细胞内 | 主要通过肾调节：肾小球的滤过，肾小管的重吸收 | （1）调节离子通道电子流；（2）催化体内多种酶参与 ATP 代谢；（3）调控细胞生长、再生及膜结构；（4）维持心肌、骨骼肌及肠道平滑肌的兴奋性 |

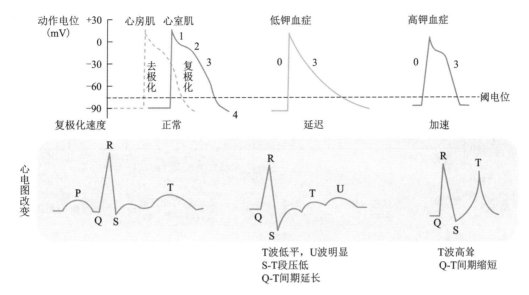

图 3-7　细胞外液钾浓度对心肌动作电位和心电图的影响

表 3-19　低镁血症与高镁血症比较

| 类型 | 低镁血症 | 高镁血症 |
|---|---|---|
| 原因与机制 | （1）镁摄入不足：长期禁食、厌食或长期静脉营养又未补充镁；<br>（2）镁排出过多：①经胃肠道失镁，主要见于小肠病变，如严重腹泻、长期胃肠减压引流等；②经肾排出过多，如大量使用利尿剂、高钙血症、甲状腺功能亢进、肾功能衰竭、慢性肾盂肾炎、酒精中毒；<br>（3）镁内流（细胞外镁转入细胞内）：胰岛素治疗糖尿病酮症酸中毒时，因促进糖原合成，使镁过多转入细胞内，细胞外液镁减少 | （1）镁摄入过多：静脉内补镁过多过快；<br>（2）镁排出过少：肾功能衰竭；严重脱水伴有少尿；甲状腺功能衰退；肾上腺皮质功能减退；<br>（3）镁外流（细胞内镁移到细胞外）：糖尿病酮症酸中毒 |
| 对机体的影响 | （1）对神经-肌肉的影响：使神经-肌肉应激性增高，表现为肌肉震颤、手足搐搦、Chvostek 征阳性、反射亢进；<br>（2）对中枢神经系统的影响：抑制中枢神经系统，表现为焦虑、易激动等症状，严重时引起癫痫发作、精神错乱、惊厥、昏迷等；<br>（3）对心血管系统的影响：心律失常、高血压、冠心病；<br>（4）对代谢的影响：$Na^+$-$K^+$-ATP 酶活性降低，导致低钾血症；腺苷酸环化酶活性降低，导致低钙血症 | （1）对神经-肌肉的影响：表现为肌无力甚至弛缓性麻痹，严重者发生呼吸肌麻痹；<br>（2）对中枢神经系统的影响：抑制中枢神经系统的突触传递，从而抑制中枢的功能活动，表现为腱反射减弱或消失，甚至发生嗜睡或昏迷；<br>（3）对心血管系统的影响：心律失常，当血清镁浓度达到 7.5～10.0 mmol/L 时，可发生心搏骤停；<br>（4）对平滑肌的影响：抑制平滑肌，其中血管平滑肌抑制可导致血管扩张，外周阻力和动脉压下降；内脏平滑肌抑制引起嗳气、腹胀、便秘和尿潴留等症状 |
| 防治的病理生理基础 | （1）防治原发病，以去除引起低镁的原因；<br>（2）补镁：多采用硫酸镁制剂，轻者肌肉注射，重者静脉缓慢输入 | （1）防治原发病，以改善肾功能；<br>（2）利用利尿剂和透析疗法排出体内镁；<br>（3）静脉注射钙剂，拮抗镁对心肌的抑制作用；<br>（4）纠正水和其他电解质紊乱，特别注意处理伴发的高钾血症 |

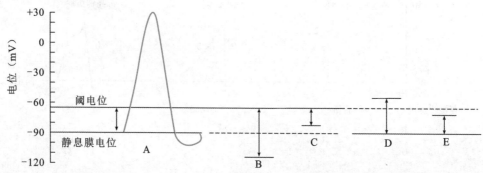

| 情况 | | 静息膜电位<br>（mV） | 阈电位<br>（mV） | 静息膜电位到阈<br>电位的距离（mV） | 神经肌肉兴奋性 |
|---|---|---|---|---|---|
| A. | 正常 | -90 | -65 | -25 | 正常 |
| B. | 低血钾 | 增大 | -65 | 加大（超极化） | 降低 |
| C. | 高血钾 | 减小 | -65 | 减少（部分除极） | 升高-降低 |
| D. | 高血钙 | -90 | 上移 | 加大（超极化） | 降低 |
| E. | 低血钙 | -90 | 下移 | 减少（部分除极） | 升高 |

图 3-8　血钾和血钙对神经肌肉兴奋性的影响

表 3-20　正常钙磷代谢、调节和功能

| 电解质 | 钙、磷的吸收 | 钙、磷的排泄 | 钙、磷的分布 | 钙、磷代谢的调节 |
|---|---|---|---|---|
| 钙 | 由食物供给，如牛奶、乳制品及蔬菜、水果等，主要在小肠被吸收 | 20％经肾排出，80％随粪便排出 | 99％存在于骨和牙齿，其余呈溶解状态分布于体液和软组织中 | 1. 体内钙稳态调节：<br>（1）甲状旁腺素（PTH）：PTH 是由甲状旁腺主细胞合成分泌的一种激素，可升高血钙，降低血磷；<br>（2）1, 25- $(OH)_2$-$D_3$：是一种具有生物活性的激素，具有升高血钙，升高血磷的作用；<br>（3）降钙素：由甲状腺滤泡旁细胞（又称 C 细胞）分泌的一种激素，具有降低血钙，降低血磷的作用。<br>2. 细胞内钙稳态调节：<br>（1）质膜钙通道开放，胞外 $Ca^{2+}$ 内流，使胞内 $Ca^{2+}$ 浓度升高；<br>（2）胞内钙库（内质网和肌浆网等）释放通道开放，使胞内 $Ca^{2+}$ 浓度升高；<br>（3）钙泵即 $Ca^{2+}$-$Mg^{2+}$-ATP 酶激活，将 $Ca^{2+}$ 泵出细胞或泵入肌浆网和内质网，使胞内 $Ca^{2+}$ 浓度降低；<br>（4）通过 $Na^+$-$Ca^{2+}$ 交换，将 $Ca^{2+}$ 排出细胞外，使胞内 $Ca^{2+}$ 浓度降低；<br>（5）通过 $Ca^{2+}$-$H^+$ 交换，将 $Ca^{2+}$ 排出细胞外，使胞内 $Ca^{2+}$ 浓度降低 |
| 磷 | 由食物供给，在空肠吸收最快 | 70％由肾排出，30％由粪便排出 | 86％存在于骨和牙齿，其余呈溶解状态分布于体液和软组织中 | |
| 血浆中钙与磷的关系 | 血浆中钙、磷浓度关系密切。正常时，二者的乘积 [Ca] × [P] 为 30～40。如＞40，则钙磷以骨盐形式沉积于骨组织；若＜35，则骨骼钙化障碍，甚至发生骨盐溶解 | | | |

表 3-21　钙磷代谢紊乱

| | 低钙血症 | 高钙血症 | 低磷血症 | 高磷血症 |
|---|---|---|---|---|
| 原因 | (1) 活性维生素 D 减少，引起肠钙吸收减少和尿钙增多，导致血钙降低；<br>(2) 甲状旁腺功能减退，破骨减少，成骨增加，造成一时性低钙血症；<br>(3) 慢性肾功能衰竭，1，25-$(OH)_2$-$D_3$ 生成不足，肾毒物损害肠道，使钙吸收减少；<br>(4) 低镁血症，PTH 分泌减少，使血钙降低；<br>(5) 急性胰腺炎，释放出脂肪酸与钙结合成钙皂影响肠道吸收；<br>(6) 其他：如低蛋白血症、妊娠、大量输血等 | (1) 甲状旁腺功能亢进：PTH 过多，促进溶骨，肾重吸收和维生素 D 活化，引起高钙血症；<br>(2) 恶性肿瘤：肿瘤细胞可分泌破骨细胞激活因子激活破骨细胞，导致溶骨增加，引起高钙血症；<br>(3) 维生素 D 中毒：钙磷吸收增加，导致高钙血症；<br>(4) 甲状腺功能亢进：使溶骨增加，引起高钙血症；<br>(5) 其他：如肾上腺皮质功能不全、维生素 A 摄入过量等 | (1) 小肠磷吸收减低：如吐泻、吸收不良综合征；<br>(2) 尿磷排泄增加：如甲状旁腺功能亢进症、维生素 D 抵抗性佝偻病；<br>(3) 磷向细胞内转移：如呼吸性碱中毒等 | (1) 急、慢性肾功能不全：肾排磷减少，导致血磷升高；<br>(2) 甲状旁腺功能低下：尿排磷减少，导致血磷升高；<br>(3) 维生素 D 中毒：促进肾及小肠对磷的重吸收；<br>(4) 磷向细胞外移出：如急性酸中毒、骨骼肌破坏等；<br>(5) 其他：甲状腺功能亢进，促进溶骨；使用含磷缓泻剂及磷酸盐静注 |
| 对机体的影响 | (1) 对神经肌肉影响：引起神经、肌肉兴奋性增加，出现肌肉痉挛、手足抽搐等；<br>(2) 对骨骼的影响：引起佝偻病、骨质疏松等；<br>(3) 对心肌的影响：引起心肌兴奋性和传导性升高；<br>(4) 其他：如引起皮肤干燥、脱屑、毛发稀疏、指甲易脆断等 | (1) 对神经肌肉的影响：使神经、肌肉兴奋性降低，表现为乏力、表情淡漠，甚至昏迷等；<br>(2) 对心肌的影响：使心肌兴奋性和传导性降低；<br>(3) 对肾脏的影响：早期表现为浓缩障碍，晚期可见肾钙化等，甚至发展为肾衰竭；<br>(4) 当血清钙大于 4.5 mmol/L 时，可发生高钙血症危象，出现心搏骤停、肾衰竭等；<br>(5) 其他：如血管壁、关节等异位钙化灶形成，引起相应的组织器官损害 | 低磷血症主要引起 ATP 合成不足和红细胞内 2，3-DPG 减少。轻者无症状，重者可有肌无力、感觉异常、佝偻病、抽搐、昏迷等 | 高磷血症可抑制肾脏 1α-羟化酶和骨的重吸收。其临床表现与高磷血症诱导的低钙血症和异位钙化有关 |
| 防治原则 | 病因治疗；在补充钙剂的基础上，给予维生素 D | 病因治疗，支持疗法和降钙治疗等 | 治疗原发病，及时诊断，适当补磷 | 治疗原发病，降低肠吸收磷，必要时使用透析疗法 |

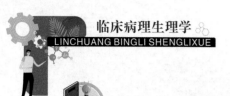

**常用医学词汇中英文对照**

详见表 3-22。

表 3-22　常用医学词汇中英文对照表

| 序号 | 英文 | 中文 |
|---|---|---|
| 1 | intracellular fluid，ICF | 细胞内液 |
| 2 | interstitial fluid | 组织间液 |
| 3 | extracellular fluid，ECF | 细胞外液 |
| 4 | antidiuretic hormone，ADH | 抗利尿激素 |
| 5 | atrial natriuretic peptide，ANP | 心房钠尿肽 |
| 6 | aquaporin，AQP | 水通道蛋白 |
| 7 | GTP-binding protein | 三磷酸鸟苷结合蛋白 |
| 8 | protein kinase A，PKA | 蛋白激酶 A |
| 9 | dehydration | 脱水 |
| 10 | hypotonic dehydration | 低渗性脱水 |
| 11 | hypovolemic hyponatremia | 低容量性低钠血症 |
| 12 | third space | "第三间隙" |
| 13 | renal tubular acidosis，RTA | 肾小管酸中毒 |
| 14 | hypertonic dehydration | 高渗性脱水 |
| 15 | hypovolemic hypernatremia | 低容量性高钠血症 |
| 16 | isotonic dehydration | 等渗性脱水 |
| 17 | water intoxication | 水中毒 |
| 18 | hypervolemic hyponatremia | 高容量性低钠血症 |
| 19 | edema | 水肿 |
| 20 | hydrops | 积水 |
| 21 | anasarca | 全身性水肿 |
| 22 | local edema | 局部水肿 |
| 23 | angioneurotic edema | 血管神经性水肿 |
| 24 | filtration fraction | 滤过分数 |
| 25 | transudate | 漏出液 |
| 26 | exudate | 渗出液 |
| 27 | pitting edema | 凹陷性水肿 |
| 28 | frank edema | 显性水肿 |

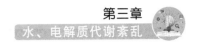
| 序号 | 英文 | 中文 |
|------|------|------|
| 29 | recessive edema | 隐性水肿 |
| 30 | hypokalemia | 低钾血症 |
| 31 | paradoxical acidic urine | 反常性酸性尿 |
| 32 | hyperkalemia | 高钾血症 |
| 33 | paradoxical alkaline urine | 反常性碱性尿 |
| 34 | hypomagnesemia | 低镁血症 |
| 35 | hypermagnesemia | 高镁血症 |
| 36 | calcium | 钙 |
| 37 | phosphorus | 磷 |
| 38 | calcium binding protein，CaBP | 钙离子结合蛋白 |
| 39 | secondary active transport | 继发性主动转运 |
| 40 | nondiffusible calcium | 非扩散钙 |
| 41 | diffusible calcium | 可扩散钙 |
| 42 | parathyroid hormone，PTH | 甲状旁腺素 |
| 43 | previtamin $D_3$ | 前维生素 $D_3$ |
| 44 | calcitonin CT | 降钙素 |
| 45 | voltage dependent calcium channel，VDCC | 电压依赖性钙通道 |
| 46 | receptor operated calcium channel，ROCC | 受体操纵性钙通道 |
| 47 | ligand gated calcium channel，LGCC | 配体门控性钙通道 |
| 48 | calcium release channel | 钙释放通道 |
| 49 | transverse tubule，T-tuble | 横小管 |
| 50 | $Ca^{2+}$ spark | 钙火花 |
| 51 | calcium oscillation | 钙振荡 |
| 52 | calcium wave | 钙波 |
| 53 | calcium sensing receptor，CaSR | 钙敏感受体 |
| 54 | store operated calcium channel，SOCC | 钙库操纵性钙通道 |
| 55 | hypocalcemia | 低钙血症 |
| 56 | hypoparathyroidism | 甲状旁腺功能减退 |
| 57 | hypercalcemia | 高钙血症 |
| 58 | hypophosphatemia | 低磷血症 |
| 59 | refeeding syndrome | 恢复进食综合征 |
| 60 | hyperphosphatemia | 高磷血症 |

**基本概念**

1. 水通道蛋白：是一组构成水通道与水通透有关的细胞膜转运蛋白，广泛存在于动物、植物及微生物界。

2. 脱水：指人体由于饮水不足或病变消耗大量水分，不能及时补充，导致细胞外液减少而引起新陈代谢障碍的一组临床症候群，严重时会造成虚脱，甚至有生命危险。

3. 脱水热：婴幼儿水钠平衡和体温调节能力尚不完善，出现脱水情况时，由于从皮肤蒸发的水分减少，使散热受到影响，会导致体温升高，称之为脱水热。

4. 低渗性脱水：也可称为低容量性低钠血症，低渗性脱水的特点是失 $Na^+$ 多于失水，血清 $Na^+$ 浓度<130 mmol/L，血浆渗透压<280 mmol/L，伴有细胞外液量的减少。

5. 高渗性脱水：也可称为低容量性高钠血症，高渗性脱水的特点是失水多于失钠，血清 $Na^+$ 浓度>150 mmol/L，血浆渗透压>310 mmol/L，细胞外液量和细胞内液量均减少。

6. 水中毒：称为高容量性低钠血症，特点是患者水潴留使体液量明显增多，血钠下降，血清 $Na^+$ 浓度<130 mmol/L，血浆渗透压<280 mmol/L，但体钠总量正常或增多。

7. 水肿：指过多的液体在组织间隙或体腔内积聚。

8. 高钾血症：血清钾浓度高于 5.5 mmol/L 称为高钾血症。

9. 低钾血症：血清钾浓度低于 3.5 mmol/L 称为低钾血症。

10. 低镁血症：血清镁浓度低于 0.75 mmol/L 称为低镁血症。

11. 高镁血症：血清镁浓度高于 1.25 mmol/L 称为高镁血症。

12. 低钙血症：当血清蛋白浓度正常时，血钙低于 2.25 mmol/L，或血清 $Ca^{2+}$ 低于 1 mmol/L，称为低钙血症。

13. 高钙血症：当血清蛋白浓度正常时，血钙大于 2.75 mmol/L，或血清 $Ca^{2+}$ 大于 1.25 mmol/L，称为高钙血症。

14. 高钙血症危象：当血清钙大于 4.5 mmol/L，可发生高钙血症危象，如严重脱水、高热、心律失常、意识不清等，患者易死于心搏骤停、坏死性胰腺炎和肾衰竭等。

15. 钙火花：即 $Ca^{2+}$ spark。耦联于横小管和肌浆网的 Ry 受体钙通道同时开放，产生局部游离钙浓度升高。自发性钙火花是细胞内钙释放的基本单位，它成为引发钙震荡和钙波的位点，是构成心肌兴奋-收缩耦联的物质基础。

16. 低磷血症：血清无机磷浓度小于 0.8 mmol/L 称为低磷血症。

17. 高磷血症：血清无机磷成人大于 1.6 mmol/L，儿童大于 1.90 mmol/L，称为高磷血症。

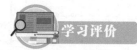 **学习评价**

**（一）填空题**

1. 分布于细胞内的液体称为_____，约占体重的_____，浸润在细胞周围的是_____，约占体重的_____，其与_____共同构成细胞外液，其中血浆约占体重的_____。

2. 细胞内液和细胞外液电解质成分有很大差异，细胞外液主要阳离子是_____，主要阴离子是_____；细胞内液主要阳离子是_____，主要阴离子是_____。

3. 体液内起渗透作用的溶质主要是_____。细胞外液渗透压 90％～95％ 来源于单价离子_____、_____和_____，5％～10％ 由其他离子、葡萄糖、氨基酸、尿素以及蛋白质等构成。血浆渗透压在 280～310 mmol/L，在此范围里称为_____，低于此范围称为_____，高于此范围称为_____。

4. 水的生理功能包括_____、_____、_____，体内的水有相当大一部分是以_____的形式存在。

5. 无机电解质的主要功能是维持_____；维持_____；并参与_____的形成；参与_____。

6. 渗透压感受器主要分布在下丘脑_____和_____。正常渗透压阈值为_____，当成人细胞外液渗透压有 1％～2％ 变动时，就可以影响_____的释放。非渗透性刺激，即_____和_____的变化，可通过左心房和胸腔大静脉处的_____和颈动脉窦、主动脉弓的_____而影响 ADH 的分泌。

7. 抗利尿激素、醛固酮和心房钠尿肽的分泌部位分别是_____、_____、_____。AQP2 和 AQP3 位于_____，在_____起重要作用。

8. 脱水根据其伴有的_____和_____的变化，分为_____、_____和_____。低渗性脱水伴有_____减少，高渗性脱水伴有_____和_____均减少。水中毒的特点是水潴留使_____增多，_____下降，血清 $Na^+$ 浓度＜135 mmol/L，血浆渗透压＜280 mmol/L，但体钠总量正常或增多，故又称为高容量性低钠血症。

9. 水肿的发病机制包括_____液体交换平衡失调和_____液体交换平衡失调，近曲小管重吸收钠水增多主要见于_____减少、_____增加，远曲小管和集合管重吸收钠水增加主要见于_____增加、_____增加。

10. 全身性水肿的分布特点：_____首先出现在低垂部位；_____首先表现为眼睑或面部水肿；_____以腹水多见。

11. 高钾血症治疗时，用钠盐输入，目的是在心肌去极化时_____内流加速，从而改善心肌的_____。高钾血症时，细胞外液钾离子浓度增加，抑制心肌复极化，2 期的_____内流，故心肌细胞内_____降低，兴奋-收缩耦联减弱。低钾血症时对肾脏的影响是_____障碍而出现_____。低钾血症可引起代谢性碱中毒，同时发生_____。

12. 机体对钙磷代谢有相当完善的调节机制，主要由_____、_____和_____ 3 种激素来调节。钙的吸收部位在_____。低钙血症指当血清蛋白浓度正常时，血清离子钙浓度低于_____，或血清钙低于_____ mmol/L。低血钙时神经-肌肉兴奋性_____，于是可出现手足_____。血清磷浓度小于_____，称为低磷血症。

13. 低镁血症对神经有_____作用，故血镁降低时，抑制作用减弱，可出现_____、_____等症状。高浓度血镁有箭毒样作用，能使神经-肌肉连接点释放的_____减少，抑制神经-肌肉兴奋传递。

（二）单选题

1. 关于体液容量分布的叙述正确的是（　　）

A. 体液总量占体重的 70％左右　　　　B. 细胞内液约占体重的 30％

C. 细胞外液包括组织间液和血液　　　　D. 组织间液也称第三间隙液

E. 跨细胞液是组织间液的一部分

2. 细胞外液中最多的阳离子是（　　）

A. $Na^+$　　　　　　　　　　　　　　B. $K^+$

C. $Ca^{2+}$　　　　　　　　　　　　　D. $Mg^{2+}$

E. $SO_4^{2-}$

3. 关于体液的渗透压描述错误的是（　　）

A. 体液中起渗透作用的溶质是电解质

B. 血浆蛋白可以自由地通过毛细血管壁

C. 血浆渗透压正常值在 280～310 mmol/L

D. 血浆蛋白所产生的渗透压极小，仅占血浆总渗透压的 1/200

E. 血浆蛋白渗透压对于维持血管内外液体的交换和血容量具有十分重要的作用

4. 正常成人每天最低的尿量为（　　）

A. 300 mL　　　　　　　　　　　　　B. 500 mL

C. 800 mL　　　　　　　　　　　　　D. 1000 mL

E. 100 mL

5. 关于心房钠尿肽的叙述正确的是（　　）

A. 当血 $Na^+$ 减少时其释放增加　　　　B. 由心室肌细胞产生

C. 促进醛固酮的分泌　　　　　　　　　D. 促进肾素的分泌

E. 拮抗醛固酮的滞 $Na^+$ 作用

6. 低渗性脱水的主要部位是（　　）

A. 细胞外液　　　　　　　　　　　　　B. 细胞内液

C. 血液　　　　　　　　　　　　　　　D. 血浆

E. 体腔

7. 关于经肾丢失引起的低渗性脱水的原因，以下错误的是（　　）

A. 长期连续使用呋塞米　　　　　　　　B. 肾小管酸中毒

C. 醛固酮分泌不足　　　　　　　　　　D. 慢性间质性肾疾患

E. 肾上腺皮质功能亢进

8. 以下哪一项不属于低渗性脱水对机体的影响（　　）

A. 外周循环衰竭出现较晚　　　　　　　B. 血浆渗透压降低

C. 婴幼儿囟门凹陷　　　　　　　　　　D. 血压下降

E. 细胞外液减少

9. 低渗性脱水防治的基本原则正确的是（　　）

A. 5％葡萄糖液　　　　　　　　　　　B. 10％葡萄糖液

C. 等渗氯化钠      D. 高渗氯化钠

E. 低渗氯化钠

10. 下列哪项不是引起高渗性脱水的原因 （     ）

A. 过度通气      B. 呕吐腹泻及消化道引流

C. ADH 释放增加      D. 使用大量高渗葡萄糖溶液

E. 甲状腺功能亢进

11. 关于高渗性脱水对机体的影响，正确的是 （     ）

A. 口不渴      B. 细胞内液含量不变

C. 细胞外液向细胞内液转移      D. 血液稀释

E. 嗜睡、昏迷

12. 等渗性脱水不进行处理，可通过不感蒸发和呼吸等途径不断失水，可转变为 （     ）

A. 高渗性脱水      B. 低渗性脱水

C. 水中毒      D. 水肿

E. 低钾血症

13. 以下高渗性脱水患者临床的处理原则错误的是 （     ）

A. 防治原发病      B. 去除病因

C. 严禁静滴 5%～10% 葡萄糖溶液      D. 适当补钾

E. 补充体内缺乏的水分

14. 患者水潴留使体液量明显增加，血钠下降，血清 $Na^+$ 浓度小于 135 mmol/L，血浆渗透压小于 280 mmol/L，但体钠总量正常或增多，最可能的诊断是 （     ）

A. 高渗性脱水      B. 低渗性脱水

C. 水中毒      D. 水肿

E. 盐中毒

15. 下列关于血管内外液体交换失衡引起水肿的机制正确的是 （     ）

A. 毛细血管流体静压降低      B. 血浆胶体渗透压降低

C. 血浆晶体渗透压增高      D. 微血管壁通透性降低

E. 肾小球滤过率下降

16. 血浆胶体渗透压降低的原因不包括 （     ）

A. 肝硬化      B. 营养不良

C. 肾病综合征      D. 肿瘤

E. 高蛋白血症

17. 血浆胶体渗透压主要取决于血浆中哪种成分 （     ）

A. 球蛋白      B. 白蛋白

C. 纤维蛋白      D. 纤维蛋白原

E. 凝血酶原

18. 以下哪项不是引起水钠潴留的原因 （     ）

A. 肾小球滤过率下降      B. 醛固酮含量增加

C. 肾小球滤过分数增加                    D. 心房钠尿肽分泌增多

E. 抗利尿激素分泌增加

19. 下列关于水肿特点的描述不正确的是（        ）

A. 最常见的全身性水肿是心性水肿、肾性水肿和肝性水肿

B. 肾性水肿首先出现在低垂部位

C. 皮下水肿是全身或躯体局部水肿的重要体征

D. 左心衰易发生肺水肿

E. 肝性水肿以腹水多见

20. 以下哪项不是钾丢失过多引起低钾血症的原因（        ）

A. 严重呕吐、腹泻                         B. 长期大量使用髓袢或噻嗪类利尿药

C. 盐皮质激素过多                         D. 镁缺失

E. 过量胰岛素

21. 碱中毒引起低钾血症的机制是（        ）

A. 小肠对钾的吸收减少                     B. 钾从细胞内流出的通道被阻断

C. 剧烈呕吐失钾                           D. 细胞外钾大量向细胞内转移

E. 结肠分泌钾的作用加强

22. 钡剂和粗制棉籽油中毒引起低钾血症的机制是（        ）

A. 小肠对钾的吸收减少                     B. 钾从细胞内流出的通道被阻断

C. 剧烈呕吐失钾                           D. 细胞外钾大量向细胞内转移

E. 结肠分泌钾的作用加强

23. 低钾血症对心肌生理特性的影响错误的是（        ）

A. 兴奋性增高                             B. 自律性增高

C. 轻度低钾血症收缩性无变化               D. 传导性降低

E. 严重低钾血症收缩性减弱

24. 下列哪项不是引起高钾血症的原因（        ）

A. 酸中毒                                 B. 高血糖合并胰岛素不足

C. 服用螺内酯                             D. 肾衰竭

E. 服用沙丁胺醇

25. 高钾血症对机体的最大危害是（        ）

A. 低血糖                                 B. 心肌收缩性减弱

C. 骨骼肌麻痹                             D. 酸中毒

E. 心室纤颤和心脏停搏

26. 高钾血症对心肌生理特性的影响正确的是（        ）

A. 心肌兴奋性增高                         B. 自律性降低

C. 传导性增高                             D. 收缩性增高

E. 心肌兴奋性不随血钾浓度改变而变化

27. 血清镁浓度低于多少称为低镁血症 （　　　）

A. 0.55 mmol/L                    B. 0.65 mmol/L

C. 0.75 mmol/L                    D. 0.85 mmol/L

E. 1.25 mmol/L

28. 以下哪项不是由低镁血症引起的症状 （　　　）

A. 肌肉震颤                        B. 冠心病

C. 室颤                            D. 呕吐或腹泻

E. 血压下降

29. 以下哪项不是高镁血症的原因是 （　　　）

A. 摄入镁过多                      B. 甲状腺功能减退

C. 严重脱水                        D. 肾衰竭

E. 肾上腺皮质功能亢进

30. 能够抑制神经、骨骼肌和心肌的阳离子是 （　　　）

A. $Na^+$                          B. $K^+$

C. $Ca^{2+}$                       D. $Mg^{2+}$

E. $HCO_3^-$

31. 下述关于血磷代谢的描述哪项不正确 （　　　）

A. 正常成人每日摄取磷约 0.8 g

B. 甲状腺素是调节磷代谢的主要激素

C. 磷主要由空肠吸收，由肾排出

D. 急、慢性肾功能不全常引起高磷血症

E. 高磷血症可抑制 1α-羟化酶和骨的重吸收

32. 下列引起低钙血症的原因错误的是 （　　　）

A. 甲状旁腺功能减退                B. 低镁血症

C. 血磷降低                        D. 肝硬化

E. 急性胰腺炎

33. 高钙血症对机体的影响不包括 （　　　）

A. 肾小管损伤                      B. 异位钙化

C. 神经肌肉兴奋性降低              D. 心肌传导性降低

E. 心肌兴奋性升高

34. 下列引起低磷血症的原因错误的是 （　　　）

A. 磷向细胞外移出                  B. 甲状旁腺功能亢进

C. 代谢性酸中毒                    D. 饥饿

E. 急性乙醇中毒

35. 下列哪项不是引起高磷血症的原因是 （　　　）

A. 急、慢性肾功能不全              B. 甲状旁腺功能低下

C. 低热                            D. 维生素 D 中毒

E. 磷向细胞外移出

（三）多选题

1. 下列哪些是低渗性脱水的常见原因（　　）

A. 胸膜炎形成大量胸腔积液　　　　　　B. 大面积烧伤

C. 长期连续使用噻嗪类等利尿剂　　　　D. 肾上腺皮质功能不足

E. 肾性尿崩症

2. 关于醛固酮的作用正确的是（　　）

A. 排氢　　　　　　　　　　　　　　　B. 排钾

C. 保水　　　　　　　　　　　　　　　D. 保钠

E. 排氯

3. 下列属于低渗性脱水对机体的影响的是（　　）

A. 口渴

B. 细胞外液减少

C. 患者皮肤弹性减退，眼窝和婴幼儿囟门凹陷

D. 出现嗜睡、肌肉抽搐等中枢神经系统症状

E. 细胞皱缩

4. 下列属于水中毒对机体的影响的是（　　）

A. 细胞外液量增加，血液稀释　　　　　B. 细胞内水肿

C. 早期即可出现凹陷症状　　　　　　　D. 肾功能障碍者早期尿量增加

E. 会出现呕吐、头痛等中枢神经系统症状

5. 下列关于水肿发病机制的叙述正确的是（　　）

A. 毛细血管流体静压增高　　　　　　　B. 肾小球滤过率下降

C. 肾小球滤过分数下降　　　　　　　　D. 心房钠尿肽分泌增加

E. 醛固酮分泌增加

6. 下列哪些原因可以引起肾小球滤过率下降导致水肿（　　）

A. 急性肾小球肾炎　　　　　　　　　　B. 充血性心力衰竭

C. 肾病综合征　　　　　　　　　　　　D. 低血压

E. 中枢性尿崩症

7. 机体通过下列哪些途径维持血钾的平衡（　　）

A. 通过细胞膜 $Na^+$-$K^+$ 泵，改变钾在细胞内外的分布

B. 通过细胞内外的 $H^+$-$K^+$ 交换，影响细胞内外液中的钾离子分布

C. 通过肾小管上皮细胞内外跨膜电位的改变影响其排钾量

D. 通过醛固酮和远端小管液流速，调节肾排钾量

E. 通过结肠的排钾及出汗形式

8. 低钾血症常见的症状有（　　）

A. 肌肉无力和弛缓性麻痹，严重可导致呼吸肌麻痹

B. 心室纤颤和心搏骤停

C. 胃肠道平滑肌麻痹无力运动减弱，出现梗阻、腹胀、恶心呕吐

D. 心律失常

E. 代谢性碱中毒

9. 以下哪些是高钾血症常见的症状（　　　）

A. 致命性心室纤颤和心搏骤停　　　　　　B. 代谢性酸中毒

C. 代谢性碱中毒　　　　　　　　　　　　D. 肌肉软弱无力乃至弛缓性麻痹

E. 反常性碱性尿

10. 高钾血症的心电图变化主要表现（　　　）

A.T 波狭窄高耸　　　　　　　　　　　　B. Q-T 间期轻度缩短

C.P 波压低增宽或消失　　　　　　　　　D. P-R 间期延长

E. QRS 综合波增宽

11. 低钾血症的心电图变化主要表现（　　　）

A.T 波低平　　　　　　　　　　　　　　B. U 波增高

C.S-T 段压低　　　　　　　　　　　　　D. Q-T 间期延长

E. P 波增高、P-Q 间期延长、QRS 综合波增宽

12. 引起低镁血症的主要原因有（　　　）

A. 长期禁食、厌食　　　　　　　　　　　B. 严重腹泻

C. 长期胃肠减压引流　　　　　　　　　　D. 大量使用利尿剂

E. 甲状腺功能亢进

13. 高镁血症的常见症状有（　　　）

A. 肌无力

B. 腱反射减弱或消失，甚至发生嗜睡或昏迷

C. 心律失常

D. 引起嗳气、腹胀、便秘和尿潴留等症状

E. 高血压

14. 低镁血症的常见症状有（　　　）

A. 肌肉震颤、手足搐搦　　　　　　　　　B. Chvostek 征阳性

C. 抑制中枢神经系统　　　　　　　　　　D. 引起嗳气、腹胀、便秘和尿潴留等症状

E. 心律失常

15. 钙的生理功能是（　　　）

A. 骨骼和牙的主要成分　　　　　　　　　B. 调节细胞功能的信使

C. 参与凝血过程　　　　　　　　　　　　D. 维持神经-肌肉兴奋性

E. 降低毛细血管通透性

16. 调节钙磷代谢的主要激素是（　　　）

A.PTH　　　　　　　　　　　　　　　　B. 降钙素

C. 生长素　　　　　　　　　　　　　　　D. 雌激素

E. 维生素 D

17. PTH 对钙磷代谢的调节作用表现为（　　　）

A. 动员骨钙入血

B. 增强远曲小管对 $Ca^{2+}$ 的重吸收

C. 增强近曲小管对磷的重吸收

D. 促进小肠对 $Ca^{2+}$ 的吸收

E. 促进小肠对磷的吸收

18. 维生素 D 代谢障碍可见于（　　　）

A. 慢性腹泻　　　　　　　　　　B. 阻塞性黄疸

C. 肾衰竭　　　　　　　　　　　D. 肝硬化

E. 肺功能衰竭

19. 低钙血症对机体的影响可出现（　　　）

A. 手足抽搐　　　　　　　　　　B. 佝偻病

C. 骨质疏松　　　　　　　　　　D. 皮肤干燥

E. 毛发稀疏

20. 低磷血症可见于（　　　）

A. 慢性酒精中毒　　　　　　　　B. 维生素 D 缺乏

C. 长时间腹泻　　　　　　　　　D. Fanconi 综合征

E. 急性酸中毒

## （四）简答题

1. 低渗性脱水对机体有哪些影响？

2. 高渗性脱水对机体有哪些影响？

3. 哪种类型的脱水易造成休克？简述其原因。

4. 引起血浆白蛋白减少的原因都有哪些？

5. 碱中毒为什么能引起低钾血症？

6. 低钾血症对机体有哪些影响？

7. 高钾血症对机体有哪些影响？

8. 高镁血症对机体的影响有哪些？

9. 机体调节钙磷代谢最主要有哪 3 种激素？它们是通过哪些靶器官来调节的？

10. PTH 是如何调节钙磷代谢的？

## （五）问答题

1. 低渗性脱水的原因和机制有哪些？

2. 高渗性脱水的原因和机制有哪些？

3. 血管内外液体交换平衡失调是如何引起水肿的？

4. 水钠潴留引起水肿的机制有哪些？

5. 有哪些原因可引起低钾血症？其发病机制如何？

6. 糖尿病患者易发生哪种钾代谢紊乱？为什么？

7. 试述高钾血症的发病原因和机制。

8. 引起低镁血症的原因有哪些？

9. 低镁血症为什么可引起低钾血症和低钙血症？

10. 试述 PTH、维生素 $D_3$ 和降钙素对钙磷代谢的影响。

参考答案

**(一) 填空题**

1. 细胞内液，40%，组织间液，15%，血浆，5%

2. $Na^+$，$Cl^-$，$K^+$，$HPO_4^{2-}$ 和蛋白质

3. 电解质，$Na^+$，$Cl^-$，$HCO_3^-$，等渗，低渗，高渗

4. 促进物质代谢，调节体温，润滑作用，结合水

5. 体液的渗透压平衡和酸碱平衡，神经、肌肉和心肌细胞的静息电位，动作电位，新陈代谢和生理功能活动

6. 视上核，室旁核，280 mmol/L，抗利尿激素，血容量，血压，容量感受器，压力感受器

7. 下丘脑的视上核和室旁核的神经细胞，肾上腺皮质球状带，心房肌细胞，集合管，肾脏浓缩机制中

8. 血钠，渗透压，低渗性脱水，高渗性脱水，等渗性脱水，细胞外液量，细胞外液量，细胞内液量，体液量明显，血钠

9. 血管内外，体内外，心房钠尿肽分泌，肾小球滤过分数，醛固酮含量，抗利尿激素分泌

10. 心性水肿，肾性水肿，肝性水肿

11. $Na^+$，传导性，$Ca^{2+}$，$Ca^{2+}$，浓缩功能，多尿，反常性酸性尿

12. PTH，1，25-$(OH)_2$-$D_3$，降钙素，小肠，2.25 mmol/L，1，增高，抽搐，0.8 mmol/L

13. 抑制，焦虑，易激动，乙酰胆碱

**(二) 单选题**

| 1 | 2 | 3 | 4 | 5 | 6 | 7 | 8 | 9 | 10 |
|---|---|---|---|---|---|---|---|---|---|
| E | A | B | B | E | A | E | A | C | C |
| 11 | 12 | 13 | 14 | 15 | 16 | 17 | 18 | 19 | 20 |
| E | A | C | C | B | E | B | D | B | E |
| 21 | 22 | 23 | 24 | 25 | 26 | 27 | 28 | 29 | 30 |
| D | B | C | E | E | B | C | E | E | D |
| 31 | 32 | 33 | 34 | 35 | | | | | |
| B | C | E | A | C | | | | | |

**(三) 多选题**

| 1 | 2 | 3 | 4 | 5 | 6 | 7 | 8 | 9 | 10 |
|---|---|---|---|---|---|---|---|---|---|
| ABCD | ABCD | BC | ABE | ABE | ABC | ABCDE | ACDE | ABDE | ABCDE |
| 11 | 12 | 13 | 14 | 15 | 16 | 17 | 18 | 19 | 20 |
| ABCDE | ABCDE | ABCD | ABCE | ABCDE | ABE | ABD | ABCD | ABCDE | BCD |

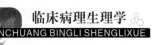

**（四）简答题**

1. 低渗性脱水对机体有哪些影响？

答：①细胞外液减少，易发生休克：直立性眩晕、血压下降、四肢厥冷、脉搏细速。②血浆渗透压降低：无口渴感；早期 ADH 分泌减少，低比重尿和尿量无明显减少，晚期 ADH 分泌增加，血容量显著降低时出现少尿。③有明显的失水体征：皮肤弹性减退，眼窝和婴幼儿囟门凹陷。④经肾失钠的低渗性脱水患者，尿钠↑；肾外因素所致者，则因低血容量减少而激活肾素-血管紧张素-醛固酮系统，尿钠↓。

2. 高渗性脱水对机体有哪些影响？

答：影响有以下几种。

①口渴：细胞外液高渗；循环血量减少；唾液分泌减少。②细胞外液含量减少：细胞外液渗透压升高，ADH 分泌增加，尿量减少。③细胞内液向细胞外液转移：细胞脱水、皱缩。④血液浓缩：血容量下降，可反射性引起醛固酮分泌增加。⑤中枢神经系统功能障碍：脑细胞严重脱水，嗜睡、肌肉抽搐、昏迷、甚至死亡；脑出血和蛛网膜下腔出血。

3. 哪种类型的脱水易造成休克？简述其原因。

答：低渗性脱水主要表现为细胞外液减少，易发生休克。低渗性脱水的主要特点是细胞外液量减少。由于丢失的主要是细胞外液，严重者细胞外液量将显著下降，同时由于低渗状态，水分可从细胞外液向渗透压相对较高的细胞内转移，从而进一步减少细胞外液量，并且因为液体的转移，致使血容量进一步减少，故容易发生低血容量性休克。外周循环衰竭症状出现较早，患者有直立性眩晕、血压下降、四肢厥冷、脉搏细速等症状。

4. 引起血浆白蛋白减少的原因都有哪些？

答：影响有以下几种。

①蛋白质摄入不足：供给不足，胃肠消化吸收障碍。②蛋白质合成障碍：见于肝功能不全。③机体消耗或丢失过多：慢性感染、恶性肿瘤等。④稀释性低蛋白血症：水钠潴留、输入非胶体溶液。

5. 碱中毒为什么能引起低钾血症？

答：碱中毒无论是代谢性还是呼吸性，均可促使 $K^+$ 进入细胞内。

其发生机制是：①碱中毒时 $H^+$ 从细胞内溢出细胞外，细胞外 $K^+$ 进入细胞内，以维持体液的离子平衡。②肾小管上皮细胞也发生此种离子转移，致使 $H^+$-$Na^+$ 交换减弱，而 $K^+$-$Na^+$ 交换增强，尿钾排出增多。

6. 低钾血症对机体有哪些影响？

答：（1）对神经-肌肉的影响是肌无力。

（2）对心肌的影响：①心肌生理特性主要表现为兴奋性增高、自律性增高、传导性降低、收缩性在轻度低钾时增强，严重或慢性低钾时减弱。②心肌功能的变化主要表现为心律失常、对洋地黄毒性的敏感性增加。③心电图显示为 QRS 波增宽、幅小，S-T 段压低、缩短，T 波增宽、低平，U 波明显增高。

（3）对酸碱平衡的影响：代谢性碱中毒、反常性酸性尿。

7. 高钾血症对机体有哪些影响？

答：影响有以下几种。

①对神经-肌肉的影响：轻度高钾会感觉异常；重度高钾会出现肌无力乃至弛缓性麻痹。②对心肌的影响：可出现致命性心室纤颤和心搏骤停；心电图显示 T 波高尖，P 波压低、增宽或消失，P-R 间期延长，QRS 波增宽。③对酸碱平衡的影响：代谢性酸中毒，反常性碱性尿。

8. 高镁血症对机体的影响有哪些？

答：影响有以下几种。

①对神经-肌肉的影响：表现为肌无力甚至弛缓性麻痹，严重者发生呼吸衰竭。②对中枢神经系统的影响：抑制中枢神经系统的突触传递，从而抑制中枢的功能活动，表现为腱反射减弱或消失，甚至发生嗜睡或昏迷。③对心血管系统的影响：心律失常，当血清镁浓度达到 7.5～10.0 mmol/L 时，可发生心搏骤停。④对平滑肌的影响：抑制平滑肌，其中血管平滑肌抑制可导致血管扩张，导致外周阻力和动脉压下降；内脏平滑肌抑制引起嗳气、腹胀、便秘和尿潴留等症状。

9. 机体调节钙磷代谢最主要有哪 3 种激素？它们是通过哪些靶器官来调节的？

答：体内钙磷代谢由 3 种主要激素即 PTH、维生素 $D_3$ 和降钙素进行调节，主要通过 3 个靶器官即肾、骨和肠来调节。

10. PTH 是如何调节钙磷代谢的？

答：①激活骨组织各种细胞，释放钙入血。②增强远曲小管对 $Ca^{2+}$ 的重吸收，抑制近曲小管对磷的重吸收，起保钙排磷作用。③促进维生素 $D_3$ 的激活，促进肠钙的吸收。

**（五）问答题**

1. 低渗性脱水的原因和机制有哪些？

答：（1）经肾丢失。

①长期连续使用利尿药：抑制髓袢升支对 $Na^+$ 的重吸收。②肾上腺皮质功能不全：醛固酮分泌不足，肾小管对钠的重吸收减少。③肾实质性疾病：慢性间质性肾疾患使髓质正常间质结构破坏，$Na^+$ 排出增加。④肾小管酸中毒：$H^+$-$Na^+$ 交换减少，$Na^+$ 排出增加；醛固酮分泌不足，$Na^+$ 排出增多。

（2）肾外丢失。①经消化道丢失：呕吐、腹泻、胃肠吸引术。②液体在第三间隙积聚：胸腔积液、腹水。③经皮肤丢失：大量出汗、大面积烧伤。

2. 高渗性脱水的原因和机制有哪些？

答：原因和机制有以下两种情况。

（1）水摄入减少：水源断绝、进食或饮水困难；渴感障碍。

（2）水丢失过多。①经呼吸道失水：过度通气。②经皮肤失水：高热、大汗和甲亢。③经肾失水：中枢性尿崩症和肾性尿崩症；使用大量脱水剂如甘露醇、葡萄糖等高渗液。④经胃肠道失水：呕吐、腹泻及消化道引流。

3. 血管内外液体交换平衡失调是如何引起水肿的？

答：①毛细血管流体静压升高，主要由静脉压升高引起的，最常见于充血性心力衰竭、静脉血栓、肿瘤压迫静脉、妊娠子宫压迫髂外静脉等。动脉充血也可以引起。②血浆胶体渗透压降低，血浆胶体渗透压主要取决于血浆白蛋白的含量，全身性水肿多见，水肿液中蛋白含量较低。③毛细血管壁通透性增加，见于各种炎症、感染、冻伤、化学伤以及缺氧、酸中毒等。④淋巴回流受阻，常见于淋巴管受压或阻塞，如丝虫病、恶性肿瘤淋巴转移、主要淋巴结手术摘除等。

4. 水钠潴留引起水肿的机制有哪些？

答：（1）肾小球滤过率下降。①广泛的肾小球病变，急、慢性肾小球肾炎，肾小球滤过面积减少。②有效循环血量减少，如充血性心力衰竭、肾病综合征。

（2）近曲小管重吸收钠水增多。①心房钠尿肽分泌减少：有效循环血量减少，心房牵张感受器兴奋性降低，ANP 分泌减少。②肾小球滤过分数增加：见于充血性心力衰竭和肾病综合征，肾血流量减少，出球小动脉收缩比入球小动脉收缩明显。

（3）远曲小管和集合管重吸收钠水增加。①醛固酮含量增高：见于有效循环血量下降；肝硬化，醛固酮灭活减少。②抗利尿激素分泌增加：见于充血性心力衰竭；肾素-血管紧张素-醛固酮系统被激活。

5. 有哪些原因可引起低钾血症？其发病机制如何？

答：①钾摄入不足，如消化道梗阻、昏迷、神经性厌食、禁食、静脉补液时补钾不足或未补钾。②钾丢失过多，如呕吐、腹泻、胃肠减压及肠瘘，利尿剂，肾盂肾炎，急性肾损伤多尿期，肾小管性酸中毒，镁缺失，大量出汗。③细胞外钾转入细胞内，如碱中毒，过量使用胰岛素，低钾性周期性麻痹，某些毒物中毒，钡、棉酚等中毒。

6. 糖尿病患者易发生哪种钾代谢紊乱？为什么？

答：糖尿病患者易发生高钾血症。

因为：①高血糖合并胰岛素不足，妨碍了钾进入细胞内。②高血糖引起的血浆高渗透压使血钾升高。

7. 试述高钾血症的发病原因和机制。

答：①摄入钾过多。经静脉输入过多的钾盐；输入大量的库存血。②钾排出减少。肾衰竭，盐皮质激素缺乏，长期应用潴钾利尿剂。③细胞内钾转运到细胞外。酸中毒，高血糖合并胰岛素不足，某些药物的使用如 β 受体阻滞剂等，组织分解，缺氧，高钾性周期性麻痹。

8. 引起低镁血症的原因有哪些？

答：①镁摄入不足，长期禁食、厌食或长期静脉营养又未补充镁。②镁排出过多，严重腹泻、长期胃肠减压引流、大量使用利尿剂、高钙血症、甲状腺功能亢进、肾功能衰竭、慢性肾盂肾炎。③镁内流（细胞外镁转入细胞内），胰岛素治疗糖尿病酮症酸中毒时，因促进糖原合成，使镁过多转入细胞内，细胞外液镁减少。

9. 低镁血症为什么可引起低钾血症和低钙血症？

答：低钾血症时，因 $Na^+$-$K^+$-ATP 酶失活，肾小管重吸收 $K^+$ 减少，加上醛固酮分泌增多，导致低钾血症。低镁血症时，因 $Mg^{2+}$ 浓度降低不易使靶器官的腺苷酸环化酶被激活，因此甲状旁腺素分泌减少；肾小管重吸收钙和骨钙动员也发生障碍，产生低钙血症。

10. 试述 PTH、维生素 $D_3$ 和降钙素对钙磷代谢的影响。

答：如表 3-23。

表 3-23 PTH、1，25-（OH）$_2$D$_3$ 和降钙素对钙磷代谢的影响

| 调节因素 | 肠钙吸收 | 溶骨作用 | 成骨作用 | 肾排钙 | 肾排磷 | 血钙 | 血磷 |
|---|---|---|---|---|---|---|---|
| PTH | 促进 | 明显促进 | 抑制 | 抑制 | 促进 | 促进 | 抑制 |
| 1，25-（OH）$_2$D$_3$ | 明显促进 | 促进 | 促进 | 抑制 | 抑制 | 促进 | 促进 |
| 降钙素 | 抑制 | 抑制 | 促进 | 促进 | 促进 | 抑制 | 抑制 |

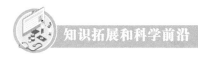知识拓展和科学前沿

**科学家的故事**

厄温·内尔（Erwin Neher），著名的德国生物物理学家，马克斯·普朗克学会生物物理化学研究所所长和哥廷根大学教授。内尔出生在巴伐利亚的莱希河畔兰茨贝格，于慕尼黑工业大学学习物理学，在威斯康星大学麦迪逊分校获得生物物理学硕士学位，1987 年获得莱布尼茨奖。1991 年，他因发现细胞内离子通道、开创膜片钳技术而与伯特·萨克曼（Bert Sakmann）教授共同获得诺贝尔生理学或医学奖。他们合作发现当离子通过细胞膜上的离子通道的时候，产生十分微弱的电流，利用与离子通道直径近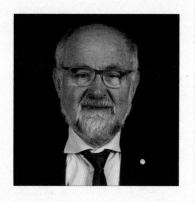似的钠离子或氯离子，证实离子通道是存在的以及它们是如何发挥功能的。离子通道的发现，是现代分子生物学史上的一次革命。

**拓展·钠钾泵**

丹麦的科学家延斯·斯科（Jens Skou）教授，在他还只是一名助理教授时，他已经对大约 25 000 只螃蟹神经做了大量而深入的研究，并成功地从细胞膜上分离了钠钾 ATP 酶。斯科的发现开启了人类认识离子泵的先河，具有里程碑的意义。因其在钠钾泵等方面的杰出贡献，斯科分享了 1997 年的诺贝尔化学奖。

**参考文献**

[1] 李桂源. 病理生理学 [M]. 2 版. 北京：人民卫生出版社，2010.

[2] 王建枝，钱睿哲. 病理生理学 [M]. 9 版. 北京：人民卫生出版社，2018.

[3] 田野. 病理生理学 [M]. 北京：人民卫生出版社，2020.

[4] 金惠铭，陈思锋. 高级临床病理生理学 [M]. 上海：复旦大学出版社，2010.

[5] 肖海鹏. 临床病理生理学 [M]. 北京：人民卫生出版社，2009.

[6] CHISTYAKOVA, G. L, et al. Estimation of the parameters of the renin-angiotensin-aldosterone system, water-electrolyte metabolism，and endothelial function in newborns of women with chronic hypertension [J]. Human Physiology，2015；41（1）：104-108.

[7] YU YOKOKAWA，KOJI YOKOKAWA. Diagnosis of the hypotonic dehydration by measuring the plasma viscosity [J]. Hemorheology and Related Research，2015；14：19-24.

[8] 吉济华，韦镕澄，秦晓红. 全科医生处方手册 [M]. 南京：江苏科学技术出版社，2007.

[9] 王庭槐. 生理学 [M]. 9 版. 北京：人民卫生出版社，2018.

[10] 步宏，李一雷. 病理学 [M]. 北京：人民卫生出版社，2018.

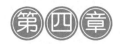

# 第四章

# 酸碱平衡和酸碱平衡紊乱

○ 张　灵　杨巧红　蓝华全

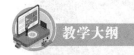
**教学大纲**

1. 掌握酸碱平衡紊乱的概念，酸碱平衡变化的常用指标及其意义，各类单纯性酸碱平衡紊乱的概念、原因、发生机制及对机体的影响。
2. 熟悉判断酸碱平衡紊乱的方法及其病理生理基础。
3. 了解机体酸碱物质的来源，酸碱平衡的正常调节机制。

**病例讨论**

**病例 1**

患者，男性，46 岁，多年胃溃疡病史，入院前 1 天解黑便 2 次，自述尿量减少。入院查体：神志清楚，血压 90/60 mmHg，脉搏 110 次/min，皮肤湿冷，入院后又解黑便 1 次。

实验室检查：红细胞比容 25%（正常范围 40%～50%），pH 7.3，$PaCO_2$ 30 mmHg，$[HCO_3^-]$ 16 mmol/L。

注：供选择的代偿预计公式见下。

$$\Delta PaCO_2 = 1.2 \times \Delta [HCO_3^-] \pm 2$$
$$\Delta PaCO_2 = 0.7 \times \Delta [HCO_3^-] \pm 5$$
$$\Delta [HCO_3^-] = 0.4 \times \Delta PaCO_2 \pm 3$$
$$\Delta [HCO_3^-] = 0.5 \times \Delta PaCO_2 \pm 2.5$$

【病案问题】

1. 该患者发生了哪种类型的酸碱平衡紊乱？

答：①选用的预计代偿公式是 $\Delta PaCO_2 = 1.2 \times \Delta [HCO_3^-] \pm 2$。②代偿预计公式的计算值是 $\Delta PaCO_2 = 1.2 \times [24-16] \pm 2 = 9.6 \pm 2 = 7.6 \sim 11.6$。③代偿预计值范围是 $40 - (7.6 \sim 11.6) = 28.4 \sim 32.4$ mmHg。④实测值与代偿预计值的比较结果是 $PaCO_2$ 实测值在代偿预计值范围。⑤该患者酸碱平衡紊乱的类型是代谢性酸中毒。

2. 该病例属于何种休克？处于哪一期？微循环变化对机体的影响是什么？

答：该病例属于失血性休克。处于缺血缺氧期。血液重分布，有助于维持心脑的血液供应；回心血量增加、自身输血、自身输液，有助于维持有效循环血量和血压。

3. 该患者是否存在应激？其主要的神经内分泌反应是什么？

答：该患者存在应激。其主要的神经内分泌反应：蓝斑-交感-肾上腺髓质系统兴奋和下丘脑-垂体-肾上腺皮质系统兴奋。

4. 代谢性酸中毒的常见病因有哪些？

答：①肾脏排酸保碱功能障碍，如肾衰竭、肾小管功能障碍、应用碳酸酐酶抑制剂。②$HCO_3^-$ 直接丢失过多，如严重腹泻、肠道瘘管或肠道引流。③代谢功能障碍，如乳酸酸中毒、酮症酸中毒。④其他原因，如外源性固定酸摄入过多，$HCO_3^-$ 缓冲消耗、高 $K^+$ 血症、血液稀释，使 $HCO_3^-$ 浓度下降。

**病例 2**

患者，男性，73 岁。肺源性心脏病史 10 余年。患者于 2 年前无明显诱因，突然开始出现咳嗽、咳痰，痰少，呈白色黏液样。2 天前上述症状再发加重，同时伴发气短，入院时呈昏睡状。

专科检查：呼吸运动减弱，触觉语颤减弱。胸骨无压痛；叩诊双肺呈过清音，听诊双肺闻及中等量湿性啰音及少量哮鸣音。心尖冲动不可明视。心前区无隆起，未触及震颤；叩诊心浊音界不扩大，心率 92 次/min，律齐，三尖瓣区可闻及收缩期杂音。

血气分析及电解质测定结果：pH 7.28，$PaCO_2$ 8.6 kPa（65.5 mmHg），$HCO_3^-$ 36.9 mmol/L，$Cl^-$ 92 mmol/L，$Na^+$ 142 mmol/L。

【病案问题】

1. 该患者有何种酸碱平衡紊乱？根据是什么？

答：该患者患有肺心病，存在外呼吸通气障碍而致 $CO_2$ 排出受阻，引起 $CO_2$ 潴留，使 $PaCO_2$ 升高到大于正常值，导致 pH 下降。①选用的预计代偿公式是 $\Delta[HCO_3^-] \uparrow = 0.4 \times \Delta PaCO_2 \pm 3$。②代偿预计公式的计算值是 $\Delta[HCO_3^-] \uparrow = 0.4 \times (65.5 - 40) \pm 3 = 10.2 \pm 3$。③代偿预计值范围是 $[HCO_3^-] = 24 + 10.2 \pm 3 = 34.2 \pm 3 = 31.2 \sim 37.2$。④实测值与代偿预计值的比较结果：实测 $[HCO_3^-]$ 值 36.9 mmol/L 在此范围内。⑤该患者酸碱平衡紊乱的类型是慢性呼吸性酸中毒。

2. 试分析患者昏睡的机制。

答：患者昏睡的机制可能是由于肺心病患者有严重的缺氧和酸中毒引起的。①酸中毒和缺氧对脑血管的作用：酸中毒和缺氧使脑血管扩张，损伤脑血管内皮导致脑间质水肿，缺氧还可使脑细胞能量代谢障碍，形成脑细胞水肿。②酸中毒和缺氧对脑细胞的作用：神经细胞内酸中毒一方面可增加脑谷氨酸脱羧酶活性，使 γ-氨基丁酸生成增多，导致中枢抑制；另一方面增加磷脂酶活性，使溶酶体酶释放，引起神经细胞和组织的损伤。

**病例 3**

患者，男性，60 岁，因进食即呕吐 10 天入院。近 20 天尿少色深，明显消瘦，卧床不起。精神恍惚，嗜睡，皮肤干燥松弛，眼窝深陷，呈重度脱水。呼吸 17 次/min，血压 120/70 mmHg，诊断为幽门梗阻。实验室检查：尿量 300 mL/d，色黄，尿比重 1.023（正常范围 1.010～1.020），尿钠 12 mmol/L，血清 $K^+$ 3.4 mmol/L，血清 $Na^+$ 158 mmol/L，血清 $Cl^-$ 90 mmol/L，血浆渗透压 324 mmol/L。血气指标：血液 pH 7.49，$PaCO_2$ 6.67 kPa（50 mmHg），$[HCO_3^-]$ 37 mmol/L，BE 10.1 mmol/L，SB 33.7 mmol/L。

【病案问题】

1. 该患者发生了何种酸碱平衡紊乱？原因和机制是什么？

答：患者频繁呕吐引起大量含 HCl 的胃液丢失，肠腔内的 $HCO_3^-$ 就不能被中和，而是不断由肠黏膜吸收入血，使血浆 $HCO_3^-$ 升高而引起代谢性碱中毒。①选用的预计代偿公式是 $\Delta PaCO_2 = 0.7 \times \Delta [HCO_3^-] \pm 5$。②预计代偿公式计算值是 $\Delta PaCO_2 = 0.7 \times (37-24) \pm 5 = 9.1 \pm 5$。③预计代偿值是 $PaCO_2 = (40+9.1) \pm 5 = 49.1 \pm 5$。④实测值与代偿预计值的比较结果：实测值 50 在代偿预计值 $49.1 \pm 5$ 的范围内。⑤酸碱平衡紊乱类型是代谢性碱中毒。

2. 该患者有无水电解质紊乱？原因和机制是什么？

答：患者因频繁呕吐，导致大量等渗消化液丢失，同时补水不足，引起体液容量减少，失水＞失钠。患者血清 $Na^+$＞150 mmol/L，血浆渗透压＞310 mmol/L，尿比重增高（＞1.020），所以患者具有高渗性脱水。同时胃液丢失常伴有 $Cl^-$ 和 $K^+$ 的丢失，所以该患者还具有低氯血症和低钾血症，这也是发生代谢性碱中毒的原因。

### 病例 4

患者，男性，8 岁，因发热、咳嗽、呼吸急促 3 天入院。查呼吸 28 次/min，血压 110/75 mmHg，肺部闻及湿性啰音。血气指标：pH 7.53，$PaCO_2$ 30 mmHg，$PaO_2$ 68 mmHg，$HCO_3^-$ 21.3 mmol/L，BE $-1.2$ mmol/L，血清 $K^+$ 4.5 mmol/L，血清 $Na^+$ 134 mmol/L，血清 $Cl^-$ 106 mmol/L。

【病案问题】

1. 该患者发生了何种酸碱平衡紊乱？原因和机制是什么？

答：患者有发热、肺炎、肺水肿、低氧血症等刺激，导致呼吸频率增加，使 $CO_2$ 呼出过多，导致 $PaCO_2$ 原发性↓，导致 pH 升高，继发性 $HCO_3^-$ 下降。①选用的预计代偿公式是 $\Delta [HCO_3^-] \downarrow = 0.5 \Delta PaCO_2 \pm 2.5$。②预计代偿值是 $\Delta [HCO_3^-] \downarrow = 0.5 \times (40-31) \pm 2.5 = 4.5 \pm 2.5$。③预计代偿值是 $PaCO_2 = 24-4.5 \pm 2.5 = 19.5 \pm 2.5$。④实测值与代偿预计值的比较结果是实测值 21.3，在代偿预计值 $19.5 \pm 2.5$ 范围之内。⑤酸碱平衡紊乱类型是慢性呼吸性碱中毒。

2. 发热和过热的区别是什么？

答：发热是在致热原的作用下，体温调节中枢调定点上移而引起的调节性体温升高，超过正常值 0.5℃。

区别是①发热，调定点上移；过热，产热、散热障碍或体温调节中枢损伤，调定点未上移。②发热，体温升高不超过调定点水平；过热，可超过调定点水平。③发热，调节性体温升高；过热，被动性体温升高。

### 病例 5

患者，女性，53 岁，因心慌、气短 16 年，加重 10 天入院。

患者于 16 年前常于劳累后咳嗽、心慌、气喘，但休息后可以缓解。6 年前开始一般体力劳动即感心慌、气短，双下肢轻度水肿，咳白色泡沫样痰。经治疗后症状好转，但每于劳作后反复发作。10 天前因劳累受凉后出现发热、咳嗽、咳黄色痰，伴咽痛、腹泻、心悸、呼吸困难逐渐加重，出现胸闷、右上腹饱胀，不能平卧，双下肢明显水肿。上述症状日渐加重，高热持续不退，食欲差，尿量明显减少。患者 20 年前曾患风湿性心脏病，无肾炎、肝炎、结核等病史，无过敏史。

查体：体温 39.0 ℃，脉搏 120 次/min，呼吸 28 次/min，血压 100/70 mmHg。呼吸急促，端坐体位，口唇发绀，扁桃体Ⅰ度肿大。颈静脉怒张，双肺可闻及弥漫性湿啰音。心尖冲动在左第五肋间锁骨中线外 1.5 cm，心界向左下扩大，心律不齐，心尖部可闻及Ⅲ级收缩期杂音及舒张期隆隆样杂音。肝于肋下 3.2 cm，肝颈静脉回流征阳性，腹部移动性浊音阳性，双下肢凹陷性水肿。

实验室检查：红细胞 $4.0 \times 10^{12}/L$（正常范围 $3.5 \times 10^{12} \sim 5.0 \times 10^{12}/L$），白细胞 $16 \times 10^9/L$（正常范围 $4.0 \times 10^9 \sim 1.0 \times 10^{10}/L$），中性粒细胞占 90%。抗链球菌溶血素"O"（ASO）大于 600 u（正常值小于 200 u）。动脉血 pH 7.30，$PaO_2$ 81 mmHg，$PaCO_2$ 37 mmHg，$HCO_3^-$ 18.5 mmol/L，$K^+$ 6.4 mmol/L，$Na^+$ 122 mmol/L，$Cl^-$ 95 mmol/L。心电图显示异位节律，T 波高尖，S-T 段下移，左右心室肥厚。胸片显示两肺纹理增粗，可见模糊不清的片状阴影，心脏向两侧扩大，肺动脉段突出。超声心动图显示，左右心房增大，左室后壁和室间隔增厚。中度二尖瓣狭窄伴轻度关闭不全、轻度主动脉瓣关闭不全、左室收缩功能减低，左室射血分数 39%（正常值＞50%），主动脉和肺动脉增宽，轻度肺动脉高压。

【病案问题】

1. 患者经历了哪几种心衰类型（按发病部位）？

答：左心衰、右心衰、全心衰。

2. 根据患者的临床表现分析其心功能演变的过程。

答：风湿性心瓣膜病-二尖瓣狭窄所致。二尖瓣狭窄时，舒张期左心房血液不能有效流入左心室，因此左心房代偿性肥大，血液在加压情况下快速通过狭窄的瓣膜口，产生涡流和震动，出现舒张期隆隆样杂音。

失代偿后，左心房内血液淤积，内压增高，肺静脉回流受阻致肺淤血、肺水肿。

继而出现肺动脉收缩致肺动脉高压，右心代偿性肥大，失代偿后出现右心室扩张，三尖瓣相对关闭不全，最终右心衰竭出现体循环淤血。

3. 患者就诊时存在何种类型的呼吸困难？简述其发生机制。

答：患者存在端坐呼吸。

端坐呼吸的发生机制：①下肢静脉回流↓。②下肢水肿液吸收入血↓。③横膈下移→肺活量↑。

4. 患者是否存在缺氧？属于哪种类型？

答：存在缺氧，属于循环性缺氧。

5. 采用代偿预计值公式分析患者存在哪种酸碱平衡紊乱？

答：pH 7.30 为酸中毒，$HCO_3^-$ 降低，与其方向一致，故选择以下公式。①选用的预计代偿公式是 $\Delta PaCO_2 \downarrow = 1.2 \times \Delta [HCO_3^-] \pm 2$。②预计代偿值是 $\Delta PaCO_2 \downarrow = 1.2 \times (24 - 18.5) \pm 2 = 6.6 \pm 2$。③预计代偿值是 $PaCO_2 = 40 - 6.6 \pm 2 = 33.4 \pm 2 = 31.4 \sim 35.4$。④实测值与代偿预计值的比较结果：实测值为 37 mmHg，不在预计值范围内。⑤酸碱平衡紊乱类型是代谢性酸中毒合并呼吸性酸中毒。

6. 患者存在哪种钾代谢紊乱？其主要原因是什么？简述其与酸碱平衡的关系。临床上针对此种情况应如何治疗？

答：（1）患者存在高钾血症。

（2）主要原因：①缺血、缺氧→乳酸生成增加→代谢性酸中毒→高钾血症。②尿量减少→高钾血症→代谢性酸中毒→高钾血症。

（3）高钾血症时，细胞外的 $K^+$ 移至细胞内，为保持电中性，细胞内 $H^+$ 转移到细胞外，结果细胞内发生碱中毒，细胞外液呈酸中毒。此时，由于肾小管上皮细胞内 $K^+$ 浓度增加，使 $H^+$-$Na^+$ 交换少于 $Na^+$-$K^+$ 交换，故而排 $H^+$ 减少，尿液呈碱性。

（4）$Na^+$、$Ca^{2+}$ 对 $K^+$ 有拮抗效应，可注射 $Na^+$、$Ca^{2+}$ 溶液；同时静脉注射葡萄糖和胰岛素可使细胞外钾移入细胞内；阳离子交换树脂口服或灌肠，或用腹膜透析或血液透析（人工肾）移出体内过多的钾，透析是最有效的排钾措施。

 **临床检验常用指标**

1. pH 值正常范围：7.35～7.45（动脉血）。酸中毒：pH<7.35；碱中毒：pH>7.45；但无法判断呼吸性还是代谢性，所以需要进一步测定 $PaCO_2$（计算出 [$H_2CO_3$]）和 [$HCO_3^-$]。

2. 动脉血 $PaCO_2$：33～46 mmHg（平均值为 40 mmHg）。①呼吸性碱中毒/代偿后的代谢性酸中毒，$PaCO_2$<33 mmHg；②呼吸性酸中毒/代偿后的代谢性碱中毒，$PaCO_2$>46 mmHg。

3. 标准碳酸氢盐（SB）与实际碳酸氢盐（AB）：22～27 mmol/L（平均为 24 mmol/L）。①正常人 SB＝AB。②SB 和 AB 数值均低表明代谢性酸中毒。③SB 和 AB 数值均高表明代谢性碱中毒。④呼吸性酸中毒或代偿后的代谢性碱中毒，SB 正常，AB>SB。⑤呼吸性碱中毒或代偿后的代谢性酸中毒，SB 正常，AB<SB。

4. 缓冲碱（BB）：45～52 mmol/L（平均值 48 mmol/L）。①它是反映代谢性因素的指标。②代谢性酸中毒则 BB↓。③代谢性碱中毒则 BB↑。

5. 碱剩余（BE）：全血－3～＋3 mmol/L。①它是反映代谢性因素的主要指标。②代谢性酸中毒，BE 负值增加。③代谢性碱中毒，BE 正值增加。

6. 阴离子间隙（AG）：12±2 mmol/L。它主要用于区分不同类型的代谢性酸中毒和某些混合型的酸碱平衡紊乱：①AG>16 mmol/L 作为判断是否有 AG 增高代谢性酸中毒的界限。②AG 增高还可见于脱水、使用大量含钠盐的药物和骨髓瘤患者释出本周氏蛋白过多的情况。

 **基本知识点梳理**

详见表 4-1～表 4-12 和图 4-1～图 4-4。

表 4-1　不同部位体液 pH 值

| 体液 | pH 值 |
| --- | --- |
| 胃液 | 1.0～3.0 |
| 尿液 | 5.0～6.0 |
| 动脉血 | 7.35～7.45 |
| 脑脊液 | 7.31～7.34 |
| 胰液 | 7.8～8.0 |

表 4-2　体液中酸碱物质的来源

| | 分类 | 来源 | 特点 |
|---|---|---|---|
| 酸的来源 | 挥发酸 | 糖、脂肪、蛋白质分解代谢最终产物是 $CO_2$，$CO_2$ 与水结合成碳酸，碳酸可释放出 $CO_2$，从肺排出体外，每天可产生 $300\sim400$ L | （1）机体代谢过程中产生最多的酸性物质；<br>（2）生成 $H_2CO_3$ 的反应主要在碳酸酐酶（CA）催化下完成；<br>（3）体内酸性物质的主要来源；<br>（4）通过肺以 $CO_2$ 形式进行调节（酸碱的呼吸调节） |
| | 固定酸 | 物质代谢：<br>（1）蛋白质产生：硫酸、磷酸、尿酸；<br>（2）糖酵解产生：甘油酸、丙酮酸、乳酸；<br>（3）脂肪代谢产生：β-羟丁酸和乙酰乙酸 | 这类酸性物质只能通过肾由尿排出，故又称非挥发酸。固定酸释放出的 $H^+$ 每天仅 $50\sim100$ mmol |
| | | 另一来源：酸性食物，或酸性药物氯化铵、水杨酸等 | |
| 碱的来源 | 碱性物质 | （1）食物，特别是蔬菜、瓜果中所含的有机酸盐，如柠檬酸盐、苹果酸盐和草酸盐；<br>（2）体内代谢过程可产生少量的碱性物质 | 正常情况下，人体碱的生成量与酸相比则少得多 |

注：机体处于一个弱碱的酸碱平衡的状态。

表 4-3　酸碱平衡的调节

| 分类 | 机制 | 作用时间和强度 |
|---|---|---|
| 血液 | 缓冲酸　　　　　缓冲碱<br>$H_2CO_3 \longleftrightarrow HCO_3^- + H^+$<br>$H_2PO_4 \longleftrightarrow HPO_4^{2-} + H^+$<br>$HPr \longleftrightarrow Pr^- + H^+$<br>$HHb \longleftrightarrow Hb^- + H^+$<br>$HHbO_2 \longleftrightarrow HbO_2^- + H^+$ | （1）血液缓冲系统反应最为迅速；<br>（2）缓冲作用不易持久 |
| 肺 | 呼吸运动的中枢调节：①脑脊液和局部细胞外液中 $H^+$ 浓度升高，呼吸中枢兴奋，呼吸运动加深加快；②$PaCO_2$ 的正常值为 40 mmHg，$PaCO_2$ 只需升高 2 mmHg，就可刺激中枢化学感受器，肺通气反应增强，降低血中 $H_2CO_3$ 浓度；$PaCO_2 > 80$ mmHg，呼吸中枢受到抑制，产生 $CO_2$ 麻醉；<br>呼吸运动的外周调节：主动脉体特别是颈动脉体感受器主要感受低氧，反射性引起呼吸中枢兴奋，呼吸加深加快，增加 $CO_2$ 排出，$PaO_2$ 过低则抑制呼吸中枢 | 肺的调节作用效能大，也很迅速，在几分钟内开始，30 min 时达到高峰 |
| 组织细胞 | 通过离子交换进行：如 $H^+$-$K^+$、$H^+$-$Na^+$、$Na^+$-$K^+$ 交换以维持电中性，酸中毒时，往往伴有高血钾，碱中毒时伴有低血钾 | 细胞内液的缓冲作用强于细胞外液，$3\sim4$ h 后才发挥调节作用 |

续表

| 分类 | 机制 | 作用时间和强度 |
|---|---|---|
| 肾 | （1）近曲小管泌 $H^+$ 和对 $NaHCO_3$ 的重吸收：①肾小管细胞内富含碳酸酐酶，催化 $H_2O$ 和 $CO_2$ 结合生成 $H_2CO_3$，并解离出 $H^+$ 和 $HCO_3^-$，$H^+$ 通过 $Na^+$-$H^+$ 载体与滤液中 $Na^+$ 交换，与滤液中的 $HCO_3^-$ 结合成 $H_2CO_3$；②肾小管上皮细胞内的 $HCO_3^-$ 经基侧膜的 $Na^+$-$HCO_3^-$ 转运体进入血液循环；<br>（2）远曲小管及集合管泌 $H^+$ 和对 $NaHCO_3$ 的重吸收：闰细胞借助于 $H^+$-ATP 酶的作用向管腔泌 $H^+$，同时在基侧膜以 $Cl^-$-$HCO_3^-$ 交换的方式重吸收 $HCO_3^-$，称为远端酸化作用；<br>（3）$NH_4^+$ 的排出：近曲小管上皮细胞中谷氨酰胺水解产生 $NH_3$ 和谷氨酸，$NH_3$ 可自由扩散入小管腔，也可进入细胞间隙；$NH_3$ 与细胞内碳酸解离的 $H^+$ 结合成 $NH_4^+$ 通过 $NH_4^+$-$Na^+$ 交换进入管腔，由尿排出。酸中毒严重时，远曲小管和集合管也可泌 $NH_3$ | 肾脏的调节作用发挥较慢，常在酸碱平衡紊乱发生后 $12\sim24$ h 才发挥作用，但效率高，作用持久 |

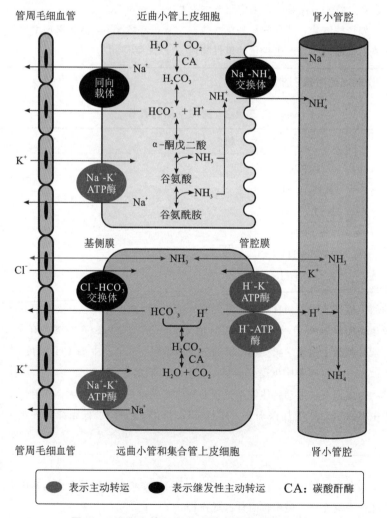

图 4-1　近曲小管、远曲小管和集合管泌 $NH_4^+$

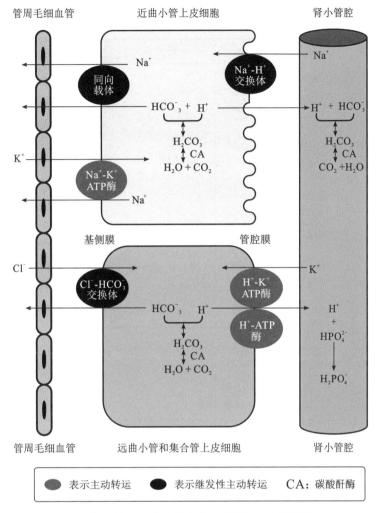

图 4-2　近曲小管、远曲小管和集合管泌 $H^+$ 和重吸收 $HCO_3^-$

表 4-4　全血各缓冲体系的含量、分布及作用特点

| 缓冲体系 | | 占全血缓冲系统 | 作用特点 |
|---|---|---|---|
| 碳酸盐缓冲系统 | 血浆 $HCO_3^-$ | 35% | (1) 可以缓冲所有的固定酸，不能缓冲挥发酸；<br>(2) 缓冲能力强，是细胞外液含量最多的缓冲系统，可进行开放性调节，碳酸能和体液中溶解的 $CO_2$ 取得平衡而受呼吸的调节，能通过肺和肾对 $H_2CO_3$ 和 $HCO_3^-$ 的调节使缓冲物质易于补充和排出 |
| | 细胞内 $HCO_3^-$ | 18% | |
| 磷酸盐缓冲系统 | | 5% | 主要在细胞内液中发挥缓冲作用 |
| 蛋白质缓冲系统 | | 7% | 存在于血浆和细胞内，只有当其他缓冲系统都被调动后，其作用才显示出来 |
| 血红蛋白和氧合血红蛋白缓冲系统 | | 35% | 主要缓冲挥发酸 |

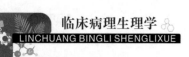

表 4-5　酸碱平衡常用检测指标及其意义

| 指标 | 定义 | 正常值 | 意义 |
|---|---|---|---|
| pH 值 | 指溶液中 $H^+$ 浓度的负对数 | 7.35~7.45（动脉血） | (1) 酸中毒：pH＜7.35；<br>(2) 碱中毒：pH＞7.45；<br>(3) pH 值在正常范围内，可以表示酸碱平衡正常，也可表示处于代偿性酸碱中毒阶段，或同时存在程度相近的混合型酸、碱中毒，需进一步测定 $PaCO_2$（计算出 $H_2CO_3$）和 $HCO_3^-$ |
| 动脉血 $CO_2$ 分压（$PaCO_2$） | 指血浆中呈物理溶解状态的 $CO_2$ 分子所产生的张力 | 33~46 mmHg，平均值为 40 mmHg | (1) 呼吸性碱中毒/代偿后的代谢性酸中毒：$PaCO_2$＜33 mmHg；<br>(2) 呼吸性酸中毒/代偿后的代谢性碱中毒：$PaCO_2$＞46 mmHg |
| 标准碳酸氢盐（SB）实际碳酸氢盐（AB） | SB 是全血在标准条件下（$PaCO_2$ 为 40 mmHg、温度 38℃、血红蛋白氧饱和度为 100%）测得的血浆 $HCO_3^-$ 的量；<br>AB 是隔绝空气的全血标本，在实际 $PaCO_2$、体温和血氧饱和度条件下测得的血浆 $HCO_3^-$ 的浓度 | 22~27 mmol/L 平均为 24 mmol/L | (1) 正常人 SB＝AB；<br>(2) SB 和 AB 数值均低表明代谢性酸中毒；<br>(3) SB 和 AB 数值均高表明代谢性碱中毒；<br>(4) 呼吸性酸中毒或代偿后的代谢性碱中毒：SB 正常，AB＞SB；<br>(5) 呼吸性碱中毒或代偿后的代谢性酸中毒：SB 正常，AB＜SB |
| 缓冲碱（BB） | 指血液中一切具有缓冲作用的负离子碱的总和 | 45~52 mmol/L 平均值为 48 mmol/L | (1) 是反映代谢性因素的指标；<br>(2) 代谢性酸中毒：BB↓；<br>(3) 代谢性碱中毒：BB↑ |
| 碱剩余（BE） | 指全血标本标准条件下，用酸或碱滴定至 pH 为 7.40 时所需酸或碱的量（mmol/L） | 0±3 mmol/L | (1) 反映代谢性因素的主要指标；<br>(2) 代谢性酸中毒：BE 负值增加；<br>(3) 代谢性碱中毒：BE 正值增加 |
| 阴离子间隙（AG） | 指血浆中未测定的阴离子量和未测定的阳离子量的差值 | 12±2 mmol/L | 主要用于区分不同类型的代谢性酸中毒和某些混合型的酸碱平衡紊乱：<br>(1) AG＞16 mmol/L 作为判断是否有 AG 增高代谢性酸中毒的界限；<br>(2) AG 增高还可见于脱水、使用大量含钠盐的药物和骨髓瘤患者释出过多蛋白 |

表 4-6  单纯性酸碱平衡紊乱

| 类型 | 代谢性酸中毒 | 呼吸性酸中毒 | 代谢性碱中毒 | 呼吸性碱中毒 |
|---|---|---|---|---|
| 概念 | 细胞外液 $H^+$ 增加和（或）$HCO_3^-$ 丢失引起的 pH 下降，以血浆 $HCO_3^-$ 原发性减少为特征 | $CO_2$ 排出障碍或吸入过多引起的 pH 下降，以血浆 $H_2CO_3$ 浓度原发性升高为特征 | 细胞外液碱增多和（或）$H^+$ 丢失引起的 pH 升高，以血浆 $HCO_3^-$ 原发性增多为特征 | 肺通气过度引起的 $PaCO_2$ 降低、pH 升高，以血浆 $H_2CO_3$ 浓度原发性减少为特征 |
| 原因和机制 | （1）肾脏排酸保碱功能障碍；（2）$HCO_3^-$ 直接丢失过多；（3）代谢功能障碍；（4）其他原因：①外源性固定酸摄入过多，$HCO_3^-$ 缓冲消耗；②高钾血症；③血液稀释，使 $HCO_3^-$ 浓度下降 | （1）呼吸中枢抑制；（2）呼吸道阻塞；（3）呼吸肌麻痹；（4）胸廓病变；（5）肺部疾患；（6）人工呼吸器管理不当，通气量过小，$CO_2$ 排出困难；（7）$CO_2$ 吸入过多 | 酸性物质丢失过多：（1）经胃丢失：剧烈呕吐及胃液引流使富含 HCl 的胃液大量丢失；（2）经肾丢失：①应用利尿剂。②肾上腺皮质激素过多<br><br>$HCO_3^-$ 过量负荷：服用或摄入大量有机酸盐、碱性药物；$H^+$ 向细胞内移动：见于低钾血症 | （1）低氧血症和肺疾患；（2）呼吸中枢受到直接刺激或精神性过度通气；（3）机体代谢旺盛；（4）人工呼吸机使用不当（通气量过大） |
| 分类 | （1）AG 增高型代谢性酸中毒：AG 增高，血氯正常；（2）AG 正常型代谢性酸中毒：AG 正常，血氯升高 | （1）急性呼吸性酸中毒；（2）慢性呼吸性酸中毒 | （1）盐水反应性碱中毒：见于呕吐、胃液吸引及应用利尿剂；（2）盐水抵抗性碱中毒：见于全身性水肿、原发性醛固酮增多症、严重低血钾及 Cushing 综合征 | （1）急性呼吸性碱中毒：见于人工呼吸机使用不当引起的过度通气，高热和低氧血症；（2）慢性呼吸性碱中毒：见于慢性颅脑病、肺部疾患、肝脏疾患等 |
| 机体的代偿调节 | （1）血液的缓冲及细胞内外离子交换的缓冲代偿调节；（2）肺的代偿调节作用；（3）肾的代偿调节作用 | （1）急性呼吸性酸中毒主要靠细胞内外离子交换及细胞内缓冲；（2）慢性呼吸性酸中毒，主要靠肾的代偿作用 | （1）血液的缓冲及细胞内外离子交换的缓冲代偿调节作用；（2）肺的代偿调节；（3）肾的代偿调节 | （1）细胞内外离子交换和细胞内缓冲作用；（2）肾脏代偿调节 |
| 对机体的影响 | （1）心血管系统改变：室性心律失常（致死性心律失常和心跳停止）；心肌收缩力降低；血管系统对儿茶酚胺的反应性降低；（2）中枢神经系统改变：意识障碍、乏力、知觉迟钝，甚至嗜睡或昏迷，死亡 | （1）$CO_2$ 直接舒张血管的作用；（2）对中枢神经系统功能的影响：肺性脑病 | （1）中枢神经系统功能改变：烦躁不安、精神错乱、谵妄、意识障碍；（2）血红蛋白氧离曲线左移：组织供氧不足；（3）对神经肌肉的影响：腱反射亢进、面部和肢体肌肉抽动、手足搐搦；（4）低钾血症 | （1）眩晕、四肢及口周围感觉异常，意识障碍及抽搐；（2）血浆磷酸盐浓度降低；（3）低钾血症；（4）组织供氧不足 |

| 类型 | 代谢性酸中毒 | 呼吸性酸中毒 | 代谢性碱中毒 | 呼吸性碱中毒 |
|------|------------|------------|------------|------------|
| 防治的病理生理基础 | （1）预防和治疗原发病：治疗原发病、去除引起代谢性酸中毒的发病原因，是治疗代谢性酸中毒的基本原则和主要措施。①糖尿病酮症酸中毒（胰岛素治疗为主）；②剧烈腹泻引起的酸中毒（抗菌药物治疗肠炎）；③严重肾功能衰竭引起的酸中毒，则需要腹膜或血液透析方能纠正水、电解质、酸碱平衡等紊乱；（2）对轻症代谢性酸中毒患者可口服碳酸氢钠片，对严重的代谢性酸中毒患者需给予碱性药物治疗，其他碱性药物还有乳酸钠和三羟甲基氨基甲烷；（3）防治低血钾和低血钙 | （1）治疗原发病：去除呼吸道梗阻或解痉，使用呼吸中枢兴奋药或人工呼吸机，对慢性阻塞性肺疾患采用控制感染、强心、解痉和祛痰；（2）改善通气功能：有效通气使 $PaCO_2$ 逐步下降，但对肾代偿后代谢因素也增高的患者，切忌过急地使用人工呼吸器使 $PaCO_2$ 迅速下降到正常，更应避免过度人工通气；（3）慎用碱性药物，必要时可使用不含钠的有机碱——三羟甲基氨基甲烷 | （1）盐水反应性代谢性碱中毒：①口服或静注等张（0.9％）或半张（0.45％）的盐水可恢复血浆 $HCO_3^-$ 的浓度；②补氯化钾，虽然盐水可以恢复 $HCO_3^-$ 的浓度，但并不能改善缺钾状态，因此伴有高度缺钾患者，应补充钾离子，补钾只有补 KCl 才有效；③补酸，严重代谢性碱中毒可直接给予酸进行治疗；（2）盐水抵抗性碱中毒：使用碳酸酐酶抑制剂乙酰唑胺 | （1）防治原发病：防治原发病、消除引起肺通气过度的原因是防治呼吸性碱中毒的根本措施，如降温、调整吸氧浓度、心理治疗、酌情使用镇静剂等；（2）吸入含 $CO_2$ 的气体：急性呼吸性碱中毒可吸入含 5％ $CO_2$ 的混合气体或嘱患者反复屏气；（3）纠正低血钙：有手足搐搦者可静脉注射 10％葡萄糖酸钙 |

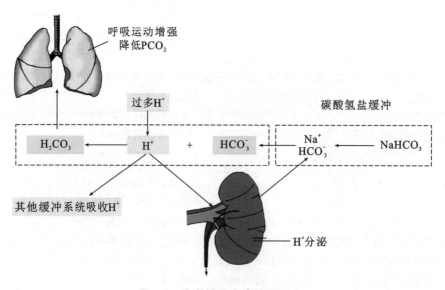

图 4-3　代谢性酸中毒代偿反应

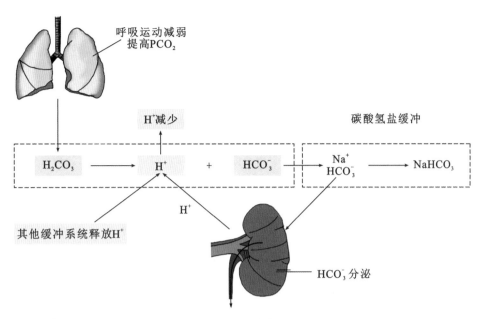

图 4-4　代谢性碱中毒代偿反应

表 4-7　各型酸碱平衡紊乱的变化特点

| 类型 | pH | PaCO₂ | SSB SB | AB | BB | BE |
|---|---|---|---|---|---|---|
| 代谢性酸中毒 | ↓ | ↓ | ↓ | ↓ | ↓ | 负值加大 |
| 呼吸性酸中毒 | ↓ | ↑ | ↑ | ↑ | ↑ | 正值加大 |
| 代谢性碱中毒 | ↑ | ↑ | ↑ | ↑ | ↑ | 正值加大 |
| 呼吸性碱中毒 | ↑ | ↓ | ↓ | ↓ | ↓ | 负值加大 |

表 4-8　双重性酸碱平衡紊乱

| 类型 | | 病因 | 特点 |
|---|---|---|---|
| 酸碱一致型 | 呼吸性酸中毒合并代谢性酸中毒 | 严重的通气障碍合并持续缺氧：<br>（1）心跳呼吸骤停；<br>（2）慢性阻塞性肺疾病合并心力衰竭或休克；<br>（3）糖尿病酮症酸中毒患者因肺部感染引起呼吸衰竭 | （1）HCO₃⁻减少，PaCO₂升高，血液 pH 明显降低；<br>（2）患者 SB、AB 及 BB 均降低；<br>（3）AB＞SB、血浆 K⁺浓度升高，AG 增多 |
| | 代谢性碱中毒合并呼吸性碱中毒 | （1）高热伴呕吐患者；<br>（2）肝功能衰竭、败血症和严重创伤，同时利尿剂应用不当或呕吐 | （1）HCO₃⁻升高，PaCO₂降低，pH 明显升高；<br>（2）SB、AB、BB 均升高，AB＜SB；<br>（3）血浆 K⁺浓度降低 |

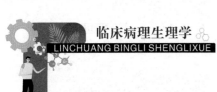
续表

| 类型 | | 病因 | 特点 |
|---|---|---|---|
| 酸碱混合型 | 代谢性酸中毒合并呼吸性碱中毒 | (1) 糖尿病、肾功能衰竭或感染性休克及心肺疾病等伴有发热或机械性通气过度；<br>(2) 慢性肝病、高血氨并发肾功能衰竭；<br>(3) 水杨酸或乳酸盐中毒、有机酸（水杨酸、酮体、乳酸）生成增多 | (1) $HCO_3^-$ 和 $PaCO_2$ 均降低，两者不能相互代偿，均小于代偿的最低值，pH 变动不大，甚至在正常范围；<br>(2) AB、SB、BB 均升高 |
| | 代谢性酸中毒合并代谢性碱中毒 | (1) 尿毒症或糖尿病患者因频繁呕吐而大量丢失 $H^+$ 和 $Cl^-$；<br>(2) 严重胃肠炎时呕吐加严重腹泻并伴有低钾和脱水的患者 | $HCO_3^-$ 和 pH 在正常范围，$PaCO_2$ 也在正常范围内或略高略低变动 |

表 4-9　三重性混合性酸碱平衡紊乱

| 分类 | 特点 |
|---|---|
| 呼吸性酸中毒合并 AG 增高性代谢性酸中毒和代谢性碱中毒 | $PaCO_2$ 明显增高，AG>16 mmol/L，$HCO_3^-$ 一般也升高，$Cl^-$ 明显降低 |
| 呼吸性碱中毒合并 AG 增高性代谢性酸中毒和代谢性碱中毒 | $PaCO_2$ 降低，AG>16 mmol/L，$HCO_3^-$ 可高可低，$Cl^-$ 一般低于正常 |

表 4-10　酸碱平衡紊乱的判断方法

| 类型 | 判断方法 |
|---|---|
| 单纯型酸碱平衡紊乱的判断 | (1) pH<7.35 为酸中毒；pH>7.45 为碱中毒；<br>(2) 根据病史和原发性紊乱判断呼吸性还是代谢性紊乱：<br>如原发 $PaCO_2$↑，引起 pH↓称为呼吸性酸中毒；<br>如原发 $PaCO_2$↓，引起 pH↑称为呼吸性碱中毒；<br>如原发 $HCO_3^-$↓，引起 pH↓称为代谢性酸中毒；<br>如原发 $HCO_3^-$↑，引起 pH↑称为代谢性碱中毒；<br>(3) 根据代偿情况判断：①代谢性酸碱平衡紊乱主要靠肺代偿；②呼吸性酸碱平衡紊乱主要靠肾代偿；③单一性酸碱平衡紊乱继发性代偿变化与原发性紊乱同向，但继发性代偿变化一定小于原发性平衡紊乱 |

续表

| 类型 | 判断方法 |
|---|---|
| 混合型酸碱平衡紊乱的判断 | (1) 代偿调节的方向性：①$PaCO_2$ 与 $HCO_3^-$ 变化方向相反者为酸碱一致型混合型酸碱平衡紊乱；②$PaCO_2$ 与 $HCO_3^-$ 变化方向一致者为酸碱混合型酸碱平衡紊乱；<br>(2) 代偿预计值和代偿限度：①超出代偿范围即为混合型酸碱平衡紊乱；②单纯型酸碱平衡紊乱时，机体的代偿反应不会超过代偿限值；<br>(3) 以 AG 值判断代谢性酸中毒的类型及混合型酸碱平衡紊乱 |

表 4-11　各型酸碱平衡紊乱发病环节及检测指标变化的比较

| | 代谢性酸中毒 | 呼吸性酸中毒 | 代谢性碱中毒 | 呼吸性碱中毒 |
|---|---|---|---|---|
| 原因 | 酸潴留或碱丧失 | 通气不足 | 碱潴留或酸丧失 | 通气过度 |
| 原发环节 | $H^+\uparrow/NaHCO_3\downarrow$ | $H_2CO_3\uparrow$ | $H^+\downarrow/NaHCO_3\uparrow$ | $H_2CO_3\downarrow$ |
| | $\dfrac{[NaHCO_3]}{[H_2CO_3]}\downarrow\ (\leqslant\frac{20}{1})$ | | $\dfrac{[NaHCO_3]}{[H_2CO_3]}\uparrow\ (\geqslant\frac{20}{1})$ | |
| 血浆 pH | 正常或↓ | | 正常或↑ | |
| $PaCO_2$ | ↓ | ↑↑ | ↑ | ↓↓ |
| $HCO_3^-$ | ↓↓ | ↑（慢性） | ↑↑ | ↓（慢性） |
| 尿液 pH | ↓或↑ | ↑或↓ | ↑或↓ | ↑或↓ |

表 4-12　常用单纯型酸碱失衡的预计代偿公式

| 失衡原因 | 原发变化 | 继发性代偿 | 预计代偿公式 | 代偿时限 | 代偿极限 |
|---|---|---|---|---|---|
| 代谢性酸中毒 | $[HCO_3^-]\downarrow$ | $PaCO_2\downarrow$ | $PaCO_2=1.5\times[HCO_3^-]+8\pm2$<br>$\Delta PaCO_2=1.2\times\Delta[HCO_3^-]\pm2$ | 12～24 h | 10 mmHg |
| 代谢性碱中毒 | $[HCO_3^-]\uparrow$ | $PaCO_2\uparrow$ | $PaCO_2=40+0.7\times[HCO_3^-]\pm5$<br>$\Delta PaCO_2=0.7\times\Delta[HCO_3^-]\pm5$ | 12～24 h | 55 mmHg |
| 呼吸性酸中毒 | $PaCO_2\uparrow$ | $[HCO_3^-]\uparrow$ | | | |
| 急性 | | | $\Delta[HCO_3^-]=0.1\times\Delta PaCO_2\pm1.5$ | 几分钟 | 30 mmol/L |
| 慢性 | | | $\Delta[HCO_3^-]=0.35\times\Delta PaCO_2\pm3$ | 3～5 天 | 42～45 mmol/L |
| 呼吸性碱中毒 | $PaCO_2\downarrow$ | $[HCO_3^-]\downarrow$ | | | |
| 急性 | | | $\Delta[HCO_3^-]=0.2\times\Delta PaCO_2\pm2.5$ | 几分钟 | 18 mmol/L |
| 慢性 | | | $\Delta[HCO_3^-]=0.5\times\Delta PaCO_2\pm2.5$ | 3～5 天 | 12～15 mmol/L |

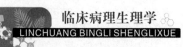
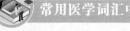
详见表 4-13。

表 4-13　常用医学词汇中英文对照表

| 序号 | 英文 | 中文 |
|---|---|---|
| 1 | acid-base balance | 酸碱平衡 |
| 2 | acid-base disturbance | 酸碱平衡紊乱 |
| 3 | conjugate acid-base pair | 共轭酸碱对 |
| 4 | volatile acid | 挥发酸 |
| 5 | fixed acid | 固定酸 |
| 6 | unvolatile acid | 非挥发酸 |
| 7 | carbonic anhydrase，CA | 碳酸酐酶 |
| 8 | carbon dioxide narcosis | 二氧化碳麻醉 |
| 9 | parathyroid hormone，PTH | 甲状旁腺激素 |
| 10 | standard bicarbonate，SB | 标准碳酸氢盐 |
| 11 | actual bicarbonate，AB | 实际碳酸氢盐 |
| 12 | buffer base，BB | 缓冲碱 |
| 13 | base excess，BE | 碱剩余 |
| 14 | anion gap，AG | 阴离子间隙 |
| 15 | undetermined anion，UA | 未测定的阴离子 |
| 16 | undetermined cation，UC | 未测定的阳离子 |
| 17 | acidosis | 酸中毒 |
| 18 | alkalosis | 碱中毒 |
| 19 | metabolic acidosis | 代谢性酸中毒 |
| 20 | metabolic alkalosis | 代谢性碱中毒 |
| 21 | respiratory acidosis | 呼吸性酸中毒 |
| 22 | respiratory alkalosis | 呼吸性碱中毒 |
| 23 | simple acid-base disturbance | 单纯型酸碱平衡紊乱 |
| 24 | mixed acid-base disturbance | 混合型酸碱平衡紊乱 |
| 25 | renal tubular acidosis，RTA | 肾小管性酸中毒 |
| 26 | lactic acidosis | 乳酸酸中毒 |
| 27 | keto-acidosis | 酮症酸中毒 |
| 28 | trihydroxymethyl aminomethane，THAM | 三羟甲基氨基甲烷 |

续表

| 序号 | 英文 | 中文 |
|------|------|------|
| 29 | chronic obstructive pulmonary disease，COPD | 慢性阻塞性肺疾病 |
| 30 | contraction alkalosis | 浓缩性碱中毒 |
| 31 | saline-reponsive alkalosis | 盐水反应性碱中毒 |
| 32 | saline-resistant alkalosis | 盐水抵抗性碱中毒 |
| 33 | double acid-base disorders | 双重性酸碱失衡 |
| 34 | triple acid-base disorders | 三重性酸碱失衡 |

 **基本概念**

1. 酸碱平衡（acid-base balance）：指机体自动调节酸碱物质的含量和比例，以维持体液 pH 值相对稳定的过程。

2. 酸碱平衡紊乱（acid-base disturbance）：病理情况下，因酸碱负荷过度或（和）调节机制障碍导致体液酸碱度稳态的破坏，称为酸碱平衡紊乱。

3. 挥发酸（volatile acid）：糖、脂肪、蛋白质在其分解代谢中，氧化的最终产物是 $CO_2$，$CO_2$ 与水结合生成碳酸（$H_2CO_3$），是机体在代谢过程中产生最多的酸性物质。碳酸可释出 $H^+$，也可分解产生气体 $CO_2$，从肺排出体外，所以称之为挥发酸。碳酸是体内唯一的挥发酸。

4. 固定酸（fixed acid）：不能变成气体由肺呼出，而只能通过肾由尿排出的酸性物质称为固定酸或非挥发酸。机体产生的固定酸主要包括蛋白质分解代谢产生的硫酸、磷酸和尿酸；糖酵解生成的甘油酸、丙酮酸和乳酸，糖氧化过程生成的三羧酸；脂肪代谢产生的 β-羟丁酸和乙酰乙酸等。

5. 酸碱度（pH）：使用 $H^+$ 浓度的负对数即 pH 来表示，pH 是表示溶液中酸碱度的简明指标。正常人动脉血 pH 为 7.35～7.45，平均值是 7.40。

6. 动脉血 $CO_2$ 分压（$PaCO_2$）：是血浆中呈物理溶解状态的 $CO_2$ 分子产生的张力。$PaCO_2$ 是反映呼吸性酸碱平衡紊乱的重要指标。

7. 标准碳酸氢盐（standard bicarbonate，SB）：指全血在标准条件下，即 $PaCO_2$ 为 40 mmHg，温度 38℃，血红蛋白氧饱和度为 100% 测得的血浆中 $HCO_3^-$ 的量。

8. 实际碳酸氢盐（actual bicarbonate，AB）：指在隔绝空气的条件下，在实际 $PaCO_2$、体温和血氧饱和度条件下测得的血浆 $HCO_3^-$ 浓度，因而受呼吸和代谢两方面的影响。

9. 缓冲碱（buffer base，BB）：是血液中一切具有缓冲作用的负离子碱的总和。

10. 碱剩余（base excess，BE）：是指标准条件下，用酸或碱滴定全血标本至 pH7.40 时所需的酸或碱的量。如用酸滴定，使血液 pH 达 7.40，则表示被测血液的碱过多，BE 用正值表示；如需用碱滴定，说明被测血液的碱缺失，BE 用负值来表示。全血 BE 正常值范围为 $-3.0～+3.0$ mmol/L。

11. 阴离子间隙（anion gap，AG）：指血浆中未测定的阴离子（UA）与未测定的阳离子（UC）的差值，即 AG＝UA－UC。该值可根据血浆中常规可测定的阳离子（$Na^+$）与常规测定的阴离子（$Cl^-$ 和 $HCO_3^-$）的差算出，即 AG＝［$Na^+$］－{［$Cl^-$］＋［$HCO_3^-$］}，波动范围是（$12\pm2$）mmol/L。

12. 混合型酸碱平衡紊乱（mixed acid-base disturbance）：临床上，同一患者可同时存在两种或两种以上的酸碱平衡紊乱称为混合型酸碱平衡紊乱。

13. 代谢性酸中毒（metabolic acidosis）：指固定酸增多和（或）$HCO_3^-$ 丢失引起的 pH 下降，以血浆 $HCO_3^-$ 原发性减少为特征的酸碱平衡紊乱。

14. 反常性碱性尿：高血钾所致的代谢性酸中毒，因为肾脏分泌 $H^+$ 减少，尿液反而呈碱性。

15. AG 增高型代谢性酸中毒：这类酸中毒是指除了含氯以外的任何固定酸的血浆浓度增大时的代谢性酸中毒。其特点是 AG 增高，血氯正常。

16. AG 正常型代谢性酸中毒：这类酸中毒是指血浆中 $HCO_3^-$ 浓度降低，同时伴有 $Cl^-$ 浓度代偿性升高，则呈 AG 正常型或高血氯性代谢性酸中毒。其特点是 AG 正常，血氯升高。

17. 呼吸性酸中毒（respiratory acidosis）：指 $CO_2$ 排出障碍或吸入过多引起的 pH 下降，以血浆 $H_2CO_3$ 浓度原发性升高为特征的酸碱平衡紊乱。

18. 代谢性碱中毒（metabolic alkalosis）：指细胞外液碱增多和（或）$H^+$ 丢失引起的 pH 升高，以血浆 $HCO_3^-$ 原发性增多为特征的酸碱平衡紊乱。

19. 反常性酸性尿：缺氯、缺钾、醛固酮分泌增多所致的代谢性碱中毒，因肾分泌 $H^+$ 增多，尿液反而呈酸性。

20. 呼吸性碱中毒（respiratory alkalosis）：由于肺通气过度引起的以血浆 $H_2CO_3$ 浓度原发性降低为特征的酸碱平衡紊乱。

## 学习评价

### （一）填空题

1. 能释放出 $H^+$ 的化学物质称为_____，能接受 $H^+$ 的化学物质称为_____。一个化学物质作为酸释放出 $H^+$ 时，必然有一个碱性物质形成，反之亦然，因此一个酸总是与相应的碱形成一个_____。蛋白质（$Pr^-$）在体液中与 $H^+$ 结合成为_____（HPr）。

2. _____是机体在代谢过程中产生最多的酸性物质，可释放出_____，也可分解产生气体 $CO_2$，从肺排出体外，属于体内唯一的_____。不能变成气体从肺呼出，而只能通过肾由尿排出的酸性物质称为固定酸，其主要来源是_____。

3. 血液缓冲系统主要有_____、_____、_____、_____和_____缓冲系统共 5 种。_____缓冲能力强，是含量最多的缓冲系统，可进行开放性调节，可以缓冲所有的固定酸，属于缓冲系统。但是，不能缓冲挥发酸。主要存在于细胞内外液中，主要在细胞内液及肾小管中发挥缓冲作用，含量占全血缓冲系统 5% 的是_____缓冲系统。

4. 肺在酸碱平衡中的调节作用是通过改变_____排出量来调节血浆_____浓度，使血浆中_____与_____比值接近正常，以保持_____相对恒定。肺泡通气量是受_____呼吸中枢控制的，呼吸中枢是接受来自_____和_____的刺激。一旦_____浓度升高，呼吸中枢兴奋，使呼吸运动加深加快。$H^+$ 不易通过血脑屏障，故血液 pH 的变动对中枢化学感受器的作用较小，而血液中的_____能迅速通过血脑屏障，使化学感受器周围_____浓度升高，从而使呼吸中枢兴奋。$PaCO_2$ 正常值为_____ mmHg，$PaCO_2$ 只需要升高_____ mmHg，就可刺激中枢化学感受器，出现肺通气增强的反应，从而降低血中_____浓度，实现反馈调节。但如果 $PaCO_2$ 进一步增加到 80 mmHg 以上时，呼吸中枢反而受抑制，产生_____。外周化学感受器主要感受低氧，反射性引起呼吸中枢兴奋，使呼吸加深加快，增加 $CO_2$ 排出量。但_____过低直接抑制呼吸中枢。

5. 细胞的缓冲作用主要是通过离子交换进行的，如_____、_____、_____交换以维持电中性，红细胞、肌细胞和骨组织均能发挥这种作用。当 $HCO_3^-$ 升高时，它的排出可由_____交换来完成。此外，肝脏可以通过合成尿素清除_____参与调节酸碱平衡，骨骼的钙盐分解也可对_____起到一定的缓冲作用。

6. 肾在酸碱平衡中的调节作用主要表现为：①近曲小管泌_____和对_____的重吸收。肾小球滤液中_____含量与血浆相等，其中 $85\%\sim90\%$ 在近曲小管被重吸收，其余部分在远曲小管和集合管被重吸收。$H^+$-$Na^+$ 逆向转运时常伴有_____重吸收。在肾小管细胞内富含_____，能催化 $H_2O$ 和 $CO_2$ 生成 $H_2CO_3$，并解离出_____和_____。②远曲小管和集合管泌 $H^+$ 和 $NaHCO_3$ 重吸收：远曲小管和集合管借助_____的作用向管腔泌氢，同时在基侧膜以_____交换的方式重吸收 $HCO_3^-$，称为远端酸化作用。近曲小管上皮细胞是产 $NH_4^+$ 的主要场所，主要由谷氨酰胺酶水解谷氨酰胺产生，谷氨酰胺→_____+谷氨酸，谷氨酸→$NH_3$+_____。

7. pH 和 $H^+$ 浓度是酸碱度的指标值，如果判断呼吸性还是代谢性，需要进一步测定 $PaCO_2$（计算出_____）和_____。

8. 动脉血 $PaCO_2$ 正常值为 $33\sim46$ mmHg，平均值为 40 mmHg。①$PaCO_2 < 33$ mmHg，表示_____，_____排出过多，多见于呼吸性碱中毒/代偿后的代谢性酸中毒；②$PaCO_2 > 46$ mmHg，表示_____，有_____，见于呼吸性酸中毒/代偿后的代谢性碱中毒。

9. 标准碳酸氢盐（SB）与实际碳酸氢盐（AB）：①正常值为_____，平均值为_____；正常人 SB＝AB。②SB 和 AB 数值均_____表明代谢性酸中毒。③SB 和 AB 数值均高表明代谢性碱中毒。④呼吸性酸中毒或代偿后的代谢性碱中毒：SB 正常，AB＞SB。⑤呼吸性碱中毒或代偿后的代谢性酸中毒：SB 正常，AB＜SB。

10. 属于反映代谢性因素的主要指标，在代谢性酸中毒时负值增加；在代谢性碱中毒时正值增加的是_____，其正常值是_____。在代谢性酸中毒时下降，代谢性碱中毒时升高的是_____。

11. 正常机体血浆中的阳离子与阴离子总量相等，均为 151 mmol/L，从而维持电荷平衡。_____占血浆阳离子总量的 $90\%$，称为可测定阳离子。_____和_____占血浆阴离子总量的 $85\%$，称为可测定阴离子。血浆未测定的阳离子（UC）包括_____、_____和_____。血浆未测定的阴离子（UA）包括_____、_____和_____。即 $AG＝UA-UC＝Na^+-（HCO_3^-+Cl^-）＝140-（24+104）＝12$ mmol/L。

12. 代谢性酸中毒是固定酸增多和（或）$HCO_3^-$ 丢失引起的 pH 下降，以血浆_____原发性减少为特征，是临床上常见的酸碱平衡紊乱类型。$HCO_3^-$ 丢失过多主要见于_____、_____；由于代谢障碍引起固定酸产生过多主要见于_____、_____；固定酸排出障碍主要见于_____；外源性固定酸增多主要见于_____、_____。

13. 代谢性酸中毒可分为 AG 增高型代谢性酸中毒和 AG 正常型代谢性酸中毒，前者特点是 AG 增高，_____正常；后者 AG _____，血氯升高。

14. 急性代谢性酸中毒主要通过_____方式进行代偿，其代偿意义是使血液_____浓度（或 $PaCO_2$）继发性降低，维持_____的比值接近正常，使血液 pH 趋向正常。

15. 代谢性酸中毒对心血管的影响主要表现为代谢性酸中毒出现的室性心律失常与_____密切相关，高血钾的发生除与细胞外_____进入细胞内与 $K^+$ 交换，$K^+$ 逸出有关外，还与酸中毒时肾小管上皮细胞泌 $H^+$ 增加、_____减少有关。

16. 对轻症代谢性酸中毒患者可口服_____，对严重的代谢性酸中毒患者需给予碱性药物的治疗，如果患者的原发病因由于 $HCO_3^-$ 减少，首选的碱性药物是_____。

**（二）单选题**

1. 机体的正常代谢必须处于（　　）

A. 弱酸性的体液环境中 　　　　　　　B. 弱碱性的体液环境中

C. 较强的酸性体液环境中 　　　　　　D. 较强的碱性体液环境中

E. 中性的体液环境中

2. 正常体液中的 $H^+$ 主要来自（　　）

A. 食物中摄入的 $H^+$ 　　　　　　　　B. 碳酸释放出的 $H^+$

C. 硫酸释放出的 $H^+$ 　　　　　　　　D. 脂肪代谢产生的 $H^+$

E. 糖酵解过程中生成的 $H^+$

3. 下列哪项不是碱性物质的来源（　　）

A. 氨基酸脱氨基产生的氨 　　　　　　B. 肾小管细胞分泌的氨

C. 蔬菜中含有的有机酸盐 　　　　　　D. 水果中含有的有机酸盐

E. 碳酸的分解产物

4. 机体在代谢过程中产生最多的酸性物质是（　　）

A. 碳酸 　　　　　　　　　　　　　　B. 硫酸

C. 乳酸 　　　　　　　　　　　　　　D. 三羧酸

E. 乙酰乙酸

5. 血液中缓冲固定酸最强的缓冲对是（　　）

A. $Pr^-/HPr$ 　　　　　　　　　　　　B. $Hb^-/HHb$

C. $HCO_3^-/H_2CO_3$ 　　　　　　　　　D. $HbO_2^-/HHbO_2$

E. $HPO_4^{2-}/H_2PO_4^-$

6. 血液中挥发酸的缓冲主要靠（　　）

A. 血浆 $HCO_3^-$ 　　　　　　　　　　B. 红细胞 $HCO_3^-$

C. $HbO_2$ 及 Hb 　　　　　　　　　　D. 磷酸盐

E. 血浆蛋白

7. 产氨的主要场所是（　　）

A. 远端小管上皮细胞 　　　　　　　　B. 集合管上皮细胞

C. 管周毛细血管 　　　　　　　　　　D. 基侧膜

E. 近曲小管上皮细胞

8. 血液 pH 值主要取决于血浆中（　　　）

A. ［Pr⁻］/［HPr］

B. ［$HCO_3^-$］/［$H_2CO_3$］

C. ［Hb⁻］/［HHb］

D. ［$HbO_2^-$］/［$HHbO_2$］

E. ［$HPO_4^{2-}$］/［$H_2PO_4^-$］

9. 能直接反映血液中一切具有缓冲作用的负离子碱的总和的指标是（　　　）

A. $PaCO_2$

B. 实际碳酸氢盐（AB）

C. 标准碳酸氢盐（SB）

D. 缓冲碱（BB）

E. 碱剩余（BE）

10. 标准碳酸氢盐小于实际碳酸氢盐（SB＜AB）可能有（　　　）

A. 代谢性酸中毒

B. 呼吸性酸中毒

C. 呼吸性碱中毒

D. 混合性碱中毒

E. AG 增高型代谢性酸中毒

11. AG 增高时反映体内发生了（　　　）

A. 正常血氯性代谢性酸中毒

B. 高血氯性代谢性酸中毒

C. 低血氯性呼吸性酸中毒

D. 正常血氯性呼吸性酸中毒

E. 高血氯性呼吸性酸中毒

12. AG 正常型代谢性酸中毒不常见于（　　　）

A. 严重腹泻

B. 轻度肾功能衰竭

C. 肾小管酸中毒

D. 使用碳酸酐酶抑制剂

E. 严重便秘

13. 下列哪一项不是 $HCO_3^-$ 直接丢失引起代谢性酸中毒的原因（　　　）

A. 严重腹泻

B. 肠道瘘管

C. 肾衰竭

D. 肠道引流

E. 大面积烧伤

14. 急性代谢性酸中毒机体最主要的代偿方式是（　　　）

A. 细胞外液缓冲

B. 细胞内液缓冲

C. 呼吸代偿

D. 肾脏代偿

E. 骨骼代偿

15. 一肾功能衰竭患者血气分析可见：pH 7.28，$PaCO_2$ 3.7 kPa（28 mmHg），$HCO_3^-$ 17 mmol/L，最可能的酸碱平衡紊乱类型是（　　　）

A. 代谢性酸中毒

B. 呼吸性酸中毒

C. 代谢性碱中毒

D. 呼吸性碱中毒

E. 呼酸合并代酸

16. 一休克患者，血气测定结果如下：pH 7.31，$PaCO_2$ 4.6 kPa（35 mmHg），$HCO_3^-$ 17 mmol/L，$Na^+$ 140 mmol/L，$Cl^-$ 104 mmol/L，$K^+$ 4.5 mmol/L，最可能的酸碱平衡紊乱类型是（　　　）

A. AG 正常型代谢性酸中毒

B. AG 增高型代谢性酸中毒

C. 代谢性酸中毒合并代谢性碱中毒

D. 代谢性酸中毒合并呼吸性酸中毒

E. 呼吸性酸中毒合并呼吸性碱中毒

17. 治疗代谢性酸中毒的首选药物是（　　　）

A. 乳酸钠　　　　　　　　　　　　B. 三羟基氨基甲烷

C. 柠檬酸钠　　　　　　　　　　　D. 磷酸氢二钠

E. 碳酸氢钠

18. 下列哪一项不是呼吸性酸中毒的原因（　　　）

A. 呼吸中枢抑制　　　　　　　　　B. 肺泡弥散障碍

C. 重度肺气肿　　　　　　　　　　D. 呼吸道阻塞

E. 胸廓病变

19. 下列哪一项不是代谢性酸中毒对心血管的影响（　　　）

A. 心率加快或减慢　　　　　　　　B. 心肌收缩增强

C. 心室纤维性颤动　　　　　　　　D. 严重传导阻滞

E. 血压下降

20. 急性呼吸性酸中毒的代偿调节主要靠（　　　）

A. 血浆蛋白缓冲系统　　　　　　　B. 碳酸氢盐缓冲系统

C. 非碳酸氢盐缓冲系统　　　　　　D. 磷酸盐缓冲系统

E. 其他缓冲系统

21. 下列哪一项不是呼吸性酸中毒的常见原因（　　　）

A. 脑血管意外　　　　　　　　　　B. 呼吸道阻塞

C. 重症肌无力　　　　　　　　　　D. 利尿剂的大量应用

E. $CO_2$ 吸入过多

22. 某溺水窒息患者，经抢救后血气分析结果为：pH 7.18，$PaCO_2$ 9.9 kPa（75 mmHg），$HCO_3^-$ 28 mmol/L，最可能的酸碱平衡紊乱类型是（　　　）

A. 代谢性酸中毒　　　　　　　　　B. 急性呼吸性酸中毒

C. 慢性呼吸性酸中毒　　　　　　　D. 代谢性酸中毒合并代谢性碱中毒

E. 代谢性碱中毒

23. 某肺心病患者，因感冒肺部感染而住院，血气分析为：pH 7.32，$PaCO_2$ 9.4 kPa（71 mmHg），$HCO_3^-$ 37 mmol/L，最可能的酸碱平衡紊乱类型是（　　　）

A. 代谢性酸中毒　　　　　　　　　B. 急性呼吸性酸中毒

C. 慢性呼吸性酸中毒　　　　　　　D. 混合性酸中毒

E. 代谢性碱中毒

24. 呼吸衰竭时合并哪一种酸碱失衡时易发生肺性脑病（　　　）

A. 代谢性酸中毒　　　　　　　　　B. 代谢性碱中毒

C. 呼吸性酸中毒　　　　　　　　　D. 呼吸性碱中毒

E. 混合性碱中毒

25. 严重失代偿性呼吸性酸中毒时，下列哪项治疗措施是错误的（　　　）

A. 去除呼吸道梗阻　　　　　　　　B. 使用呼吸中枢兴奋剂

C. 使用呼吸中枢抑制剂　　　　　　D. 控制感染

E. 使用碱性药物

26. 下列哪一项不是代谢性碱中毒的原因 （　　）

A. 严重腹泻　　　　　　　　　　　　B. 剧烈呕吐

C. 应用利尿剂（呋塞米，噻嗪类）　　D. 盐皮质激素过多

E. 低钾血症

27. 某幽门梗阻患者发生反复呕吐，血气分析结果为：pH 7.5，$PaCO_2$ 6.6 kPa（50 mmHg），$HCO_3^-$ 36 mmol/L，最可能的酸碱平衡紊乱类型是 （　　）

A. 代谢性酸中毒　　　　　　　　　　B. 代谢性碱中毒

C. 呼吸性酸中毒　　　　　　　　　　D. 呼吸性碱中毒

E. 混合性碱中毒

28. 一患者血气分析结果为 $PaCO_2$ 升高，同时 $HCO_3^-$ 降低，最可能的诊断是 （　　）

A. 呼吸性酸中毒　　　　　　　　　　B. 代谢性酸中毒

C. 呼吸性碱中毒　　　　　　　　　　D. 代谢性碱中毒

E. 以上都不是

29. 由于剧烈呕吐引起的代谢性碱中毒最佳治疗方案是 （　　）

A. 静注 0.9％生理盐水　　　　　　　B. 给予噻嗪类利尿剂

C. 给予抗醛固酮药物　　　　　　　　D. 给予碳酸酐酶抑制剂

E. 给予三羟基氨基甲烷

30. 下列哪一项不是呼吸性碱中毒的原因 （　　）

A. 吸入气中氧分压过低　　　　　　　B. 癔症

C. 高热　　　　　　　　　　　　　　D. 甲状腺功能低下

E. 脑外伤刺激呼吸中枢

31. 某肝性脑病患者，血气测定结果为：pH 7.48，$PaCO_2$ 3.4 kPa（22.6 mmHg），$HCO_3^-$ 19 mmol/L，最可能的酸碱平衡紊乱类型是 （　　）

A. 代谢性酸中毒　　　　　　　　　　B. 呼吸性酸中毒

C. 代谢性碱中毒　　　　　　　　　　D. 呼吸性碱中毒

E. 混合型碱中毒

32. 碱中毒时出现手足搐搦的重要原因是 （　　）

A. 血清 $K^+$ 降低　　　　　　　　　B. 血清 $Cl^-$ 降低

C. 血清 $Ca^{2+}$ 降低　　　　　　　　D. 血清 $Na^+$ 降低

E. 血清 $Mg^{2+}$ 降低

33. 酮症酸中毒时下列哪项不存在 （　　）

A. 血 $K^+$ 升高　　　　　　　　　　B. AG 升高

C. $PaCO_2$ 下降　　　　　　　　　　D. BE 负值增大

E. $Cl^-$ 增高

34. 肾小管酸中毒引起的代谢性酸中毒，下列哪项不存在 （　　）

A. 血 $K^+$ 升高　　　　　　　　　　B. AG 升高

C. $PaCO_2$ 下降　　　　　　　　　　D. BE 负值增大

E. $Cl^-$ 增高

35. 休克引起代谢性酸中毒时，机体可出现（　　）

A. 细胞内 $K^+$ 释出，肾内 $H^+$-$Na^+$ 交换降低

B. 细胞内 $K^+$ 释出，肾内 $H^+$-$Na^+$ 交换升高

C. 细胞外 $K^+$ 内移，肾内 $H^+$-$Na^+$ 交换升高

D. 细胞外 $K^+$ 内移，肾内 $H^+$-$Na^+$ 交换降低

E. 细胞外 $K^+$ 内移，肾内 $K^+$-$Na^+$ 交换升高

36. 下列哪一项双重性酸碱失衡不可能出现（　　）

A. 代谢性酸中毒合并呼吸性碱中毒　　　　B. 代谢性酸中毒合并代谢性碱中毒

C. 代谢性碱中毒合并呼吸性碱中毒　　　　D. 代谢性碱中毒合并呼吸性酸中毒

E. 呼吸性酸中毒合并呼吸性碱中毒

37. 代谢性酸中毒时，下列哪项酶活性的变化是正确的（　　）

A. 碳酸酐酶活性降低　　　　　　　　　　B. 谷氨酸脱羧酶活性升高

C. γ-氨基丁酸转氨酶活性升高　　　　　　D. 谷氨酰胺酶活性降低

E. 丙酮酸脱羧酶活性升高

## （三）多选题

1. 关于挥发酸的描述正确的是（　　）

A. 挥发酸是机体在代谢过程中产生最多的酸性物质

B. 碳酸可释放出 $H^+$，也可分解产生气体 $CO_2$

C. 主要由肺排出体外

D. 碳酸是体内唯一的挥发酸

E. 尿酸

2. 下列属于蛋白质分解产生的固定酸是（　　）

A. 硫酸　　　　　　　　　　　　　　　　B. 磷酸

C. 酮体　　　　　　　　　　　　　　　　D. 碳酸

E. 尿酸

3. 血液的缓冲系统主要包括（　　）

A. 碳酸氢盐缓冲系统　　　　　　　　　　B. 磷酸盐缓冲系统

C. 血浆蛋白缓冲系统　　　　　　　　　　D. 血红蛋白缓冲系统

E. 氧合血红蛋白缓冲系统

4. 关于碳酸氢盐缓冲系统的特点正确的是（　　）

A. 能缓冲挥发酸　　　　　　　　　　　　B. 能缓冲所有的固定酸

C. 不能缓冲挥发酸　　　　　　　　　　　D. 缓冲潜力大

E. 缓冲能力强，是含量最多的缓冲系统

5. 关于磷酸盐缓冲系统的特点正确的是（　　）

A. 存在于细胞内外液中　　　　　　　　　B. 主要在细胞内液发挥缓冲作用

C. 主要在肾小管中发挥缓冲作用　　　　　D. 存在于血浆及红细胞内

E. 只有当其他缓冲系统都被调动后，其作用才显示出来

6. 在酸碱平衡的调节中起主要作用的器官是（　　　）

A. 肺　　　　　　　　　　　　　　　　B. 肾

C. 心　　　　　　　　　　　　　　　　D. 肝

E. 脾

7. 关于动脉血 $CO_2$ 分压（$PaCO_2$）的描述正确的是（　　　）

A. 是血浆中呈物理溶解状态的 $O_2$ 分子产生的张力

B. 通气不足，$PaCO_2$ 升高

C. 通气过度，$PaCO_2$ 下降

D. $PaCO_2 < 33\,mmHg$，表示肺通气过度，$CO_2$ 排出过多

E. $PaCO_2 > 46\,mmHg$，表示通气不足，有 $CO_2$ 潴留

8. $PaCO_2 > 46\,mmHg$ 时主要见于（　　　）

A. 呼吸性碱中毒　　　　　　　　　　　B. 代偿后的代谢性酸中毒

C. 呼吸性酸中毒　　　　　　　　　　　D. 代偿后的代谢性碱中毒

E. 代酸合并呼酸

9. 能反映酸碱平衡代谢性指标的是（　　　）

A. $PaCO_2$　　　　　　　　　　　　　　B. AB

C. AG　　　　　　　　　　　　　　　　D. SB

E. BE

10. 关于缓冲碱（BB）的描述，正确的是（　　　）

A. 是血液中一切具有缓冲作用的负离子碱的总和

B. 是指标准条件下，用酸或碱滴定全血标本至 pH7.40 时所需的碱的量

C. 反映代谢因素的指标

D. 反映呼吸因素的指标

E. 代谢性酸中毒时 BB 减少

11. 关于 AG 的描述，正确的是（　　　）

A. 血浆中未测定的阴离子（UA）与未测定的阳离子（UC）的差值

B. 血浆中可测定的阴离子为 $HCO_3^-$、$Cl^-$

C. 血浆中可测定的阳离子为 $Na^+$

D. 血浆中未测定的阳离子为 $K^+$、$Ca^{2+}$、$Mg^{2+}$

E. 血浆中已测定的阴离子包括 $Pr^-$、$HPO_4^{2-}$、$SO_4^{2-}$

12. 下列哪项是呼吸性酸中毒的原因（　　　）

A. 重症肌无力　　　　　　　　　　　　B. 呼吸中枢抑制

C. 大量胸腔积液　　　　　　　　　　　D. 严重肺部炎症

E. 重度低钾血症

13. 呼吸性酸中毒不会出现（　　　）

A. $HCO_3^-$ 下降　　　　　　　　　　　B. $CO_2CP$ 下降

C. 血清钾下降　　　　　　　　　　　　D. 细胞内 pH 下降

E. 细胞内 pH 升高

14. 关于呼吸性酸中毒时机体的代偿调节正确的是 （    ）

A. 呼吸性酸中毒主要靠血液非碳酸氢盐缓冲系统、细胞内外缓冲系统和肾代偿

B. 血红蛋白系统是呼吸性酸中毒时较重要的缓冲体系

C. 由于肾的代偿作用，慢性呼吸性酸中毒可以呈代偿性

D. 呼吸性酸中毒主要靠血液碳酸氢盐缓冲系统

E. 急性呼吸性酸中毒主要代偿方式是细胞内外离子交换和细胞内缓冲

15. 呼吸性酸中毒对机体的影响表现为 （    ）

A. 心律失常 　　　　　　　　　　　 B. 心肌收缩力减弱

C. 低钾血症 　　　　　　　　　　　 D. $CO_2$ 麻醉

E. 手足搐搦

16. 下列哪项是代谢性碱中毒的原因 （    ）

A. 低钾血症 　　　　　　　　　　　 B. 髓袢利尿剂的使用

C. 剧烈频繁呕吐 　　　　　　　　　 D. 醛固酮增多症

E. 胃管引流

17. 代谢性碱中毒时机体的代偿调节表现为 （    ）

A. 细胞内外离子交换主要为 $H^+$ 释出，细胞外 $K^+$ 进入细胞内

B. 呼吸变浅变慢

C. 肾脏调节为泌 $H^+$ 和泌 $NH_4^+$ 减少

D. 呼吸变深变快

E. 肾脏调节为泌 $H^+$ 和泌 $NH_4^+$ 增加

18. 代谢性碱中毒时，机体可能出现 （    ）

A. 患者有烦躁不安、精神错乱等中枢神经系统症状

B. 腱反射亢进，面部和肢体肌肉抽动、手足搐搦

C. 低钾血症

D. 上消化道出血

E. 严重时可致心律失常

19. 代谢性碱中毒用生理盐水治疗无效的引发原因为 （    ）

A. 重度低钾血症 　　　　　　　　　 B. 肾上腺皮质激素增多

C. 胃液丢失 　　　　　　　　　　　 D. 应用利尿剂

E. 碱性物质摄入过多

20. 呼吸性碱中毒的病因有 （    ）

A. 癔症 　　　　　　　　　　　　　 B. 肝昏迷

C. 高热 　　　　　　　　　　　　　 D. 休克

E. 通气过度

21. 反常性碱性尿可见于 （    ）

A. 肾小管性酸中毒 　　　　　　　　 B. 碳酸酐酶抑制剂使用过多

C. 高血钾 　　　　　　　　　　　　 D. 摄入大量盐酸精氨酸

E. 低血钙

（四）简答题

1. 当 pH 值在正常范围内时，是否就说明机体没有发生酸碱平衡紊乱？

2. 酸碱平衡常用指标有哪些？

3. 酸碱平衡紊乱分为哪些类型？

4. 简述肺调节酸碱平衡的机制。

5. 简述肾调节酸碱平衡的机制。

6. 糖尿病可引起何种酸碱平衡紊乱？简述其原因。

7. 严重腹泻可引起何种酸碱平衡紊乱？简述其原因。

8. 肾上腺皮质激素过多会引起何种酸碱平衡紊乱？简述其原因。

9. 反常性碱性尿主要见于哪些疾病？简述其形成机制。

10. 代谢性酸中毒对心血管系统的影响有哪些？

11. 剧烈呕吐会引起何种酸碱平衡紊乱？其发生机制是什么？

（五）问答题

1. 代谢性酸中毒发生的原因和机制如何？

2. 代谢性酸中毒对机体的影响主要表现在哪些方面？

3. 呼吸性酸中毒发生的原因和机制如何？

4. 呼吸性酸中毒对机体的影响主要表现在哪些方面？

5. 代谢性碱中毒发生的原因和机制如何？

6. 代谢性碱中毒对机体的影响主要表现在哪些方面？

7. 呼吸性碱中毒发生的原因和机制如何？

8. 呼吸性碱中毒对机体的影响主要表现在哪些方面？

参考答案

（一）填空题

1. 酸，碱，共轭体系，蛋白酸

2. 碳酸（$H_2CO_3$），$H^+$，挥发酸，蛋白质的分解代谢

3. 碳酸氢盐缓冲系统，磷酸盐缓冲系统，血浆蛋白缓冲系统，血红蛋白缓冲系统，氧合血红蛋白缓冲系统，碳酸氢盐，磷酸盐

4. $CO_2$，碳酸（$H_2CO_3$），$HCO_3^-$，$H_2CO_3$，pH，延髓，中枢化学感受器，外周化学感受器，$H^+$，$CO_2$，$H^+$，40，2，$H_2CO_3$，$CO_2$ 麻醉，$PaO_2$

5. $H^+$-$K^+$，$H^+$-$Na^+$，$Na^+$-K，$Cl^-$-$HCO_3^-$，$NH_3$，$H^+$

6. $H^+$，$NaHCO_3$，$NaHCO_3$，$HCO_3^-$，碳酸酐酶（CA），$H^+$，$HCO_3^-$，$H^+$-ATP 酶，$Cl^-$-$HCO_3^-$，$NH_3$，α-酮戊二酸

7. $H_2CO_3$，$HCO_3^-$

8. 肺通气过度，$CO_2$，肺通气不足，$CO_2$ 潴留

9. $22\sim27$ mmol/L，24 mmol/L，低

10. 碱剩余（BE），全血$-3\sim+3$ mmol/L，缓冲碱（BB）

11. $Na^+$，$HCO_3^-$，$Cl^-$，$K^+$，$Ca^{2+}$，$Mg^{2+}$，$Pr^-$，$HPO_4^{2-}$，$SO_4^{2-}$

12. $HCO_3^-$，严重腹泻，肠道瘘管，肠道引流，乳酸酸中毒，酮症酸中毒，严重肾衰竭，水杨酸中毒，大量摄入阿司匹林

13. 血氯，正常

14. 呼吸代偿，$H_2CO_3$，$[HCO_3^-] / [H_2CO_3]$

15. 血钾升高，$H^+$，排 $K^+$

16. 碳酸氢钠片，碳酸氢钠

（二）单选题

| 1 | 2 | 3 | 4 | 5 | 6 | 7 | 8 | 9 | 10 |
|---|---|---|---|---|---|---|---|---|---|
| B | B | E | A | C | C | E | B | D | B |
| 11 | 12 | 13 | 14 | 15 | 16 | 17 | 18 | 19 | 20 |
| A | E | C | C | A | B | E | B | B | C |
| 21 | 22 | 23 | 24 | 25 | 26 | 27 | 28 | 29 | 30 |
| D | B | C | C | C | A | B | E | A | D |
| 31 | 32 | 33 | 34 | 35 | 36 | 37 | | | |
| D | C | E | B | B | E | B | | | |

（三）多选题

| 1 | 2 | 3 | 4 | 5 | 6 | 7 | 8 | 9 | 10 |
|---|---|---|---|---|---|---|---|---|---|
| ABCD | ABE | ABCDE | BCDE | ABC | ABD | BCDE | CD | BDE | ACE |
| 11 | 12 | 13 | 14 | 15 | 16 | 17 | 18 | 19 | 20 |
| ABCD | ABCDE | ABCE | ABCE | ABCD | ABCDE | ABC | ABCDE | ABE | ABCDE |
| 21 | | | | | | | | | |
| ABC | | | | | | | | | |

（四）简答题

1. 当 pH 值在正常范围内时，是否就说明机体没有发生酸碱平衡紊乱？

答：不一定。因为 pH 正常的情况有 3 种。①机体没有发生酸碱平衡紊乱。②机体有发生酸碱平衡紊乱但代偿良好，为代偿性酸碱平衡紊乱。③机体可能存在相抵消型的混合型酸碱平衡紊乱，此时患者 pH 可正常。虽然 pH 是判断酸碱平衡紊乱的首要指标，通过 pH 可反映酸碱平衡紊乱的性质和程度，但无法区分紊乱的类型。

2. 酸碱平衡常用指标有哪些？

答：①pH 和 $H^+$ 浓度是酸碱度的指标。②动脉血 $CO_2$ 分压（$PaCO_2$）是血浆中呈物理溶解状态的 $CO_2$ 分子产生的张力。③标准碳酸氢盐（SB）是指全血在标准条件下，即 $PaCO_2$ 为 40 mmHg，温度 38℃，血红蛋白氧饱和度为 100% 时测得的血浆中 $HCO_3^-$ 的量。④实际碳酸氢盐（AB）是指在隔绝空气的条件下，在实际 $PaCO_2$、体温和血氧饱和度条件下测得的血浆 $HCO_3^-$ 浓度。⑤缓冲碱（BB）是血液一切具有缓冲作用的负离子碱的总和。⑥碱剩余（BE）是指在标准条件下，用酸或碱滴定全血标本至 pH 7.40 时所需的酸或碱的量（mmol/L）。⑦阴

离子间隙（AG）指血浆中未测定的阴离子和未测定的阳离子的差值。

3. 酸碱平衡紊乱分为哪些类型？

答：（1）单纯型酸碱平衡紊乱分为 4 种。①代谢性酸中毒。②呼吸性酸中毒。③代谢性碱中毒。④呼吸性碱中毒。

（2）混合型酸碱平衡紊乱分为双重性酸碱失衡和三重性酸碱平衡紊乱。

4. 简述肺调节酸碱平衡的机制。

答：肺在酸碱平衡中的作用是通过改变 $CO_2$ 的排出量来调节血浆碳酸（挥发酸）浓度，使血浆中 $HCO_3^-$ 与 $H_2CO_3$ 比值接近正常，以保持 pH 相对恒定。肺泡通气量是受延髓呼吸中枢控制的，呼吸中枢接受来自中枢化学感受器和外周化学感受器的刺激。

5. 简述肾调节酸碱平衡的机制。

答：肾通过肾小管上皮细胞的排 $H^+$、排 $NH_3$ 和重吸收 $Na^+$、$HCO_3^-$ 等活动来实现调节固定酸，以调节 pH 值使之相对恒定。包括：①近曲小管泌 $H^+$ 和对 $NaHCO_3$ 的重吸收。②远曲小管及集合管泌 $H^+$ 和对 $NaHCO_3$ 的重吸收。③近曲小管产生 $NH_4^+$ 并从尿液中排出。

6. 糖尿病可引起何种酸碱平衡紊乱？简述其原因。

答：糖尿病可引起 AG 增大型代谢性酸中毒。糖尿病时葡萄糖利用减少，使脂肪分解加速，产生大量酮体，由于酮体包括乙酰乙酸、β-羟丁酸和丙酮，而乙酰乙酸和 β-羟丁酸是强的有机酸，故导致血浆固定酸含量增加，发生代谢性酸中毒。

7. 严重腹泻可引起何种酸碱平衡紊乱？简述其原因。

答：严重腹泻可引起 AG 正常型代谢性酸中毒。由于肠道消化液中 $HCO_3^-$ 的含量高于血浆，严重腹泻可引起 $HCO_3^-$ 大量丢失，致血浆 $HCO_3^-$ 浓度原发性降低，发生代谢性酸中毒。

8. 肾上腺皮质激素过多会引起何种酸碱平衡紊乱？简述其原因。

答：肾上腺皮质增生或肿瘤可引起原发性肾上腺皮质激素分泌增多，细胞外液容量减少、创伤等刺激可引起继发性醛固酮分泌增多，这些激素尤其是醛固酮可通过刺激集合管泌氢细胞的 $H^+$-ATP 酶（氢泵），促进 $H^+$ 排泌，也可通过保 $Na^+$ 排 $K^+$ 促进 $H^+$ 排泌，而造成低钾性碱中毒。此外，糖皮质激素过多如 Cushing 综合征也可发生代谢性碱中毒，因为皮质醇也有盐皮质激素活性。

9. 反常性碱性尿主要见于哪些疾病？简述其形成机制。

答：反常性碱性尿主要见于高钾血症，肾小管性酸中毒、碳酸酐酶抑制剂服用过多等情况。一般酸中毒时，由于碳酸酐酶和谷氨酰胺酶活性增强，肾小管泌氢、泌氨排酸增多，$HCO_3^-$ 重吸收增多，排酸性尿；反之碱中毒时碳酸酐酶和谷氨酰胺酶活性降低，肾小管泌氢、泌氨排酸减少、$HCO_3^-$ 重吸收减少，排碱性尿。如酸中毒时排出碱性尿，则称为反常性碱性尿。高血钾碱中毒时，由于肾脏泌钾增多，故泌氢、重吸收 $HCO_3^-$ 减少，反而排碱性尿。

10. 代谢性酸中毒对心血管系统的影响有哪些？

答：①室性心律失常。②心肌收缩力降低。③血管系统对儿茶酚胺的反应性降低。

11. 剧烈呕吐会引起何种酸碱平衡紊乱？其发生机制是什么？

答：剧烈呕吐使富含 HCl 的胃液大量丢失引起代谢性碱中毒。

机制包括：①胃液中 $H^+$ 丢失，使来自肠液和胰腺的 $HCO_3^-$ 得不到 $H^+$ 中和而被吸收入血，造成血浆浓度升高。②胃液中 $Cl^-$ 丢失，可引起低氯性碱中毒。③胃液中 $K^+$ 丢失，可引起低钾性碱中毒。④胃液大量丢失引起有效循环血量减少，也可通过继发性醛固酮增多引起代谢性

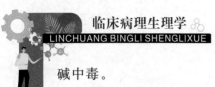

碱中毒。

### (五) 问答题

**1. 代谢性酸中毒发生的原因和机制如何?**

答:(1) 肾脏排酸保碱功能障碍。常见肾衰竭,肾小管功能障碍（Ⅰ或Ⅱ型肾小管性酸中毒）或大量使用碳酸酐酶抑制剂患者。

(2) $HCO_3^-$ 直接丢失过多。严重腹泻,肠道瘘管或肠道引流等均可引起 $NaHCO_3$ 大量丢失;大面积烧伤时大量血浆渗出,也伴有 $HCO_3^-$ 丢失。

(3) 代谢功能障碍:

①乳酸酸中毒:任何原因引起的缺氧或组织低灌流时,都可以使细胞内糖的无氧酵解增强而引起乳酸增加,产生乳酸酸中毒。常见于休克、心脏骤停、低氧血症等。②酮症酸中毒:见于体内脂肪被大量动员的情况下,如糖尿病、严重饥饿和酒精中毒等。由于大量脂肪分解,形成过多的酮体,其中 β-羟丁酸和乙酰乙酸均为酸性物质,引起酮症酸中毒。

(4) 其他原因:①外源性固定酸摄入过多,如大量摄入阿司匹林,长期大量服用含氯的盐类药物等。②高 $K^+$ 血症,由于细胞外液 $K^+$ 增多,$K^+$ 与细胞内 $H^+$ 交换,引起细胞外 $H^+$ 增加,导致代谢性酸中毒。③血液稀释,使 $HCO_3^-$ 浓度下降,如快速输入大量无 $HCO_3^-$ 的液体或生理盐水,使血液中 $HCO_3^-$ 稀释,造成稀释性代谢性酸中毒。

**2. 代谢性酸中毒对机体的影响主要表现在哪些方面?**

答:(1) 心血管系统改变。

①室性心律失常:代谢性酸中毒常伴有高钾血症。重度高钾血症可引起严重的传导阻滞和心室纤维性颤动,心肌兴奋性消失,最后造成致死性心律失常和心脏骤停。②心肌收缩力降低:其产生机制是 $H^+$ 增多可竞争性抑制 $Ca^{2+}$ 与心肌肌钙蛋白亚单位结合降低心肌收缩性;$H^+$ 影响 $Ca^{2+}$ 内流;$H^+$ 影响心肌细胞肌浆网释放 $Ca^{2+}$ 从而抑制心肌的兴奋-收缩耦联。③血管系统对儿茶酚胺的反应性降低:$H^+$ 增多时也可降低心肌和外周血管对儿茶酚胺的反应性,使血管扩张,血压下降。

(2) 中枢神经系统改变:主要表现为意识障碍、乏力、知觉迟钝、甚至嗜睡或昏迷,最后可因呼吸中枢和血管运动中枢麻痹而死亡。其机制是酸中毒时生物氧化酶类的活性受到抑制,氧化磷酸化过程减弱,致使 ATP 生成减少,因而脑组织能量供应不足;pH 值降低时,脑组织内谷氨酸脱羧酶活性增强,使 γ-氨基丁酸生成增多,γ-氨基丁酸对中枢神经系统具有抑制作用。

(3) 骨骼系统改变:慢性肾衰竭伴酸中毒时,常引起肾性骨病,成人可出现骨质疏松、纤维性骨炎、骨软化等,儿童可出现肾性佝偻病。

**3. 呼吸性酸中毒发生的原因和机制如何?**

答:①呼吸中枢抑制。颅脑损伤、脑炎、脑血管意外、呼吸中枢抑制剂(吗啡、巴比妥类)及麻醉剂用量过大或酒精中毒等。②呼吸道阻塞。喉头痉挛和水肿、溺水、异物堵塞气管,常造成急性呼吸性酸中毒。而慢性阻塞性肺部疾患、支气管哮喘等则是慢性呼吸性酸中毒的常见原因。③呼吸肌麻痹。急性脊髓灰质炎、脊神经根炎、有机磷中毒、重症肌无力、家族性周期性麻痹及重度低血钾时,呼吸运动失去动力,可造成 $CO_2$ 排出障碍。④胸廓病变。胸部创伤、严重气胸或胸膜腔积液、严重胸廓畸形等均可严重影响通气功能,引起呼吸性酸中毒。⑤肺部疾患。如心源性急性肺水肿、重度肺气肿、肺部广泛性炎症、肺组织广泛纤维化、通气功能障碍合并急性呼吸窘迫综合征等，均可因通气障碍而发生呼吸性酸中毒。⑥人工呼吸器管理不当。人工呼吸器管理不当，通气量过小而使 $CO_2$ 排出困难。⑦$CO_2$ 吸入过多。较为少见，见于外环境 $CO_2$ 浓度过高，使吸入 $CO_2$ 过多。

4. 呼吸性酸中毒对机体的影响主要表现在哪些方面？

答：呼吸性酸中毒除了有代谢性酸中毒对机体的影响外，甚至比代谢性酸中毒的影响更严重。其理由是：①$CO_2$ 潴留可引起脑血管舒张，脑血流量增加，常引起持续性头痛，尤以夜间和晨起更严重；②高碳酸血症对中枢神经系统的影响，可出现多种精神神经系统功能异常，早期症状包括头痛、不安、焦虑，进一步发展可出现震颤、精神错乱、嗜睡，甚至昏迷，通常称之为"$CO_2$ 麻醉"，如因呼吸衰竭引起的以中枢神经系统功能紊乱为主的精神神经综合征称为肺性脑病。

5. 代谢性碱中毒发生的原因和机制如何？

答：（1）酸性物质丢失过多，主要有两种途径。

①经胃丢失：见于剧烈呕吐、胃液引流等，由于胃液中的 $Cl^-$、$H^+$ 丢失，均可导致代谢性碱中毒。②经肾丢失：见于大量长期应用利尿剂和肾上腺皮质激素过多，这些原因均可使肾脏丢失大量 $H^+$，同时重吸收大量 $HCO_3^-$ 而导致代谢性碱中毒。

（2）$HCO_3^-$ 过量负荷：见于 $NaHCO_3$ 摄入过多及大量输入库存血，因为库存血中的枸橼酸盐在体内可代谢成 $HCO_3^-$。

（3）低钾血症：低钾血症时因细胞外液 $K^+$ 浓度降低，引起细胞内液的 $K^+$ 向细胞外转移，同时细胞外液的 $H^+$ 向细胞内转移，导致代谢性碱中毒。

（4）肝功能衰竭：肝功能衰竭时，血氨过高，尿素合成障碍也常导致代谢性碱中毒。

6. 代谢性碱中毒对机体的影响主要表现在哪些方面？

答：表现在以下方面。

①神经肌肉功能障碍：急性代谢性碱中毒患者常有神经肌肉应激性增高和手足搐搦症，这是血浆 $Ca^{2+}$ 下降所致，其机制是血浆 pH 值升高时血浆结合钙增多而游离钙减少。当代谢性碱中毒导致明显低血钾时，患者可发生肌肉无力或麻痹，腹胀甚至肠麻痹。②中枢神经系统功能障碍：患者可有烦躁不安、精神错乱及谵妄等症状。其机制目前认为可能与中枢神经系统中 $\gamma$-氨基丁酸减少有关。$\gamma$-氨基丁酸是中枢神经系统的一种起抑制作用的物质，参与维持中枢兴奋抑制的平衡。当 $H^+$ 下降时，谷氨酸脱羧酶活性降低，$\gamma$-氨基丁酸的生成便减少；同时 $\gamma$-氨基丁酸转氨酶活性增加，使 $\gamma$-氨基丁酸分解增加。这样就引起抑制的减弱而表现中枢的神经系统的兴奋症状。严重代谢性碱中毒也有组织供氧不足的作用参与中枢神经系统功能障碍的发生。因 pH 值升高时氧离曲线左移，氧合血红蛋白在组织解离释氧减少，故患者也有缺氧的表现，症状可有兴奋直至昏迷。③低钾血症：代谢性碱中毒经常伴有低钾血症。其机制是离子转移造成的。碱中毒时细胞内 $H^+$ 移向细胞外以平衡细胞外减少的 $H^+$，同时 $K^+$ 移向细胞内以维持电中性。此过程同样发生在肾小管上皮细胞，当细胞内 $K^+$ 增加时，肾排 $K^+$ 也就增加，故能引起低钾血症。

7. 呼吸性碱中毒发生的原因和机制如何？

答：表现在以下方面。

①低氧血症和肺疾患：初到高原地区由于吸入气氧分压过低或某些患有心肺疾患、胸廓病变的患者可因缺氧刺激呼吸运动增强，$CO_2$ 排出增多。但外呼吸功能障碍如肺炎、肺梗死、间

质性肺疾病等给 $O_2$ 并不能完全纠正过度通气。②呼吸中枢受到直接刺激或精神性过度通气：中枢神经系统疾病如脑血管意外、脑炎、脑外伤及脑肿瘤等均可刺激呼吸中枢引起过度通气；癔症发作时也可引起精神性通气过度；某些药物如水杨酸、铵盐类药物可直接兴奋呼吸中枢致通气增强。革兰氏阴性杆菌败血症也是引起过度通气的常见原因。③机体代谢旺盛：见于高热、甲状腺功能亢进时，由于血温过高和机体分解代谢亢进可刺激引起呼吸中枢兴奋，通气过度使 $PaCO_2$ 降低。④人工呼吸机使用不当：常因通气量过大而引起严重呼吸性碱中毒。

8. 呼吸性碱中毒对机体的影响主要表现在哪些方面？

答：呼吸性碱中毒对机体的损伤作用与代谢性碱中毒相似，更易出现眩晕，四肢末梢、口周感觉异常，意识障碍、抽搐等临床表现。中枢神经系统功能障碍更严重，其原因如下。①脑血流量减少：$PaCO_2$ 降低可使脑血管收缩痉挛，脑血流量减少。②中枢碱中毒更严重：水溶性的 $HCO_3^-$ 穿越血脑屏障比脂溶性的 $CO_2$ 慢，通气过度引起的脑脊液 $CO_2$ 快速减少加重中枢碱中毒。

## 知识拓展和科学前沿

### 科学家的故事

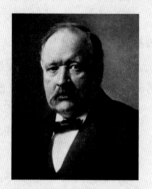

斯万特·奥古斯特·阿累尼乌斯（Svante August Arrhenius，1859 年 2 月 19 日—1927 年 10 月 2 日），是瑞典物理学家和化学家，他最著名的是离子解离理论和酸碱理论。他 1884 年提交关于电解电导率的论述概述离子解离，荣获第四级学位；1901 年当选为皇家科学院院士；1903 年因其电离理论获得诺贝尔化学奖；1905 年任斯德哥尔摩诺贝尔物理化学研究所所长。他最终将酸定义为"向溶液中输送氢阳离子的物质"，将碱定义为"向溶液中输送羟基阴离子的物质"。他还提出酸和碱相互作用中和的机制是通过形成水和适当的磷酸酯盐。他的酸碱理论指出：酸提供氢离子，碱提供氢氧根离子，在中和反应中形成水。这一理论的提出为利用电极电位测量溶液中离子浓度提供了理论基础。

## 参考文献

［1］李桂源. 病理生理学［M］. 2 版. 北京：人民卫生出版社，2010.

［2］王建枝，钱睿哲. 病理生理学［M］. 9 版. 北京：人民卫生出版社，2018.

［3］金惠铭，陈思锋. 高级临床病理生理学［M］. 上海：复旦大学出版社，2010.

［4］杨毅. 重症医学病理生理紊乱［M］. 上海：上海科学技术出版社，2019.

［5］FARMERY A D, HICKISH T. Acid—base physiology：new concepts［J］. Anaesthesia & Intensive Care Medicine，2018，19（5）：239-244.

［6］WARREN D E. Introduction to the special issue：The state of acid-base physiology in a changing world. Comparative biochemistry and physiology［J］. Molecular & integrative physiology，2020，241：110-630.

［7］田野. 病理生理学［M］. 北京：人民卫生出版社，2020.

［8］王建枝，钱睿哲，周新文. 病理生理学学习指导与习题集［M］. 北京：人民卫生出版社，2019.

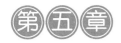

# 第五章

# 糖代谢紊乱

⊃ 赵 敬 林时辉 张 灵

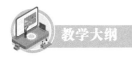

**教学大纲**

1. 掌握高血糖症的概念、病因与发病机制。
2. 掌握低血糖症、胰岛素抵抗的概念。
3. 熟悉低血糖症的病因和发病机制。
4. 熟悉糖代谢紊乱时的主要代谢功能变化。
5. 了解高血糖与低血糖症防治的病理生理基础。

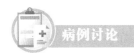

**病例讨论**

**病例 1 高血糖症**

患者，女性，57 岁，因口干多饮多食 3 个月，加重 1 周入院。

现病史：3 个月前，患者无诱因出现口干，多饮、多尿，多食、易饥，未予重视。近 1 周上述症状加重，烦渴、多饮，每日饮水量达 3000 mL 左右，伴明显乏力。查空腹葡萄糖 16.48 mmol/L，餐后 2 h 血糖 28.16 mmol/L；尿常规：尿糖（一），酮体（一）；糖化血红蛋白 9.0%。

既往史：否认高血压、心脏病史，否认肝炎、结核病史，有青霉素过敏史。家族史：其姐姐有糖尿病。

查体：体温 36.2℃，脉搏 79 次/min，呼吸 18 次/min，血压 132/83 mmHg，身高 178 cm，体重 80 kg，体重指数（BMI）25.2 kg/m²，神清，精神可。口中无烂苹果味；无深大呼吸，双肺呼吸音清，未闻及干湿性啰音；心率 79 次/min，律齐；双下肢无水肿，双侧足背动脉搏动良好。

【病案问题】

1. 简述该病例诊断及发生机制。

答：（1）高血糖症指空腹时血糖水平高于正常上限 6.9 mmol/L，该例患者空腹葡萄糖 16.48 mmol/L，提示高血糖症诊断明确。高血糖症可分为生理性和病理性两种类型。

（2）病理性高血糖主要由机体胰岛素绝对/相对不足或利用低下引起。常见于胰岛素绝对不足、胰岛素相对不足、胰岛素拮抗激素分泌失调等。①胰岛素绝对不足：主要是指胰岛 B 细胞损伤，导致胰岛素生成或（和）分泌障碍。常见原因主要包括免疫因素、遗传因素及环境因素等。②胰岛素相对不足：主要由胰岛素抵抗引起靶组织和靶器官（主要是肝脏、肌肉和脂肪组织）对胰岛素生物作用的敏感性降低，可引起高血糖症，而血液中胰岛素含量可正常或高于正常。胰岛素抵抗的发病与遗传缺陷高度相关。③胰岛素拮抗激素失调：胰高血糖素、肾上腺素、糖皮质激素和生长激素等均可升高血糖，其中高胰高血糖素血症所致的肝糖原分解和糖异生过多，是高血糖发病的重要环节。④其他原因引起的高血糖：肝源性高血糖、药物性高血糖、妊娠期高血糖等。临床上最常见的病理性高血糖症是糖尿病引起的。

（3）该病例患者为中年女性，出现口干多饮多食 3 个月，发病时无酮症发生。有糖尿病家族史（姐姐有糖尿病）。辅助检查：测空腹血糖 $\geqslant 7.0$ mmol/L，餐后血糖 $>11.1$ mmol/L；糖化血红蛋白 9.0%；空腹 C 肽 907.3 pmol/L，餐后 C 肽 2 518.0 pmol/L；空腹胰岛素 8.09 $\mu$IU/mL，餐后胰岛素 41.97 $\mu$IU/mL。考虑 2 型糖尿病可能性大。但仍须进行胰岛素抗体、胰岛细胞抗体、谷氨酸脱羧酶抗体、酪氨酸磷酸酶抗体等检查，排除其他类型糖尿病。

2. 高血糖症对机体的影响，即临床并发症有哪些？

答：（1）高血糖症临床并发症分为急性并发症和慢性并发症。

（2）急性并发症主要是高血糖引起代谢紊乱，导致①渗透性脱水和糖尿：高血糖引起细胞外液渗透压升高，引起细胞脱水，导致非酮症高渗性糖尿病性昏迷；肾小管液中葡萄糖浓度升高，渗透压升高，阻止了肾小管对水的重吸收，出现渗透性利尿和脱水，表现为糖尿、多尿、口渴，严重者引起低血容量性休克及乳酸酸中毒。②酮症酸中毒：脂肪分解加速，游离脂肪酸生成增加，酮体生成增加，引起糖尿病酮症酸中毒。

（3）长期高血糖引起血管基底膜增厚、晶体混浊变性和神经病变等病理变化，导致相应的组织结构损伤，是多系统脏器损害的病理基础，引起高血糖症的慢性并发症。①大血管并发症：大、中动脉粥样硬化症，冠心病，脑血管病，肾动脉硬化及外周动脉粥样硬化（引起下肢动脉病、肢体坏疽等）。②微血管并发症：糖尿病性视网膜病变；糖尿病肾病；糖尿病神经病变，感觉异常、肌萎缩、自主神经病等；感染：糖尿病患者常发生皮肤化脓性、真菌感染等，糖尿病合并肺结核的发病率也高于非糖尿病患者群；影响其他器官、系统，如糖尿病足等。

（4）该病例中，由于患者发病时间较短，入院时一般情况可，无糖尿病急性并发症如酮症酸中毒等表现，亦无慢性并发症表现。

3. 试述高血糖症防治的病理生理基础。

答：主要分为以下几个方面。

（1）饮食治疗：合理饮食，减轻体重，既可降低胰岛 B 细胞的负担，也可减少降糖药物的剂量。

（2）运动疗法：长期合理运动，可提高组织对胰岛素的敏感性和葡萄糖的利用能力，还可改善脂质代谢紊乱，改善高脂血症。

（3）药物治疗：①降糖药物，如格列本脲等增加胰岛素敏感性或刺激胰岛素分泌。②胰岛素治疗，外源性胰岛素可快速有效地降低血糖浓度。③其他治疗，如胰岛 B 细胞移植、干细胞治疗等，替代受损的胰岛 B 细胞分泌胰岛素，但上述疗法尚未进入临床应用。

**病例 2　低血糖症**

患者，男性，49 岁，农民，因发作性意识障碍，伴肢体不自主运动 5 年，加重半年入院。

现病史：患者 5 年前无明显诱因于晨起后突发意识障碍、口吐白沫、出汗，作伴肢体不自主运动。于当地医院急诊，当时测血糖为 2.8 mmol/L，诊断为低血糖症，经静脉输注葡萄糖后上述症状缓解，意识恢复。后上述症状间断出现（2～3 次/年），多发作于清晨，发作时多次测血糖低于正常，口服或静脉应用葡萄糖 10～30 min 后症状可缓解，未进一步诊治。近半年上述症状发作频繁，约每月 1 次，遂来医院就诊。自发病以来食欲好，近 5 年体重增加约20 kg，大小便无明显异常。

患者既往体健，无特殊用药史，平素喜甜食，吸烟 20 余年，每日 40 支，饮白酒 10 余年，每日约 250 g（半斤，症状发作与饮酒无明显时间关联）。其母亲患糖尿病和高血压，家族中无特殊遗传病史记载。

查体：血压 110/96 mmHg，身高 172 cm，体重 80 kg，BMI 27 kg/m²；一般情况可，神志清楚，应答切题。全身皮肤黏膜无明显色素沉着，腋毛阴毛分布正常。头颅五官如常，心肺腹无明显阳性体征，肌力、肌张力正常，生理反射存在，病理反射未引出。

【病案问题】

1. 简述该病例诊断及发生机制。

答：本病例低血糖症诊断明确，表现为低血糖典型表现（Whipple 三联征）。①低血糖症状，脑功能障碍、交感神经过度兴奋的表现。②发作时血糖低至 2.8 mmol/L。③供糖后低血糖症状迅速缓解。低血糖症的病因及发病机制较多，据血糖代谢通路主要可分为血糖来源减少和血糖去路增加两大类。

（1）血糖来源减少病因包括以下几点。①营养不良：肝糖原储备减少、肌肉蛋白含量减低，不能为糖异生提供足够原料。②肝功能衰竭：严重肝脏疾病时，肝糖原合成储备减少、糖异生障碍、胰岛素灭活减少。③肾功能不全：肾功能衰竭时，肾糖异生减少、清除胰岛素能力减低。④升高血糖激素缺乏：胰高血糖素缺乏，肝糖原分解减少、糖异生减少、脂肪动员减少，血糖降低；糖皮质激素缺乏，抑制肌蛋白分解、抑制脂肪动员、促进葡萄糖的摄取和利用，降低血糖；肾上腺素缺乏，引起应激性低血糖。

（2）血糖去路增加病因包括以下几点。①血液中胰岛素增高：胰岛素自身抗体和抗胰岛素受体自身抗体形成，胰岛素降解减少。②自主神经功能紊乱：胰岛素分泌增加。③与饮食相关的反应性低血糖：胰岛素大量分泌，其分泌高峰晚于血糖高峰。④胰岛素-葡萄糖耦联机制缺陷：B 细胞 $K^+$ 通道关闭、$K^+$ 外流减少，$Ca^{2+}$ 通道自动开放、$Ca^{2+}$ 内流增加，胰岛素持续分泌。⑤葡萄糖消耗过多：剧烈运动、重症甲状腺功能亢进等。

2. 试述低血糖症的临床表现及病理生理机制。

答：中枢神经系统对低血糖最为敏感。因为脑细胞对葡萄糖的利用无须外周胰岛素参与，其所需能量几乎完全依赖于血糖提供，而无其他能量贮备。中枢神经每小时约消耗 6 g 葡萄糖，低血糖症发作时脑细胞能量来源减少，很快出现神经症状或称神经低血糖。最初表现为意识模糊、定向力与识别力障碍、嗜睡等，随后皮质下中枢和脑干受累。最终累及延髓而致呼吸循环功能改变。若低血糖不能逆转常致死亡。提示中枢神经系统受损顺序与脑部发育进化过程有关，细胞越进化则对低血糖越敏感。当补充葡萄糖后中枢神经系统功能按上次序逆行恢复。该患者亦有脑功能障碍的表现，供糖后能使低血糖症状迅速缓解。

低血糖除直接影响中枢神经系统功能外，还通过中枢神经系统影响交感神经系统功能活动，引发交感神经兴奋的一系列症状，如心悸、震颤、苍白、出汗等。该组症状由 $\beta_2$ 肾上腺素能受体受刺激而介导。因此，该病例患者发作时出现出汗，伴肢体不自主运动，均为交感神经兴奋表现。反复发作的低血糖可促无察觉性低血糖产生，称之为低血糖发作的警觉症状，不敏感，该类患者往往伴有 $\beta_2$ 肾上腺素能信号通路功能异常。交感神经兴奋，儿茶酚胺升高，引起上述症状同时，抑制胰岛素分泌、刺激胰高血糖素分泌，促进物质动员（肌糖原、肝糖原和甘油三酯分解），抑制肌肉利用葡萄糖，促进糖异生和酮体生成，以保证脑能源的供给和促使血糖回升达正常水平。

3. 低血糖症防治的病理生理基础。

答：（1）病因学防治。①积极寻找致病原因，若因药物引起应及时停药或调整用药品种和剂量，特别应注意胰岛素和半衰期较长的口服降糖药的用药剂量。确诊的胰岛素瘤或胰外肿瘤可行肿瘤切除术。营养不良、肝肾疾病等所致的低血糖除对症处理外，应积极治疗原发病。②增加血糖来源：摄入足够碳水化合物，进餐应定时、定量，防止血糖出现剧烈波动，保证每餐摄入足量的复合碳水化合物（各类主食）。③减少血糖消耗：避免过度疲劳及剧烈运动，当机体能量消耗急剧增高时，要及时加餐，补充营养；同时应注意适当减少降血糖药物的用量。

（2）低血糖发作时：迅速补充葡萄糖，恢复正常血糖水平，维护重要脏器功能是决定预后的关键。因此，当低血糖发作时，应立即摄入含糖较高的食物，如糖果、饼干、果汁等。严重时应及时静脉推注 50% 葡萄糖 40～60 mL，可迅速升高血糖。对于使用胰岛素或降糖药物的患者，存在再发低血糖的风险，需持续静脉滴注葡萄糖液。

**临床检验常用指标**

1. 正常人空腹血糖（FBG）参考值：葡萄糖氧化酶法 3.9～6.1 mmol/L；邻甲苯胺法 3.9～6.4 mmol/L。

2. 糖尿病患者的空腹血糖参考值：轻度糖尿病 7.0～8.4 mmol/L；中度糖尿病 8.4～11.1 mmol/L；重度糖尿病大于 11.1 mmol/L。

3. 口服葡萄糖耐量试验（OGTT）：30 min～1 h，正常值为 7.8～9.0 mmol/L，2 h 后不大于 7.8 mmol/L，3 h 后应当恢复到空腹血糖水平，即 3.9～6.1 mmol/L 或者 3.9～6.4 mmol/L，上述各个时段的尿糖试验正常人均为阴性。

4. 正常人糖化血红蛋白测定的参考值是 4%～6%，当参考值大于 9% 时，预测为糖尿病的准确率为 78%，当参考值大于 10% 时，预测为糖尿病的准确率为 89%，并且能够提示此时有较严重并发症，应当积极保健和治疗。

5. 胰岛素是体内唯一能降低血糖的激素。胰高血糖素是体内升高血糖水平的主要激素。

**基本知识点梳理**

详见表 5-1～表 5-6 和图 5-1～图 5-3。

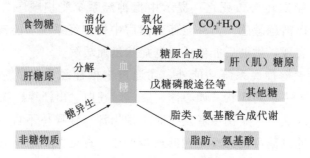

**图 5-1　血糖的来源和去路**

表 5-1　高血糖症的病因和发病机制

| 病因 | | | 发病机制 |
|---|---|---|---|
| 胰岛素绝对不足 | 免疫因素 | 细胞免疫异常 | (1) 介导细胞毒性 T 淋巴细胞，针对胰岛 B 细胞特殊抗原产生破坏作用；<br>(2) 激活的 T 淋巴细胞、巨噬细胞、粒细胞释放多种细胞因子，如白细胞介素-1（IL-1）、肿瘤坏死因子-α（TNF-α）和干扰素（IFN）-γ 等 |
| | | 自身抗体形成 | 与胰岛 B 细胞损伤有关，包括：ICA、IAA、GADA、IA-2 等抗体，可作为胰岛 B 细胞自身免疫损伤的标志物 |
| | 胰岛素基因突变 | | 胰岛素基因点突变，可引起一级结构的改变，C 肽裂解点的氨基酸不正常，可使胰岛素原转变成胰岛素不完全，变异胰岛素与受体的结合能力或生物活性降低甚至丧失 |
| | 遗传因素 | 组织相容性抗原基因 | 位于 6 号染色体上，可引起胰岛素分泌障碍；<br>HLA-Ⅱ类抗原与胰岛 B 细胞自身免疫性损伤密切相关；<br>胰岛 B 细胞免疫耐受性选择性丧失，发生自身免疫性损伤 |
| | | 细胞毒性 T 淋巴细胞相关性抗原 4 基因 | 多态性表达可激活各种 T 淋巴细胞，导致胰岛 B 细胞自身免疫反应性破坏 |
| | | Fox 基因 | 表达异常时 CD4+，CD25+，Treg 细胞减少，不足以维持自身免疫耐受，经由 T 细胞介导可引起胰岛 B 细胞选择性破坏 |
| | | 胸腺胰岛素基因表达 | 胸腺胰岛素基因表达异常，影响胸腺对胰岛素反应性 T 细胞的选择，与 HLA-Ⅱ协同作用导致胰岛 B 细胞破坏 |
| | 胰岛 B 细胞凋亡 | 通过 Fas-FasL 途径 | 胰岛细胞表面的 Fas 与 T 效应细胞表面的 FasL 结合后，引起 Fas 介导的靶细胞凋亡。FasL 阳性浸润的 T 淋巴细胞通过释放 IL-1β，诱导胰岛 B 细胞表达 Fas，引起胰岛 B 细胞凋亡 |
| | | 磷脂酶 $A_2$（$PLA_2$）激活 | 激活的 $PLA_2$ 可诱导胰岛 B 细胞凋亡 |
| | | 细胞因子 | IL-1β、INF-α、IFN-γ 通过诱导胰岛 B 细胞凋亡而损害胰岛 B 细胞；<br>INF-α 和 IFN-γ 可诱导胰岛 B 细胞一氧化氮酶（NOS）mRNA 表达来增加 NO 产生，引起胰岛 B 细胞 DNA 链断裂 |
| | 环境因素 | 病毒感染 | (1) 病毒直接破坏胰岛 B 细胞，并在病毒损伤胰岛 B 细胞后激发自身免疫反应，导致胰岛 B 细胞进一步损伤；<br>(2) 病毒作用于免疫系统，诱发自身免疫反应；<br>(3) 分子模拟作用使胰岛细胞失去免疫耐受，或刺激调节性 T 细胞及效应性 T 细胞，引发胰岛 B 细胞的自身免疫反应；<br>(4) 刺激调节性 T 细胞及效应细胞，引起胰岛 B 细胞的自身免疫损伤 |
| | | 化学损伤 | 四氧嘧啶、链佐星、喷他脒等 |
| | | 饮食因素 | 常见于携带 HLA DQ/DR 易感基因的敏感个体。如牛奶蛋白的与胰岛 B 细胞表面的某些抗原相似，可以通过"分子模拟机制"损害胰岛 B 细胞 |

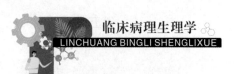
续表

| 病因 | | | 发病机制 |
|---|---|---|---|
| 胰岛素相对不足 | 受体前缺陷 | | 胰岛素生物活性下降，失去对受体的正常生物作用。最常见的原因是胰岛素抗体形成，包括内源性抗体和外源性抗体 |
| | 受体缺陷 | InsR 异常 | InsR 异常多由胰岛素受体基因突变引起，导致受体数量减少或活性下降 |
| | | InsR 抗体形成 | 胰岛素受体抗体可与细胞膜上的胰岛素受体结合，使细胞表面的受体数量减少；还可竞争性抑制胰岛素与其受体的结合，导致受体后的信号转导发生障碍 |
| | | 其他 | 胰岛素与 InsR 亲和力下降；减弱了 InsR 向膜内的转运，InsR 再利用障碍，降解加速；受体酪氨酸激酶活性降低；InsR 生物合成减少 |
| | InsR 后水平的缺陷 | IRS 异常 · 降解异常 | 参与胰岛素信号转导的 IRS 蛋白数量减少，影响胰岛素信号的传递，减弱靶细胞对胰岛素的敏感性 |
| | | IRS 异常 · 磷酸化异常 | 降低 IRS 蛋白的酪氨酸磷酸化水平；PI3K 激活其下游底物的能力下降，影响胰岛素信号经 PI3K/PKB 途径向下游的传递；加速 IRS 的降解；磷酸酪氨酸磷酸酶在骨骼肌、脂肪组织中的表达增多或活性增强，导致 IRS 的酪氨酸异常脱磷酸化反应，影响信号向下游的传递 |
| | | IRS 异常 · 分布异常 | IRS 在胞质中过度聚集可导致胰岛素抵抗 |
| | | PI3K 异常 | IRS 基因变异、游离脂肪酸、TNF-α 等均可导致 PI3K 表达和激酶活性降低 |
| | | PKB 异常 | PKB 活性下降，可减少骨骼肌对葡萄糖的利用，抑制糖原合成、促进糖异生，同时抑制 GLUT4 向质膜转位，减少脂肪细胞对葡萄糖的摄取 |
| | | GSK-3 异常 | GSK-3 的表达及活性升高与胰岛素抵抗的发生、发展有密切关系 |
| | | GLUT4 异常 | GLUT4 的表达减少向细胞表面转位受阻，含 GLUT4 的囊泡不能与细胞膜融合等因素，均与胰岛素抵抗的发生有密切关系 |

续表

| | 病因 | 发病机制 |
|---|---|---|
| 胰岛素拮抗激素失调 | 胰高血糖素分泌的抑制机制受损 | 胰岛素缺乏造成其通过 IRS-1/PI3K 途径对胰高血糖素分泌的抑制作用减弱 |
| | 胰岛 A 细胞对葡萄糖的敏感性下降 | 导致葡萄糖反馈抑制胰高血糖素分泌的能力下降或丧失，原因可能是预先下调了葡萄糖敏感位点 |
| | 胰高血糖素对 B 细胞的作用异常 | 胰高血糖素可以调节 B 细胞的 cAMP 生成，进一步激活肝细胞内的磷酸化酶、脂肪酶及与糖异生有关的酶系，加速糖原分解，脂肪分解及糖异生，同时减少胰岛素分泌 |
| | 胰岛 A 细胞的胰岛素抵抗 | 由于胰岛素受体后信号转导通路受损所致，其原因可能与血中的游离脂肪酸增加，脂毒性作用导致细胞的氧化应激反应有关 |
| 其他因素 | 肝源性高血糖 | 肝硬化、急慢性肝炎、脂肪肝等肝脏疾病，可引起糖耐量减退，血糖升高 |
| | 肾源性高血糖 | 尿毒症、肾小球硬化等肾功能严重障碍时，由于对胰岛素有不同程度的抗拒，肝糖原分解增强，同时肾糖阈的改变，也可引起高血糖 |
| | 应激性高血糖 | 主要与体内儿茶酚胺、皮质激素及胰高血糖素分泌增高有关，可见于外科大手术、严重感染、大面积创伤、烧伤、大出血、休克等 |
| | 内分泌性高血糖 | 肾上腺素、糖皮质激素、生长激素等胰岛素的拮抗性激素水平升高，可明显提高机体的能量代谢水平。可见于肢端肥大症、嗜铬细胞瘤、甲亢、库欣综合征等 |
| | 妊娠性高血糖 | 妊娠时胎盘可产生雌激素、孕酮、催乳素和胎盘生长激素等多种拮抗胰岛素的激素，还能分泌胰岛素酶，加速胰岛素的分解 |
| | 药物性高血糖 | 重组人生长激素可明显升高血糖，甚至引起难以控制的高血糖症；使用抗精神病药物治疗的患者，胰岛素抵抗指数上升；免疫抑制剂他克莫司可抑制钙调磷酸酶的活性，驱动蛋白重链的去磷酸化，进而抑制葡萄糖刺激的胰岛素分泌 |
| | 其他因素引起的高血糖 | 肥胖、高脂血症、某些肌损伤及遗传病、有机磷中毒等均可引起高血糖 |

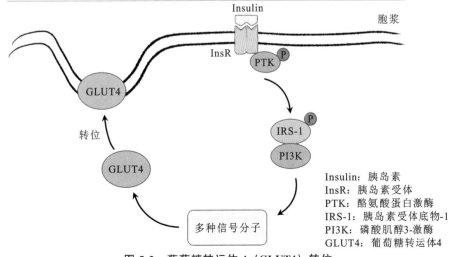

图 5-2　葡萄糖转运体 4（GLUT4）转位

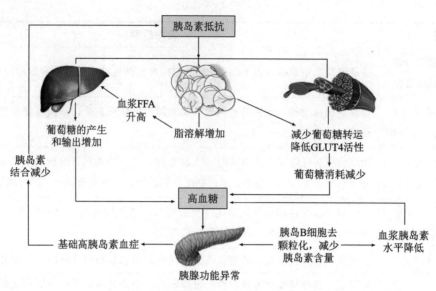

**图 5-3　胰岛素抵抗和 2 型糖尿病的发病机制**

表 5-2　高血糖对机体的影响

| 类型 | 影响 |
| --- | --- |
| 代谢紊乱 | 渗透性脱水和糖尿：①高血糖引起细胞外液渗透压升高，引起细胞脱水；②肾小管液中葡萄糖浓度升高，渗透压升高，出现渗透性利尿和脱水，表现为糖尿、多尿、口渴<br>酮症酸中毒：脂肪分解加速，游离脂肪酸生成增加，酮体生成增加 |
| 多系统损害 | 对心血管系统影响：视网膜病、动脉粥样硬化、心肌损伤等 |
| | 对神经系统影响：感觉异常、肌萎缩、自主神经病等 |
| | 对免疫系统影响：感染 |
| | 对血液系统影响：血液高凝、血栓形成 |
| | 对眼晶状体影响：白内障 |
| | 对其他器官、系统影响：组织蛋白糖基化导致皮肤病变 |
| | 肾脏病变：蛋白尿、水肿、电解质平衡紊乱、高血压和氮质血症 |
| | 肢体坏疽：进行性肢端缺血、手足麻木及溃烂坏死 |

表 5-3　高血糖症防治的病理生理基础

| 防治方法 | 病理生理基础 |
| --- | --- |
| 饮食治疗 | 合理饮食，可减轻体重，有利于控制高血糖；降低胰岛 B 细胞的负担；减少降糖药物的剂量 |
| 运动疗法 | 长期合理运动，可上调胰岛素受体；提高组织对胰岛素的敏感性和葡萄糖的利用能力；改善脂质代谢紊乱 |

续表

| 防治方法 | 病理生理基础 |
|---|---|
| 药物治疗 | 降糖药物：如磺脲类药物格列本脲等 |
| | 胰岛素治疗：快速有效降低血糖浓度 |
| | 其他治疗：如胰腺移植、胰岛细胞移植、干细胞治疗等 |

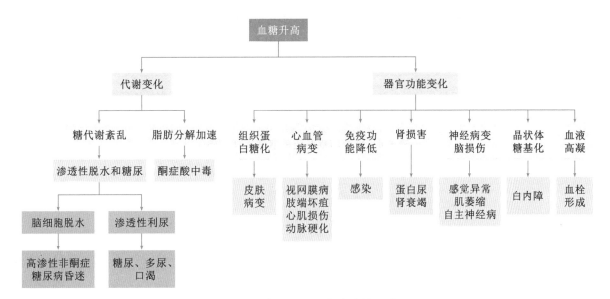

图 5-4　高血糖对机体功能的影响

表 5-4　低血糖症的病因及发病机制

| 病因 | | 发病机制 |
|---|---|---|
| 血糖来源减少 | | 营养不良：肝糖原储备减少、肌肉蛋白含量减低，不能为糖异生提供足够原料 |
| | | 肝功能衰竭：严重肝脏疾病时，肝糖原合成储备减少、糖异生障碍、胰岛素灭活减少 |
| | | 肾功能不全：肾功能衰竭时，肾糖异生减少、清除胰岛素能力减低 |
| | 升高血糖激素缺乏 | 胰高血糖素缺乏：肝糖原分解减少、糖异生减少、脂肪动员减少，血糖降低 |
| | | 糖皮质激素缺乏：抑制肌蛋白分解、抑制脂肪动员、促进葡萄糖的摄取和利用，降低血糖 |
| | | 肾上腺素缺乏：引起应激性低血糖 |
| 血糖去路增加 | 血液中胰岛素增高 | 胰岛素自身抗体和抗胰岛素受体自身抗体形成：胰岛素降解减少 |
| | | 自主神经功能紊乱：胰岛素分泌增加 |
| | | 与饮食相关的反应性低血糖：胰岛素大量分泌，其分泌高峰晚于血糖高峰 |
| | | 胰岛素-葡萄糖耦联机制缺陷：胰岛 B 细胞 $K^+$ 通道关闭、$K^+$ 外流减少，$Ca^{2+}$ 通道自动开放、$Ca^{2+}$ 内流增加，胰岛素持续分泌 |
| | | 葡萄糖消耗过多：剧烈运动、重症甲状腺功能亢进等 |

表 5-5 低血糖对机体的影响

| 类型 | | 影响 |
|---|---|---|
| 神经系统 | 交感神经 | 低血糖→交感神经→儿茶酚胺分泌增多，机体出现相应症状 |
| | | 烦躁不安、面色苍白、大汗淋漓、心动过速和血压增高等交感神经兴奋症状 |
| | 中枢神经 | 原因：<br>(1) 神经细胞无能量储备、脑细胞能量来源减少；<br>(2) 脑细胞对葡萄糖的利用无须外周胰岛素参与 |
| | | 中枢神经系统对低血糖最为敏感：最初仅表现为心智、精神活动轻度受损，继之大脑皮质受抑制症状；随后皮质下中枢和脑干相继受累，最终将累及延髓而致呼吸系统、循环系统功能障碍 |
| 低血糖发作的警觉症状不敏感 | | 反复发作的低血糖可减少低血糖发作的警觉症状，促发无察觉性低血糖产生 |

表 5-6 低血糖症防治的病理生理基础

| 类型 | 措施 |
|---|---|
| 病因学防治 | 积极寻找致病原因，使用药物 |
| | 摄入足够的碳水化合物，进餐应定时、定量 |
| | 避免过度劳累或剧烈运动 |
| 低血糖发作时的处理原则 | 发作时迅速补充葡萄糖 |
| | 严重者静脉推注 50％葡萄糖 |

 **常用医学词汇中英文对照**

详见表 5-7。

表 5-7 常用医学词汇中英文对照表

| 序号 | 英文 | 中文 |
|---|---|---|
| 1 | hyperglycemia | 高血糖症 |
| 2 | diabetes mellitus，DM | 糖尿病 |
| 3 | interleukin-1，IL-1 | 白细胞介素-1 |
| 4 | tumor necrosis factor，TNF | 肿瘤坏死因子 |
| 5 | interferon，IFN | 干扰素 |
| 6 | islet cell antibody，ICA | 胰岛细胞抗体 |
| 7 | autoantibody to insulin，IAA | 胰岛素自身抗体 |
| 8 | antibody to glutamic acid decarboxylase，GADA | 谷氨酸脱羧酶抗体 |
| 9 | antibody to tyrosine phosphatases，IA-2 | 酪氨酸磷酸酶抗体 |

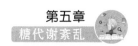
| 序号 | 英文 | 中文 |
|---|---|---|
| 10 | T helper cells，Thcell | 辅助性 T 细胞 |
| 11 | nitric oxide synthase，NOS | 一氧化氮合酶 |
| 12 | phospholipase $A_2$，$PLA_2$ | 磷脂酶 $A_2$ |
| 13 | histocompatibility antigen，HLA | 组织相容性抗原 |
| 14 | immune tolerance | 免疫耐受性 |
| 15 | forkhead helix box，Fox | 叉头蛋白 |
| 16 | insulin resistance，IR | 胰岛素抵抗 |
| 17 | insulin antibody | 胰岛素抗体 |
| 18 | insulin receptor gene，IRG | 胰岛素受体基因 |
| 19 | insulin receptor antibodies，IRA | 胰岛素受体抗体 |
| 20 | phosphoinositol 3-kinase，PI3K | 磷酸酰肌醇 3-激酶 |
| 21 | protein tyrosine kinase，PTK | 酪氨酸蛋白激酶 |
| 22 | insulin receptor substrate，IRS | 胰岛素受体底物 |
| 23 | src homology domain 2，SH2 | SH2 结构域 |
| 24 | glucose transporter，GLUT | 葡萄糖转运体 |
| 25 | protein kinase B，PKB | 蛋白激酶 B |
| 26 | glycogen synthase kinase-3，GSK-3 | 糖原合酶激酶-3 |
| 27 | protein tyrosine phosphatase，PTPase | 蛋白酪氨酸磷酸酶 |
| 28 | phosphoenolpyruvate carboxykinase，PEPCK | 磷酸烯醇式丙酮酸羧激酶 |
| 29 | epidermal growth factor，EGF | 表皮生长因子 |
| 30 | fibroblast growth factor，FGF | 成纤维细胞生长因子 |
| 31 | glycogen synthetase，GS | 糖原合成酶 |
| 32 | glucose-6-phosphate，G-6-Pase | 葡萄糖-6-磷酸酶 |
| 33 | endosome | 核内体 |
| 34 | glucagon like peptide-1，GLP-1 | 胰高血糖素样肽 1 |
| 35 | recombinant human growth hormone，rhGH | 重组人生长激素 |
| 36 | nitrotyrosine，NT | 硝基酪氨酸 |
| 37 | peroxynitrite，$ONOO^-$ | 过氧亚硝基阴离子 |
| 38 | plasminogen activator inhibitor 1，PAI-1 | 纤溶酶原激活物抑制剂-1 |
| 39 | glycosylation | 糖基化 |

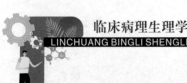

续表

| 序号 | 英文 | 中文 |
|---|---|---|
| 40 | oral glucose tolerance test，OGTT | 糖耐量试验 |
| 41 | sulfonylurea receptor 1，SUR1 | 磺脲类药物受体 |
| 42 | neuroglycopenia | 神经低血糖 |
| 43 | hypoglycemia | 低血糖症 |
| 44 | free fatty acid，FFA | 游离脂肪酸 |
| 45 | ATP-sensitive potassium channel，KATP | ATP 敏感钾离子通道 |
| 46 | insulin shock | 胰岛素休克 |
| 47 | insulin autoimmunity syndrome，IAS | 胰岛素自身免疫综合征 |
| 48 | Tacrolimus，FK506 | 他克莫斯 |

 **基本概念**

1. 高血糖症：指血液中葡萄糖的浓度长期高于正常水平，以空腹时血糖水平高于 6.9 mmol/L（125 mg/dL）及餐后 2 h 血糖高于 11.1 mmol/L（200 mg/dL）为判断标准。当血糖超过其肾阈值 9.0 mmol/L（160 mg/dL）时，则出现尿糖。高血糖包括生理性高血糖和病理性高血糖。

2. 低血糖症：是指空腹血糖水平低于 2.8 mmol/L（50 mg/dL），是一组由多种病因引起的临床上以血糖浓度过低、交感神经兴奋和脑细胞缺氧为主要特点的临床综合征。低血糖症有 3 个特点：①血糖低于极限；②出现以神经、精神症状为主的症候群；③给予葡萄糖后，症状立刻缓解。

3. 胰岛素抵抗：是指胰岛素作用的靶细胞和靶器官（以肝脏、肌肉和脂肪组织为主）对胰岛素生物作用的敏感性降低，可引起高血糖症，而血液中胰岛素含量可正常或高于正常值。

4. 胰岛素受体前缺陷：指胰岛 B 细胞分泌的胰岛素生物活性下降或丧失对靶细胞胰岛素受体的正常生物作用。

5. 肝源性高血糖：肝硬化、急慢性肝炎、脂肪肝等肝脏疾病所引起糖耐量减退，血糖升高。

6. 应激性高血糖：外科手术、严重感染、大面积创伤、烧伤、大出血、休克等，由于机体的应激反应可引起高血糖。

7. 肾源性高血糖：尿毒症、肾小球硬化等肾功能严重障碍时，对胰岛素产生不同程度的抗拒，肝糖原分解增强，同时肾糖阈的改变，所引起的高血糖即肾源性高血糖。

8. 内分泌性高血糖：拮抗胰岛素作用的激素如生长激素、皮质醇、甲状腺素、肾上腺素、某些垂体激素在体内过量产生时，所引发的高血糖。

9. 胰岛素休克：由于过多的胰岛素可导致葡萄糖降低到很低的水平，从而使中枢神经系统的代谢被抑制，严重时可致人昏迷和休克，即胰岛素休克。

10. 药物性高血糖：是指由于长期应用某种药物，使患者糖代谢发生障碍所引起的高血糖。

**学习评价**

**（一）填空题**

1. 正常机体的内在调节系统能够保持_____平衡，使血糖浓度的变化局限于一定的生理范围内，任何原因引起的_____，称为糖代谢紊乱。

2. 在机体发生糖代谢紊乱时，根据血糖的高低机体可出现_____和_____。

3. 高血糖症时，血糖高于其肾阈值_____时，则出现尿糖。临床上常见的病理性高血糖症是_____。

4. 高血糖症主要由于_____、_____、_____和其他因素（如肝源性高血糖等）引起。

5. 长期持续的高血糖导致血红蛋白和组织蛋白发生糖基化生成_____，刺激糖、脂肪、蛋白质以及自由基生成增多，导致_____、_____及相应的组织结构变化等，这是高血糖引发多系统损害的病理基础。

6. 胰岛素抵抗的发病与遗传缺陷高度相关，根据这种缺陷相对于胰岛素受体的位置，可分为_____、_____、_____ 3 个水平。

7. 与胰岛 B 细胞破坏有关的环境因素主要有_____、_____和_____。

8. 肝硬化、急慢性肝炎、脂肪肝等肝脏疾病，可引起糖耐量降低，血糖升高。其主要机制是：_____、_____和_____和肝病治疗中使用过多的高糖饮食、大量皮质激素和利尿剂的应用等。

9. 高血糖引起的微血管典型改变是_____和_____。

10. 高血糖引起的神经病变包括_____和_____，其发生机制可能与高血糖所致的代谢或_____的改变有关。

11. 高血糖可引起血液凝固性_____，导致_____形成。

12. 长期高血糖，通过改变肾脏_____以及代谢异常引起肾脏功能病变，主要表现为_____、水肿、电解质平衡紊乱、高血压和_____。

13. 糖尿病的药物治疗包括_____和_____。

14. 低血糖症是由多种病因引起的以_____、_____和_____为主要表现的一组临床综合征。

15. 低血糖症病因复杂，分类方法较多，其中心发病环节为_____，即机体对葡萄糖摄入减少，肝糖原分解和_____减少，而机体组织消耗和利用_____增多。

16. 血糖来源减少的原因有_____、_____、_____和升高血糖激素缺乏。

17. 加速葡萄糖分解代谢的常见因素有：胰岛素自身抗体和_____自身抗体形成、_____和饮食相关的_____。

18. 低血糖症对机体的影响以神经系统为主，尤其是_____和_____系统。

19. 对低血糖最为敏感的是_____系统。低血糖症时脑细胞能量来源减少，很快出现神经症状，称为_____。

20. 维护_____是决定低血糖预后的关键。低血糖发作时，要迅速补充_____，恢复正常血糖水平。

(二) 单选题

1. 下列哪项可以诊断高血糖症 (　　)

A. 随机血糖高于 6.9 mmol/L (125 mg/dL)

B. 空腹血糖高于 6.9 mmol/L (125 mg/dL)

C. 空腹血糖高于 7.9 mmol/L (160 mg/dL)

D. 餐后血糖高于 11.1 mmol/L (200 mg/dL)

E. 血糖等于肾阈值 9.0 mmol/L (160 mg/dL)

2. 影响胰岛素分泌的最基本因素是 (　　)

A. 胰岛 B 细胞数量和功能 　　　　　　B. 胰岛 A 细胞数量和功能

C. 胰岛素受体数量 　　　　　　　　　D. 胰岛素信号转导过程

E. 胰岛 B 细胞体积大小

3. 关于胰岛 A 细胞与胰高血糖素的说法正确的是 (　　)

A. 胰岛 A 细胞分泌胰高血糖素，主要靶器官为胰岛

B. 胰岛 A 细胞分泌胰高血糖素，"高胰高血糖素血症" 所致的肝糖原分解和糖异生过多是高血糖发病机制的重要环节

C. 持续高血糖可提高胰岛 A 细胞血糖的敏感性，导致葡萄糖反馈抑制胰高血糖素分泌的能力增强

D. 胰岛 A 细胞胰高血糖素分泌不受血糖浓度的影响

E. 糖尿病时高胰岛素血症与高胰高血糖素血症不会同时存在

4. 下列关于胰岛 B 细胞凋亡叙述不正确的是 (　　)

A. INF-α 和 IFN-γ 通过诱导胰岛 B 细胞一氧化氮合酶 mRNA 表达来增加 NO 产生，引起胰岛 B 细胞 DNA 断裂

B. INF-α 和 IL-1β 在诱导胰岛 B 细胞凋亡的过程中呈现协同作用

C. 磷脂酶 $A_2$ 的激活不参与诱导胰岛 B 细胞的凋亡

D. FasL 阳性浸润的 T 淋巴细胞通过释放 IL-1β，诱导胰岛 B 细胞表达 Fas，引起胰岛 B 细胞凋亡

E. 胰岛细胞表面的 Fas 与 T 效应细胞表面的 FasL 结合后介导靶细胞凋亡

5. 明确与胰岛 B 细胞破坏有关的基因突变是 (　　)

A. PD-1 　　　　　　　　　　　　　B. FasL

C. Myb 　　　　　　　　　　　　　D. CTLA-4

E. caspase-3

6. 关于胰岛素抵抗，下列属于受体后缺陷的是 (　　)

A. 胰岛素抗体形成 　　　　　　　　　B. IRS 降解、磷酸化异常

C. 胰岛素受体抗体形成 　　　　　　　D. 胰岛素基因突变

E. 胰岛素拮抗激素过多

7. 糖尿病性微血管病变中最重要的表现是 (　　)

A. 糖尿病足 　　　　　　　　　　　　B. 视网膜病变

C. 肾脏病变　　　　　　　　　　　　　　D. 神经病变

E. 动脉粥样硬化

8. 下列关于胰岛素信号转导途径的叙述正确的是（　　　）

A. 胰岛素与胰岛素受体的 α 亚基结合，同时使 β 亚基在酪氨酸蛋白激酶的作用下产生受体的磷酸化

B. 胰岛素受体的 β 亚基在酪氨酸蛋白激酶的作用下产生受体的磷酸化后，其磷酸激酶可使 IRS-2 磷酸化并使其激活

C. 磷酸化的酪氨酸与含有 SH1 结构域的信号分子 PI3K 结合

D. 胰岛素信号转导途径主要通过刺激葡萄糖转运体 4 转导途径介导其代谢调节作用

E. 胰岛素信号转导异常主要发生在其中的 IRS、PI3K、蛋白激酶 A 以及 GLUT4 水平改变

9. 下列属于血糖去路增加所致低血糖的是（　　　）

A. 胰岛 B 细胞瘤性低血糖

B. 重症慢性疾病、消化道肿瘤等患者由于食物摄入不足而诱发低血糖症状

C. 胰岛素拮抗激素缺乏性低血糖

D. 肝癌晚期患者糖异生障碍

E. 慢性肾衰竭导致低血糖症

10. 下列说法正确的是（　　　）

A. 血糖浓度高于肾糖阈时，肾小球滤过的葡萄糖多于肾小管吸收的葡萄糖

B. 血糖浓度高于肾糖阈时，尿量增加，尿糖减少

C. 血糖浓度高于肾糖阈时，葡萄糖在肾小管液中的浓度降低

D. 血糖浓度高于肾糖阈时，促进肾小管对水的重吸收

E. 血糖浓度高于肾糖阈时，肾小管液中的渗透压明显降低

11. 关于高血糖症导致多系统器官损害的说法不正确的是（　　　）

A. 胰岛素减少，脂肪分解减慢是动脉粥样硬化的主要原因

B. 胰岛素减少，脂肪分解加速是动脉粥样硬化的主要原因

C. 血液黏稠度增加，使血流减少，导致视网膜缺血性损伤

D. 血糖过高通过肾脏血流动力学改变以及代谢异常引起肾脏损害

E. 长期血糖增高引起的糖、脂、蛋白质代谢紊乱，血管病变，可导致骨和关节的病变，如关节活动障碍、骨质疏松

12. 下列哪项不属于引起高血糖的饮食因素（　　　）

A. 高糖　　　　　　　　　　　　　　　　B. 高脂肪

C. 高胆固醇　　　　　　　　　　　　　　D. 高膳食纤维

E. 低膳食纤维

13. 引起高血糖的主要环境因素为（　　　）

A. 饮食因素　　　　　　　　　　　　　　B. 病毒感染

C. 化学损伤　　　　　　　　　　　　　　D. 物理损伤

E. 细菌感染

14. 下列哪项可以诊断低血糖症（　　　）

A. 空腹血糖低于 2.8 mmol/L（50 mg/dL）

B. 餐后血糖低于 6.0 mmol/L（108 mg/dL）

C. 空腹血糖低于 6.9 mmol/L（125 mg/dL）

D. 餐后血糖低于 6.9 mmol/L（125 mg/dL）

E. 餐后血糖低于 7.8 mmol/L（140 mg/dL）

15. 器质性低血糖症中最常见的原因是（　　　）

A. 胰岛素瘤　　　　　　　　　　　　　B. 2 型糖尿病早期

C. 胃大部切除　　　　　　　　　　　　D. 糖原累积病

E. 半乳糖血症

16. 胰岛 B 细胞的进行性免疫损伤常见于（　　　）

A. 固有免疫损伤　　　　　　　　　　　B. 适应性免疫损伤

C. 细胞免疫损伤　　　　　　　　　　　D. 体液免疫损伤

E. 自身抗体形成

17. 胰高血糖素缺乏导致低血糖症的机制是（　　　）

A. 抑制肝 L 型丙酮酸激酶　　　　　　　B. 糖原合成酶活性降低

C. 肝糖原合成减少　　　　　　　　　　D. 促进肝脏摄取血液中的氨基酸

E. 2，6-二磷酸果糖的合成增加

18. 下列属于血糖去路增加而造成低血糖症的是（　　　）

A. 肝源性低血糖　　　　　　　　　　　B. 肾功能不全

C. 胰岛素拮抗激素缺乏性低血糖　　　　D. 胃大部切除

E. 消化道肿瘤

19. 低血糖发作时的处理原则最关键的一步是（　　　）

A. 改善血液高凝状态　　　　　　　　　B. 纠正电解质平衡紊乱

C. 维护重要脏器的功能　　　　　　　　D. 纠正酸碱平衡紊乱

E. 应用外源性胰岛素治疗

20. 低血糖症的特点不包括（　　　）

A. 给予葡萄糖症状即缓解　　　　　　　B. 血糖低于 2.8 mmol/L（50 mg/dL）

C. 血液中胰岛素升高　　　　　　　　　D. 出现以心血管病变为主的症候群

E. 出现以神经、精神症状为主的症候群

21. 下列哪项是血糖的主要来源（　　　）

A. 肝糖原分解　　　　　　　　　　　　B. 葡萄糖转化成非糖物质

C. 葡萄糖氧化分解　　　　　　　　　　D. 糖原合成

E. 葡萄糖转变成其他糖

22. 胰岛素分泌不足的关键环节是（　　　）

A. 胰岛素抵抗　　　　　　　　　　　　B. 胰岛 B 细胞的进行性损坏

C. 胰岛 B 细胞代偿性肥大　　　　　　　D. 胰岛素信号转导障碍

E. 胰岛素受体功能障碍

23. 胰岛素抵抗是指（　　　）

A. 胰岛素分泌减少

B. 分子模拟作用使胰岛细胞失去免疫耐受

C. 胰岛素结构破坏

D. 胰岛素灭活增加

E. 胰岛素敏感组织对胰岛素的敏感性或反应性降低

24. 低血糖症的主要临床表现是（　　　）

A. 肾素-血管紧张素-醛固酮系统兴奋和心肌细胞缺氧

B. 肾素-血管紧张素-醛固酮系统兴奋和脑细胞缺氧

C. 迷走神经兴奋和脑细胞缺氧

D. 交感神经兴奋和脑细胞缺氧

E. 交感神经兴奋和心肌细胞缺氧

25. 低血糖症对机体影响的主要部位是（　　　）

A. 生殖系统

B. 心血管系统

C. 泌尿系统

D. 消化系统

E. 神经系统，尤其是交感神经和脑部

26. 糖尿病中血糖升高的机理错误的是（　　　）

A. 组织对葡萄糖的利用减少

B. 糖异生增加

C. 糖原分解代谢加速

D. 糖原合成减少

E. 外周组织摄取葡萄糖增加

27. 不属于肝功能衰竭引起低血糖的机制（　　　）

A. 肝细胞广泛损害致肝糖原合成储备严重不足，糖原分解减少，糖异生障碍

B. 肝细胞对胰岛素的分解灭活减少

C. 肝癌或肝硬化时对葡萄糖的消耗增多，癌组织产生胰岛素样物质

D. 肝内雌激素灭活减弱

E. 继发性胰岛功能不全

28. 高血糖对免疫系统的影响主要表现为（　　　）

A. 吞噬细胞的功能增强

B. 吞噬细胞的功能降低

C. 血液免疫活性增强

D. 激活补体系统

E. 体液免疫活性降低

29. 胰岛素治疗适用于下列哪项原因引起的高血糖（　　　）

A. 胰岛 B 细胞免疫损伤

B. 胰岛素受体抗体形成

C. 胰岛素受体异常

D. 胰岛素受体底物磷酸化异常

E. 葡萄糖转运蛋白 4 异常

30. 关于高血糖的概念不正确的是（　　　）

A. 情绪激动致交感神经系统兴奋，可致血糖升高

B. 一次性摄入大量糖，血糖迅速升高

C. 生理性高血糖，其空腹血糖正常

D. 情感性尿糖有明显的临床症状

E. 临床上常见的病理性高血糖症是糖尿病

（三）多选题

1. 参与血糖调节的因素包括（　　）

A. 胰岛 B 细胞的数量 　　　　　　　　　B. 胰岛 B 细胞的分泌功能

C. 肝脏调节参与糖代谢的各种酶类 　　　D. 胰高血糖素的分泌功能

E. 儿茶酚胺、肾上腺素、生长激素水平

2. 与胰岛素抵抗的发生机制直接相关的有（　　）

A. 胰岛素受体抗体的形成

B. IRS 家族、PI3K、蛋白激酶 B、糖原合酶激酶-3 以及 GLUT4 水平变异或活化

C. 胰岛素受体基因突变

D. 胰岛素拮抗激素（糖皮质激素、甲状腺素、生长激素和肾上腺素等）异常增多

E. 某些相关的基因突变促发或加重胰岛 B 细胞自身免疫性损伤

3. 下列哪些属于胰岛细胞自身抗体（　　）

A. 胰岛素自身抗体（IAA） 　　　　　　　B. 抗胰岛细胞抗体（ICA）

C. 抗谷氨酸脱羧酶抗体（GADA） 　　　　D. 抗酪氨酸磷酸酶抗体（IA-2）

E. γ-氨基丁酸转氨酶自身抗体（GABA）

4. 下列关于胰岛 B 细胞损伤的免疫因素说法正确的是（　　）

A. 激活的 T 淋巴细胞、巨噬细胞释放多种细胞因子损伤胰岛 B 细胞分泌胰岛素

B. 肿瘤坏死因子和干扰素共同诱导胰岛 B 细胞表面的Ⅱ类抗原表达，导致胰岛 B 细胞损伤

C. 胰岛细胞抗体启动补体依赖的或抗体依赖的细胞毒性作用，导致胰岛 B 细胞炎症损伤

D. 胰岛自身抗体的产生可直接导致胰岛 B 细胞的损伤，这些抗体可作为胰岛 B 细胞自身免疫损伤的标志物

E. 胰岛的炎症反应使胰岛 B 细胞的功能逐渐丧失，胰岛 B 细胞数量逐渐减少导致胰岛素分泌逐渐降低，最终导致高血糖的发生

5. 下列关于胰岛素抵抗的叙述，不正确的是（　　）

A. 胰岛素分泌减少

B. 胰岛素作用的靶器官对胰岛素作用的敏感性降低

C. 血液中胰岛素含量下降

D. 分子模拟作用使胰岛细胞失去免疫耐受

E. 胰岛素灭活增加

6. 下列哪些因素可引起胰岛素信号转导异常（　　）

A. PI3K 异常 　　　　　　　　　　　　　B. PKA 异常

C. GSK-3 异常 　　　　　　　　　　　　　D. GLUT4 异常

E. PKB 异常

7. 下列哪些激素升高可引起高血糖（　　）

A. 胰岛素 　　　　　　　　　　　　　　　B. 儿茶酚胺

C. 生长激素 　　　　　　　　　　　　　　D. 孕酮

E. 催乳素

8. 胰岛素抵抗的发病机制有（　　）

A. 胰岛素受体水平缺陷 　　　　　　　　　B. 细胞免疫异常

C. 胰岛素受体前缺陷                           D. 胰岛素受体后缺陷

E. 组织相容性抗原基因突变

9. 下列属于高血糖引起的代谢紊乱有（      ）

A. 酮症酸中毒                                 B. 负氮平衡

C. 等渗性脱水                                 D. 脂肪合成增加

E. 脱水

10. 低血糖发生的可能因素有（      ）

A. 胰高血糖素与受体结合障碍，使糖原合成酶活性增高而抑制磷酸化酶，肝糖原分解减少

B. 糖皮质激素、肾上腺素、儿茶酚胺等缺乏

C. 重症肝炎、肝硬化、肝癌晚期患者糖原分解减少、糖异生障碍

D. 自主神经功能失衡，迷走神经兴奋性增高使胃排空加速，胰岛素分泌过多

E. 大量饮酒者慢性酒精中毒，引起下丘脑-垂体-肾上腺轴功能异常

11. 低血糖症的主要临床特点不包括（      ）

A. 肾素-血管紧张素系统兴奋和心肌细胞缺糖

B. 肾素-血管紧张素系统兴奋和脑细胞缺糖

C. 交感神经兴奋和脑细胞缺糖

D. 交感神经兴奋和心肌细胞缺糖

E. 迷走神经兴奋和脑细胞缺糖

12. 低血糖发生时的处理方式包括（      ）

A. 立即使用磺脲类药物如格列本脲

B. 严重低血糖患者，立即给予 50％葡萄糖液 60～100 mL 静脉注射，继以 5％～10％葡萄
糖液静脉滴注

C. 疑似低血糖昏迷的患者，立即测血糖，必要时可加用氢化可的松 100 mg 和（或）胰高
血糖素 0.5～1.0 mg 肌内或静脉注射

D. 若无明显心慌发冷等症状者，可暂时观察，不做处理

E. 轻度低血糖患者，口服糖水或进食糖果、饼干、面包、馒头

13. 肾衰竭引起低血糖的机制是（      ）

A. 血液中丙氨酸水平降低，肾脏糖原异生底物不足

B. 肾脏对胰岛素的分解灭活减少

C. 肾脏对胰岛素清除率下降

D. 肾性糖尿病患者由尿路失糖过多

E. 继发性胰岛功能不全

## (四) 简答题

1. 高血糖症时机体发生哪些代谢紊乱？

2. 高血糖时心血管系统有哪些表现？其损害机制如何？

3. 高血糖对神经系统的影响？

4. 长期高血糖为什么会出现白内障？

5. 高血糖对肾脏的影响及发生机制如何？

6. 如何防治高血糖症？

7. 简述磺脲类降糖药物的作用机理。

8. 低血糖症对机体有哪些影响?

9. 如何防治低血糖症?

## (五) 问答题

1. 机体内有哪些激素可以调节血糖水平? 其作用机制分别是什么?

2. 试述引起高血糖症的病因与发病机制。

3. 试述引起低血糖症的病因与发病机制。

### 参考答案

### (一) 填空题

1. 糖代谢, 糖代谢平衡失调

2. 高血糖症, 低血糖症

3. 9.0 mmol/L, 糖尿病

4. 胰岛素绝对不足, 胰岛素相对不足, 胰岛素拮抗激素分泌失调

5. 糖化终产物, 血管内皮细胞损伤, 细胞间基质增加

6. 受体前, 受体, 受体后

7. 病毒感染, 化学损伤, 饮食因素

8. 继发性胰岛功能不全, 胰高血糖素灭活减弱, 胰岛素抵抗

9. 微循环障碍, 微血管基底膜增厚

10. 外周神经病变, 自主神经病变, 渗透压张力

11. 增高, 血栓

12. 血流动力学, 蛋白尿, 氮质血症

13. 口服降糖药, 胰岛素治疗

14. 血糖浓度过低, 交感神经兴奋, 脑细胞缺氧

15. 血糖的来源小于去路, 糖异生, 葡萄糖

16. 营养不良, 肝功能衰竭, 肾功能不全

17. 抗胰岛素受体, 自主神经功能紊乱, 反应性低血糖

18. 交感神经, 中枢神经

19. 中枢神经, 神经低血糖症

20. 重要脏器功能, 葡萄糖

### (二) 单选题

| 1 | 2 | 3 | 4 | 5 | 6 | 7 | 8 | 9 | 10 |
|---|---|---|---|---|---|---|---|---|---|
| B | A | B | C | D | B | B | A | A | A |
| 11 | 12 | 13 | 14 | 15 | 16 | 17 | 18 | 19 | 20 |
| A | D | B | A | A | C | E | D | C | D |
| 21 | 22 | 23 | 24 | 25 | 26 | 27 | 28 | 29 | 30 |
| A | B | E | D | E | E | E | B | A | D |

**(三) 多选题**

| 1 | 2 | 3 | 4 | 5 | 6 | 7 | 8 | 9 | 10 |
|---|---|---|---|---|---|---|---|---|---|
| ABCDE | ABCD | ABCD | ABCDE | ACDE | ACDE | BCDE | ACD | ABE | ABCDE |

| 11 | 12 | 13 |
|---|---|---|
| ABDE | BCE | ACD |

**(四) 简答题**

1. 高血糖症时机体发生哪些代谢紊乱？

答：(1) 渗透性脱水和糖尿。①血糖急剧升高引起细胞外液渗透压增高，水从细胞内转移至细胞外，可导致细胞内液减少，引起细胞脱水。脑细胞脱水可引起高渗性非酮症糖尿病患者昏迷。②血糖浓度高于肾糖阈，肾小球滤过的葡萄糖多于肾小管重吸收的葡萄糖，葡萄糖在肾小管液中的浓度升高，小管液中的渗透压明显增高，阻止了肾小管对水的重吸收，丢失大量的细胞外液，从而出现渗透性利尿和脱水，临床表现为糖尿、多尿、口渴。

(2) 物质代谢紊乱。胰岛素分泌绝对不足和胰岛素生物学效应降低，肝脏、骨骼肌、脂肪组织等效应器官对葡萄糖的摄取、利用减少，肝糖原分解加强，引起高血糖。脂肪组织从血液摄取甘油三酯减少，脂肪合成降低；脂蛋白酯酶活性降低，血中游离脂肪酸和甘油三酯浓度升高；蛋白质合成减少，分解加速，出现负氮平衡。

(3) 酮症酸中毒。高血糖症时，由于机体不能很好地利用血液中的葡萄糖，各组织细胞处于糖和能量的饥饿状态，可引起脂肪分解加速，血中游离脂肪酸增加，酮体生成增加超过了酮体的利用，大量的酮体堆积在机体形成酮症，发展为酮症酸中毒和高钾血症。

2. 高血糖时心血管系统有哪些表现？其损害机制如何？

答：(1) 心血管病变主要是视网膜病、肢端坏疽、心肌损伤、动脉硬化。

(2) 高血糖对心血管系统损害的机制：①急性高血糖可引起心肌细胞凋亡，进而损伤心功能。②引起内皮细胞黏附性增加、新血管生成紊乱、血管渗透性增加、炎症反应、血栓形成等，其损害程度与高血糖的峰值成正比关系。高血糖还可通过诱导一氧化氮化学性失活而直接损伤血管内皮细胞功能。③增加血液黏滞度、钠尿肽水平。④微血管基底膜增厚。⑤糖基化终产物聚集，组织缺氧。

3. 高血糖对神经系统的影响？

答：高血糖所引起的神经病变包括外周神经病变和自主神经病变，发生机制可能与高血糖所致的代谢或渗透压张力的改变有关。高血糖是急性脑损伤的促发因素之一，它在导致脑缺血的同时还可继发神经元的损伤，增加脑血管意外的概率。

4. 长期高血糖为什么会出现白内障？

答：长期高血糖，可导致晶状体肿胀，出现空泡，某些透明蛋白变性、聚合、沉淀，导致白内障。其发生机制有以下几种。①过多的葡萄糖进入晶状体后，形成的山梨醇和果糖不能再逸出晶状体，致使晶状体内晶体渗透压升高，水进入晶状体的纤维中，引起纤维积水，液化而断裂；山梨醇在视网膜毛细血管周围细胞中堆积，引起视网膜缺血性损伤。②代谢紊乱，致使晶状体中的 ATP 和还原型谷胱甘肽等化合物含量降低，晶状体蛋白糖基化；高血糖干扰了肌醇磷脂的代谢，导致细胞内多种代谢紊乱，毛细血管收缩功能障碍，自身调节失常引起血液循环紊乱。③糖化血红蛋白增高，血液呈高凝状态，血液黏稠度增加，微血栓形成，导致视网膜淤血性损伤。

5. 高血糖对肾脏的影响及发生机制如何？

答：长期高血糖，通过改变肾脏血流动力学以及代谢异常引起肾脏功能病变，主要表现为蛋白尿、水肿、电解质平衡紊乱、高血压和氮质血症。发生机制：①肾组织局部糖代谢紊乱，通过非酶糖基化形成糖基化终末代谢产物；②多元醇通路的激活；③二酰基甘油-蛋白激酶 C 途径的激活；④己糖胺通路代谢异常。这些因素共同作用，引起肾小球基底膜增厚、细胞外基质增加，肾小球毛细血管通透性增加。

6. 如何防治高血糖症？

答：可用以下 4 种方法。

①饮食疗法。②运动疗法：降血脂，控制体重。③药物疗法：口服降糖药、注射胰岛素。④其他治疗：胰腺移植、胰岛细胞移植、干细胞治疗等。

7. 简述磺脲类降糖药物的作用机理。

答：口服降糖药物包括增加胰岛素敏感性或刺激胰岛素分泌的药物。如磺脲类药物格列本脲、格列吡嗪、格列奇特等，主要作用是刺激胰岛 B 细胞分泌胰岛素，其作用部位是胰岛 B 细胞膜上的 ATP 敏感钾离子通道。KATP 是钾离子进出细胞的调节通道，当血糖水平升高时，葡萄糖被胰岛 B 细胞摄取和代谢，产生 ATP。关闭 KATP，细胞内钾离子外流减少，细胞膜去极化，激活电压依赖性钙离子通道，钙离子内流使细胞内钙离子浓度增高，刺激含有胰岛素的颗粒外移，胰岛素释放，使血糖降低。

8. 低血糖症对机体有哪些影响？

答：影响有以下几个方面。

①对交感神经的影响：低血糖刺激交感神经，交感神经兴奋使儿茶酚胺分泌增加，机体出现出汗、神经质、颤抖、无力、眩晕、心悸、饥饿感等症状。②对中枢神经的影响：中枢神经系统缺糖，神经细胞无能量储备，脑细胞能量来源减少，机体出现意识混乱、行为异常、视力障碍、木僵、昏迷和癫痫等症状。③低血糖发作的警觉症状不明显。

9. 如何防治低血糖症？

答：（1）病因学防治。①积极寻找致病原因，使用药物；②摄入足够的碳水化合物；③避免过度劳累或剧烈运动。

（2）低血糖发作时的处理原则：维护重要脏器功能是决定低血糖预后的关键。①发作时迅速补充葡萄糖；②严重者静脉推注 50% 葡萄糖。

（五）问答题

1. 机体内有哪些激素可以调节血糖水平？其作用机制分别是什么？

答：（1）体内唯一降低血糖水平的激素是胰岛素。

其作用机制：①促进葡萄糖转运进入肝外细胞；②加速糖原合成，抑制糖原分解；③加快糖的有氧氧化；④抑制肝内糖异生；⑤减少脂肪动员。

（2）升高血糖的激素有胰高血糖素、糖皮质激素、肾上腺素。其作用机制如下。①胰高血糖素：促进肝糖原分解，抑制糖原合成；抑制酵解途径，促进糖异生；促进脂肪动员。②糖皮质激素：促进肌肉蛋白质分解，分解产生的氨基酸转移到肝脏进行糖异生；抑制肝外组织摄取和利用葡萄糖，抑制点为丙酮酸的氧化脱羧；糖皮质激素存在时，其他促进脂肪动员的激素才能发挥最大的效果，间接抑制周围组织摄取葡萄糖。

（3）肾上腺素：通过肝和肌肉的细胞膜受体、cAMP、蛋白激酶级联激活磷酸化酶，加速糖原分解。主要在应激状态下发挥调节作用。

2. 试述引起高血糖症的病因与发病机制。

答：答案请参考基本知识点梳理表 5-1。

3. 试述引起低血糖症的病因与发病机制。

答：答案请参考基本知识点梳理表 5-4。

 **知识拓展和科学前沿**

**胰岛素的发现**

胰岛素于 1921 年由加拿大人首先发现，1922 年开始被应用于临床，使过去无法医治的糖尿病患者得到了挽救。中国科学院肾病检测研究所直至 20 世纪 80 年代前，用于临床的胰岛素几乎都是从猪、牛中提取的，不同动物的胰岛素组成均有差异，其中猪和人的胰岛素结构最为相似。1955 年英国 3 个小组测定了牛胰岛素的全部氨基酸序列，1965 年 9 月 17 日中国科学家人工合成了具有全部生物活性的结晶牛胰岛素，它是第一个在实验室中用人工方法合成的蛋白质，不久后美国和联邦德国的科学家也完成了类似的工作。20 世纪 80 年代初人们成功地运用遗传工程技术，用微生物大量生产人的胰岛素应用于临床。

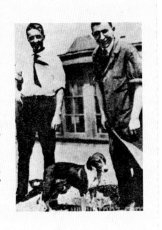

**参考文献**

［1］王建枝，钱睿哲. 病理生理学［M］. 9 版. 北京：人民卫生出版社，2018.

［2］田野. 病理生理学［M］. 北京：人民卫生出版社，2020.

［3］王庭槐. 生理学［M］. 9 版. 北京：人民卫生出版社，2018.

［4］葛均波，徐永健，王辰. 内科学［M］. 9 版. 北京：人民卫生出版社，2018.

［5］周春燕，药立波. 生物化学与分子生物学［M］. 9 版. 北京：人民卫生出版社，2018.

［6］LIMA JESSICA E. B. F. et al. Mechanisms underlying the pathophysiology of type 2 diabetes：From risk factors to oxidative stress，metabolic dysfunction，and hyperglycemia［J］. Mutation Research—Genetic Toxicology and Environmental Mutagenesis，2022，874-875：503437-503437.

［7］BUTTERFIELD D A，HALLIWELL B. Oxidative stress，dysfunctional glucose metabolism and Alzheimer disease［J］. Nature reviews，Neuroscience，2019，20（3）：148-160.

［8］KIRTHI V et al. The associations between dysglycaemia，retinal neurodegeneration and microalbuminuria in prediabetes and type 2 diabetes［J］. Retina，2021，42（3）：442-449.

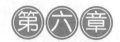

# 第六章

# 脂代谢紊乱

➡ 蒋 振 赵自明 崔 威 李琳琳

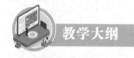

**教学大纲**

1. 掌握高脂血症、低脂血症的概念，病因与发病机制。
2. 熟悉高脂血症、低脂血症对机体的影响。
3. 了解高脂血症、低脂血症防治的病理生理基础。

**病例讨论**

**病例 1**

患者，男性，55 岁，公务员。发现血压升高 6 年，血脂增高 1 个月。

现病史：患者 6 年前在例行体检时发现血压升高，最高达 170/110 mmHg，无头晕、头痛及心悸，一直规则服用氨氯地平及美托洛尔治疗，血压控制在 130/80 mmHg 左右。1 个月前在本院门诊查血清：总胆固醇（TC）6.25 mmol/L，甘油三酯（TG）4.8 mmol/L，低密度脂蛋白胆固醇（LDL-C）4.53 mmol/L，门诊以高血压病、高脂血症收住院。

既往史：既往体健，否认肝炎、支气管哮喘及糖尿病等病史。

个人史：平时生活饮食规律，吸烟 30 年，每日 20 支。婚育史：已婚，爱人及子女均健康。家族史：母亲体健，父亲有高血压病，60 岁时患脑梗死，72 岁时死于脑出血。

查体：血压 140/80 mmHg，体型肥胖。心脏听诊偶发期前收缩，其余检查均正常。辅助检查：血脂示总胆固醇（TC）6.25 mmol/L，甘油三酯（TG）4.8 mmol/L，低密度脂蛋白胆固醇（LDL-C）4.53 mmol/L，高密度脂蛋白胆固醇 0.92 mmol/L；心电图示左室高电压，偶发房性期前收缩；空腹血糖 6.56 mmol/L，餐后 2 h 血糖 9.05 mmol/L；心脏彩超示左室后壁 12.5 mm，室间隔 12.5 mm，E/A＜1。

【病案问题】

1. 本病例患有什么样的脂代谢紊乱？其诊断标准是什么？可能原因是什么？

答：（1）高脂蛋白血症。

（2）成人空腹血总胆固醇≥6.2 mmol/L（240 mg/dL）和（或）甘油三酯（TG）≥2.3 mmol/L（200 mg/dL）为高脂血症的标准。

（3）长期较大剂量使用降压药引起继发性高脂蛋白血症为其可能的原因。

2. 高脂蛋白血症的发生机制都有哪些?

答:高脂蛋白血症的发生机制如图 6-1 所示。

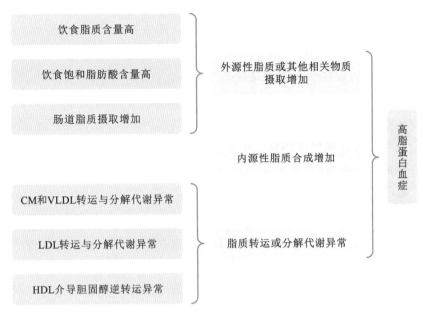

图 6-1　高脂蛋白血症的发生机制

3. 给患者的治疗方案是?

答:①戒烟限酒;②低盐、低脂饮食,加强运动,控制体重;③抗血小板治疗:阿司匹林;④降压治疗:氨氯地平联合培哚普利;⑤强化降脂治疗:阿托伐他汀 20 mg/d,定期复查血脂,肝功能(肌酸激酶);⑥对症支持治疗。

**病例 2**

患者,男性,53 岁,干部,高脂饮食多年。因心前区疼痛 6 年,加重伴呼吸困难 10 h 入院。

症见:入院前 6 年感心前区疼痛,痛系膨胀性或压迫感,多于劳累、饭后发作,每次持续 3～5 min,休息后减轻。入院前 2 个月,痛渐频繁,且休息时也发作,入院前 10 h,于睡眠中突感心前区剧痛,并向左肩部、臂部放射,且伴大汗、呼吸困难,咳出少量粉红色泡沫状痰液。其他病史无特殊。

查体:体温 37.8℃,心率 130 次/min,血压 80/40 mmHg。呼吸急促,口唇及指甲发绀,不断咳嗽,咳粉红色泡沫状痰液,皮肤湿冷,颈静脉稍充盈,双肺底部可闻有湿啰音,心界向左扩大,心音弱。实验室检查:外周血白细胞 $20 \times 10^9$/L,嗜中性粒细胞 89%,尿蛋白(+),血中尿素氮 30.0 mmol/L,$CO_2$ 结合力 16.0 mmol/L,HDL 含量低下。入院后经治疗无好转,于次日死亡。

【尸检摘要】

主动脉有散在灰黄色或灰白色斑块隆起,部分有钙化、出血,腹主动脉的斑块有溃疡形成。脑底动脉管壁呈偏心性增厚变硬,腔狭窄。冠状动脉:左冠状动脉主干壁增厚,管腔Ⅲ度狭窄,前降支从起始至 2.5 cm 处管壁增厚,管腔Ⅱ～Ⅳ度狭窄,左旋支管腔Ⅱ～Ⅲ度狭窄;右冠状动脉距起始部 0.5～5 cm 处管壁增厚，腔Ⅲ～Ⅳ度狭窄，室间隔大部，左心室前壁、侧壁、心尖部、右室前壁内侧心肌变软、变薄，失去光泽，镜下有不同程度的心肌坏死，右室后壁亦有多个灶性坏死区。肝 900 g，表面弥漫分布着细小颗粒，切面黄褐相间，似槟榔状，右肺 600 g，左肺 550 g，双肺弥散性曲菌感染伴小脓肿形成，左胸腔积液 400 mL，四肢末端凹陷性水肿。

【病案问题】

1. 本病例的主要疾病是什么？死因是什么？

答：（1）动脉粥样硬化伴冠状动脉粥样硬化性心脏病及心功能衰竭。

包括：①冠状动脉粥样硬化，管腔Ⅱ～Ⅳ度狭窄；②心肌贫血性梗死；③心源性肝硬化；④四肢水肿；⑤主动脉粥样硬化伴钙化、出血及腹主动脉粥样溃疡形成；⑥双肺曲菌感染小脓肿形成，左胸腔积液。

（2）死因：冠心病、心肌梗死伴心力衰竭。

2. 患者临床症状及体征的病理生理学基础是什么？

答：本例中患者所出现的一系列症状和体征系由动脉粥样硬化继发冠心病所引起。LDL-C 容易在动脉内膜下沉积，造成粥样斑块，引发动脉狭窄及动脉硬化，进而导致冠状动脉粥样硬化性心脏病及心功能衰竭的出现。HDL 的主要作用是逆向转运胆固醇入肝，使外周胆固醇在肝脏代谢，减少其在动脉内膜下的沉积，是预防动脉粥样硬化的影响因素。患者 HDL 降低，加之长期高脂饮食，导致胆固醇在动脉内膜下大量沉积，从而引发动脉粥样硬化及冠心病。

3. 患者产生动脉粥样硬化的病理生理学过程是怎样？

答：高脂饮食多年导致血管内膜结构和功能受损，血管壁通透性增加，血液中脂质向内膜下转运增加，同时血液中的单核细胞向内膜下浸润增加并分化为巨噬细胞。进入内膜下的脂质发生氧化修饰，氧化修饰的脂质被巨噬细胞吞噬后形成动脉粥样斑块中的脂质。

4. 多年高脂饮食引起血脂增高的机制是什么？

答：①促使肝脏胆固醇含量增加，LDL 受体合成减少，脂质代谢减少；②饮食中大量甘油三酯的摄取，使得小肠经外源性途径合成 CM 大量增加；③促使肝脏经内源性途径合成 VLDL 增加。

## 临床检验常用指标

1. 常规检测指标：

（1）血浆脂质测定：TC、TG、PL、FFA、LPO。

（2）血浆脂蛋白测定：HDL、LDL、Lp（a）、LP-X、CM、VLDL、ox-LDL。

（3）载脂蛋白测定：ApoAⅠ、ApoAⅡ、ApoB。

（4）血脂正常值指标：①总胆固醇（TC）200 mL/dL 以下或 3.0～5.2 mmol/L；②甘油三酯（TG）150 mg/dL 以下或 1.7 mmol/L；③低密度脂蛋白（LDL-C）120 mg/dL 或 3.12 mmol/L 以下；④高密度脂蛋白（HDL-C）40 mg/dL 或 1.04 mmol/L 以上。

（5）临床血脂检查目的：①对 AS 等疾病诊断、观察及治疗指导；②健康普查，早期发现、早期诊断；③遗传性脂蛋白异常性疾病诊断；④协助诊断胎儿肺发育程度，预测新生儿 ARDS。

2. 脂蛋白相关基因检测：①ApoE 多态性分析；②ApoCⅡ微卫星 DNA 多态性分析。

3. 相关蛋白及酶的测定：①LPL 测定，酶法、单克隆抗体 EIA 法；②CETP 测定，免疫比浊法；③LCAT 测定，酶法。

4. BMI 测定：身体质量指数（BMI）作为肥胖度的衡量标准。BMI＝体重（kg）/身高$^2$（m$^2$），轻度肥胖 BMI 为 24～26；中度肥胖 BMI 为 26～28；重度肥胖 BMI＞28。

5. 其他测定：

（1）磷脂（PL）test：41.98～71.04 mmol/L。

（2）游离脂肪酸（FFA）test：酶法（400～900 μmol/L）。

（3）过氧化脂质（LPO）test：可通过 LPO KIT 氧化值速测液来检测，通过颜色深浅来判断过氧化脂质和氧自由基的含量，红色表示氧化值很高，无色或者淡红色表示氧化值比较低（表 6-1）。

表 6-1　常见血脂代谢紊乱指标

| 检查项目 | 正常参考值范围 | 单位 |
|---|---|---|
| 甘油三酯（TG） | 0.35～1.90 | mmol/L |
| 总胆固醇（TC） | 2.70～5.17 | mmol/L |
| 高密度脂蛋白胆固醇（HDL-C） | ≥0.91 | mmol/L |
| 低密度脂蛋白胆固醇（LDL-C） | ≤3.81 | mmol/L |
| 载脂蛋白 ApoA$_1$ | 0.87～2.11 | g/L |
| 载脂蛋白 B（ApoB） | 0.45～1.40 | g/L |
| 脂蛋白 a［Lp（a）］ | ≤300 | mg/mL |
| 葡萄糖（GLU） | 3.85～6.1 | mmol/L |

 基本知识点梳理

详见表 6-2～表 6-13 和图 6-2。

表 6-2　脂蛋白分类、组成、来源与功能

| 分类 | 主要成分 | 主要载脂蛋白 | 来源 | 功能 |
|---|---|---|---|---|
| CM | TG | B48、A1、A2 | 小肠合成 | 将食物中的甘油三酯和胆固醇从小肠转运至其他组织 |
| VLDL | TG | B100、E、Cs | 肝脏合成 | 转运内源性甘油三酯至外周组织，经脂酶水解后释放游离脂肪酸 |
| IDL | TG、胆固醇 | B100、E | VLDL 中 TG 经脂酶水解后形成 | 属 LDL 前体，部分经肝脏代谢 |

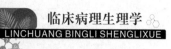
续表

| 分类 | 主要成分 | 主要载脂蛋白 | 来源 | 功能 |
|---|---|---|---|---|
| LDL | 胆固醇 | B100 | VLDL 和 IDL 中 TG 经脂酶水解后形成 | 胆固醇的主要载体，经 LDL 受体介导而被外周组织摄取和利用，与 ASCVD 直接相关 |
| HDL | 磷脂、胆固醇 | A1、A2、Cs | 主要是肝脏和小肠合成 | 促进胆固醇从外周组织移去，转运胆固醇至肝脏或其他组织再分布，HDL-C 与 ASCVD 呈负相关 |
| Lp（a） | 胆固醇 | B100、（a） | 在肝脏载脂蛋白（a）通过二硫键与 LDL 形成的复合物 | 可能与 ASCVD 呈正相关 |

＊CM：乳糜微粒；VLDL：极低密度脂蛋白；IDL：中密度脂蛋白；LDL：低密度脂蛋白；HDL：高密度脂蛋白；Lp（a）：脂蛋白（a）；ASCVD：动脉粥样硬化性心血管疾病；HDL-C：高密度脂蛋白胆固醇。

表 6-3　脂蛋白正常代谢

| 脂蛋白代谢的相关蛋白 | 脂蛋白代谢相关的受体和酶 | 脂蛋白代谢相关途径 |
|---|---|---|
| 载脂蛋白：ApoA、ApoB、ApoC、ApoD、ApoE 等 | 脂蛋白受体：LDL 受体（LDLR）、LDL 受体相关蛋白（LRP）、ApoE 受体、VLDL 受体和清道夫受体（SR）。卵磷脂胆固醇酰基转移酶（LCAT）、脂蛋白脂酶（LPL）、肝脂酶（HL）、3-羟-3 甲基戊二酰辅酶 A 还原酶（HMG-CoAR）、酰基辅酶 A：胆固醇酰基转移酶（ACAT） | 外源性代谢途径：指饮食摄入的胆固醇和甘油三酯在小肠中合成 CM 及其代谢过程。内源性代谢途径：指由肝脏合成 VLDL 后，VLDL 转变成 LDL 和 IDL，LDL 被肝脏或其他器官代谢的过程。胆固醇逆转运：与 LDL 转运胆固醇的方向相反，HDL 是将肝外组织细胞中的胆固醇转运至肝脏进行分解代谢，即胆固醇逆转运 |

表 6-4　载脂蛋白的种类和功能

| 载脂蛋白 | 合成场所 | 脂蛋白中分布 | 生理功能 |
|---|---|---|---|
| ApoA I | 肝脏、小肠 | HDL、CM | LCAT 激活剂；识别 HDL 受体 |
| ApoA II | 肝脏、小肠 | HDL、CM | 抑制 LCAT；参与脂质转运 |

续表

| 载脂蛋白 | 合成场所 | 脂蛋白中分布 | 生理功能 |
|---|---|---|---|
| ApoA IV | 肝脏、小肠 | HDL、CM | 参与胆固醇逆向转运；辅助激活 LPL |
| ApoB$_{100}$ | 肝脏 | VLDL、IDL、LDL | 参与 VLDL 合成与分解；识别 LDL 受体 |
| ApoB$_{48}$ | 小肠 | CM | 参与 CM 合成与分解；输运外源性 TG |
| ApoC I | 肝脏 | CM、VLDL、HDL | 激活 LCAT 及 LPL |
| ApoC II | 肝脏 | CM、VLDL、HDL | 激活心肌、骨骼肌、脂肪组织毛细血管内皮细胞表面的 LPL |
| ApoC III | 肝脏 | CM、VLDL、HDL | 抑制 LPL；抑制肝脂酶（HL）活性 |
| ApoD | 肝脏 | HDL | 参与胆固醇逆向转运 |
| ApoE | 肝脏 | CM、VLDL、IDL、HDL | 识别 LDL 受体及肝 ApoE 受体 |
| Apo(a) | 肝脏 | LDL、HDL | 抑制纤溶酶原活性 |

* LPL：脂蛋白脂肪酶。

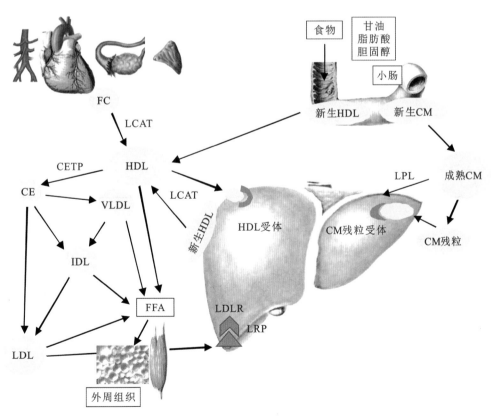

图 6-2　正常脂蛋白代谢示意图

表 6-5　脂代谢紊乱分型

| 脂代谢紊乱分型 | | | 影响因素或表现 |
|---|---|---|---|
| 高脂蛋白血症 | 病因分型 | 原发性高脂蛋白血症 | 基因突变、环境因素 |
| | | 继发性高脂蛋白血症 | 全身系统疾病，糖尿病、肝胆系统疾病等 |
| | 表型分型（WHO 分型） | Ⅰ | TC↑或正常，TG↑↑↑，CM↑ |
| | | Ⅱa | TC↑↑，LDL↑ |
| | | Ⅱb | TC↑↑，TG↑↑，VLDL↑，LDL↑ |
| | | Ⅲ | TC↑↑，TG↑↑，β-VLDL↑ |
| | | Ⅳ | TG↑↑，VLDL↑ |
| | | Ⅴ | TC↑，TG↑↑↑，CM↑，VLDL↑ |
| | 简易分型 | 高胆固醇血症 | TC↑，TG 正常 |
| | | 高甘油三酯血症 | TG↑，TC 正常 |
| | | 混合型高脂血症 | TC↑，TG↑ |
| 低脂蛋白血症 | 原发性低脂蛋白血症 | | 基因突变等 |
| | 继发性低脂蛋白血症 | | 甲状腺功能亢进等 |

表 6-6　脂蛋白异常血症分型

| 分型 | 血浆脂蛋白变化 | 血脂变化 |
|---|---|---|
| Ⅰ | 乳糜微粒升高 | TG↑↑↑，TC↑ |
| Ⅱa | 低密度脂蛋白升高 | TC↑↑↑ |
| Ⅱb | 低密度及极低密度脂蛋白同时升高 | TC↑↑，TG↑↑ |
| Ⅲ | 中间密度脂蛋白（电泳出现宽 β 带） | TC↑↑，TG↑↑ |
| Ⅳ | 极低密度脂蛋白升高 | TG↑↑ |
| Ⅴ | 极低密度脂蛋白及乳糜微粒同时升高 | TG↑↑↑，TC↑ |

表 6-7　血脂异常的临床分类

| | TC | TG | HDL-C | 相当于 WHO 类型 |
|---|---|---|---|---|
| 高胆固醇血症 | 增高 | — | — | Ⅱa |
| 高甘油三酯血症 | 增高 | — | — | Ⅳ、Ⅰ |
| 混合型高脂血症 | 增高 | 增高 | — | Ⅱb、Ⅲ、Ⅳ、Ⅴ |
| 低 HLD-C 血症 | — | — | 降低 | — |

\* TC：总胆固醇；TG：甘油三酯；HDL-C：高密度脂蛋白胆固醇；WHO：世界卫生组织。

表 6-8　高脂蛋白血症病因及影响因素

| 影响因素 | | 机制 |
|---|---|---|
| 遗传性因素 | LDLR 基因异常 | LDLR 功能障碍，胆固醇无法进入细胞内 |
| | LPL 基因异常 | 脂解酶 LPL 缺陷，甘油三酯水解障碍 |
| | ApoB100 基因异常 | 载脂蛋白 ApoB 缺陷，血清 LDL 分解代谢障碍 |
| | ApoE 基因异常 | 载脂蛋白 ApoE 结构功能障碍，CM、VLDL 残基分解代谢障碍 |
| 营养性因素 | 饮食中胆固醇和饱和脂肪酸含量高、高糖饮食 | |
| 疾病性因素 | 糖尿病 | 胰岛素缺乏或分泌过多，LPL 活性抑制，CM 积聚 |
| | 肾疾病 | 脂蛋白合成增加和降解障碍 |
| | 甲状腺功能减退症 | 甲状腺激素水平直接影响脂质代谢各环节 |
| 其他因素 | 酗酒、缺乏运动、年龄等 | LPL 活性降低，血浆甘油三酯水平升高等 |

表 6-9　高脂蛋白血症的发生机制

| 类型 | 机制 |
|---|---|
| 外源性脂质或其他相关物质摄取增加 | 饮食脂质含量高：①肝脏胆固醇含量增加；②小肠外源性途径 CM 合成增加；③肝脏内源性途径 VLDL 合成增加 |
| | 饮食饱和脂肪酸含量高：①LDL 受体活性降低；②含 ApoB 脂蛋白合成增加 |
| | 肠道脂质摄取增加：ABCG5 和 ABCG8 基因突变，肠腔植物固醇和胆固醇吸收增加，血液谷固醇和 LDL 增加 |
| 内源性脂质合成增加（肝脏） | ①摄取高糖、高饱和脂肪膳食后，肝脏胆固醇合成限速酶 HMG-CoAR 活性增加，胆固醇合成增加；②胰岛素及甲状腺素增加，肝 HMG-CoAR 表达增加，胆固醇合成增加；③胰高血糖素和皮质醇减少，对 HMG-CoAR 活性抑制作用减弱；④脂肪动员时，大量脂肪酸（FFA）入血，肝脏以其为底物合成 VLDL 增加 |
| 脂质转运或分解代谢异常 | CM 和 VLDL 转运与分解异常：①LPL 表达与活性异常；②ApoCⅡ 表达与活性异常；③ApoE 基因多态性 |
| | LDL 转运与分解代谢异常：①LDL 受体基因突变；②ApoB 基因突变；③LDL 受体表达下调或活性降低；④VLDL 向 LDL 转化增加 |
| | HDL 介导胆固醇逆转运异常：逆转运蛋白基因突变，LCAT 缺乏，胆固醇逆转运障碍 |

表 6-10　高脂蛋白血症对机体的影响

| 分类 | 影响 |
|---|---|
| 动脉粥样硬化（AS） | 血脂异常过量沉积到血管壁，最终形成 AS 斑块，主要的脂质是氧化型胆固醇和胆固醇酯 |
| 非酒精性脂肪性肝病 | 肝内脂质过度沉积 |
| 肥胖 | 食物能量摄入过多或机体代谢异常而导致体内脂质沉积过多 |
| 对大脑的影响 | 血脑屏障受损，通透性增加；不饱和脂肪酸等进入脑内导致脂质合成增加 |
| 对肾脏的影响 | 肾动脉粥样硬化病、肾小球损伤 |

表 6-11　高脂蛋白血症的防治

| 方面 | 防治 |
|---|---|
| 消除病因学因素 | （1）防治原发病；<br>（2）控制其他影响因素：①合理饮食；②适度运动；③戒烟少饮酒 |
| 纠正血脂异常 | （1）药物降脂；<br>（2）基因治疗 |
| 防止靶器官损伤 | （1）促进靶器官胆固醇逆转；<br>（2）保护靶器官：①血管内放支架恢复血流；②抗氧化剂保护组织 |

表 6-12　低脂蛋白血症的发生机制

| 情况 | 发生机制 |
|---|---|
| 脂质摄入不足 | ①食物短缺或长期素食；②小肠黏膜原发性缺陷或异常；③胰酶或者胆盐缺乏；④小肠吸收面积不足；⑤小肠黏膜继发性病变；⑥小肠运动障碍；⑦小肠淋巴回流障碍 |
| 脂质代谢增强 | 包括利用增加和分解增强：①脂质利用增加，常见于贫血引起的低脂蛋白血症；②脂质分解增强，常见于甲状腺功能亢进、恶性肿瘤引起的低脂蛋白血症 |
| 脂质合成减少 | 脂质合成所需原料减少，如 ApoA、ApoB 等 |
| 脂蛋白相关基因缺陷 | ①家族性 α-脂蛋白缺乏症（Tangier 病）——ABCA1 基因突变；②LCAT 缺乏症——相应酶基因异常；③家族性低 β-脂蛋白血症（ApoB 和 PCSK9 基因突变所致）和无 β-脂蛋白血症（MTP 基因突变所致） |

表 6-13　低脂蛋白血症对机体的影响

| 影响方面 | 影响 |
|---|---|
| 对血液系统的影响 | 细胞膜脂质降低，红细胞的渗透脆性显著增加，出现自溶血现象 |
| 对消化系统的影响 | 出现脂肪泻，小肠肠壁细胞充满脂滴，少数有肝肿大和转氨酶升高 |
| 对神经系统的影响 | 精神运动发育迟缓，进一步发展出现智力障碍、共济失调等 |

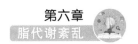

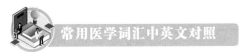常用医学词汇中英文对照

详见表 6-14。

表 6-14　常用医学词汇中英文对照表

| 序号 | 英文 | 中文 |
|---|---|---|
| 1 | lipid | 脂质 |
| 2 | triglycerides，TG | 总甘油三酯 |
| 3 | totalcholesterol，TC | 总胆固醇 |
| 4 | cholesterol ester，CE | 胆固醇脂 |
| 5 | phospholipid | 磷脂 |
| 6 | free fatty acid，FFA | 游离脂肪酸 |
| 7 | apolipoprotein，Apo | 载脂蛋白 |
| 8 | lipoprotein | 脂蛋白 |
| 9 | chylomicron，CM | 乳糜微粒 |
| 10 | very low density lipoprotein，VLDL | 极低密度脂蛋白 |
| 11 | low density lipoprotein，LDL | 低密度脂蛋白 |
| 12 | high density lipoprotein，HDL | 高密度脂蛋白 |
| 13 | cholesterol ester transfer protein，CETP | 胆固醇脂转运蛋白 |
| 14 | phospholipid transfer protein，PLTP | 磷脂转运蛋白 |
| 15 | microsomal triglyceride transfer protein，MTP | 微粒体甘油三酯转运蛋白 |
| 16 | LDL receptor，LDLR | LDL 受体 |
| 17 | LDL receptor related protein，LRP | LDL 受体相关蛋白 |
| 18 | scavenger receptor，SR | 清道夫受体 |
| 19 | lecithin cholesterol acyltransferase，LCAT | 卵磷脂胆固醇酰基转移酶 |
| 20 | lipoprotein lipase，LPL | 脂蛋白脂酶 |
| 21 | hepatic lipase，HL | 肝脂酶 |
| 22 | reverse cholesterol transport，RCT | 胆固醇逆转运 |
| 23 | hyperlipoproteinemia | 高脂蛋白血症 |
| 24 | hypolipoproteinemia | 低脂蛋白血症 |
| 25 | 3-hydroxy-3-methyl glutaryl coenzyme A reductase，HMG-CoAR | 3-羟-3-甲基戊二酰辅酶 A 还原酶（肝脏胆固醇合成限速酶） |
| 26 | atherosclerosis，AS | 动脉粥样硬化 |
| 27 | tumor necrosis factor-α，TNF-α | 肿瘤坏死因子-α |
| 28 | interleukins，ILs | 白细胞介素 |
| 29 | C-reactive protein，CRP | C-反应蛋白 |

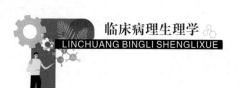

| 序号 | 英文 | 中文 |
|------|------|------|
| 30 | non-alcoholic fatty liver disease，NAFLD | 非酒精性脂肪肝病 |
| 31 | intermediate density lipoprotein，IDL | 中间密度脂蛋白 |
| 32 | lipoprotein（a），Lp（a） | 脂蛋白（a） |
| 33 | acyl-coenzyme A：cholesterol acyltransferase，ACAT | 胆固醇酰基转移酶 |
| 34 | ATP-binding cassette transporter A1，ABCA1 | 三磷酸腺苷结合盒转运子 A1 |
| 35 | hyperlipidemia | 高脂血症 |
| 36 | hypolipidemia | 低脂血症 |
| 37 | familial hypercholesterolemia，FH | 家族性高胆固醇血症 |
| 38 | familial defective ApoB100 | 家族性载脂蛋白 B100 缺乏症 |
| 39 | proprotein convertase subtilisin/kexin type 9，PCSK9 | 前蛋白转化酶枯草溶菌素 9 |
| 40 | ATP-binding cassette transporter G5，ABCG5 | 三磷酸腺苷结合盒转运子 $G_5$ |
| 41 | ATP-binding cassette transporter G8，ABCG8 | 三磷酸腺苷结合盒转运子 $G_8$ |
| 42 | oxidized low density lipoprotein，ox-LDL | 氧化低密度脂蛋白 |
| 43 | Niemann-Pick type C1 Like 1，NPC1L1 | 尼曼-匹克 C1 型类似蛋白 1 |
| 44 | vulnerable plaque | 易损斑块 |
| 45 | scavenger receptor class B type I，SR-BI | B 族 I 型清道夫受体 |
| 46 | stable plaque | 稳定斑块 |
| 47 | atherothrombosis | 动脉粥样硬化血栓形成 |
| 48 | free cholesterol，FC | 游离胆固醇 |

## 基本概念

1. 脂代谢紊乱：指各种遗传性或获得性因素干扰正常脂代谢造成血液及其他组织器官中脂类及其代谢产物质和量的异常。

2. 胆固醇逆转运：指外周组织细胞中脂质以 HDL 为载体转运到肝脏进行分解代谢的过程。

3. 动脉粥样硬化（AS）：指在多种危险因素作用下，血管内膜结构或功能受损，导致通透性发生改变，以血脂异常沉积到血管壁为主要特征的渐进性病理过程。

4. 肥胖：指由于食物能量摄入过多或机体代谢异常而导致体内脂质沉积过多，造成以体重过度增长为主要特征并可能引起人体一系列病理、生理改变的一种状态。

5. 高脂血症（高脂蛋白血症）：血脂水平高于正常上限即为高脂血症，我国一般以成人空腹 $12 \sim 14$ h 血总胆固醇（TC）$\geqslant 6.22$ mmol/L（240 mg/dL），甘油三酯（TG）$\geqslant 2.26$ mmol/L（200 mg/dL）为高脂血症的诊断标准。

6. 血脂：是血浆中脂质成分的总称，包括甘油三酯、磷脂、胆固醇、胆固醇酯和游离脂肪酸。

7. 非酒精性脂肪性肝病：是指明确排除酒精和其他肝损伤因素外发生的以肝细胞内脂质过度沉积为主要特征的临床病理综合征，主要包括 3 种，非酒精性脂肪肝、非酒精性脂肪性肝炎、非酒精性脂肪性肝炎相关的肝硬化。

## 学习评价

### （一）填空题

1. 脂质是_____和_____作用生成的_____的总称。

2. 脂质代谢紊乱是指各种_____或_____因素引起血液及其他组织器官中_____。

3. 血脂包括_____、_____、_____、_____和_____。

4. 脂蛋白是脂质成分在血液中_____、_____及_____的形式。

5. 载脂蛋白在脂蛋白功能和代谢方面的作用体现在：_____、_____、_____。

6. 脂蛋白的代谢途径可分为_____、_____和_____。

7. 胆固醇逆转运是指外周组织细胞中脂质以_____为载体转运到_____进行_____代谢的过程。

8. 高脂蛋白血症主要由_____、_____、_____等因素引起。

9. 高脂蛋白血症的发生机制是_____、_____、_____。

10. 脂代谢过程包括_____、_____以及机体内_____、_____和_____的相互作用。

11. 脂质_____，脂蛋白_____、_____及_____过程发生障碍，均可导致血脂代谢紊乱。

12. 原发性高脂蛋白血症主要源自于_____或_____。

13. 高脂蛋白血症对机体的影响包括_____、_____、_____、_____、_____、_____。

14. 动脉粥样硬化不可控危险因素包括_____、_____、_____和_____。

15. 动脉粥样硬化发生分为_____和_____性危险因素两类，其中最基本的危险因素是_____。

16. 动脉粥样硬化中_____作为抗原通过识别 TOLL 样受体激活机体免疫炎症反应。

17. 动脉粥样硬化中内皮细胞凋亡导致_____，巨噬细胞凋亡导致_____、平滑肌细胞凋亡导致_____。

18. 非酒精性脂肪性肝病包括_____、_____和_____，该类疾病中肝细胞脂质沉积的脂质主要是_____。

19. 高脂蛋白血症肾损伤表现在_____和_____。

20. 低脂蛋白血症主要发生机制是_____、_____、_____。

（二）单选题

1. 脂代谢的核心是（　　　）

A. 血脂代谢 　　　　　　　　　　　　　　　B. 肠道吸收

C. 肝脏代谢 　　　　　　　　　　　　　　　D. 脂肪动员

E. 肾脏代谢

2. 运输外源性脂质的血浆脂蛋白是（　　　）

A. VLDL 　　　　　　　　　　　　　　　　　B. CM

C. IDL 　　　　　　　　　　　　　　　　　　D. LDL

E. HDL

3. 血浆脂蛋白中含胆固醇最高的是（　　　）

A. VLDL 　　　　　　　　　　　　　　　　　B. CM

C. IDL 　　　　　　　　　　　　　　　　　　D. LDL

E. HDL

4. 脂蛋白结构中，蛋白质与脂类比值最高的是（　　　）

A. CM 　　　　　　　　　　　　　　　　　　B. VLDL

C. HDL 　　　　　　　　　　　　　　　　　　D. LDL

E. Lp（a）

5. 参与胆固醇逆转运的主要脂蛋白是（　　　）

A. VLDL 　　　　　　　　　　　　　　　　　B. CM

C. IDL 　　　　　　　　　　　　　　　　　　D. LDL

E. HDL

6. 外源性代谢途径是指饮食摄入的胆固醇和甘油三酯在小肠中合成哪一种物质及其代谢过程（　　　）

A. VLDL 　　　　　　　　　　　　　　　　　B. CM

C. Lp（a） 　　　　　　　　　　　　　　　　D. LDL

E. HDL

7. 作为细胞内胆固醇流出接受体，参与 HDL 胆固醇逆向转运的载脂蛋白是（　　　）

A. ApoA I 　　　　　　　　　　　　　　　　B. ApoA II

C. ApoA IV 　　　　　　　　　　　　　　　　D. ApoA V

E. Apo（a）

8. 我国高脂血症的标准是（　　　）

A. TC≥4.2 mmol/L（240 mg/dL）和（或）甘油三酯≥2.3 mmol/L（200 mg/dL）

B. TC≥2.3 mmol/L（240 mg/dL）和（或）甘油三酯≥6.2 mmol/L（200 mg/dL）

C. TC≥6.2 mmol/L（240 mg/dL）和（或）甘油三酯≥2.3 mmol/L（200 mg/dL）

D. TC≥3.1 mmol/L（240 mg/dL）和（或）甘油三酯≥2.3 mmol/L（200 mg/dL）

E. TC≥6.2 mmol/L（240 mg/dL）和（或）甘油三酯≥3.1 mmol/L（200 mg/dL）

9. 高胆固醇血症指 WHO 分类中的 （　　　）

A. Ⅰ

B. Ⅱa

C. Ⅱb

D. Ⅲ

E. Ⅳ

10. 高脂蛋白血症 WHO 分类中的Ⅱa 患者血浆中的哪种物质和 TC 同时升高 （　　　）

A. CM

B. TG

C. HDL

D. LDL

E. VLDL

11. 关于Ⅳ型高脂蛋白血症的叙述最准确的是 （　　　）

A. TG 和 TC 均升高，TC 升高更明显

B. TG 和 TC 均升高，TG 升高更明显

C. CM 和 LDL 均升高，CM 升高更明显

D. CM 和 TC 均升高，TC 升高更明显

E. TG 和 VLDL 均升高，TG 升高更明显

12. Tangier 病是由哪一种基因突变所致 （　　　）

A. ABCA1

B. ABCA2

C. ABCA3

D. ABCA4

E. ABCA5

13. Tangier 病属 WHO 高脂血症分类中的 （　　　）

A. Ⅰ

B. Ⅱa

C. Ⅱb

D. Ⅲ

E. Ⅳ

14. 关于脂蛋白基因缺陷描述错误的是 （　　　）

A. Tangier 病是一种常染色体隐性遗传病

B. ApoB 分泌速度降低，导致 VLDL 和 LDL 合成降低

C. 无 β-脂蛋白血症是 MTP 基因突变引起

D. 家族性 β-脂蛋白血症是由 ApoB 基因和 PCSK9 突变所致

E. Tangier 病是由 ABCA2 基因突变所致

15. 下列哪一个基因异常是家族性高胆固醇血症发生的主要原因 （　　　）

A. LPL

B. LDLR

C. ApoE

D. ApoB$_{100}$

E. ApoC

16. LPL 基因异常所致 LPL 缺陷可导致哪一类高脂血症 （　　　）

A. Ⅰ

B. Ⅱa

C. Ⅱb

D. Ⅰ和Ⅴ

E. Ⅴ

17. 脂质转运或分解代谢异常不正确的是（　　　）

A.CM 转运与分解代谢异常

B. VLDL 转运与分解代谢异常

C.LDL 转运与分解代谢异常

D. HDL 转运与分解代谢异常

E. HDL 胆固醇逆转运异常

18. 内源性脂质合成增加的机制不正确的有（　　　）

A. 高糖、高饱和脂肪酸饮食致肝胆固醇合成增加

B. 血胰岛素和甲状腺激素增加，诱导肝胆固醇合成增加

C. 血胰高血糖素和皮质醇减少，致胆固醇合成增加

D. 肥胖、胰岛素抵抗致脂肪动员、大量 FFA 入血和肝合成 VLDL 增加

E. HDL 合成减少

19. 参与动脉粥样硬化性心血管疾病的血浆脂蛋白是（　　　）

A.VLDL

B. CM

C.Lp（a）

D. LDL

E. HDL

20. 与 AS 发病最相关的是血清脂蛋白（　　　）中的胆固醇和胆固醇脂

A.VLDL-C

B. ox-LDL-C

C.LDL-C

D. HDL-C

E. ox-HDL-C

21. 不属于动脉粥样硬化可控性危险因素中不健康生活方式的是（　　　）

A. 吸烟

B. 心理应激

C. 缺乏运动

D. 高脂、高热量饮食

E. 酗酒

22. 下列不属于稳定斑块的特点的是（　　　）

A. 斑块内脂质核体积小

B. 纤维帽厚薄均匀

C. 斑块内有大量的新生血管

D. 纤维帽平滑肌细胞和细胞外基质含量多

E. 浸润的炎症细胞少

23. 在非酒精性脂肪性肝病中，肝脏中沉积的脂质主要是（　　　）

A. 胆固醇

B. 甘油三酯

C. 磷脂

D. 游离脂肪酸

E. 胆固醇酯

24.LPL 活性辅助因子是（　　　）

A. ApoA I

B. ApoA II

C. ApoA V

D. ApoC II

E. Apo III

25. LPL 表达减少或活性降低可导致 （　　　）

A. 高胆固醇血症 　　　　　　　　　　B. 高甘油三酯血症

C. 混合性高脂血症 　　　　　　　　　D. 低胆固醇血症

E. 低甘油三酯血症

26. 不参与胆固醇逆向转运的蛋白有 （　　　）

A. ABCA I 　　　　　　　　　　　　B. LCAT

C. CETP 　　　　　　　　　　　　　D. SR-B II

E. SR-B I

27. 动脉粥样硬化泡沫细胞的形成，是单核-巨噬细胞吞噬 （　　　）所致

A. VLDL 　　　　　　　　　　　　　B. HDL

C. LDL 　　　　　　　　　　　　　　D. ox-LDL

E. ox-HDL-C

28. 稳定性动脉粥样斑块的特征是 （　　　）

A. 斑块内脂质多、脂核大 　　　　　　B. 平滑肌细胞和细胞外基质少

C. 浸润炎性细胞多 　　　　　　　　　D. 纤维帽厚且均匀

E. 斑块内血管丰富

29. 下列不属于动脉粥样硬化不可控危险因素的是 （　　　）

A. 遗传 　　　　　　　　　　　　　　B. 性别

C. 年龄 　　　　　　　　　　　　　　D. 种族

E. 心理应激

30. 高脂蛋白血症对肌体的影响不包括 （　　　）

A. AS 　　　　　　　　　　　　　　　B. 非酒精性脂肪性肝病

C. 肥胖 　　　　　　　　　　　　　　D. 脑卒中

E. 肾动脉粥样硬化和肾小球损伤

**（三）多选题**

1. 血浆脂蛋白紊乱包括 （　　　）

A. 血浆脂质含量升高和高脂蛋白血症

B. 血浆脂质含量降低和低脂蛋白血症

C. 载脂蛋白结构改变

D. 载脂蛋白功能改变

E. 脂蛋白含量和（或）性质改变

2. 内源性脂蛋白代谢途径指肝合成的 VLDL 转变成 （　　　）被肝或其他器官代谢的过程

A. VLDL 　　　　　　　　　　　　　B. CM

C. IDL 　　　　　　　　　　　　　　D. LDL

E. HDL

3. 胆固醇逆向转运中，成熟 HDL 中胆固醇脂由 CETP 转运到以下哪些载脂蛋白中的 （　　　）

A. VLDL 　　　　　　　　　　　　　B. CM

C. IDL

D. LDL

E. HDL

4. 高脂蛋白血症主要由哪些因素引起（　　　）

A. 遗传

B. 酗酒

C. 营养

D. 代谢性疾病

E. 不健康的生活方式

5. 高脂血症临床分类中以上论述错误的是（　　　）

A. 高胆固醇血症相当于 WHO 分类中的Ⅰ和Ⅵ类

B. 高甘油三酯血症相当于 WHO 分类中的Ⅱa 类

C. 高胆固醇血症相当于 WHO 分类中的Ⅱb 类

D. 高甘油三酯血症相当于 WHO 分类中的Ⅰ、Ⅲ、Ⅵ类

E. 混合高脂血症相当于 WHO 分类中的Ⅱa、Ⅲ、Ⅳ

6. LPL 基因异常可导致哪型高脂蛋白血症（　　　）

A. Ⅰ型

B. Ⅲ型

C. Ⅴ型

D. Ⅳ型

E. Ⅱa 型

7. 引起血脂代谢紊乱的因素有（　　　）

A. 脂蛋白合成障碍

B. 脂质转运障碍

C. 脂质来源增加

D. 脂质利用增加

E. 脂质分解过度

8. 有关糖尿病导致血脂异常的叙述，下列哪些是正确的（　　　）

A. 使 LPL 活性受到抑制，导致 CM 在血浆中积聚

B. 使 LPL 的激活作用减弱

C. 可抑制 LDL 受体活性，导致血浆胆固醇水平升高

D. 可引起 LDL 和 ApoB 显著升高，而 HDL 和 ApoAⅠ显著降低

E. 可诱发 ApoCⅢ基因的表达，使血浆 ApoCⅢ浓度升高，导致高甘油三酯血症

9. 饮食饱和脂肪酸含量高引起胆固醇增高的机制主要在于（　　　）

A. 降低细胞表面 LDL 受体活性

B. LDL 受体合成减少

C. 增加含 ApoB 脂蛋白的产生

D. ABCG5 和 ABCG8 发生基因突变

E. 血液中胰岛素增多

10. 下列属于易损斑块特点的是（　　　）

A. 具有偏心性、相对体积大的脂质核

B. 纤维帽薄且不均匀

C. 斑块内有大量炎症细胞浸润

D. 斑块内有大量的新生血管

E. 平滑肌细胞和细胞外基质含量多

11. 高脂蛋白血症可造成（　　　）

A. 动脉粥样硬化

B. 阿尔茨海默病

C. 肾小球损伤

D. 角膜弓

E. 非酒精性脂肪性肝病

12. 低脂蛋白血症主要发生机制是脂质（　　）

A. 利用增加

B. 分解增强

C. 合成减少

D. 摄入不足

E. 脂蛋白相关基因缺陷

13. 恶性肿瘤引起低脂蛋白血症的机制在于（　　）

A. 肿瘤细胞表面 LDL 受体活性增加

B. 厌食而导致营养不良

C. 促使胆固醇转化为胆汁酸排泄增加

D. 使 ApoA 和 B 的合成障碍

E. 脂蛋白脂酶和肝脂酶活性增加，血清甘油三酯清除率增加和 HDL 下降

14. 下列属于低脂蛋白血症对机体的影响的是（　　）

A. 出现棘形红细胞

B. 脑出血

C. 肝肿大

D. 肾小球损伤

E. 智力障碍

15. 长期高脂饮食导致血脂增高的机制包括（　　）

A. 小肠外源性 CM 合成增加

B. 肝脏胆固醇含量增加

C. 肝内源性 VLDL 合成增加

D. LDL 受体合成减少

E. 脂质代谢减少

16. 饱和脂肪酸摄入增加所致高胆固醇增加的机制包括（　　）

A. 细胞表面 LDL 受体活性升高

B. 细胞表面 LDL 受体活性降低

C. 含 ApoB 脂蛋白合成降低

D. 含 ApoB 脂蛋白合成增加

E. 含 ApoC 脂蛋白合成增加

17. 参与肠道脂质摄取的 3 种蛋白是（　　）

A.NPC1L1

B. ABCA1

C. ABCG5

D. ABCG8

E. ABCG3

18. CM 和 VLDL 转运与分解代谢异常共同机制有（　　）

A.LPL 表达与活性异常

B. ApoBⅡ表达与活性异常

C. ApoCⅡ表达与活性异常

D. ApoA 基因多态性

E. ApoE 基因多态性

19. LPL 有关表述正确的有（　　）

A. 是分解脂蛋白 VLDL 和 CM 中甘油三酯的限速酶

B. 胰岛素激活脂肪组织 LPL 而抑制骨骼肌 LPL

C. 高胰岛素血症可抑制胰岛素对 LPL 的活化

D. 甲状腺素激活可活化 LPL 活性

E. ApoCⅡ活化 LPL，ApoCⅢ抑制 LPL 活性

20. LDL 转运与代谢异常的机制是（　　）

A.LDL 受体基因突变

B. ApoB 基因突变

C.LDLR 表达减少或活化降低

D. VLDL 代谢为 LDL 增加

E. CETP 活性上调

21. 参与胆固醇逆向转运的蛋白有（　　　）

A. ABCA I

B. LCAT

C. CETP

D. SR-B II

E. SR-B I

22. 动脉粥样硬化氧化修饰性低密度脂蛋白的发病机制是（　　　）

A. 诱导巨噬细胞衍变为泡沫细胞

B. 作为抗原诱导炎症反应

C. 诱导血管平滑肌细胞迁移、增殖及分泌细胞外基质

D. 诱导血管平滑肌细胞、巨噬细胞凋亡

E. 血管内皮细胞凋亡

23. 动脉粥样硬化中动脉炎性细胞浸润主要包括（　　　）

A. 单核-巨噬细胞

B. 嗜酸性淋巴细胞

C. T 淋巴细胞

D. 肥大细胞

E. 中性粒细胞

24. 易损斑块的特点是（　　　）

A. 偏心性、大体积且质软脂质核

B. 纤维帽厚薄不均

C. 斑块内大量炎性细胞浸润

D. 斑块有大量新生血管

E. 大量平滑肌细胞凋亡、胞外基质减少

25. 高脂蛋白血症肾损伤的发病机制叙述正确的有（　　　）

A. 肾小球细胞内、肾小球系膜基质脂质沉积

B. 肾小球动脉粥样硬化致肾小球血流量减少、肾缺血、萎缩、纤维化

C. 脂质过氧化致肾小球上皮细胞损害和基底膜通透性增加，肾小球通透性增加

D. 系膜细胞弥漫性增生，系膜基质合成增加

E. 脂质过氧化继发炎症反应致小管纤维化和肾小球纤维化

(四) 简答题

1. 载脂蛋白有哪些功能？

2. 临床上按照病因，高脂血症如何分类？

3. 简述高脂蛋白血症的发生机制。

4. 简述长期高脂饮食导致血脂增高的机制。

5. 简述低脂蛋白血症对机体的影响。

6. 简述高脂蛋白血症影响脑组织脂质代谢的机制。

(五) 问答题

1. 胆固醇是如何进行逆转运的？

2. 试述动脉粥样硬化发生的基本过程。

3. 试述高脂蛋白血症对机体的影响。

参考答案

**（一）填空题**

1. 脂肪酸，醇，酯及其衍生物

2. 遗传性，获得性，脂类及其代谢产物异常的病理过程

3. 甘油三酯，磷脂，胆固醇，胆固醇酯，游离脂肪酸

4. 存在，转运，代谢

5. 作为载体与脂质结合成水溶性物质，作为配基与受体结合参与脂质代谢与转运，作为调节因子调节脂蛋白代谢酶

6. 外源性代谢途径，内源性代谢途径，胆固醇逆转运

7. HDL，肝脏，分解

8. 遗传，营养，代谢性疾病和其他疾病

9. 外源性脂质或其他相关物质摄取增加，内源性脂质合成增加，脂质转运或分解代谢异常

10. 外源性脂质摄取，内源性脂质合成，脂蛋白，受体，酶

11. 来源，合成，代谢，转运

12. 脂蛋白代谢相关基因突变，与环境因素相互作用

13. 动脉粥样硬化，非酒精性脂肪肝病，肥胖，脑脂质沉积与脂质合成增加，肾动脉粥样硬化和肾小球损伤，黄色瘤和角膜弓

14. 遗传，性别，年龄，种族

15. 可控，不可控，脂质代谢紊乱导致的高脂蛋白血症

16. 氧化型修饰脂质

17. 血管壁通透性增加，血管壁脂质沉积由细胞内转至细胞外，细胞外基质合成减少、粥样斑块破裂

18. 非酒精性脂肪肝，非酒精性脂肪性肝炎，非酒精性脂肪性肝炎相关的肝硬化，甘油三酯

19. 肾动脉粥样硬化性病变，肾小球损伤

20. 脂质摄入不足，脂质代谢增强，脂质合成减少，脂蛋白相关基因缺陷

**（二）单选题**

| 1 | 2 | 3 | 4 | 5 | 6 | 7 | 8 | 9 | 10 |
|---|---|---|---|---|---|---|---|---|---|
| A | B | D | C | E | B | A | C | B | D |
| 11 | 12 | 13 | 14 | 15 | 16 | 17 | 18 | 19 | 20 |
| E | A | B | E | B | D | D | E | D | B |
| 21 | 22 | 23 | 24 | 25 | 26 | 27 | 28 | 29 | 30 |
| D | C | B | D | B | D | D | D | E | D |

**（三）多选题**

| 1 | 2 | 3 | 4 | 5 | 6 | 7 | 8 | 9 | 10 |
|------|------|------|------|-------|------|-------|------|------|------|
| ABCDE | CD | ABD | ACD | ABCDE | AC | ABCDE | AB | AC | ABCD |
| 11 | 12 | 13 | 14 | 15 | 16 | 17 | 18 | 19 | 20 |
| ABCDE | ABCDE | AB | ABCE | ABCDE | BD | ACD | ACE | ABCDE | ABCDE |
| 21 | 22 | 23 | 24 | 25 | | | | | |
| ABCE | ABCDE | ACD | ABCDE | ABCD | | | | | |

**（四）简答题**

1. 载脂蛋白有哪些功能？

答：①与血浆脂质结合形成水溶性物质，成为转运脂类的载体；②作为配基与脂蛋白受体结合，使脂蛋白被细胞摄取和代谢；③是多种脂蛋白代谢酶的调节因子。

2. 临床上按照病因，高脂血症如何分类？

答：根据病因，临床上高脂血症分为两类。

（1）原发性高脂蛋白血症：由于单一基因或多个基因突变所致。由于基因突变所致的高脂血症大多具有家族聚集性，有明显的遗传倾向，可引起家族性高胆固醇血症或家族性高甘油三酯血症。

（2）继发性高脂蛋白血症：指继发于其他疾病所致引起的血脂异常。可引起血脂异常的疾病主要有肥胖、糖尿病、肾病综合征、甲状腺功能减退症、肾功能衰竭、肝脏疾病、系统性红斑狼疮、糖原贮积症、多发性骨髓瘤、脂肪萎缩症、急性间歇性卟啉症、多囊卵巢综合征等。此外某些药物如利尿剂、非心脏选择性β受体阻滞剂、糖皮质激素等也可能引起继发性血脂异常。

3. 简述高脂蛋白血症的发生机制。

答：答案请参考图 6-1 及表 6-9。

4. 简述长期高脂饮食导致血脂增高的机制。

答：①促使肝脏胆固醇含量增加，LDL 受体合成减少，脂质代谢减少；②饮食中大量甘油三酯的摄取，使得小肠经外源性途径合成 CM 大量增加；③促使肝脏经内源性途径合成 VLDL 增加。

5. 简述低脂蛋白血症对机体的影响。

答：影响有以下几个方面。

（1）对血液系统的影响：血液系统中出现棘形红细胞，正常的磷脂酰胆碱与鞘磷脂比例发生翻转是其主要原因；细胞膜脂质的降低导致红细胞的渗透脆性显著增加，红细胞出现自溶血现象，血小板活力下降，可伴有贫血和凝血机制异常，易引起脑出血。

（2）对消化系统的影响：个体出生后出现脂肪泻导致脂肪吸收不良，小肠肠壁细胞中充满脂滴，少数有肝肿大和转氨酶升高。

（3）对神经系统的影响：个体出生早期即出现精神运动发育迟缓，如出现伸张反射和腱反射减弱，以及定位感觉丧失、步态不稳和语言障碍等。随着中枢和周围神经系统发生慢性退行性脱髓鞘，多数个体出现智力障碍、小脑性震颤、共济失调、肌肉软弱无力、视力减退、视野缩小、夜盲甚至全盲。

6. 简述高脂蛋白血症影响脑组织脂质代谢的机制。

答：高脂蛋白血症可能通过两种机制影响脑组织脂质代谢。①血脑屏障受损，通透性增加，使本来不能通过血脑屏障的血脂进入脑组织异常沉积；②血液中能通过血脑屏障且脂质合成必需的成分（如不饱和脂肪酸）进入脑组织增加，使得脑组织中脂质合成增加。

（五）问答题

1. 胆固醇是如何进行逆转运的？

答：胆固醇逆转运主要由 HDL 承担，分为以下 3 个步骤。①细胞内游离胆固醇从肝外组织细胞中移出，三磷酸腺苷结合盒转运子 A1 介导游离胆固醇转运到细胞膜上，HDL 中 ApoA I 作为细胞膜胆固醇移出的接受体；②HDL 接受的游离胆固醇在 LCAT 的作用下生成胆固醇酯进入 HDL 的核心，形成成熟的 HDL，在 CETP 作用下，胆固醇酯由 HDL 转移到 CM、VLDL 和 LDL 颗粒中；③HDL 及这些接受了胆固醇酯的脂蛋白在代谢过程中被肝脏摄取时，其中的胆固醇酯也就同时被运回肝脏，在肝脏转化为胆汁酸后被清除。

2. 试述动脉粥样硬化发生的基本过程。

答：动脉粥样硬化的发病机制主要有脂代谢紊乱学说、内皮损伤学说、炎症反应学说、壁面切应力以及肠道微生物菌群失调等。动脉内膜在各种危险因素（高血压、高血脂、糖尿病、遗传等）影响下血管内皮结构和功能出现障碍，血管壁通透性增加，血浆脂蛋白得以进入内膜下，其后引起巨噬细胞的清除反应和血管平滑肌细胞增生，并形成斑块。主要机制有以下几点。

（1）高血脂状态下血浆低密度脂蛋白胆固醇（LDL-C）浓度升高，携带大量胆固醇的 LDL-C 在血管内膜下沉积，是动脉粥样硬化发生的必备条件。

（2）LDL 的修饰并被吞噬细胞吞噬：血液中及血管内膜下低密度脂蛋白通过巨噬细胞膜上的低密度脂蛋白受体（LDL-R）携带胆固醇进入细胞内，并经过氧化修饰后形成氧化型低密度脂蛋白（ox-LDL），其对单核巨噬细胞表面的清道夫受体具有极强的亲和力，导致 ox-LDL 被迅速捕捉并被吞噬。

（3）泡沫细胞形成，平滑肌细胞迁移，增殖：ox-LDL 对巨噬细胞具体极强的毒害作用，可以刺激单核巨噬细胞的快速激活增殖，形成泡沫细胞，这些泡沫细胞的大量聚集便形成了 AS 的脂质斑块。

此外，ox-LDL 通过与血管内皮细胞 LOX1 结合导致细胞内信号紊乱并引起内皮细胞功能障碍。ox-LDL 还能促进血管平滑肌细胞不断增殖并向外迁移在血管内壁形成斑块。

3. 试述高脂蛋白血症对机体的影响。

答：高脂蛋白血症对机体的影响有以下几种。

（1）动脉粥样硬化：是指在多种危险因素作用下，血管内膜结构或功能受损，导致通透性发生改变，以血脂异常沉积到血管壁为主要特征的渐进性病理过程，伴随有炎性细胞浸润，中膜平滑肌细胞迁移增殖，泡沫细胞形成和细胞外基质合成增加，最终形成粥样斑块，病变中的脂质主要是胆固醇和胆固醇酯。

（2）非酒精性脂肪性肝病：是指明确排除酒精和其他肝损伤因素外发生的以肝细胞内脂质过度沉积为主要特征的临床病理综合征。

（3）肥胖：是指由于食物能量摄入过多或机体代谢异常而导致体内脂质沉积过多，造成以体重过度增长为主要特征并可能引起人体一系列病理、生理改变的一种状态。

（4）对大脑的影响：高脂蛋白血症可引起神经退行性疾病和阿尔茨海默病。

（5）对肾脏的影响：一是可引起肾动脉粥样硬化，二是引发肾小球损伤。

## 知识拓展和科学前沿

**科学家的故事**

迈克尔·斯图亚特·布朗（Michael Stuart Brown）是美国的医学研究者，毕业于宾夕法尼亚大学。他于 1962 年获得了学士学位，4 年后又获得了医学博士学位，1976 年被任命为得克萨斯大学西南医学院（University of Texas Southwestern Medical School）教授。戈德斯坦铭于 1971 年加入布朗的研究。1974 年，两人开始合作研究。1985 年，因研究了胆固醇的新陈代谢以及它在遗传性疾病中的作用而共同获得诺贝尔生理学或医学奖。

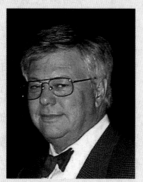

**拓展·胆固醇**

胆固醇可以由身体合成产生，也可以从食物中吸收获取。血管壁中的胆固醇堆积会限制血流，造成心脏病发作和中风。一种名为低密度脂蛋白受体（LDL-receptors）的分子可以控制胆固醇量。低胆固醇的饮食可以增加低密度脂蛋白受体的数量，降低血液里胆固醇含量。

## 参考文献

[1] 王建枝，钱睿哲. 病理生理学［M］. 9 版. 北京：人民卫生出版社，2018.

[2] 田野. 病理生理学［M］. 北京：人民卫生出版社，2020.

[3] 王庭槐. 生理学［M］. 北京：人民卫生出版社，2019.

[4] 步宏，李一雷. 病理学［M］. 北京：人民卫生出版社，2019.

[5] 周春燕，药立波. 生物化学与分子生物学［M］. 9 版. 北京：人民卫生出版社，2018.

[6] 中国成人血脂异常防治指南修订联合委员会. 中国成人血脂异常防治指南（2016 年修订版）［J］. 中国循环杂志，2016，31（10）：937-995.

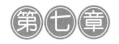

# 第七章

# 缺　氧

杨巧红　汪显超　杜　清　罗　惠

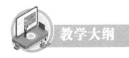

1. 掌握缺氧的概念、类型和发病原因，各种类型缺氧时血氧变化的特点与组织缺氧的机制。
2. 熟悉缺氧时机体主要系统功能、代谢的代偿与失代偿变化与机制及影响机体对缺氧耐受性的因素。
3. 了解氧疗与氧中毒的概念。

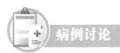

**病例 1**

患者，男性，77 岁，咳嗽、痰多、喘憋加重伴发热 3 天入院。患者 20 年前开始反复发作咳嗽、咳痰并有时伴有喘憋，上述症状往往于冬季加重，经常住院治疗并能缓解出院。本次于入院前 3 天受凉后出现发热，尤以夜间为著，畏寒，咳嗽，咳较多量浓痰，喘憋加重并且夜间不能平卧，来院就诊。体格检查：口唇、指尖部皮肤出现发绀，体温 38℃，脉搏 120 次/min，呼吸 28 次/min。胸廓略呈桶状，肋间隙稍增宽，双肺呼吸音粗并可闻及大量痰鸣音，右下肺呼吸音低。

辅助检查：血常规示白细胞 $13.8 \times 10^9$/L，红细胞 $6.0 \times 10^9$/L，中性粒细胞 83.5%；动脉血气分析结果示 pH 7.14，$PaO_2$ 42 mmHg；胸透提示双侧肺纹理加重，右下肺絮状阴影。

【病案问题】

1. 该患者是否有缺氧？其血气变化的特点是什么？

答：患者存在低张性缺氧。其血气变化特点包括 $PaO_2$ 降低；血液中与血红蛋白结合的氧量减少，以致动脉血氧含量减少；血氧饱和度降低；血氧含量正常或降低。

2. 联系患者临床表现分析其发生机制。

答：外呼吸功能障碍。肺通气功能障碍引起肺泡气 $PO_2$ 降低；肺换气功能障碍使经肺泡扩散到血液中的氧减少，$PaO_2$ 和血氧含量不足，又称为呼吸性缺氧。

3. 临床上还有哪些原因会引起此类缺氧？

答：①吸入气氧分压过低，如人在处于 3000 m 以上的高原、高空、通风不良的矿井和坑道等环境；②静脉血分流入动脉，如法洛四联症，其基本的病理变化表现为室间隔缺损、肺动脉狭窄、主动脉骑跨和右心室肥厚。法洛四联症是一种常见的先天性的心脏畸形，在儿童发绀型心脏畸形中居首位（图 7-1）。

143

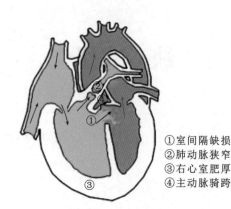

①室间隔缺损
②肺动脉狭窄
③右心室肥厚
④主动脉骑跨

图 7-1　法洛四联症

**病例 2**

患者，女性，58 岁，退休工人，一人在家，当晚用火炉取暖时，昏倒在房间里，2 h 后被赶回来的丈夫发现，急诊入院。患者以往身体健康，无既往病史。丈夫表示没有开通风设备。

查体：体温 36.8℃，呼吸 20 次/min，脉搏 110 次/min，血压 13.0/9.3 kPa（100/70 mmHg），神志不清，口唇呈樱桃红色。其他无异常发现。

实验室检查：$PaO_2$ 12.8 kPa，血氧容量 11 mL/dL，动脉血氧饱和度 95%，HbCO 30%。入院后立即给予氧疗，很快苏醒。给予纠正酸中毒、补液等处理后，病情迅速好转，第 2 天出院。

【病案问题】

1. 该患者属于什么类型的缺氧？

答：该患者属于血液性缺氧。由于没有开通风设备，导致一氧化碳中毒。

2. 简述该患者发生缺氧的机制。

答：该患者发生缺氧的原因是一氧化碳中毒，即碳氧血红蛋白（HbCO）血症。一氧化碳与血红蛋白的亲和力是氧的 210 倍，当吸入空气中含有 0.1% 的一氧化碳时，大约有 50% 的血红蛋白与之结合，形成碳氧血红蛋白而失去携带氧的能力，当一氧化碳与血红蛋白的 1 个血红素结合以后将增加其余的 3 个血红素对氧的亲和力。同时一氧化碳抑制糖酵解，使 2，3-DPG 生成减少，氧离曲线左移，进一步加重了组织的缺氧。

3. 该患者血氧变化的特点有哪些？

答：由于外呼吸功能正常，氧的摄入和弥散正常，所以动脉血氧分压是正常的。动脉血氧饱和度降低。由于血红蛋白含量减少或者性质改变，该患者血氧容量降低，血氧含量减少。由于 Hb 与氧的亲和力较大，结合的氧不易释放出来，所以动-静脉血氧含量差小于正常值。

 **临床检验常用指标**

1. 血氧分压：$PaO_2$ 正常值约 100 mmHg，$PvO_2$ 正常值约 40 mmHg。血氧分压降低主要见于低张性缺氧、血液性缺氧、循环性缺氧、组织性缺氧血氧分压均正常。

2. 血氧容量：正常值约 20 mL/dL。循环性缺氧、组织性缺氧时血氧容量正常，血液性缺氧时（CO 中毒、高铁血红蛋白血症），血氧容量降低。

3. 血氧含量：$CaO_2$ 正常值约 19 mL/dL；$CvO_2$ 正常值约 14 mL/dL。低张性缺氧和血液性

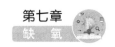

缺氧时血氧含量是降低的；循环性缺氧、组织性缺氧时血氧含量是正常的。

4. 血红蛋白氧饱和度：低张性缺氧时降低；血液性缺氧时可降低或正常；循环性缺氧、组织性缺氧时正常。

5. 动-静脉的氧含量差：血液性缺氧和组织性缺氧时降低；低张性缺氧时降低或正常；循环性缺氧时是升高的。

6. 根据皮肤黏膜的颜色判断缺氧：低张性缺氧时由于脱氧血红蛋白浓度达到或超过 5 g/dL，皮肤黏膜呈青紫色，称为发绀；高铁血红蛋白血症呈咖啡色；碳氧血红蛋白血症呈樱桃红色。

 **基本知识点梳理**

详见表 7-1～表 7-9 和图 7-2～图 7-3。

表 7-1　常用的血氧指标

| 名词 | 概念 | 正常值 | 影响因素 |
|---|---|---|---|
| 血氧分压 | 物理溶解于血液中的氧所产生的张力 | $PaO_2$：100 mmHg<br>$PvO_2$：40 mmHg | 动脉血氧分压取决于吸入气的氧分压和肺的通气与弥散功能 |
| 血氧容量 | 指在 38℃、氧分压为 150 mmHg、二氧化碳分压为 40 mmHg 的条件下，100 mL 血液中的血红蛋白被氧充分饱和时的最大携氧量 | 20 mL/dL | 血液中的 Hb 的量和 Hb 结合氧的能力 |
| 血氧含量 | 100 mL 血液中的血红蛋白所结合的氧量，包括结合于 Hb 中的氧和溶解于血浆中的氧量 | $CaO_2$：19 mL/dL<br>$CvO_2$：14 mL/dL | 主要取决于血氧分压和血氧容量 |
| 血红蛋白氧饱和度 | 指 Hb 实际结合的氧和最大结合的氧的百分比 | $SaO_2$：95%～98%<br>$SvO_2$：70%～75% | 血氧分压 |

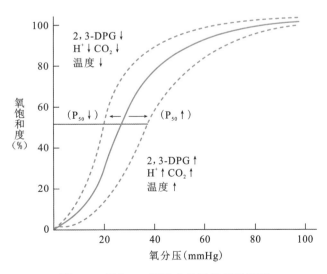

图 7-2　氧合 Hb 解离曲线及其影响因素

### 表 7-2　缺氧类型及血氧指标变化

| 缺氧类型 | $PaO_2$ | $SaO_2$ | $CaO_2\ max$ | $CaO_2$ | ($CaO_2$-$CvO_2$) | 皮肤黏膜 |
|---|---|---|---|---|---|---|
| 低张性 | ↓ | ↓ | N 或 ↑ | ↓ | N 或 ↓ | 发绀 |
| 血液性 | N | N 或 ↓ | N 或 ↓ | ↓ | ↓ | 苍白色，咖啡色，樱桃红色 |
| 循环性 | N | N | N | N | ↑ | 苍白，发绀 |
| 组织性 | N | N | N | N | ↓ | 鲜红色 |

### 表 7-3　缺氧的类型、原因和发病机制

| 缺氧类型 | | 原因及机制 |
|---|---|---|
| 供氧不足 | 低张性缺氧 | (1) 吸入气氧分压过低：处于高原、高空、矿井、坑道环境；进入肺泡进行气体交换的氧不足，弥散入血液的氧减少；<br>(2) 外呼吸功能障碍：呼吸道狭窄或阻塞、胸腔及肺病；肺的通气与换气障碍；<br>(3) 静脉血分流入动脉：法洛四联症、心室或房间隔缺损同时伴有肺动脉高压；静脉血未经氧合；<br>(4) 高原地区气压低、空气稀薄、氧气缺；正常呼吸吸入氧气过少，体内氧气不足，进入血液和组织细胞中的氧也不足 |
| | 血液性缺氧 | (1) 血红蛋白含量减少：各种严重贫血；Hb 数量减少，携氧减少（含量减少）；<br>(2) CO 中毒：①CO 与 Hb 的亲和力是氧的 210 倍，CO 与 Hb 结合形成碳氧血红蛋白（HbCO），失去携氧能力；②CO 抑制红细胞内糖酵解，使 2，3-DPG 生成减少，氧解离曲线左移，氧合 Hb 不易释出结合的氧，组织缺氧加重（Hb 性质改变）；<br>(3) 高铁血红蛋白血症：亚硝酸盐、过氯酸盐、非那西丁、奎宁、磺脲类等；Hb 中的二价铁在氧化剂的作用下可氧化成三价铁，形成高铁血红蛋白而丧失携带氧的能力；<br>(4) Hb 与氧的亲和力异常增强：库存血和碱性溶液（功能） |
| | 循环性缺氧 | (1) 全身性循环障碍：心力衰竭、休克；心排血量减少，导致全身器官组织供血不足；<br>(2) 局部性循环障碍：动脉硬化、脉管炎、动脉血栓形成、血管痉挛；主要引起局部所支配的组织和器官缺血、缺氧；心肌梗死和脑血管意外是最常见的致死原因 |
| 用氧障碍 | 组织性缺氧 | (1) 组织中毒：氰化物、硫化物、砒霜、鱼藤酮等；氰化物迅速与氧化型细胞色素氧化酶的 $Fe^{3+}$ 结合为氰化高铁细胞色素氧化酶，阻碍其还原成 $Fe^{2+}$ 的还原型细胞色素氧化酶，导致呼吸链中断，细胞利用氧障碍；<br>(2) 线粒体损伤：严重缺氧、钙超载、大剂量放射线照射、高压氧、细菌毒素；抑制线粒体的呼吸功能或造成线粒体结构损伤，细胞生物发生氧化障碍；<br>(3) 维生素缺乏：维生素 $B_1$、维生素 $B_2$、维生素 PP、泛酸及烟酸胺；导致呼吸链中许多脱氢酶的辅酶成分严重缺乏 |

表 7-4　缺氧时呼吸系统变化

| 类型 | 临床表现 | 发生机制 |
|---|---|---|
| 肺通气量增大 | 低氧通气反应（代偿反应） | $PaO_2$ 降低刺激颈动脉体和主动脉体化学感受器，反射性兴奋呼吸中枢，使呼吸加深加快，肺泡通气量增加 |
| 高原肺水肿 | 呼吸困难、严重发绀、咳粉红色或白色泡沫痰、肺部湿啰音 | （1）肺血管收缩，肺动脉压增高，肺毛细血管内压增高；<br>（2）肺血管内皮细胞通透性增高，液体渗出；<br>（3）外周血管收缩，肺血流量增多；<br>（4）肺水清除障碍 |
| 中枢性呼吸衰竭 | 周期性呼吸：陈-施呼吸；比-奥呼吸 | $PaO_2 < 30$ mmHg 时影响中枢神经系统抑制呼吸中枢 |

表 7-5　缺氧时循环系统变化

| 部位 | 变化 | 发生机制 |
|---|---|---|
| 心脏功能和结构变化 | 心率改变 | 急性轻度或中度缺氧时，心率加快；严重缺氧时，心率减慢 |
| | 心肌收缩力改变 | 缺氧初期，心肌收缩力增加；严重缺氧时，心肌收缩力减弱 |
| | 心排血量改变 | 缺氧初期心排血量增加；严重缺氧时，心排血量降低 |
| | 心律改变 | 严重缺氧可引起窦性心动过缓、期前收缩、心室颤动 |
| | 心脏结构改变 | 右心室负荷加重肥大，发生心力衰竭 |
| 血流分布改变 | — | （1）不同血管对儿茶酚胺反应性不同——皮肤、内脏和肾血管收缩；<br>（2）局部代谢产物对血管调节——心、脑血管扩张；<br>（3）不同器官血管对缺氧的反应性不同——心、脑血管扩张 |
| 肺循环的变化 | 缺氧性肺血管收缩 | （1）缺氧抑制肺血管平滑肌钾通道；<br>（2）缺氧时平滑肌活性氧产生增多；<br>（3）缩血管物质增多，舒血管因子减少；<br>（4）交感神经兴奋 |
| | 缺氧性肺动脉高压 | （1）长期缺氧选择性抑制肺动脉 $K_v$ 通道 α 亚单位表达，使外向性 $K^+$ 电流减少，细胞膜去极化，$Ca^{2+}$ 内流增加，在引起血管收缩的同时，可促进平滑肌细胞增殖；<br>（2）缺氧引起肺血管内皮细胞、平滑肌细胞和成纤维细胞释放多种血管活性物质和细胞因子 |
| 组织毛细血管增生 | — | （1）缺氧诱导因子-1（HIF-1）增多，上调 VEGF 等基因表达；<br>（2）ATP 生成减少，腺苷增多，刺激血管生成 |

表 7-6　缺氧时血液系统变化

| 变化 | 发生机制 |
|---|---|
| 红细胞和血红蛋白增多 | 骨髓造血增强，缺氧引起肾小管旁间质细胞内 HIF-1 增多，活性增强，促进 EPO 基因表达，使合成释放增多，使红细胞增多 |

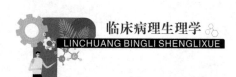

续表

| 变化 | 发生机制 |
|------|---------|
| 红细胞内 2，3-DPG 增多、红细胞释氧能力增强 | 2，3-DPG 增多机制：<br>（1）2，3-DPG 生成增多：低张性缺氧时氧合血红蛋白减少，脱氧血红蛋白增多，氧合 Hb 的中央孔穴小不能结合 2，3-DPG，而脱氧血红蛋白的中央孔穴大可以结合 2，3-DPG；<br>（2）2，3-DPG 分解减少：pH 值增高可抑制 2，3-DPG 磷酸酶（DPGP）的活性，使 2，3-DPG 分解减少 |

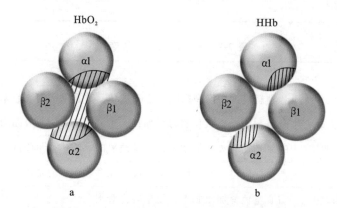

图 7-3　2，3-DPG 与 HHb 结合的孔穴示意图

a 图氧合血红蛋白中央孔穴小，2，3-DPG 不能结合；b 图脱氧血红蛋白中央孔穴大，2，3-DPG 能结合

表 7-7　缺氧时中枢神经系统变化

| 分类 | 临床表现 | 发生机制 |
|------|---------|---------|
| 急性缺氧 | 头痛、思维能力降低、情绪激动及动作不协调，严重者出现惊厥或意识丧失 | （1）脑血管扩张，脑血流量增加引起液体外漏；<br>（2）脑组织能量代谢紊乱；<br>（3）血管内皮细胞损伤，脑微血管通透性增高 |
| 慢性缺氧 | 注意力不集中、记忆力减退、易疲劳、轻度抑郁 | |

表 7-8　缺氧时组织、细胞变化

| 变化 | | 发生机制 |
|------|------|---------|
| 代偿适应性变化 | 细胞利用氧能力增强 | 慢性缺氧使线粒体数量增多，面积增大，有利于氧的弥散和利用 |
| | 糖酵解增强 | 缺氧时，ATP 生成减少，ATP/ADP 比值降低，使磷酸果糖激酶活性增强，糖酵解过程加强 |
| | 载氧蛋白表达增加 | 慢性缺氧时，载氧蛋白中的肌红蛋白（肌红蛋白、脑红蛋白和胞红蛋白）含量增多，组织、细胞对氧的摄取和储存能力增强 |

续表

| 变化 | | 发生机制 |
|---|---|---|
| 代偿适应性变化 | 低代谢状态 | 缺氧时机体使细胞耗能过程减弱。缺氧可诱导上百种基因的表达，所编码的蛋白质的功能涉及红细胞生成、血管增生、血管张力调节、糖酵解以及细胞增殖、凋亡等，在介导细胞缺氧反应中发挥重要作用，其中以 HIF-1 的作用最为重要 |
| 损伤性变化 | 细胞膜损伤 | 缺氧时，细胞膜上 $Na^+$-$K^+$-ATP 酶功能降低，pH 值降低，细胞膜通透性降低，细胞内钠水增多→水肿 |
| | 线粒体损伤 | 缺氧时，线粒体氧化磷酸化功能降低，ATP 生成减少 |
| | 溶酶体损伤 | 酸中毒和钙超载激活磷脂酶，分解膜磷脂使溶酶体膜稳定性降低→溶酶体破裂→细胞自溶 |

表 7-9　缺氧治疗的病理生理基础

| 治疗原则 | 具体措施 |
|---|---|
| 去除病因 | （1）高原脑水肿患者：尽快脱离高原缺氧环境；<br>（2）慢性阻塞性肺病、支气管哮喘、严重急性呼吸综合征患者：积极治疗原发病，改善肺通气和换气功能；<br>（3）先天性心脏病患者：及时进行手术治疗；<br>（4）中毒引起缺氧患者：及时解毒 |
| 氧疗 | （1）首要措施，对低张性缺氧非常有效；<br>（2）提高动脉氧分压、增加物理溶解氧量：血液性缺氧和循环性缺氧；<br>（3）对组织性缺氧效果不佳 |
| 防止氧中毒 | 长时间吸入氧分压过高的气体引起组织、细胞损害 |

**常用医学词汇中英文对照**

详见表 7-10。

表 7-10　常用医学词汇中英文对照表

| 序号 | 英文 | 中文 |
|---|---|---|
| 1 | hypoxia | 缺氧 |
| 2 | oxygen consumption | 耗氧量 |
| 3 | chronic obstructive pulmonary disease，COPD | 慢性阻塞性肺病 |
| 4 | acute respiratory distress syndrome，ARDS | 急性呼吸窘迫综合征 |
| 5 | severe acute respiratory syndrome，SARS | 严重急性呼吸综合征 |
| 6 | myocardial infarction | 心肌梗死 |

| 序号 | 英文 | 中文 |
|---|---|---|
| 7 | cerebral ischemic stroke，CIS | 缺血性脑卒中 |
| 8 | shock | 休克 |
| 9 | cyanide poisoning | 氰化物中毒 |
| 10 | carbon monoxide poisoning | CO 中毒 |
| 11 | partial pressure of oxygen | 血氧分压 |
| 12 | oxygenbinding capacity | 血氧容量 |
| 13 | oxygen content | 血氧含量 |
| 14 | oxygen saturation of hemoglobin | 血氧蛋白氧饱和度 |
| 15 | 2，3-diphosphoglyceric acid，2，3-DPG | 2，3-二磷酸甘油酸 |
| 16 | Diphosphoglycerate mutase，DPGM | 二磷酸甘油酸变位酶 |
| 17 | Diphosphoglycerate phosphatase，DPGP | 二磷酸甘油磷酸酶 |
| 18 | hypotonic hypoxia | 低张性缺氧 |
| 19 | hypoxic hypoxia | 乏氧性缺氧 |
| 20 | hemic hypoxia | 血液性缺氧 |
| 21 | Isotonic hypoxia | 等张性缺氧 |
| 22 | circulatory hypoxia | 循环性缺氧 |
| 23 | tissue hypoxia | 组织性缺氧 |
| 24 | cyanosis | 发绀 |
| 25 | respiratory hypoxia | 呼吸性缺氧 |
| 26 | carboxyhemoglobin，HbCO | 碳氧血红蛋白 |
| 27 | methemoglobin，$HbFe^{3+}OH$ | 高铁血红蛋白 |
| 28 | enterogenous cyanosis | 肠源性发绀 |
| 29 | hypovascular hypoxia | 低血流性缺氧 |
| 30 | ischemic hypoxia | 缺血性缺氧 |
| 31 | congestive hypoxia | 淤血性缺氧 |
| 32 | histogenoushypoxia | 组织性缺氧 |
| 33 | dysoxidative hypoxia | 氧利用障碍性缺氧 |
| 34 | hypoxic ventilatory reaction，HVR | 低氧通气反应 |
| 35 | periodic breathing | 周期性呼吸 |
| 36 | Cheyne-Stokes respiration | 潮式（陈-施）呼吸 |

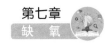
| 序号 | 英文 | 中文 |
|---|---|---|
| 37 | Biot breathing | 间停（比-奥）呼吸 |
| 38 | hypoxic pulmonary vasoconstriction，HPV | 缺氧性肺血管收缩 |
| 39 | reactive oxygen species，ROS | 活性氧 |
| 40 | renodine receptor，RyR | 雷诺丁受体 |
| 41 | hypoxic pulmonary hypertension，HPAH | 缺氧性肺动脉高压 |
| 42 | hypoxia inducible factor，HIF | 缺氧诱导因子 |
| 43 | hypoxic preconditioning，HPC | 缺氧预适应 |
| 44 | vascular endothelium growth factor，VEGF | 血管内皮生长因子 |
| 45 | Erythropoietin，EPO | 促红细胞生成素 |
| 46 | Stromal cell-derived factor-1，SDF-1 | 基质细胞衍生因子-1 |
| 47 | basic fibroblast growth factor，bFGF | 碱性成纤维细胞生长因子 |
| 48 | oxygen carrying protein | 载氧蛋白 |
| 49 | myoglobin，MB | 肌红蛋白 |
| 50 | neuroglobin，NGB | 脑红蛋白 |
| 51 | cytoglobin，CGB | 胞红蛋白 |
| 52 | hypoxia related gene | 缺氧相关基因 |
| 53 | oxygen therapy | 氧疗 |
| 54 | oxygen intoxication | 氧中毒 |
| 55 | high altitude disease，HAD | 高原病 |
| 56 | acute high altitude disease，AHAD | 急性高原病 |
| 57 | acute mild altitude disease，AMAD | 急性轻型高原病 |
| 58 | acute mountain sickness，AMS | 急性高原反应 |
| 59 | high altitude pulmonary edema，HAPE | 高原肺水肿 |
| 60 | high altitude cerebral edema，HACE | 高原脑水肿 |
| 61 | chronic mountain sickness，CMS | 慢性高原病 |
| 62 | high altitude polycythemia，HAPC | 高原红细胞增多症 |
| 63 | high altitude heart disease，HAHD | 高原性心脏病 |
| 64 | high altitude abnormal blood pressure，HAABP | 高原血压异常 |
| 65 | high altitude deterioration，HADT | 高原衰退症 |

**基本概念**

1. 缺氧（hypoxia）：因组织供氧减少或不能充分利用氧，导致组织代谢、功能和形态结构异常变化的病理过程称为缺氧。

2. 血氧分压（$PO_2$）：物理溶解于血液中的氧产生的张力称为血氧分压。

3. 血氧容量（$CO_2$ max）：指在氧分压为 150 mmHg，二氧化碳分压为 40 mmHg，温度为 38℃时，在体外 100 mL 血液中的血红蛋白（Hb）所能结合的氧量，即 Hb 充分氧合后的最大携氧量称为血氧容量，取决于血液中 Hb 的含量及其与 $O_2$ 结合的能力。

4. 血氧含量（$CO_2$）：为 100 mL 血液中实际含有的氧量，包括物理溶解的和化学结合的氧量，因正常时物理溶解的氧量仅为 0.3 mL/dL，可忽略不计。血氧含量取决于血氧分压和血氧容量。

5. 动-静脉血氧含量差（$CaO_2$-$CvO_2$）：动脉血氧含量减去静脉血氧含量所得的毫升数，反映组织的摄氧能力，正常值约为 5 mL/dL。

6. 血红蛋白氧饱和度（$SO_2$）：简称血氧饱和度，是指血液中氧合 Hb 占总 Hb 的百分数，约等于血氧含量与血氧容量的比值。

7. $P_{50}$：指血红蛋白氧饱和度为 50% 时的氧分压，是反映 Hb 与氧亲和力的指标，正常值为 26～27 mmHg。

8. 低张性缺氧（乏氧性缺氧）：以动脉血氧分压降低、血氧含量减少为基本特征的缺氧，又称乏氧性缺氧。

9. 发绀（cyanosis）：当毛细血管血液中脱氧血红蛋白浓度达到或超过 5 g/dL 时，皮肤和黏膜呈青紫色，称为发绀。

10. 血液性缺氧（等张性缺氧）：由于血红蛋白含量减少，或血红蛋白性质改变，使血液携氧能力降低或与血红蛋白结合的氧不易释出引起的缺氧，称为血液性缺氧。血液性缺氧时，血液中物理溶解的氧量不变，$PaO_2$ 正常，故又称等张性缺氧。

11. 肠源性发绀（enterogenous cyanosis）：当食用大量含硝酸盐的腌菜等食物后，硝酸盐经肠道细菌作用还原为亚硝酸盐，吸收入血后使大量血红蛋白被氧化，形成高铁血红蛋白血症，皮肤、黏膜可出现青紫色，称为肠源性发绀。

12. 循环性缺氧（低动力性缺氧）：因组织血流量减少使组织供氧量减少所引起的缺氧，又称低血流性缺氧或低动力性缺氧。

13. 组织性缺氧：在组织供氧正常的情况下，因组织、细胞氧利用障碍，引起 ATP 生成减少，该现象称为组织性缺氧或氧利用障碍性缺氧。

14. 氧疗：也称氧气治疗，它包括常压氧治疗和高压氧治疗。

15. 氧中毒：长时间吸入氧分压过高的气体引起组织、细胞损害，称为氧中毒。

 **学习评价**

**（一）填空题**

1. 正常成人静息时的耗氧量约为_____，剧烈运动时可增加_____，而人体内储氧量

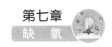

仅为 1500 mL，一旦呼吸、心跳停止，数分钟内就可能死于_____。

2. 临床上可通过_____测定血氧指标，常用的血氧指标包括_____、_____、_____、_____。

3. 动脉血氧分压（$PaO_2$）正常值约为 100 mmHg，其高低主要取决于_____和_____。静脉血氧分压（$PvO_2$）正常值约为 40 mmHg，其变化反映_____。

4. 血氧含量正常值为 100 mL 血液中实际含有的氧量，包括物理溶解的和化学结合的氧量。血氧含量取决于_____和_____。正常动脉血氧含量（$CaO_2$）约为_____，静脉血氧含量（$CvO_2$）约为_____。动-静脉氧含量差反映组织的摄氧能力，正常时约为_____。

5. 血氧容量是指在氧分压为_____，二氧化碳分压为_____，温度为38℃时，在体外 100 mL 血液中的血红蛋白（Hb）所能结合的氧量，即 Hb 充分氧合后的最大携氧量，取决于血液中 Hb 含量及其与_____结合的能力。

6. 正常动脉血氧饱和度（$SaO_2$）为_____，静脉血氧饱和度（$SvO_2$）为_____。$SO_2$ 主要取决于 $PO_2$，两者之间的关系呈_____形，称为氧合 Hb 解离曲线，简称_____。

7. 根据原因和血氧变化的特点，缺氧可分为_____、_____、_____、_____。

8. 低张性缺氧的原因有_____、_____、_____。室间隔缺损伴肺动脉高压患者的动脉血氧变化的最主要特征是_____。

9. 低张性缺氧时，其血氧变化特点为动脉血氧分压_____，动脉血氧含量_____，动脉血氧饱和度_____，血氧容量在急性低张性缺氧时，因血红蛋白无明显变化，故血氧容量一般_____，慢性缺氧者可因红细胞或血红蛋白代偿性增多而使血氧容量_____。

10. 血液性缺氧的原因有_____、_____、_____、_____。

11. 血液性缺氧时，其血氧变化特点为动脉血氧分压_____，动脉血氧含量_____，动脉血氧饱和度_____或_____。如在贫血、Hb 与氧亲和力增强时，动脉血 $SO_2$_____；CO 中毒、高铁血红蛋白血症时动脉血 $SO_2$_____。

12. 血红素中的二价铁可在氧化剂的作用下氧化成三价铁，形成高铁血红蛋白，导致_____。血液中的主要还原剂为_____、_____、_____等。

13. 循环性缺氧的原因包括_____和_____。其血氧变化特点为动脉血氧分压_____，动脉血氧含量_____，动脉血氧饱和度_____，动-静脉氧含量差_____。

14. 组织性缺氧的原因有_____、_____、_____。其血氧变化特点为动脉血氧分压_____，动脉血氧含量_____，动脉血氧饱和度_____，动-静脉氧含量差_____。

15. 缺氧时，机体发生的呼吸系统变化有：_____、_____、_____。$PaO_2$ 降低可刺激_____和_____化学感受器，反射性兴奋_____，使呼吸加深加快，肺泡通气量增加的是_____，这是对急性缺氧最重要的代偿反应。

16. 肺泡气氧分压维持在 60 mmHg 以上时，_____变化不明显；低于 60 mmHg 时，肺通气量随肺泡气氧分压降低而_____。

17. 缺氧时，机体发生的血液系统变化有：_____、_____、_____。

18. 缺氧时，机体发生的肺循环变化有：_____、_____。

19. CO 中毒时皮肤、黏膜呈_____，氰化钾中毒时皮肤、黏膜呈_____，肺心病患者皮肤、黏膜_____，严重贫血时皮肤、黏膜呈_____。

20. 1994 年，Gregg L. Semenza 等在研究缺氧刺激肾脏分泌促红细胞生成素基因表达时发现了_____。

21. 2019 年 William G. Kaelin，Peter J. Ratcliffe，Gregg L. Semenza 因在_____介导细胞氧感知通路中做出的突出贡献而共同获得诺贝尔_____奖。

（二）单选题

1. 正常成人耗氧量是（　　）
A. 250 mL/min
B. 300 mL/min
C. 500 mL/min
D. 700 mL/min
E. 800 mL/min

2. 关于缺氧的概念，正确的是（　　）
A. 血液的氧容量降低
B. 组织供氧不足或用氧障碍
C. 血液中的氧分压降低
D. 肺吸入气中的氧含量减少
E. 血液中的氧含量过低

3. 动脉血氧分压主要取决于（　　）
A. 血液中血红蛋白的含量
B. 血液中血红蛋白与氧结合的能力
C. 吸入气的氧分压和肺的通气与弥散功能
D. 血氧分压和血氧容量
E. 血液的 pH 值和温度

4. 动-静脉血氧含量差主要反映的是（　　）
A. 吸入气氧分压
B. 肺的通气功能
C. 肺的换气功能
D. 血红蛋白与氧的亲和力
E. 组织摄取和利用氧的能力

5. 下列哪项不是引起氧离曲线左移的因素（　　）
A. 红细胞内 2，3-DPG 增多
B. 血液 $H^+$ 浓度下降
C. 血液 $CO_2$ 下降
D. 血液温度下降
E. 红细胞内 2，3-DPG 下降

6. 健康者进入高原地区或通风不良的矿井可发生缺氧的主要原因（　　）
A. 吸入气的氧分压过低
B. 肺部气体交换差
C. 肺循环血流量少
D. 血液携氧能力低
E. 组织血流量少

7. 下列哪一项不是低张性缺氧患者出现的血气变化（　　）
A. 动脉血氧分压降低
B. 动脉血氧含量降低
C. 动-静脉氧含量差正常或增加
D. 动脉血氧容量正常或增加
E. 血氧饱和度降低

8. 右向左分流的先天性心脏病患者，如室间隔缺损伴肺动脉狭窄患者，易发生哪种类型的缺氧（　　）
A. 血液性缺氧
B. 低张性缺氧
C. 循环性缺氧
D. 组织性缺氧
E. 等张性缺氧

9. 进入海拔 3000 m 以上的高空或高原出现缺氧者（　　）

A. 皮肤、黏膜呈青紫色　　　　　　　　　B. 皮肤、黏膜呈樱桃红色

C. 皮肤、黏膜呈玫瑰红色　　　　　　　　D. 皮肤、黏膜呈棕褐色

E. 皮肤、黏膜呈苍白色

10. 关于血液性缺氧的血气变化特点，错误的是（　　）

A. 动脉血氧分压正常　　　　　　　　　　B. 动脉血氧容量正常或降低

C. 动脉血氧含量升高　　　　　　　　　　D. 动脉血氧饱和度正常或降低

E. 动-静脉血氧含量差降低

11. 肠源性发绀出现在（　　）

A. 一氧化碳中毒　　　　　　　　　　　　B. 严重贫血

C. 输入大量库存血　　　　　　　　　　　D. 输入大量碱性溶液

E. 高铁血红蛋白血症

12. 一氧化碳中毒时患者皮肤、黏膜呈（　　）

A. 发绀　　　　　　　　　　　　　　　　B. 樱桃红色

C. 玫瑰红色　　　　　　　　　　　　　　D. 棕褐色

E. 苍白色

13. 亚硝酸盐中毒时患者皮肤、黏膜呈（　　）

A. 发绀　　　　　　　　　　　　　　　　B. 樱桃红色

C. 玫瑰红色　　　　　　　　　　　　　　D. 咖啡色

E. 苍白色

14. 下列哪种原因引起的缺氧不属于循环性缺氧（　　）

A. 休克　　　　　　　　　　　　　　　　B. 心力衰竭

C. 右向左分流先天性心脏病　　　　　　　D. 动脉血栓形成

E. 静脉淤血

15. 关于血氧变化特点，循环性缺氧与组织性缺氧不同的是（　　）

A. 动脉血氧分压　　　　　　　　　　　　B. 动脉血氧容量

C. 动脉血氧含量　　　　　　　　　　　　D. 动脉血氧饱和度

E. 动-静脉血氧含量差

16. 组织性缺氧，又称（　　）

A. 氧利用障碍性缺氧　　　　　　　　　　B. 缺血性缺氧

C. 乏氧性缺氧　　　　　　　　　　　　　D. 淤血性缺氧

E. 呼吸性缺氧

17. 氰化物中毒引起缺氧主要是由于（　　）

A. 呼吸酶合成减少　　　　　　　　　　　B. 对线粒体氧化磷酸化的抑制

C. 线粒体损伤　　　　　　　　　　　　　D. 休克

E. DIC

18. 氰化物中毒时患者皮肤、黏膜呈（　　）

A. 发绀　　　　　　　　　　　　　　　　B. 樱桃红色

C. 玫瑰红色 D. 咖啡色

E. 苍白色

19. 组织性缺氧血气变化特点正确的是（　　）

A. 动脉血氧分压升高 B. 动脉血氧容量降低

C. 动脉血氧含量升高 D. 动脉血氧饱和度降低

E. 动-静脉血氧含量差减小

20. 关于低氧通气反应的描述错误的是（　　）

A. 是对急性缺氧最重要的代偿反应 B. 呼吸加深加快，肺泡通气量增加

C. 增大了呼吸面积，提高了氧的弥散 D. 个体之间的低氧通气反应无差别

E. 低氧通气反应高者对低氧环境适应能力强

21. 初入高原者发生过度通气，可使 $PaCO_2$ 下降，从而限制了肺通气的增强，这是由于（　　）

A. $PaO_2$ 升高，使主动脉体化学感受器敏感性降低

B. $PaO_2$ 升高，使颈动脉体化学感受器敏感性降低

C. $PaO_2$ 升高，使中枢化学感受器敏感性降低

D. $PaCO_2$ 降低，使中枢化学感受器敏感性降低

E. $PaCO_2$ 降低，使外周化学感受器敏感性降低

22. 当 $PaO_2$ 下降至多少时可直接抑制呼吸中枢，出现中枢性呼吸衰竭（　　）

A. 30 mmHg B. 50 mmHg

C. 60 mmHg D. 70 mmHg

E. 80 mmHg

23. 低张性缺氧时，心排血量增加的主要机制是（　　）

A. 副交感神经兴奋使心率加快、心肌收缩力增加

B. 交感神经兴奋使心率加快、心肌收缩力增加

C. 交感神经兴奋使心率变慢、心肌收缩力增加

D. 交感神经兴奋使心率变慢、心肌收缩力降低

E. 交感神经兴奋使心率加快、心肌收缩力降低

24. 慢性缺氧时会出现的代偿反应（　　）

A. 心率加快 B. 呼吸加深加快

C. 心排血量增加 D. 头痛

E. 组织中毛细血管增生

25. 心肌缺氧的主要代偿方式为（　　）

A. 提高摄氧率 B. 降低耗氧量

C. 释放储备氧 D. 增加冠脉血流量

E. 冠状动脉收缩

26. 急性缺氧导致肺动脉压升高的主要原因是（　　）

A. 右心排血量升高 B. 肺血流量升高

C. 左心功能不全 D. 肺小动脉痉挛

E. 肺小静脉淤血

27. 严重缺氧致细胞损伤时，细胞膜内外的离子浓度变化主要为（　　）

    A. 细胞外钾离子减少                  B. 细胞内钠离子增多

    C. 细胞内钙离子减少                  D. 细胞外氢离子减少

    E. 细胞内钠离子减少

28. 缺氧引起脑组织形态学变化主要是（　　）

    A. 脑细胞肿胀                             B. 变形

    C. 坏死                                  D. 间质脑水肿

    E. 脑脓肿

29. 关于促红细胞生成素（EPO）的叙述，不正确的是（　　）

    A. 由肾间质细胞生成并释放

    B. 可促进肠道铁的吸收

    C. 可加速血红蛋白的合成

    D. 可促进红系单向干细胞向原始红细胞分化

    E. 可促红细胞生成增多

30. 砒霜中毒导致缺氧的机制是（　　）

    A. 丙酮酸脱氢酶合成减少             B. 线粒体损伤

    C. 形成高铁血红蛋白                  D. 抑制细胞色素氧化酶

    E. Hb 与氧亲和力增高

31. 从缺氧实验判断下列哪组动物对低张性缺氧的耐受性最强（　　）

    A. 正常成年小鼠                      B. 注射咖啡因的成年小鼠

    C. 注射尼可刹米的成年小鼠         D. 正常新生小鼠

    E. 注射内毒素的成年小鼠

32. 动脉血氧分压和氧含量正常，静脉血氧分压和氧含量高于正常，见于（　　）

    A. 心力衰竭                          B. 呼吸衰竭

    C. 失血性休克                      D. 氰化物中毒

    E. 慢性贫血

33. 患儿，7 岁，血氧分析结果显示：血氧容量 20 mL，动脉血氧含量 15 mL，动脉血氧分压 6.7 kPa（89.11 mmHg），动脉血氧饱和度 85%，动-静脉血氧含量差为 4 mL，其缺氧类型是（　　）

    A. 低张性缺氧                        B. 血液性缺氧

    C. 循环性缺氧                      D. 组织性缺氧

    E. 混合性缺氧

34. 患者，女性，37 岁，血氧分析结果显示：血氧容量 12 mL，动脉血氧含量 11.4 mL，动脉血氧分压 13.3 kPa（99.75 mmHg），动脉血氧饱和度 95%，动-静脉氧含量差 3.5 mL，其缺氧类型是（　　）

    A. 低张性缺氧                        B. 血液性缺氧

    C. 循环性缺氧                      D. 组织性缺氧

    E. 混合性缺氧

35. 患者，男性，48岁，血氧分析结果显示：血氧分压 13.3 kPa（99.75 mmHg），动脉血氧饱和度 95%，血氧容量 20 mL，血氧含量 19 mL，动-静脉血氧含量差为 6 mL，其缺氧类型是（　　）

    A. 低张性缺氧　　　　　　　　　　　　B. 血液性缺氧

    C. 循环性缺氧　　　　　　　　　　　　D. 组织性缺氧

    E. 混合性缺氧

36. 患者，女性，30岁，血氧分析结果显示：血氧分压 13.3 kPa（99.75 mmHg），血氧容量 12 mL，动脉血氧含量为 11.6 mL，动-静脉血氧含量差为 3.4 mL，患者最可能的诊断为（　　）

    A. 高原肺水肿　　　　　　　　　　　　B. 肺气肿

    C. 慢性贫血　　　　　　　　　　　　　D. 慢性充血性心力衰竭

    E. 氰化物中毒

37. 重度贫血患者，血红蛋白可降至多少以下时出现严重缺氧，但不会出现发绀（　　）

    A. $<50$ g/dL　　　　　　　　　　　　B. $<60$ g/dL

    C. $<70$ g/dL　　　　　　　　　　　　D. $<80$ g/dL

    E. $<90$ g/dL

38. 决定肺动脉平滑肌细胞静息膜电位的主要钾通道是（　　）

    A. 电压依赖性钾通道　　　　　　　　　B. $Ca^{2+}$ 激活型钾通道

    C. ATP 敏感性钾通道　　　　　　　　　D. 受体敏感性钾通道

    E. $Mg^{2+}$ 激活型钾通道

39. 慢性缺氧时红细胞增多的机制是（　　）

    A. 腹腔内脏血管收缩　　　　　　　　　B. 肝脾储血释放

    C. 红细胞破坏减少　　　　　　　　　　D. 肝脏促红细胞生成素增多

    E. 骨髓造血加强

40. 下列哪项不是组织细胞对缺氧的代偿性变化（　　）

    A. 线粒体数量增加　　　　　　　　　　B. 葡萄糖无氧酵解增强

    C. 肌红蛋白含量增加　　　　　　　　　D. 合成代谢减少

    E. 离子泵转运功能加强

41. 吸氧疗法对下列哪种缺氧疾病引起的缺氧效果最好（　　）

    A. 高原肺水肿　　　　　　　　　　　　B. 失血性休克

    C. 严重贫血　　　　　　　　　　　　　D. 氰化物中毒

    E. 亚硝酸盐中毒

42. 高压氧治疗缺氧的主要机制是（　　）

    A. 提高吸入气氧分压　　　　　　　　　B. 增加肺泡内氧弥散入血

    C. 增加血红蛋白结合氧　　　　　　　　D. 增加血液中溶解氧量

    E. 增加细胞利用氧

（三）多选题

1. 常用的血氧指标有（　　）

    A. 血氧分压　　　　　　　　　　　　　B. 血氧容量

C. 血氧含量      D. 血氧饱和度

E. 氧离曲线

2. 氧离曲线右移主要见于哪种情况 （　　）

A.2，3-DPG↑      B. 血液 pH↓

C. 温度升高      D. $CO_2$↑

E. $H^+$↓

3. 引起乏氧性缺氧的原因包括 （　　）

A. 吸入气氧分压过低      B. 维生素缺乏

C. 外呼吸功能障碍      D. 静脉血分流入动脉

E. 高铁血红蛋白血症

4. 组织性缺氧的原因和机制有 （　　）

A. 药物对线粒体氧化磷酸化的抑制      B. 呼吸酶合成减少

C. 线粒体损伤      D. 静脉血分流入动脉

E. 动脉血栓

5. 心脏和脑组织缺氧时会产生大量的 （　　）

A. 乳酸      B. 腺苷

C. $PGI_2$      D. 内皮素

E. 血管紧张素

6. 缺氧时血液系统的变化 （　　）

A. 红细胞和血红蛋白增多      B. 红细胞内 2，3-DPG 增多

C. 红细胞释氧能力增强      D. 线粒体数量增多

E. 糖酵解表达增加

7. 缺氧时下列血管改变，哪项是正确的 （　　）

A. 冠脉扩张      B. 脑血管扩张

C. 肺血管收缩      D. 冠脉收缩

E. 脑血管收缩

8. 肠源性发绀的患者会出现下列哪些变化 （　　）

A. 血液中变性 Hb 增多      B. 红细胞内 2，3-DPG 生成减少

C. Hb 与氧的亲和力增高      D. Hb 丧失携氧能力

E. Hb 数量减少

9. 高原肺水肿的临床表现为 （　　）

A. 呼吸困难      B. 严重发绀

C. 咳粉红色泡沫痰      D. 咳白色黏痰

E. 咳铁锈色痰

10. 缺氧时组织、细胞发生的代偿性变化有 （　　）

A. 细胞利用氧能力增强      B. 糖酵解增加

C. 载氧蛋白表达增强      D. 低代谢状态

E. 细胞内钠离子内流增多

11. 缺氧时组织、细胞发生的主要损伤性变化有 （　　）

A. 细胞膜损伤　　　　　　　　　　　B. 线粒体损伤

C. 溶酶体损伤　　　　　　　　　　　D. 内质网损伤

E. 染色体损伤

12. 缺氧时心脏发生的代偿性变化有 （　　）

A. 心率加快　　　　　　　　　　　　B. 心肌收缩力增强

C. 心排血量增多　　　　　　　　　　D. 心室颤动

E. 心力衰竭

13. 下列哪种原因引起的缺氧属于循环性缺氧 （　　）

A. 休克　　　　　　　　　　　　　　B. 心力衰竭

C. 法洛四联症　　　　　　　　　　　D. 动脉血栓形成

E. 静脉淤血

14. 下列哪项属于血液性缺氧的血氧变化 （　　）

A. 动脉血氧分压正常　　　　　　　　B. 动-静脉氧含量差增大

C. 动-静脉氧含量差减少　　　　　　　D. 血氧含量降低

E. 血氧饱和度正常

15. 容易发生氧中毒的因素有 （　　）

A. 医用高压氧舱　　　　　　　　　　B. 潜水时

C. 长时间吸氧　　　　　　　　　　　D. 高流量吸氧

E. 吸入纯氧

16. 中枢神经系统对缺氧十分敏感的原因有 （　　）

A. 脑的重量仅为体重的 $2\% \sim 3\%$，而脑组织的耗氧量占机体总耗氧量的 $23\%$

B. 脑组织所需要的能量主要来自葡萄糖的有氧氧化

C. 脑内葡萄糖和氧的储备都非常少

D. 觉醒和睡眠状态都持续耗氧

E. 脑组织所需要的能量主要来自无氧酵解

17. 急性缺氧时，机体主要的代偿反应是 （　　）

A. 肺通气量增加　　　　　　　　　　B. 心脏活动增强

C. 血液携氧增强　　　　　　　　　　D. 组织用氧增加

E. 肌红蛋白增加

18. 肺循环的特点是 （　　）

A. 流量大　　　　　　　　　　　　　B. 压力低

C. 阻力小　　　　　　　　　　　　　D. 容量大

E. 有利于使流经肺的血液充分氧合

19. 缺氧性肺血管收缩的生理意义在于 （　　）

A. 有利于维持缺氧肺泡的通气与血流的适当比例，从而维持较高的 $PaO_2$

B. 使肺尖部的通气得到很好的利用

C. 使肺泡膜的通透性增高

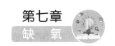

D. 使肺下部的通气得到很好的利用

E. 使肺尖部的血流增加

20. 下列关于血液性缺氧的描述，正确的是（　　　）

A. Hb 含量减少　　　　　　　　　　B. CO 中毒

C. 高铁血红蛋白血症　　　　　　　　D. 血红蛋白与氧的亲和力异常增高

E. 静脉血分流入动脉

## （四）简答题

1. 何为缺氧？简述引起各型缺氧的原因。

2. 缺氧的分型及每种类型的血氧变化特点是什么？

3. 亚硝酸盐中毒引起缺氧的类型，其机制是什么？

4. 氰化物中毒引起缺氧的类型，其机制是什么？

5. 何为发绀？根据临床表现举例说明缺氧与发绀的关系。

6. 低张性缺氧时呼吸系统主要代偿反应是什么？简述其机制和代偿意义。

7. 缺氧时红细胞中 2，3-DPG 增多的机制是什么？

8. 简述缺氧时组织细胞的代偿性反应。

## （五）问答题

1. 常用的血氧指标有哪些？具有什么临床意义？

2. 试述低张性缺氧的原因和发病机制。

3. 试述血液性缺氧的原因和发病机制。

4. 缺氧性细胞损伤的细胞膜变化及其变化的机制是什么？

5. 缺氧性细胞损伤的线粒体及溶酶体变化及其变化的机制是什么？

### 参考答案

## （一）填空题

1. 250 mL/min，8～9 倍，缺氧

2. 血气分析，血氧分压，血氧容量，血氧含量，血氧饱和度

3. 吸入气的氧分压，肺的通气与弥散功能，组织、细胞对氧的摄取和利用状态

4. 血氧分压，血氧容量，19 mL/dL，14 mL/dL，5 mL/dL

5. 150 mmHg，40 mmHg，$O_2$

6. 95%～98%，70%～75%，"S"，氧离曲线

7. 低张性缺氧，血液性缺氧，循环性缺氧，组织性缺氧

8. 吸入气氧分压过低，外呼吸功能障碍，静脉血分流入动脉，动脉血氧分压降低

9. 下降，下降，下降，在正常范围，增加

10. 血红蛋白含量减少，一氧化碳中毒，高铁血红蛋白血症，血红蛋白与氧的亲和力异常增高

11. 不变，下降，不变，下降，正常，降低

12. 高铁血红蛋白血症，NADH，抗坏血酸，还原型谷胱甘肽

13. 全身性循环障碍，局部性循环障碍，不变，不变，不变，升高

14. 药物对线粒体氧化磷酸化的抑制，呼吸酶合成减少，线粒体损伤，不变，不变，不变，下降

15. 肺通气量增大，高原肺水肿，中枢性呼吸衰竭，颈动脉体，主动脉体，呼吸中枢，低氧通气反应

16. 肺通气量，显著增加

17. 红细胞和血红蛋白增多，红细胞内 2，3-DPG 增多，红细胞释氧能力增强

18. 缺氧性肺血管收缩，缺氧性肺动脉高压

19. 樱桃红色，玫瑰红色，发绀，苍白色

20. 缺氧诱导因子（hypoxia inducible factor，HIF）

21. HIF-1，生理学或医学

**（二）单选题**

| 1 | 2 | 3 | 4 | 5 | 6 | 7 | 8 | 9 | 10 |
|---|---|---|---|---|---|---|---|---|---|
| A | B | C | E | A | A | C | B | A | C |
| 11 | 12 | 13 | 14 | 15 | 16 | 17 | 18 | 19 | 20 |
| E | B | D | C | E | A | B | C | E | D |
| 21 | 22 | 23 | 24 | 25 | 26 | 27 | 28 | 29 | 30 |
| E | A | B | E | D | D | B | A | B | D |
| 31 | 32 | 33 | 34 | 35 | 36 | 37 | 38 | 39 | 40 |
| D | D | A | B | C | C | A | A | E | E |
| 41 | 42 | | | | | | | | |
| A | D | | | | | | | | |

**（三）多选题**

| 1 | 2 | 3 | 4 | 5 | 6 | 7 | 8 | 9 | 10 |
|---|---|---|---|---|---|---|---|---|---|
| ABCDE | ABCD | ACD | ABC | ABC | ABC | ABC | ACD | ABC | ABCD |
| 11 | 12 | 13 | 14 | 15 | 16 | 17 | 18 | 19 | 20 |
| ABC | ABC | ABDE | ACDE | ABCDE | ABCD | AB | ABCDE | ABCDE | ABCD |

**（四）简答题**

1. 何为缺氧？简述引起各型缺氧的原因。

答：缺氧（hypoxia）是指因组织供氧减少或用氧障碍引起细胞代谢、功能和形态结构异常变化的病理过程称为缺氧。各类型缺氧的原因如图 7-4 所示。

2. 缺氧的分型及每种类型的血氧变化特点是什么？

答：根据缺氧的原因和血氧变化，一般可将缺氧分为 4 种类型，低张性缺氧、血液性缺氧、循环性缺氧和组织性缺氧。血氧变化特点参考表 7-2 缺氧类型及血氧指标变化。

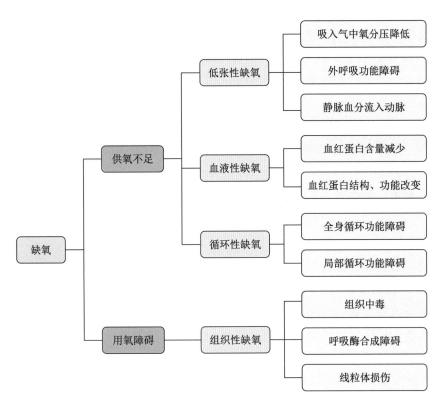

图 7-4　各类型缺氧的原因

3. 亚硝酸盐中毒引起缺氧的类型，其机制是什么？

答：亚硝酸盐中毒引起的缺氧属于血液性缺氧。当食用大量含硝酸盐的腌菜后，硝酸盐经肠道细菌作用还原为亚硝酸盐，亚硝酸盐是一种氧化剂，吸收入血后，可以把血红蛋白中的二价铁离子氧化成三价铁离子，形成高铁血红蛋白（methemoglobin，$HbFe^{3+}OH$）。高铁血红蛋白中的三价铁离子与羟基牢固结合而失去了携氧能力，引起缺氧。同时在高铁血红蛋白中因三价铁离子使剩余的二价铁离子与 $O_2$ 的亲和力增强，氧离曲线左移，加重组织缺氧。

4. 氰化物中毒引起缺氧的类型，其机制是什么？

答：氰化物中毒引起的缺氧属于组织性缺氧。氰化物可经消化道、呼吸道或皮肤吸收进入体内，迅速与氧化型细胞色素氧化酶的三价铁结合为氰化高铁细胞色素氧化酶，使之不能还原成还原型细胞色素氧化酶，以致呼吸链中断，组织细胞不能利用氧。

5. 何为发绀？根据临床表现举例说明缺氧与发绀的关系。

答：发绀是指毛细血管中脱氧血红蛋白浓度达到 5 g/dL 以上，暗红色的脱氧血红蛋白使皮肤、黏膜呈青紫色，称为发绀。

缺氧是指当供给组织的氧不足或组织不能充分利用氧时，组织的功能、代谢和形态结构都会发生异常变化。

发绀主要见于乏氧性和循环性缺氧，当血红蛋白含量正常时，发绀与缺氧同时存在。但当血红蛋白过多或过少时，发绀与缺氧两者常无关系。即发绀是缺氧的表现，但缺氧的患者并非都有发绀，如氰化物中毒引起组织性缺氧的患者、CO 中毒引起血液性缺氧的患者等虽有缺氧，并无发绀；反过来，发绀的患者也不一定存在缺氧，如红细胞增多症的患者有发绀，但无缺氧。

6.低张性缺氧时呼吸系统主要代偿反应是什么？简述其机制和代偿意义。

答：代偿反应是急性缺氧时肺通气量增加，这是因为缺氧引起呼吸中枢兴奋的主要刺激是 $PaO_2$ 降低。当 $PaO_2$ 低于 8.0 kPa（60 mmHg）时可刺激颈动脉体和主动脉体的外周化学感受器，经窦神经和迷走神经兴奋呼吸中枢，引起呼吸加快加深，但严重的缺氧可抑制呼吸中枢，使呼吸减弱甚至停止。

代偿意义：肺通气量增加一方面可提高肺泡气 $PaO_2$，促进肺泡内 $O_2$ 向血中弥散，增加 $PaO_2$，改善缺氧；另一方面，胸廓运动增强使胸腔负压增大，通过增加回心血量而增加心排血量和肺血流量，有利于血液摄取和运输更多的氧。而没有 $PaO_2$ 降低的血液性缺氧、循环性缺氧和组织性缺氧患者，呼吸系统的代偿不明显。

7.缺氧时红细胞中 2，3-DPG 增多的机制是什么？

答：缺氧时，2，3-DPG 增多的机制如下。

（1）缺氧时，氧合血红蛋白减少，而脱氧血红蛋白增多，后者中央孔穴比前者大，可结合 2，3-DPG，使红细胞内游离的 2，3-DPG 减少，因而减少了对磷酸果糖激酶及二磷酸甘油酸变位酶的抑制作用导致糖酵解过程增强，2，3-DPG 生成增加。

（2）由于脱氧 Hb 稍偏碱性和代偿性肺通气过度引起呼吸性碱中毒，使 pH 值增高，后者可激活磷酸果糖激酶使糖酵解过程增强，2，3-DPG 生成增多。

（3）高 pH 值抑制 2，3-DPG 磷酸酶的活性，使 2，3-DPG 分解减少。

8.简述缺氧时组织细胞的代偿性反应。

答：缺氧时组织细胞的代偿性反应如下。

（1）细胞利用氧的能力增强：如细胞内线粒体数目和膜表面积增加，呼吸链中的多种酶含量增多，活性增高。

（2）糖酵解增强：糖酵解限速酶-磷酸果糖激酶活性增强；

（3）载氧蛋白增加：可从血液中摄取更多的氧，增加氧在体内的储存；

（4）低代谢状态：缺氧使细胞耗能过程减弱，蛋白质、糖原等合成减少，离子泵活性降低，有利于在缺氧时的生存。

（五）问答题

1.常用的血氧指标有哪些？具有什么临床意义？

答：指标有以下一些。

（1）血氧分压：指物理状态下，溶解于血液中的氧所产生的张力。正常情况下，动脉血氧分压 100 mmHg，主要取决于吸入气体的氧分压和肺的外呼吸功能；静脉血氧分压 40 mmHg，主要取决于组织摄取氧和利用氧的能力，可反映内呼吸状况。

（2）血氧容量：指 100 mL 血液中 Hb 被氧充分饱和时的最大结合氧量。血氧容量正常值为 20 mL/dL。它取决于血液中血红蛋白的质（与氧结合的能力）和量，血氧容量的高低可反映血液携带氧的能力。

（3）血氧含量：指 100 mL 血液中实际的带氧量，包括血红蛋白实际结合的氧和溶解在血浆中的氧，主要取决于血氧分压和血氧容量。动脉血氧含量正常值为 19 mL/dL；静脉血氧含量正常值为 14 mL/dL。

（4）血氧饱和度：指血红蛋白与氧结合的百分数。正常动脉血氧饱和度为 95%～98%，静脉血氧饱和度为70%～75%，主要取决于血氧分压。

（5）氧合血红蛋白解离曲线：表示氧分压与血氧饱和度之间的关系曲线，大致呈"S"形，具有重要的生理意义。是反映 Hb 和 $O_2$ 亲和力的指标。

（6）动-静脉血氧含量差：指动脉血与静脉血的氧含量差，反映组织细胞对氧的消耗量。正常值约为 5 mL/dL，反映组织细胞对氧的消耗量，其变化取决于组织从单位容积血液内摄氧的多少。

2. 试述低张性缺氧的原因和发病机制。

答：（1）吸入气氧分压过低：多发生于海拔 3000 m 以上高原或高空，或通风不良的矿井、坑道等环境，因吸入气中的氧分压过低，进入肺泡的氧不足，导致弥散入血的氧量减少，故又称为大气性缺氧。

（2）外呼吸功能障碍：多见于呼吸道狭窄或阻塞、胸腔疾病、肺部疾病等，由于肺的通气功能障碍或者换气功能障碍所致，又称为呼吸性缺氧。

（3）静脉血分流入动脉：可见于某些先天性心脏病，如心室间隔或心房间隔缺损同时伴有肺动脉高压时，因右心静脉血未经氧合就直接渗入左心，使动脉血氧分压降低。

3. 试述血液性缺氧的原因和发病机制。

答：原因和发病机制有以下几种。

（1）Hb 含量减少：见于各种原因引起的贫血，因 Hb 含量及血液中红细胞数量减少，血液不能携带足量的氧，致使血氧容量和血氧含量低于正常，导致组织缺氧。

（2）Hb 性质改变：

①一氧化碳（CO）中毒：一方面，CO 与 Hb 结合形成碳氧血红蛋白，从而失去携氧功能。另一方面，CO 还能抑制红细胞内糖酵解，使 2，3-DPG 生成减少，氧离曲线左移，导致氧合 Hb 不易释出结合的氧，从而使组织缺氧加重。②高铁血红蛋白血症：Hb 中的二价铁在氧化剂的作用下可氧化成三价铁，形成高铁血红蛋白而丧失携带氧的能力，进食大量含硝酸盐的腌菜后，肠道细菌将硝酸盐还原为亚硝酸盐，后者吸收导致高铁血红蛋白血症，称为肠源性发绀。③Hb 与氧的亲和力异常增强：如输入大量库存血液时，因血液中红细胞内 2，3-DPG 含量低，使 Hb 与氧结合增强。

4. 缺氧性细胞损伤的细胞膜变化及其变化的机制是什么？

答：缺氧性细胞损伤细胞膜的变化是由于严重缺氧使细胞膜性结构的磷脂部分代谢障碍，膜完整性受损，通透性增大，膜稳定性下降。导致细胞内外离子顺浓度差运动。其变化机制如下。

（1）钠离子内流：$Na^+$ 内流→ $[Na^+]_i$ ↑→$Na^+-K^+$ 泵活性↑→ATP 消耗↑→线粒体氧化磷酸化↑；严重缺氧→ATP 生成↓→$Na^+-K^+$ 泵活性↓→ $[Na^+]_i$ ↑↑→水分进入细胞→细胞水肿。血管内皮细胞肿胀可堵塞微血管，加重组织缺氧。

（2）钾离子外流：$K^+$ 外流→ $[K^+]_i$ ↓→细胞内缺钾→合成代谢障碍→蛋白质、酶合成↓→加重 ATP 生成和离子泵障碍。

（3）钙离子内流：严重缺氧时→细胞膜通透性↑→$Ca^{2+}$ 内流↑→细胞内 $Ca^{2+}$ 超载；缺氧→ATP↓→细胞膜、内质网 $Ca^{2+}$ 泵活性↓→外流和被摄取↓→细胞内 $Ca^{2+}$ 超载。胞浆中 $Ca^{2+}$ 增多可抑制线粒体呼吸功能，可激活磷脂酶，使膜磷脂分解，引起溶酶体酶释出；还可激活钙依赖性蛋白水解酶，使黄嘌呤脱氢酶转变为黄嘌呤氧化酶，增加自由基的形成，加重细胞损伤。

5. 缺氧性细胞损伤的线粒体及溶酶体变化及其变化的机制是什么？

答：缺氧性细胞损伤的线粒体及溶酶体的变化及其变化的机制如下。

（1）线粒体变化：轻度缺氧或缺氧早期线粒体的呼吸功能代偿性增强。重度缺氧可降低线粒体呼吸功能，使 ATP 生成减少。严重时，线粒体本身出现肿胀、嵴断裂、外膜破裂和基质外溢等变化。

（2）溶酶体变化：缺氧时，由于糖酵解增强使乳酸生成增多和脂肪氧化不全使酮体增多，导致酸中毒；pH 值降低和钙超载可引起磷脂酶活性增高，溶酶体膜损伤，使溶酶体肿胀、破裂和大量溶酶体酶释出，导致细胞及周围组织溶解、坏死。

## 知识拓展和科学前沿

### 科学家的故事

2019 年诺贝尔生理学或医学奖获得者有 3 位，他们分别是来自哈佛医学院达纳-法伯癌症研究所的威廉·凯林（William G. Kaelin, Jr.），牛津大学和弗朗西斯·克里克研究所的彼得·拉特克利夫（Peter J. Ratcliffe）以及美国约翰霍普金斯大学医学院的格雷格·塞门扎（Gregg L. Semenza），以表彰他们在低氧

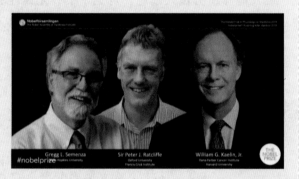

感应研究方面做出的突出贡献。他们不但分离并纯化了缺氧诱导因子-1（HIF-1），并且还证实了 HIF-1 是通过介导红细胞和血管新生从而促进机体在低氧条件下的适应性反应。

## 参考文献

[1] 王建枝，钱睿哲. 病理生理学 [M]. 9 版. 北京：人民卫生出版社，2018.

[2] 侯世科，陈锋，樊毫军. 高原病 [M]. 北京：军事医学出版社，2016.

[3] 张雪峰，马四清，吴天一，等. 急性重症高原病与多器官功能障碍综合征 [M]. 北京：人民卫生出版社，2014.

[4] 罗勇军，马四清. 急性高原反应发病的危险因素相关研究进展 [J]. 第三军医大学学报，2019，41（8）：723-728.

[5] 格日力. 高原医学 [M]. 北京：北京大学医学出版社，2015：134.

[6] 王岩飞. 慢性高原缺氧综合征 [J]. 西藏医药杂志，2010，31（1）：37-38.

[7] 张洁，袁东亚，李文华，等. 氧自由基与高原病研究进展 [J]. 医学综述，2011，17（22）：3384-3386.

[8] 马慧萍，杨燕，张汝学. 急性高原病发病机制的研究进展 [J]. 医学综述，2010，16（17）：2561-2563.

[9] 彭文琦. 高原病 1 例的护理 [J]. 中国误诊学杂志，2010，10（36）：9018.

[10] CHOI JR, YONG KW, WAN SW. Effect of hypoxia on human adipose-derived mesenchymall stem cells and its potential clinical applications [J]. Cell Mol Life Sci, 2017，74（14）：2587-2600.

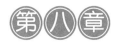

# 第八章

# 发　热

李永胜　谢玉萍　郭宝锋

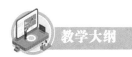

1. 掌握：发热的概念；发热时的体温调节机制；发热的时相和热代谢特点。
2. 熟悉：发热与过热的区别；发热激活物和内生致热原的概念、种类；致热信号进入中枢的可能机制；发热中枢调节介质的种类。
3. 了解：发热时机体的代谢和功能变化。

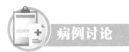

**病例 1**

患者，女性，32 岁，因低热、咳嗽 3 天于 2020 年 1 月 20 日就诊，患者 3 天来出现低热，最高体温 37.9℃，咳嗽，咳少许白色黏液痰，伴咽痛、咽干、咽痒，无胸闷、气促，无鼻塞、流涕，无头身疼痛。饮食、睡眠、二便正常。

既往史：既往体健，否认肝炎、结核等传染病病史；无输血史；无手术及外伤史；预防接种史不详。1 月 11 日前往武汉参加公司年会，同事及家人未出现相同症状。

查体：体温 37.6℃、脉搏 86 次/min、呼吸 19 次/min、血压 120/78 mmHg，神清，精神良好。咽充血，双侧扁桃体无肿大。双肺呼吸音粗，未闻及干湿啰音。律齐，无杂音，心音清晰。腹平软，无压痛及反跳痛，肝脾肋下未触及，肝肾区无叩痛，肠鸣音 5 次/min。生理反射存在，病理反射未引出。舌红，苔黄，脉数。

实验室检查：WBC $10.24×10^9$/L，N 53.9%，CRP 0.8 mg/L，流感 A+B 抗原监测阴性。

【病案问题】

1. 该病诊断为什么？诊断依据有哪些？

答：诊断为急性咽炎支气管炎、新型冠状病毒感染疑似病例。诊断依据如下。

（1）临床症状：低热、咳嗽 3 天，伴有咽痛。

（2）查体：咽充血，双肺呼吸音粗。

（3）血常规白细胞、中性粒细胞不高，CRP 正常，流感 A+B 抗原阴性。

（4）两周内有疫区旅行史。

2. 新型冠状病毒感染疑似病例的诊断依据有哪些？

答：（1）流行病学史调查。①发病前 14 天内有武汉市旅行史或居住史；②发病前 14 天内曾经接触过来自武汉的发热并伴有呼吸道症状的患者；③有聚集性发病（14 天内，密切接触者中发现有 2 名以上人员出现发热、咳嗽等上呼吸道感染症）。

（2）临床症状及辅助检查如下：①发热、咳嗽；②肺部具有肺炎影像学特征；③发病早期白细胞总数正常或降低，淋巴细胞计数正常或减少。

（3）诊断依据：有流行病学史中的任何 1 条，且符合临床表现的任意 2 条；无明确流行病学史的，符合临床表现中的 3 条，可被诊断为新型冠状病毒感染疑似病例。该患者两周内去过武汉，有流行病学史，并出现低热、咳嗽，属于疑似病例，应该转上级医院进一步排查。

3. 如何确诊新型冠状病毒感染？

答：对疑似病例进一步排查，取痰液或咽拭子或下呼吸道分泌物等标本行 RT-PCR 检测，若新型冠状病毒核酸阳性，或病毒基因测序与已知的新型冠状病毒高度同源，则可以确诊。患者转上级医院发热门诊就诊后，胸部 CT 示两肺、心隔未见异常。咽拭子 RT-PCR 检测新型冠状病毒核酸阴性，24 h 再次取样仍阴性，该患者目前暂不能确诊新型冠状病毒感染。给予对症治疗，进行居家隔离，并告知注意事项。

4. 如何居家隔离？

答：新型冠状病毒肺炎的潜伏期平均在 7 天左右，短的 2～3 天，长的 10～12 天。对密切接触者进行居家医学观察 14 天，不要恐慌，不能外出，佩戴口罩，每天测量体温两次，并接受社区医生的随访，14 天后未发病，才可以判定此人未被感染。

5. 新型病毒的传播途径有哪些？

答：主要传播方式是经飞沫传播、接触传播（包括手污染导致的自我接种）以及不同大小的呼吸道气溶胶近距离传播，传染性强，可在人与人间互相传播，出现局部暴发，并有致死性。

6. 新型病毒如何防治？

答：目前对于新型冠状病毒没有特效抗病毒药物，治疗以对症、支持为主。避免盲目或不恰当的抗菌药物治疗，尤其是联合应用广谱抗菌药物。

如何保护自己远离传染：①冠状病毒以飞沫传播为主，正确佩戴医用口罩；②打喷嚏或者咳嗽时不要用手直接遮挡；③正确、及时洗手；④提高免疫力，尽量少去人多且封闭的场所；⑤加强锻炼、规律作息，提高自身免疫力是避免被感染的最重要手段。

**病例 2**

**热性惊厥。**患儿，女性，3 岁，因发热 2 天伴抽搐门诊就诊，家属代述：患儿 1 天前因受凉后出现发热，体温最高 38.9℃，10 min 前出现意识丧失，牙关紧闭，四肢发抖，手掌紧握，两眼上视，无口吐白沫，持续约 2 min 后自行缓解，自发病以来无鼻塞，流清涕，无咳嗽，无咳痰，无痰鸣，无气促，无发绀，无腹泻，无呕吐，食纳较差，大小便正常。

既往史：足月顺产，无外伤史。有 2 次高热抽搐病史，医院头颅 CT 未见异常。

查体：体温 38.6℃、脉搏 125 次/min、呼吸 22 次/min，精神疲惫，咽充血，双侧扁桃体无肿大。心、肺、腹查体无异常。四肢肌力、肌张力正常，生理反射存，病理反射未引出。实验室检查：WBC $15.7 \times 10^9$/L，N 88%，CRP 18 mg/L，流感 A＋B 抗原监测阴性。血糖 5.8 mmol/L。心电图提示窦性心动过速。

【病案问题】

1. 该病诊断是什么？诊断依据有哪些？

答：诊断为热性惊厥、急性上呼吸道感染。

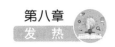

诊断依据：①发热2天；②出现意识丧失、牙关紧闭，四肢发抖，手掌紧握，两眼上视，无口吐白沫，持续约2 min后自行缓解；③既往有2次高热抽搐病史，医院头颅CT未见异常；④查体示咽充血；⑤实验室检查示白细胞、中性粒细胞升高，C反应蛋白升高。

2. 什么是热性惊厥？

答：热性惊厥又称高热惊厥，是小儿最常见的惊厥之一，绝大多数预后良好，发病年龄6个月至3岁较多见，一般到6岁后由于大脑发育完善而惊厥缓解，通常发生在上呼吸道感染或其他感染性疾病初期，体温上升过程中大于38℃出现惊厥，排除颅内感染和其他导致惊厥的器质性或代谢性异常，就可以诊断为高热惊厥。

3. 热性惊厥的病理基础。

答：高热时体温每上升1℃，基础代谢率上升13%，体温升高可导致中枢神经系统变化，由于主要系患儿脑发育未完全成熟、髓鞘形成不完善、遗传易感性等多方面因素综合作用，故容易出现抽搐等高热惊厥表现。

4. 持续惊厥的如何处理？

答：平卧侧躺，防误吸，物理降温，持续惊厥抢救治疗，包括吸氧、静脉使用安定止惊、药物退热等急救处理。病情稳定后行脑电图、头颅CT或MRI、血生化等检查排除其他导致惊厥的疾病。

 **临床检验常用指标**

1. 血常规：见十三章休克，表13-10血常规正常值。肝功能：见表17-1肝功能检查项目。

2. 血沉：男性0～15/1 h，女性0～20/1 h。病理性增快见于各种炎症性疾病，组织损伤、坏死及恶性肿瘤。

3. 脑脊液：无色，清晰透明。对神经系统疾病的诊断、疗效观察和预后判断均有重要意义。如流行性脑脊髓膜炎，脑脊液混浊或呈脓性，培养可找到脑膜炎双球菌。

4. 其他：血培养、痰涂片、痰培养、C-反应蛋白、骨髓活检、抗酸染色、咽拭子、肿瘤标志物、胸片及X光等。

 **基本知识点梳理**

详见表8-1～表8-11和图8-1～图8-5。

表8-1　体温升高的分类

| 体温升高 | 举例 |
| --- | --- |
| 生理性体温升高 | 剧烈运动：由于肌肉产热过多 |
| | 月经前期：由于激素水平的变化 |
| | 应激：应激状态引起体温升高与应激时交感神经兴奋和代谢增加有关 |
| 病理性体温升高 | 发热——调节性体温升高，与调定点相适应 |
| | 过热——被动性体温升高，超过调定点水平 |

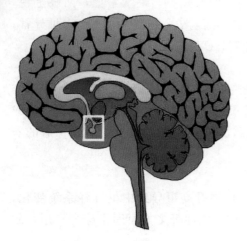

图 8-1　体温调节中枢示意图

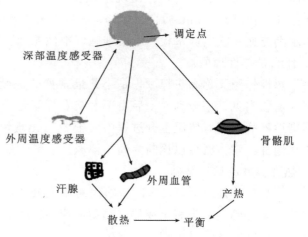

图 8-2　体温调节中枢及其调节机制

表 8-2　发热与过热的区别

| 区别 | 过热 | 发热 |
|------|------|------|
| 病因 | 无致热原 | 有致热原 |
| 发病机制 | 体温调节障碍（中枢损伤）或散热障碍或产热器官功能异常 | 调定点上移 |
| 效应 | 体温可很高，甚至致命 | 体温可较高，有热限 |
| 防治原则 | 物理降温 | 对抗致热原 |
| 举例 | 皮肤鱼鳞病、先天性汗腺缺陷、环境高温引起的中暑、甲状腺功能亢进等 | 伤寒、流感、流脑、肺炎等 |

表 8-3　发热激活物的分类

| 分类 | 外致热原 |
|------|----------|
| 细菌 | （1）革兰氏阳性菌：葡萄球菌、链球菌、白喉杆菌等→主要释放外毒素，其全菌体、菌体碎片及外毒素是重要的致热物质；<br>（2）革兰氏阴性菌：大肠杆菌、淋病奈瑟菌、伤寒杆菌等→全菌体和肽聚糖以及胞壁中的内毒素是效应很强的发热激活物。内毒素的主要成分是脂多糖，即 LPS，脂多糖的亚单位脂质 A 是引起发热的主要成分。内毒素是最常见的外致热原，致热性强，耐热性高，一般需要干热 160℃ 2 h 才能灭活，是血液制品和输液过程中的主要污染物 |
| 病毒 | 流感病毒、SARS 病毒、麻疹病毒，新冠病毒等，其致热成分主要是全病毒体及所含的血细胞凝集素 |
| 真菌 | （1）真菌致热成分是全菌体及菌体内所含荚膜多糖和蛋白质；<br>（2）白色念珠菌→鹅口疮、肺炎、脑膜炎；<br>（3）组织胞浆菌、球孢子菌和副球孢子菌→深部感染；<br>（4）新型隐球菌→慢性脑膜炎 |
| 螺旋体 | 螺旋体的致热成分是代谢裂解产物和外毒素 |

续表

| 分类 | 外致热原 |
|---|---|
| 疟原虫 | 疟原虫的主要致热成分是红细胞释放入血的裂殖子和疟色素，可以引起高热 |

| 分类 | 体内产物 |
|---|---|
| 抗原抗体复合物 | 可能是发热的激活物 |
| 类固醇 | 睾酮的中间代谢产物本胆烷醇酮是类固醇产物的典型代表，有致热作用 |
| 组织损伤和坏死产物 | 严重的心脏病急性发作、大手术后引起体内组织的大量破坏，均可以引起发热 |

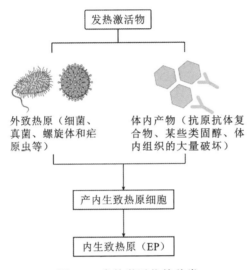

图 8-3　发热激活物的种类

表 8-4　内生致热原的来源与种类

| 内生致热源 | 来源 | 特点 |
|---|---|---|
| 白细胞介素-1（IL-1） | 单核细胞、巨噬细胞、内皮细胞、星状细胞、角质细胞、肿瘤细胞等 | 不耐热、70℃ 30 min 即可丧失活性 |
| 肿瘤坏死因子（TNF） | 巨噬细胞、淋巴细胞等 | 不耐热、70℃ 30 min 即可丧失活性 |
| 干扰素（IFN） | 单核细胞、淋巴细胞 | 不耐热、60℃ 40 min 即可丧失活性 |
| 白细胞介素-6（IL-6） | 单核细胞、纤维细胞、内皮细胞等 | — |
| 巨噬细胞炎症蛋白-1（MIP-1） | 巨噬细胞 | 单相热 |

表 8-5　致热信号传入中枢的可能途径

| 途径 | 特点 |
|---|---|
| 经血脑屏障转运入脑 | 一种较直接的信号传递方式。在血脑屏障的毛细血管床部位分别存在 IL-1、IL-6、TNF 的可饱和转运机制，推测其将相应的 EP 特异性地转运入脑。也可能从脉络丛部位渗入或者易化扩散入脑，通过脑脊液循环分布到 POAH |

| 途径 | 特点 |
|------|------|
| 通过下丘脑终板血管器 | 终板血管器（OVLT）位于视上隐窝上方、紧靠 POAH，是血脑屏障的薄弱部位。该处存在有孔毛细血管，对大分子物质有较高的通透性，EP 可能由 OVLT 进入脑内 |
| 通过刺激迷走神经 | 也是一种可能的途径。最近的研究发现，细胞因子可刺激肝巨噬细胞周围的迷走神经将信息传入中枢 |

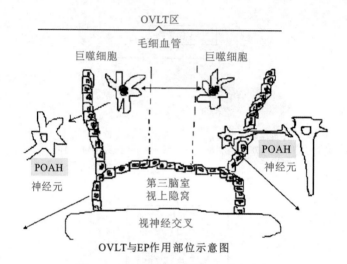

OVLT与EP作用部位示意图

**图 8-4　EP 可能通过 OVLT 进入中枢**

**表 8-6　发热时体温调节机制**

| 体温调节中枢 | 部位 | 作用 |
|------|------|------|
| 正调节中枢 | 下丘脑，特别是视前区-下丘脑前部（POAH） | 该区含有温度敏感神经元，对来自外周和深部温度信息起整合作用。冷敏神经元兴奋→产热；热敏神经元兴奋→散热 |
| 负调节中枢 | 位于中杏仁核（MAN）、腹中膈（VSA）和弓状核等处 | 对发热时的体温产生负向影响 |

**表 8-7　发热中枢调节介质**

| 分类 | | 特点 |
|------|------|------|
| 正调节介质 | 前列腺素 E（PGE） | PGE 可能是重要的中枢发热介质 |
| | 环磷酸腺苷（cAMP） | cAMP 是脑内多种介质的第二信使，也是重要的发热介质 |
| | 促肾上腺皮质激素释放素（CRH） | 中枢 CRH 具有垂体外生理功能，是一种中枢致热介质 |
| | 一氧化氮（NO）、去甲肾上腺素（NE）、中枢 $Na^+/Ca^{2+}$ 比值 | 也参与发热时体温的调节过程 |

| | 分类 | 特点 |
|---|---|---|
| 负调节介质 | 精氨酸升压素（AVP） | 下丘脑神经元合成的神经垂体肽类激素，解热作用：25℃——加强散热；4℃——减少产热 |
| | 黑素细胞刺激素（α-MSH） | 腺垂体分泌的多肽激素，由 13 个氨基酸组成，其解热作用与增强散热有关 |
| | 膜联蛋白-A1（annexin A1） | 又称脂皮质蛋白-1（lipocortin-1），是一种钙依赖性磷脂结合蛋白，主要存在于脑、肺等器官，可抑制 IL-1β、IL-6、IL-8、CRH 诱导的发热反应 |
| | 白细胞介素-10（IL-10） | 主要由 T 细胞产生，也可由单核细胞、角质细胞和活化的 B 细胞产生，能抑制 LPS 诱导的发热 |

表 8-8　发热的时相及热代谢特点

| 区别 | 体温上升期 | 高温持续期 | 体温下降期 |
|---|---|---|---|
| 热代谢特点 | 产热＞散热 | 产热＝散热 | 产热＜散热 |
| | 产热增多，散热减少，导致体温上升 | 中心体温与上升的调定点水平适应，产热与散热在较高水平上保持相对平衡 | 散热多于产热，体温下降，逐渐恢复到正常调定点相适应的水平 |
| 机体表现及其机制 | (1) 恶寒：皮肤血管收缩，皮肤温度下降；<br>(2) 皮肤苍白：正常体温变成"冷刺激"，交感神经兴奋，皮肤血管收缩；<br>(3) "鸡皮"：正常体温变成"冷刺激"，交感神经兴奋，皮肤竖毛肌收缩；<br>(4) 寒战：下丘脑发出冲动引起骨骼肌不随意周期性收缩；<br>(5) 物质代谢增强，产热 | (1) 皮肤与口唇干燥："冷刺激"停止，血管由收缩转为舒张，血流量增多，散热增加，蒸发加大；<br>(2) 自觉酷热感：皮肤温度增加，热感受器将信息传入中枢 | (1) 大量出汗（出汗期），甚至导致脱水、虚脱；<br>(2) 皮肤血管扩张：体温高于调定点水平（回到正常水平），下丘脑 POAH 降温指令 |

表 8-9　发热时机体的物质代谢与生理功能变化

| 物质代谢变化 | | 生理功能变化 | |
|---|---|---|---|
| 代谢率增高 | 体温每上升 1℃，基础代谢率上升 13％ | 中枢神经系统变化 | 神经系统兴奋性增高：烦躁、谵妄甚至幻觉，头痛 |
| | | | 小儿：热惊厥，与小儿神经系统尚未发育成熟有关 |
| 蛋白质分解加强 | 负氮平衡，游离氨基酸增多 | 循环系统变化 | 发热刺激窦房结和交感神经，体温每上升1℃，心率每分钟增加约 18 次；早期，外周血管收缩，血压轻度升高；高温持续期和退热期因外周血管扩张，血压略下降 |

续表

| 物质代谢变化 | | 生理功能变化 | |
|---|---|---|---|
| 糖与脂肪分解加强 | 糖酵解增加，乳酸生成增加，患者有肌肉酸痛和疲乏感；交感-肾上腺髓质系统兴奋，脂肪分解加速，消瘦，酮血症 | 呼吸系统变化 | 发热→血温升高→刺激呼吸中枢→提高对 $CO_2$ 的敏感性 |
| | | | 代谢加强→$CO_2$ 生成增多。二者共同使加深加快，呼吸道散热 |
| 水、盐及维生素代谢 | 体温上升期：水、钠、氯潴留；高温持续期和体温下降期：水分大量丢失，严重可引起脱水；长期发热：维生素消耗 | 消化系统变化 | 消化液减少，各种消化酶活性降低，产生食欲不振、恶心呕吐、腹胀便秘等临床征象，这可能与交感神经（＋）、副交感神经（－）有关 |
| | | 免疫系统变化 | 与发热程度有关：中等发热→具有防御功能：淋巴细胞增殖、抗体形成、干扰素产生（抗病毒、抗菌、抗癌）、急性期反应蛋白合成增加；高热和持久发热：免疫系统功能紊乱 |

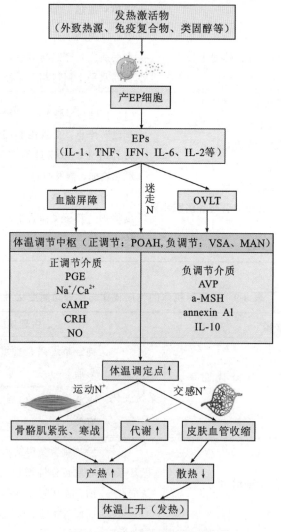

图 8-5　发热发病学示意图

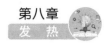

表 8-10　发热时机体的防御功能变化

| 防御功能改变 | 有利 | 不利 |
|---|---|---|
| 抗感染能力 | 抑制微生物的生长繁殖；<br>某些免疫细胞功能加强 | 降低免疫细胞功能；<br>降低机体抗感染能力 |
| 对肿瘤细胞的影响 | 抑制杀灭肿瘤细胞 | — |
| 急性期反应 | 应激反应是机体防御反应的一部分；<br>急性期蛋白合成增多、血浆微量元素铁、锌下降、铜增高及白细胞计数增高 | 多核白细胞和巨噬细胞在40℃条件下的化学趋化性、吞噬功能及耗氧量，但在42℃或43℃下反而降低 |

表 8-11　防治的病理生理学基础

| 类型 | 防治思路 | 方法 |
|---|---|---|
| 治疗原发病 | 应针对其原发病进行治疗 | 多数发热与自限性感染有关，最常见的是病原微生物感染，如细菌或病毒感染，在这种情况下，应针对其原发病进行治疗 |
| 一般性发热的处理 | 针对物质代谢的加强和大汗脱水等情况，予以补充足够的营养物质、维生素和水 | 对于不过高的发热（体温<38.5℃）又不伴其他严重疾病者，可不急于解热 |
| 必须及时解热的病例 | 高热（>40℃）病例 | 尤其是达到41℃以上者，中枢神经细胞和心脏可能受到较大影响 |
| | 心脏病患者 | 心率加快和心肌收缩力加强还会增加心脏的负担，在心肌劳损或心脏有潜在病灶的人容易诱发心力衰竭，这类患者应及早解热 |
| | 妊娠期妇女 | 妊娠妇女如有发热应及时解热，因为存在两种风险，一个是发热，或者人工过热（洗桑拿浴）有致畸胎危险；另外还可加重心脏负担，有诱发心力衰竭的可能 |
| | 肿瘤患者 | 肿瘤免疫治疗可引起发热，部分会自行消退；但有些患者会出现40℃以上高热，这时需要及时解热 |
| 解热措施 | 药物解热 | 化学药物（水杨酸类）：作用于POAH附近→恢复神经元功能→阻断PGE的合成；<br>类固醇解热药（糖皮质激素）：抑制EP的合成释放，抑制免疫反应和炎症反应，中枢效应；<br>中草药：解热效果好，适当选用 |
| | 物理降温 | 冰帽、冰带、酒精 |

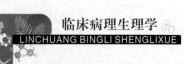

常用医学词汇中英文对照

详见表 8-12。

表 8-12　常用医学词汇中英文对照表

| 序号 | 英文 | 中文 |
|---|---|---|
| 1 | set point，SP | 调定点 |
| 2 | fever | 发热 |
| 3 | hyperthermia | 过热 |
| 4 | endogenous pyrogen，EP | 内生致热原 |
| 5 | pyrogenic activator | 发热激活物 |
| 6 | lipopolysaccharide，LPS | 脂多糖 |
| 7 | hemagglutinin | 血凝素 |
| 8 | etiocholanolone | 本胆烷醇酮 |
| 9 | periodic fever | 周期性发热 |
| 10 | endotoxin，ET | 内毒素 |
| 11 | tumor necrosis factor，TNF | 肿瘤坏死因子 |
| 12 | interferon，IFN | 干扰素 |
| 13 | interleukin-6，IL-6 | 白细胞介素-6 |
| 14 | preoptic anterior hypothalamus，POAH | 视前区-下丘脑前部 |
| 15 | medial amygodaloid nucleus，MAN | 中杏仁核 |
| 16 | ventral septal area，VSA | 腹中膈 |
| 17 | organum vasculosum of lamina terminalis，OVLT | 终板血管器 |
| 18 | prostaglandin E，PGE | 前列腺素 E |
| 19 | cyclic adenosine monophosphate，cAMP | 环磷酸腺苷 |
| 20 | corticotropin releasing hormone，CRH | 促肾上腺皮质激素释放素 |
| 21 | nitric oxide，NO | 一氧化氮 |
| 22 | norepinephrine，NE | 去甲肾上腺素 |
| 23 | febrile ceiling | 热限 |
| 24 | high-frequency oscillatory ventilation，HFOV | 高频振荡通气 |
| 25 | interleukin-2，IL-2 | 白细胞介素-2 |

 **基本概念**

1. 发热：在致热原的作用下，机体体温调节中枢的调定点上移而引起的调节性体温升高，体温上升超过正常值 0.5℃。

2. 过热：属于非调节性体温升高，其调定点不变，由于体温调节障碍，散热障碍及产热器官功能异常等引起的被动性体温升高。

3. 生理性体温升高：某些生理性情况下，如剧烈运动、月经前期、心理性应激时，也会出现体温升高，由于它们属于生理反应，故称之生理性体温升高。

4. 发热激活物：来自体外或体内，能刺激机体细胞产生内生致热原的物质。

5. 内生致热原（EP）：在发热激活物的作用下，体内某些细胞（产内生致热原细胞）被激活，产生并释放的具有致热活性的细胞因子，称为内生致热原。

6. 热限：发热时体温上升的幅度被限制在一特定范围内的现象。

7. 体温上升期：随着体温调定点的上移，传出神经调控产热增多，散热减少，体温升高至新的调定点水平的这段时间称为体温上升期。

8. 高温持续期：体温升高至调定点的新水平时，便不再继续上升，而是在这个与新调定点相适应的高水平上波动称为高温持续期或热稽留期（高峰期）。

9. 体温下降期：发热激活物在体内被控制或清除，EP 及增多的中枢发热介质被清除，上升的体温调定点回降到正常水平，由于中心温度高于调定点水平，下丘脑 POAH 发出降温指令，引起皮肤血管舒张和大量出汗（称出汗期），发生较速效的散热反应，使体温下降，称为体温下降期。

10. 热惊厥：发热时患者可表现为不同程度的中枢神经系统功能障碍，小儿出现全身或局部肌肉抽搐，称为热惊厥。

11. 调定点：体温调定点（set point，SP）学说认为体温调节类似于恒温器的调节，在体温调节中枢内有一个调定点。体温调节机构围绕调定点来调控体温。当体温偏离调定点时可由反馈系统（温度感受器）将偏差信息输送到控制系统，由控制系统进行整合分析，然后通过对效应器（产热和散热）的调控把中心温度维持在与调定点相适应的水平。

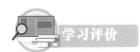 **学习评价**

**（一）填空题**

1. 发热是指当由于_____的作用使_____上移而引起的_____体温升高，超过正常体温的_____。

2. 体温调节的高级中枢位于_____。通常将体温上升超过_____称为体温升高。

3. 病理性体温升高有_____和_____两种。调节性体温升高，与调定点相适应的体温升高为_____；被动性体温升高，超过调定点水平的体温升高为_____。

4. 发热是由_____作用于机体，激活_____细胞产生和释放_____，再经一些后续环节引起体温升高。

5. 发热激活物又称_____，包括_____和某些体内产物。

6. 体内某些_____的代谢产物有明显的致热性，睾酮的中间代谢产物_____是一个代表。

7. 结核杆菌其全菌体及细胞壁中所含的_____、_____和_____都具有致热作用。

8. 早期发现的白细胞致热原或内生致热原实际上主要是_____，能引起热敏神经元的放电频率_____。

9. 发热中枢介质可分为_____和_____两类。

10. 目前已认识的发热中枢负调节介质有_____、_____、_____和_____。

11. 发热的体温上升期，体温调节中枢调定点_____，热代谢的特点是产热_____散热。

12. 体温升高时物质代谢_____。一般认为，体温每升高1℃，基础代谢率提高_____%。

13. 在体温上升的同时，负调节中枢也被激活，产生_____，进而限制调定点_____。

14. 寒战是_____不随意的节律性收缩，由于是屈肌和伸肌同时收缩，所以不表现为外功，但产热率_____。

15. 发热时_____加快，体温每上升1℃，心率每分钟增加_____次，这主要是由于_____对窦房结的刺激所致。

（二）单选题

1. 有关发热概念的概述，正确的一项（　　　）

A. 体温超过正常值0.5℃　　　　　　B. 产热过程超过散热过程

C. 是临床上常见的一种疾病　　　　　D. 由体温调节中枢调节功能障碍所致

E. 由体温调节中枢调定点上移引起

2. 发热体温上升期（　　　）

A. 皮肤温度高于调定点　　　　　　　B. 中心温度高于调定点

C. 皮肤温度高于中心温度　　　　　　D. 皮肤温度低于中心温度

E. 皮肤温度等于中心温度

3. 发热机制的共同中介物质是（　　　）

A. 发热激活物　　　　　　　　　　　B. 内生致热原

C. 中枢发热正调节介质　　　　　　　D. 中枢发热负调节介质

E. 甲状腺素

4. 下列哪一种物质属于发热中枢正调节介质（　　　）

A. 精氨酸升压素　　　　　　　　　　B. 黑素细胞刺激素

C. 脂皮质蛋白-1　　　　　　　　　　D. 巨噬细胞炎症蛋白-1

E. 一氧化氮

5. 下列哪一项物质属于发热中枢负调节介质（　　　）

A. 精氨酸升压素　　　　　　　　　　B. $Na^+/Ca^{2+}$

C. 环磷酸腺苷　　　　　　　　　　　D. 促肾上腺皮质激素释放素

E. 前列腺素 E

6. 热限是指发热时 （    ）

A. 体温升高持续时间受限制
B. 发热激活物的强度受限制

C. 体温升高的高度限于一定水平
D. 内生致热原产生的量受限制

E. 内生致热原的作用受限制

7. 寒战是由于 （    ）

A. 全身性骨骼肌不随意的僵直性收缩
B. 全身性骨骼肌不随意的周期性收缩

C. 下肢骨骼肌不随意的周期性收缩
D. 全身皮肤的竖毛肌周期性收缩

E. 全身皮肤的竖毛肌不随意收缩

8. 决定脂多糖致热性的主要成分是 （    ）

A. O-特异侧链多糖
B. 核心多糖

C. 脂质 A
D. 蛋白质

E. 核酸

9. 退热期体温调节的特点是 （    ）

A. 体温调定点从高位下移，产热大于散热
B. 体温调定点从高位下移，散热大于产热

C. 体温调定点从低位上移，产热大于散热
D. 体温调定点从低位上移，散热大于产热

E. 体温调定点无变化，产热与散热处于平衡状态

10. 高热患者容易发生 （    ）

A. 水肿
B. 水中毒

C. 低渗性脱水
D. 等渗性脱水

E. 高渗性脱水

11. 输液反应出现发热的原因多数是 （    ）

A. 药物毒性反应
B. 外毒素污染

C. 内毒素污染
D. 病毒污染

E. 真菌污染

12. 发热体温上升期产生畏寒的机制是 （    ）

A. 外界温度急剧下降
B. 中心温度急剧下降

C. 调定点低于皮肤温度
D. 皮肤血管收缩致皮肤温度降低

E. 皮肤血管扩张致皮肤温度升高

13. 高热骤退时，患者最易发生的不良反应是 （    ）

A. 呼吸加深加快
B. 抽搐

C. 烦躁不安
D. 虚脱

E. 心力衰竭

14. 引起发热最常见的原因 （    ）

A. 心肌梗死
B. 过敏反应

C. 细菌感染
D. 病毒感染

E. 恶性肿瘤

15. 下列哪些不属于内生致热原（　　　）

A. 白细胞致热原　　　　　　　　　　　B. 干扰素

C. 5-羟色胺　　　　　　　　　　　　　D. 肿瘤坏死因子

E. 巨噬细胞炎症蛋白

16. 外致热原的作用部位是（　　　）

A. 下丘脑体温调节中枢　　　　　　　　B. 骨骼肌

C. 产 EP 细胞　　　　　　　　　　　　D. 皮肤血管

E. 汗腺

17. 甲状腺功能亢进可导致体温升高属于（　　　）

A. 发热　　　　　　　　　　　　　　　B. 过热

C. 生理性体温升高　　　　　　　　　　D. 病理性体温升高

E. 其他

18. 可能引起体温调节中枢调定点的上移的物质是（　　　）

A. 病原体产生的外源性致热原　　　　　B. 病原体产生的内源性致热原

C. 血液中白细胞产生的外源性致热原　　D. 血液中白细胞产生的内源性致热原

E. 血液中白细胞及病原体的代谢产物

19. 某肺炎高热患者经抗生素治疗后，体温降至正常，关于此时患者体温调节过程的变化，下列哪项叙述是错误的（　　　）

A. 产热中枢的抑制　　　　　　　　　　B. 散热中枢兴奋

C. 调定点恢复正常水平　　　　　　　　D. 皮肤血管扩张

E. 发热条件下的体温调节功能障碍恢复正常

20. 属于内生致热原的物质是（　　　）

A. 革兰氏阳性细菌产生的外毒素　　　　B. 革兰氏阴性细菌产生的内毒素

C. 分枝杆菌细胞壁中的肽聚糖　　　　　D. 病毒所含的血细胞凝集素

E. 吞噬细胞被激活后释放的致热原

21. 属于发热激活物的是（　　　）

A. 干扰素　　　　　　　　　　　　　　B. 肿瘤坏死因子

C. 巨噬细胞炎症蛋白-1　　　　　　　　D. 内毒素

E. 白细胞致热原

22. 内生致热原的作用部位是（　　　）

A. 中性粒细胞　　　　　　　　　　　　B. 下丘脑体温调节中枢

C. 骨骼肌　　　　　　　　　　　　　　D. 皮肤血管

E. 汗腺

23. 体温调节中枢的高级部位是（　　　）

A. 延髓　　　　　　　　　　　　　　　B. 脑桥

C. 中脑　　　　　　　　　　　　　　　D. 视前区-下丘脑前部

E. 脊髓

24. 多数发热的发病学第一环节是（　　）

A. 发热激活物的作用　　　　　　　　　　B. 皮肤血管收缩

C. 骨骼肌紧张寒战　　　　　　　　　　　D. 体温调定点上移

E. 内生致热原的作用

25. 发热患者较易出现（　　）

A. 呼吸性酸中毒　　　　　　　　　　　　B. 呼吸性碱中毒

C. 代谢性碱中毒　　　　　　　　　　　　D. 呼吸性酸中毒合并代谢性酸中毒

E. 呼吸性碱中毒合并呼吸性酸中毒

（三）多选题

1. 生理性体温升高见于（　　）

A. 甲状腺功能亢进　　　　　　　　　　　B. 月经前期

C. 心理性应激　　　　　　　　　　　　　D. 环境高温

E. 剧烈运动

2. 下列哪些情况的体温升高属于发热（　　）

A. 输液反应　　　　　　　　　　　　　　B. 中暑

C. 皮肤鱼鳞病　　　　　　　　　　　　　D. 甲亢

E. 疟疾

3. 能引起发热的物质有（　　）

A. 内毒素　　　　　　　　　　　　　　　B. 外毒素

C. 肽聚糖　　　　　　　　　　　　　　　D. 抗原抗体复合物

E. 本胆烷醇酮

4. 下述哪些情况会引起过热（　　）

A. 调定点上移　　　　　　　　　　　　　B. 散热障碍

C. 正调节占优势　　　　　　　　　　　　D. 体温调节障碍

E. 产热异常增多

5. 下述哪些物质是发热的激活物（　　）

A. 本胆烷醇酮　　　　　　　　　　　　　B. 柯萨奇病毒

C. 干扰素　　　　　　　　　　　　　　　D. 革兰氏阳性菌

E. 革兰氏阴性菌

6. 目前已知的内生致热原有（　　）

A. IL-1　　　　　　　　　　　　　　　　B. IL-6

C. PGE　　　　　　　　　　　　　　　　D. IFN

E. TNF

7. 内生致热原（EP）将致热信息传入中枢的途径可通过（　　）

A. 血脑屏障转运入脑　　　　　　　　　　B. 终板血管器作用于中枢

C. 交感神经向中枢传递发热信号　　　　　D. 迷走神经向中枢传递发热信号

E. 外周化学感受器向中枢传递发热信号

8. 发热中枢正调节介质有（　　　）

A. 前列腺素 E

B. $Na^+/Ca^{2+}$

C. 环磷酸腺苷

D. 促肾上腺皮质激素释放素

E. 一氧化氮

9. 发热中枢负调节介质有（　　　）

A. 精氨酸升压素

B. 促肾上腺皮质激素释放素

C. 一氧化氮

D. 黑素细胞刺激素

E. 脂皮质蛋白-1

10. 体温调节中枢的负调节中枢包括（　　　）

A. 视前区下丘脑前部

B. 终板血管器

C. 中杏仁核

D. 腹中膈

E. 弓状核

11. 一氧化氮发挥发热中枢正调节介质的作用机制是（　　　）

A. 作用 POAH、OVLT 介导体温上升

B. 使中枢内 $Ca^{2+}$ 浓度下降

C. 刺激代谢活动使产热增加

D. 抑制中枢负调节介质合成与释放

E. 激活磷酸二酯酶活性

12. 发热的体温上升期的特点有（　　　）

A. 皮肤出现"鸡皮"

B. 产热大于散热

C. 患者有酷热感

D. 皮肤血管扩张

E. 体温调定点上移

13. 发热的高热持续期的特点是（　　　）

A. 皮肤发红

B. 寒战加剧

C. 皮肤干燥

D. 大量出汗

E. 自觉酷热

14. 发热退热期的特点是（　　　）

A. 调定点返回到正常水平

B. 温敏神经元发放频率增多

C. 患者畏冷寒战

D. 皮肤血管进一步扩张

E. 大量出汗

15. 发热时主要机能改变有（　　　）

A. 心率加快

B. 呼吸加快

C. 食欲减退

D. 腹胀便秘

E. 胃液分泌减少

**(四) 简答题**

1. 体温升高是否就是发热? 请说明原因。

2. 什么是发热激活物? 简述发热激活物的种类。

3. 中枢调节介质都有哪些?

4. 发热时机体的生理功能都有哪些改变?

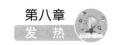
5. 对于发热患者为什么可不急于解热？什么情况下必须解热？

**（五）问答题**

1. 试述常见的内生致热原的种类、来源及致热特点。

2. 试述发热时的体温调节机制。

---

参考答案

**（一）填空题**

1. 致热原，体温调定点，调节性，正常的 0.5℃

2. 视前区下丘脑前部，0.5℃

3. 发热，过热，发热，过热

4. 发热激活物，产内生致热原，内生致热原

5. EP 诱导物，外致热原

6. 类固醇，本胆烷醇酮

7. 肽聚糖，多糖，蛋白质

8. 白细胞介素-1，下降

9. 正调节介质，负调节介质

10. 精氨酸升压素，黑素细胞刺激素，膜联蛋白 A1，白细胞介素-10

11. 上移，大于

12. 加快，13

13. 负调节介质，上移

14. 骨骼肌，较高

15. 心率，18，热血

**（二）单选题**

| 1 | 2 | 3 | 4 | 5 | 6 | 7 | 8 | 9 | 10 |
|---|---|---|---|---|---|---|---|---|---|
| E | D | B | E | A | C | B | C | B | E |
| 11 | 12 | 13 | 14 | 15 | 16 | 17 | 18 | 19 | 20 |
| C | D | D | C | C | C | B | D | E | E |
| 21 | 22 | 23 | 24 | 25 | | | | | |
| D | B | D | A | B | | | | | |

**（三）多选题**

| 1 | 2 | 3 | 4 | 5 | 6 | 7 | 8 | 9 | 10 |
|---|---|---|---|---|---|---|---|---|---|
| BCE | AE | ABCDE | BDE | ABDE | ABDE | ABD | ABCDE | ADE | CDE |
| 11 | 12 | 13 | 14 | 15 | | | | | |
| ACD | ABE | ACE | ABDE | ABCDE | | | | | |

**（四）简答题**

1. 体温升高是否就是发热？请说明原因。

答：体温升高有两种情况，即生理性体温升高和病理性体温升高，它们的共同特点是体温超过正常水平 0.5℃。病理性体温升高又分为发热和过热。发热时体温调定点上移，为调节性体温升高；过热时体温调定点不上移；为被动性体温升高。所以体温升高不一定就是发热。

在发生原因方面，发热多因疾病所致，过热多因环境温度过高或机体产热器官功能异常、散热障碍所致；在发热环节方面，发热与致热原有关，过热与致热原无关；在发热机制方面，发热有体温调定点上移，过热无体温调定点上移；在发热程度方面，过热时体温较高，可高达 41℃，发热时体温一般在 41℃ 以下。

2. 什么是发热激活物？简述发热激活物的种类。

答：发热激活物指凡能激活体内产生致热原细胞产生和释放内生致热原，进而引起体温升高的物质，包括外致热原和某些体内产物。外致热原有细菌、病毒、真菌、螺旋体、疟原虫，体内产物包括抗原抗体复合物、类固醇等。

3. 中枢调节介质都有哪些？

答：（1）中枢正调节介质，前列腺素 E、$Na^+/Ca^{2+}$、环磷酸腺苷、促肾上腺皮质激素释放素、一氧化氮。

（2）中枢负调节介质，精氨酸升压素、黑素细胞刺激素、膜联蛋白 A1、白细胞介素-10。

4. 发热时机体的生理功能都有哪些改变？

答：（1）中枢神经系统兴奋性升高，高热时出现烦躁、幻觉、谵语，小儿高热容易引发热惊厥。

（2）循环系统中体温每升高 1℃，心率增加 18 次/min，当心率超过 150 次/min 时，心排血量反而下降。体温升高会加强心收缩力，寒战期血管收缩，高热期血管舒张。

（3）刺激呼吸中枢兴奋，提高对 $CO_2$ 的敏感性，使呼吸加快加强。

（4）由于各种消化酶活性降低，消化功能减退，食欲不振。

（5）免疫细胞功能加强，抗感染能力加强，但降低 NK 细胞活性。

5. 对于发热患者为什么可不急于解热？什么情况下必须解热？

答：对于发热不高于 38.5℃ 又不伴其他严重疾病的患者不急于解热，因为发热能增强防御功能，可以从体温曲线变化反映病情和转归。一些潜在病灶的病例，除了发热，其他临床征象不明显，比如结核病早期，如果过早给予解热，会掩盖病情，延误原发病的诊断和治疗。但体温高于 40℃ 的患者、心脏病患者以及妊娠妇女必须及时解热。

**（五）问答题**

1. 试述常见的内生致热原的种类、来源及致热特点。

答：（1）白细胞介素-1（IL-1）。①是由单核细胞、巨噬细胞、内皮细胞、星状细胞及肿瘤细胞等细胞产生。②多肽类物质，有 IL-1α 和 IL-1β 两种亚型，分子量分别为 17 kD 和 17.5 kD。③不耐热，70℃ 30 min 即丧失活性。④IL-1 导入大鼠的 POAH→热敏神经元的放电频率↓ 冷敏神经元放电频率↑，IL-1 给鼠、家兔等动物静脉内注射均可引起典型的发热反应。

（2）肿瘤坏死因子（TNF）。①由巨噬细胞、淋巴细胞等产生和释放。②有 TNF-α 和

TNF-β 两种亚型，TNF-α 由 157 个氨基酸组成，分子量为 17 kD；TNF-β 由 171 个氨基酸组成，分子量为 25 kD。两者有相似的致热活性。③不耐热，70℃ 30 min 失活。④将 TNF 用于家兔、大鼠等动物静脉内注射可引起明显的发热反应，脑室内注射可以引起明显的发热反应并且伴有脑室内 PGE 含量的升高。⑤TNF-α 在体内和体外都能刺激 TNF-1β 的产生。

（3）干扰素（IFN）。①是一种具有抗病毒、抗肿瘤作用的蛋白质，主要由白细胞（单核细胞和淋巴细胞）所产生。②有多种亚型，与发热有关的是 IFN-α 和 IFN-γ。③不耐热，60℃ 40 min 可灭活。④反复注射可产生耐受性。

（4）白细胞介素-6（IL-6）。①是一种由 184 个氨基酸组成的蛋白质，分子量为 21 kD，由单核细胞、纤维细胞和内皮细胞等分泌。②ET、病毒、IL-1、TNF、血小板生长因子等都可诱导其产生和释放。③给兔、鼠静脉或脑室内注射 IL-6，可致体温明显升高。

（5）其他。①巨噬细胞炎症蛋白-1（MIP-1）：是内毒素作用于巨噬细胞所诱生的肝素-结合蛋白质。②白细胞介素-2（IL-2）：发热反应出现晚，可能通过 EP 间接引起发热。

2. 试述发热时的体温调节机制。

答：发热过程大致包括以下基本环节。①内生致热原（致热性细胞因子）产生和释放；②致热信息传入到体温调节中枢；③中枢致热介质（可能情况下亦解热介质）的合成及释放；④体温调定点上移；⑤通过传出神经控制产热和散热平衡，进入发热时相变化，此时机体伴急性期反应。多数发热特别是急性传染病或感染性炎症，发热过程大致可分为 3 个时相。

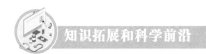 知识拓展和科学前沿

**科学家的故事**

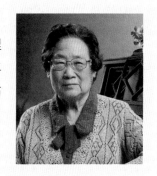

2015 年 10 月 8 日，中国科学家屠呦呦获 2015 年诺贝尔生理学或医学奖，成为第一个获得诺贝尔自然科学奖的中国人。多年从事中药和中西药结合研究的屠呦呦，创造性地研制出抗疟新药——青蒿素和双氢青蒿素，获得对疟原虫 100% 的抑制率，为中医药走向世界指明一条方向。

**青蒿素的来源及作用机制**

青蒿素是一种具有独特化学结构的倍半萜烯内酯化合物，来源于紫草属植物黄花蒿。1972 年 11 月，屠呦呦所在的中药研究所团队从青蒿中分离出活性成分青蒿素。

青蒿素及其衍生物是一种前药，其药效团为 1，2，4-三氧杂环己烷，过氧桥的裂解是其激活和发挥抗疟活性所必需的关键步骤。青蒿素的激活过程依赖于受感染的红细胞所特有的，同时也是寄生虫代谢不可或缺的富含血红素的环境。活化的青蒿素利用富含血红素的环境能够有效地杀死寄生虫。这种药效机制将红细胞的感染、寄生虫的生长与药物激活联系在一起，从而使青蒿素的治疗具备显著的特异性和低毒性。

## 参考文献

［1］ 田野. 病理生理学 ［M］. 北京：人民卫生出版社，2020.

［2］ 王迪浔，金惠铭. 人体病理生理学 ［M］. 北京：人民卫生出版社，2008.

［3］ 李桂源. 病理生理学 ［M］. 2 版. 北京：人民卫生出版社，2010.

［4］ 王建枝，钱睿哲. 病理生理学 ［M］. 9 版. 北京：人民卫生出版社，2018.

［5］ 肖海鹏. 临床病理生理学 ［M］. 北京：人民卫生出版社，2009.

［6］ TANSEY EA，JOHNSON CD. Recent advances in thermoregulation ［J］. Adv Physiol Educ，2015，9，39（3）：139-48.

［7］ ROMANOVSKY AA. The thermoregulation system and how it works ［J］. Handb Clin Neurol，2018，156：3-43.

［8］ NAKAMURA K. Central circuitries for body temperature regulation and fever ［J］. Am J Physiol Regul Integr Comp Physiol，2011，107，301（5）：R1207-28.

［9］ 新型冠状病毒肺炎防治专家意见 ［J］. 中华结核和呼吸杂志，2020，43（6）：475-476.

［10］ GUAN WJ，NI ZY，HU Y，et al. Clinical Characteristics of Coronavirus Disease 2019 in China ［J/OL］.［2020-02-28］. N Engl J Med，2020.

［11］ 中华人民共和国国家卫生健康委员会. 新型冠状病毒肺炎诊疗方案（试行第七版）［EB/OL］.［2020-03-03］. http：//www. nhc. gov. cn /yzygj /s7653p /202003 /46c9294a7dfe4cef80dc7f5912eb1989 /files / ce3e6945832a438eaae415350a8ce964. pdf.

［12］ HUANG C，WANG Y，LI X，et al. Clinical features of patients infected with 2019 novel coronavirus in Wuhan，China ［J］. Lancet，2020，395（10223）：497-506.

［13］ ZHOU F，YU T，DU R，et al. Clinical course and risk factors for mortality of adult inpatients with COVID-19 in Wuhan，China：a retrospective cohort study ［J/OL］.［2020-03-28］. Lancet，2020.

［14］ 中华预防医学会新型冠状病毒肺炎防控专家组. 新型冠状病毒肺炎流行病学特征的最新认识 ［J］. 中华流行病学杂志，2020，41（2）：139-144.

［15］ 王艺，秦炯，刘智胜，等. 热性惊厥诊断治疗与管理专家共识（2017 实用版）［J］. 中华实用儿科临床杂志，2017，32（18）：1379-1382.

［16］ TU Y. Artemisinin—A Gift from Traditional Chinese Medicine to the World（Nobel Lecture）［J］. Angew Chem Int Ed Engl. 2016，8（35）：10210-26.

［17］ WANG J，XU C，WONG Y K，et al. Artemisinin，the Magic Drug Discovered from Traditional Chinese Medicine － ScienceDirect ［J］. Engineering，2019，5（1）：32-39.

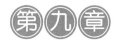

# 第九章

# 应 激

○ 陈伟强　王明华　张书征　张　弦

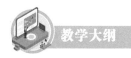

1. 掌握应激的概念、分期，应激反应的发生机制。

2. 掌握应激性溃疡的概念与发病机制。

3. 熟悉应激与其他相关疾病，如心血管疾病、精神神经疾病等。

4. 了解病理性应激的防治原则。

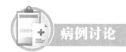

**病例 1**

患儿，男性，10 岁，因全身大面积烧伤入院。入院查体：体温 37℃，心率 110 次/min，呼吸 20 次/min，血压 130/80 mmHg。血常规：Hb 100 g/L，WBC 15×10⁹/L，N 90%。2 天后，患儿出现上腹部不适，伴黑便 2 次，大便隐血试验阳性。

【病案问题】

1. 该患儿可能处于一种什么病理状态？

答：应激状态。

2. 这种病理状态发生时的神经内分泌变化是什么？

答：由于大面积烧伤导致患儿神经内分泌的改变有两种。①蓝斑-交感-肾上腺髓质系统兴奋，血中儿茶酚胺释放浓度迅速升高。②下丘脑-垂体-肾上腺皮质系统兴奋，合成并释放糖皮质激素。

此外，患儿还可出现胰高血糖素分泌增加，胰岛素分泌减少，β-内啡肽、醛固酮和抗利尿激素分泌增加，以及生长激素分泌改变等激素水平的变化。

3. 请分析患儿出现黑便的机制。

答：患儿因重度烧伤而发生了应激性溃疡。其机制如下。

（1）胃黏膜缺血：应激发生时，血中儿茶酚胺增加，血液重新分布，内脏血液减少，胃肠黏膜缺血，上皮细胞能量不足，产生的黏液和 $HCO_3^-$ 减少，胃黏膜表面的屏障受到破坏，这是应激性溃疡最基本的条件。

（2）胃腔内 $H^+$ 反向弥散入黏膜：由于胃黏膜屏障受破坏，胃腔内的 $H^+$ 向黏膜内反向弥散；同时由于胃黏膜血流量减少，进入黏膜内过量的 $H^+$ 不能被血液中的 $HCO_3^-$ 中和，也不能被血液及时带走，从而使黏膜内 pH 值下降，造成黏膜细胞损伤。胃黏膜内 $H^+$ 增多是应激性溃疡发生的必要条件。

（3）糖皮质激素和前列腺素的作用：应激时糖皮质激素分泌增多，使蛋白质的分解大于合成，胃上皮细胞更新减慢，再生能力降低；胃黏膜合成前列腺素减少，使其对胃黏膜的保护作用减弱。此外，酸中毒和胆汁逆流均可损害胃黏膜，促进应激性溃疡的发生。

**病例 2**

患者，男性，80 岁，独居。因小事与邻居发生争吵，争吵中老人突然倒地，邻居急拨打120 急救电话。120 赶到时，老人已陷入半昏迷，生命濒危，急救医生迅速施救。但因心肌梗死诱发严重心室纤颤而猝死。老人患有高血压、冠心病多年，一直给予药物治疗。

【病案问题】

1. 争吵与老人的死亡有无关系？为什么？

答：有关系。争吵作为一种情绪心理应激，在老人的死亡中扮演了"触发器"的角色。

2. 请分析老人死亡的原因。

答：情绪心理应激导致交感-肾上腺髓质系统兴奋，血中儿茶酚胺浓度升高后可发生以下变化。①β 受体兴奋→心室纤颤的阈值降低。②心肌电活动异常。③β 受体兴奋→冠状动脉收缩痉挛，同时交感神经兴奋引起的急性期反应致使血黏度升高，血液凝固性增加，促进血栓形成，从而导致心肌缺血和心肌梗死。

 **临床检验常用指标**

详见表 9-1～表 9-10 和图 9-1～图 9-2。

**表 9-1　急性期反应蛋白的相关特性**

| 成分 | 反应时间（h） | 分子量（kD） | 正常血浆浓度（mg/mL） | 急性期反应增加幅度 |
|---|---|---|---|---|
| C-反应蛋白 | 6～10 | 105 | <8.0 | >1000 倍 |
| 血清淀粉样蛋白 | 6～10 | 160 | <10 | >1000 倍 |
| $\alpha_1$-酸性糖蛋白 | 24 | 40 | 0.6～1.2 | 2～3 倍 |
| $\alpha_1$-抗糜蛋白酶 | 10 | 68 | 0.3～0.6 | 2～3 倍 |
| 结合珠蛋白 | 24 | 100 | 0.5～2.0 | 2～3 倍 |
| 纤维蛋白原 | 24 | 340 | 2.0～4.0 | 2～3 倍 |
| 铜蓝蛋白 | 48～72 | 151 | 0.2～0.6 | 50% |
| 补体成分 C3 | 48～72 | 180 | 0.75～1.65 | 50% |

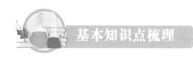

基本知识点梳理

表 9-2　应激概念的形成和发展

| 时间 | 人物 | 重要贡献 |
| --- | --- | --- |
| 1925 年 | W. B. Connon | 提出交感神经系统在机体紧急情况下起重要平衡作用的紧急学说 |
| 1936 年 | Hans Selye | 提出应激和应激原的概念 |
| 20 世纪 60—70 年代 | — | 热休克蛋白和热休克反应的发现，以及之后对细胞应激的研究，证实了应激反应是非常保守的反应，不仅高等动物具有，低等动物及单细胞生物也具有 |

表 9-3　应激原和应激反应的分类

| 分类 | 效应 |
| --- | --- |
| 躯体性应激和心理性应激 | 导致躯体性应激的应激原有体外各种理化和生物因素和机体内环境紊乱；引发心理应激的应激原主要是心理和社会因素及躯体性应激 |
| 急性应激和慢性应激 | 急性应激指机体受到突然刺激；慢性应激则是应激原长时间作用（如长期处于高负荷的学习和工作状态） |
| 生理性应激和病理性应激 | 生理性应激指适度的，持续时间不长的应激（如体育竞赛等）；病理性应激指由强烈的或作用持续时间过长的应激原导致的应激（如严重的精神创伤） |

表 9-4　应激的分期

| 分期 | 作用时间 | 特点 | 主要表现 | 效应 |
| --- | --- | --- | --- | --- |
| 警觉期 | 应激原作用初期 | 交感-肾上腺髓质兴奋为主，伴肾上腺皮质激素分泌↑ | 血压↑，呼吸和心率↑，心、脑和骨骼肌血流量↑ | 机体防御保护机制处于最佳动员状态 |
| 抵抗期 | 应激原持续作用 | 肾上腺皮质激素分泌持续↑，交感-肾上腺髓质兴奋↓ | 适应抵抗能力增强 | 机体进入适应或抵抗阶段 |
| 衰竭期 | 强而有害的刺激持续作用 | 肾上腺皮质激素持续↑，肾上腺皮质受体的数量和亲和力↓ | 抵抗能力耗竭，出现应激相关疾病 | 机体内环境紊乱 |

**表 9-5 应激的神经内分泌反应及机制**

| 组成 | | 效应 | 意义 |
|---|---|---|---|
| 蓝斑-交感-肾上腺髓质系统 | 中枢 脑干蓝斑-去甲肾上腺素能神经元 | 蓝斑投射区去甲肾上腺素能神经元活动增强，引起警觉、兴奋、紧张、焦虑等情绪反应 | （1）积极意义：①CNS 兴奋性↑，机体警觉性↑；②心率↑，心排血量↑，改善组织器官血液供应；③收缩皮肤、内脏血管，扩张冠状动脉血管，血液重新分配保证重要脏器血供；④扩张支气管，改善肺通气；⑤促进糖原和脂肪分解，保证组织供能；⑥抑制胰岛素分泌，促进 ACTH、糖皮质激素、生长激素和甲状腺素分泌，各激素间协调作用增强； |
| | 外周 交感神经-肾上腺髓质系统 | 交感神经（＋）→去甲肾上腺素↑，肾上腺髓质（＋）→肾上腺素↑，出现应激时急性反应 | （2）消极意义：心肌耗氧↑、能量消耗↑、脂质过氧化↑、组织器官自由基损伤、皮肤与腹腔脏器缺血、血压↑、消化道黏膜损伤、引起紧张、焦虑、抑郁、愤怒等情绪反应及行为改变 |
| 下丘脑-垂体-肾上腺皮质系统 | 中枢 下丘脑室旁核和腺垂体 | CRH 和 ACTH 分泌↑，引起情绪行为反应，促进 LC/NE 活性 | （1）积极意义：①蛋白质分解↑，糖原异生，血糖↑，保证供能；②提高循环系统对儿茶酚胺的敏感性；③稳定溶酶体膜，组织损伤↓；④（－）炎症介质合成释放，减轻炎症反应； |
| | 外周 肾上腺皮质 | 糖皮质激素（GC）分泌增多 | （2）消极意义：①蛋白质大量分解→负氮平衡；②（－）免疫及炎症反应，机体抵抗力↓；③（－）生长激素作用，生长发育缓慢；④（－）性腺轴；⑤（－）甲状腺轴；⑥物质代谢障碍，胰岛素抵抗，血糖、血脂↑；⑦行为改变，如抑郁、异食癖等 |
| 其他激素 | 胰高血糖素和胰岛素 | 胰高血糖素分泌↑，胰岛素分泌↓ | 应激性高血糖 |
| | β-内啡肽 | β-内啡肽↑ | （－）ACTH 和糖皮质激素分泌→避免垂体-肾上腺皮质轴过度兴奋；（－）交感-肾上腺髓质→避免心率过快，血管收缩过强；↑应激时的痛阈，↓机体不良反应 |
| | 醛固酮和抗利尿激素 | 醛固酮↑，抗利尿激素↑ | 促进肾小管上皮细胞水、钠重吸收 |
| | 生长激素 | 急性和生理应激→生长激素↑ | 促进生长发育 |
| | | 慢性和心理应激→生长激素↓ | 生长发育迟缓 |

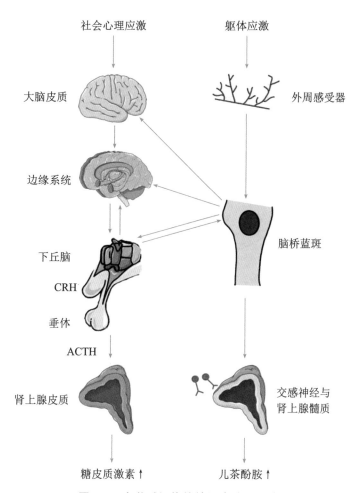

图 9-1　应激时机体的神经内分泌反应

表 9-6　应激的急性期反应和急性期蛋白

| 种类 | 组成 | 功能 |
|---|---|---|
| 蛋白酶抑制剂 | $\alpha_1$-蛋白酶抑制剂、$\alpha_1$-抗糜蛋白酶、$\alpha_2$-巨球蛋白 | 抑制蛋白酶的分解作用，避免蛋白酶对组织的过度损伤 |
| 凝血与抗凝血蛋白 | 凝血酶原、纤维蛋白原、纤溶酶原 | 促进凝血与纤溶；纤维蛋白有利于阻止病原微生物及毒性产物的扩散 |
| 运输蛋白 | 血浆铜蓝蛋白、血红素结合蛋白、结合珠蛋白 | 运输 $Cu^{2+}$ 和血红素；铜蓝蛋白可清除氧自由基，减少组织损伤 |
| 补体 | C1s、C2、C3、C4 和 C5 | 增强机体的抗感染能力 |
| 其他 | C 反应蛋白、纤维连接蛋白、血清淀粉样 A 蛋白等 | 清除异物和坏死组织 |

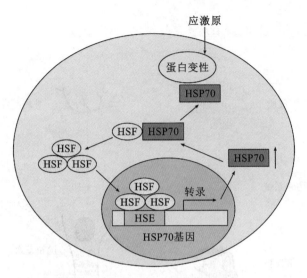

**图 9-2  应激诱导热休克蛋白的表达**

HSF（heat shock factor）：热休克因子；HSP70（heat shock protein 70）：热休克蛋白 70

**表 9-7  应激时 LSAM 和 HPAC 以外的内分泌变化**

| 名称 | 分泌部位 | 变化 |
|---|---|---|
| β-内啡肽（β-endorphin） | 腺垂体等 | 升高↑ |
| 抗利尿激素（ADH） | 下丘脑室旁核 | 升高↑ |
| 促性腺激素释放激素（GnRH） | 下丘脑 | 降低↓ |
| 生长激素（growth hormone） | 腺垂体 | 急性应激升高↑<br>慢性应激降低↓ |
| 催乳素（PRL） | 腺垂体 | 升高↑ |
| 促甲状腺激素释放激素（TRH） | 下丘脑 | 降低↓ |
| 促甲状腺素（TSH） | 垂体前叶 | 降低↓ |
| 甲状腺素（$T_4$、$T_3$） | 甲状腺 | 降低↓ |
| 黄体生成素（LH） | 垂体前叶 | 降低↓ |
| 卵泡刺激素（FSH） | 垂体前叶 | 降低↓ |

**表 9-8  心理性应激**

| 分类 | 影响 |
|---|---|
| 心理应激时情绪和行为改变 | 适度的心理性应激可导致积极的心理反应，提高个体的警觉水平，有利于集中注意力，提高判断和应对能力。但过度和时间刺激会导致不同程度的心理障碍 |
| 心理应激对认知的影响 | 适当的心理性应激可集中注意力，提高认知、判断和应对能力；反复的应激会引起海马神经的退行性改变和破坏 |

续表

| 分类 | 影响 |
|---|---|
| 心理应激对功能代谢的影响及其与疾病的关系 | 长时间的心理应激可影响机体的代谢和器官功能，并参与疾病的发生和发展 |
| 影响心理性应激发生的因素 | 性格类型、经历和经验以及应激原是否具有可预期性和可控性等 |

表 9-9　应激时机体功能代谢的变化及与疾病的关系

| 分类 | 影响 |
|---|---|
| 物质代谢的变化 | 糖、蛋白质和脂肪的分解代谢增强，代谢率增高 |
| 心血管功能改变和异常 | 高血压和冠心病<br>心律失常和心源性猝死 |
| 消化道功能的改变和应激性溃疡 | 功能性胃肠病：IBS<br>应激性溃疡 |
| 免疫功能的改变和异常 | 免疫功能抑制<br>自身免疫性疾病 |
| 内分泌和生殖系统异常 | 神经性多尿、阳痿、月经不调、经前期综合征 |
| 其他系统的改变 | 血液系统的改变<br>泌尿系统的变化 |

表 9-10　病理性应激的防治原则

| 防治原则 | 治疗措施 |
|---|---|
| 及时去除躯体应激原 | 控制感染，修复创面，清除有毒物质等 |
| 注重心理治疗和心理护理 | 及时消除和缓解患者的心理应激 |
| 合理使用糖皮质激素 | 对应激反应低下者，在严重创伤、感染、休克等应激状态下，可适当补充糖皮质激素 |
| 加强营养 | 因应激的高代谢率和分解代谢亢进，应及时加强营养 |

 常用医学词汇中英文对照

详见表 9-11。

表 9-11　常用医学词汇中英文对照表

| 序号 | 英文 | 中文 |
|---|---|---|
| 1 | stress response | 应激反应 |
| 2 | sympathin | 交感素 |
| 3 | fight and flight response | 格斗-逃跑反应 |
| 4 | emergency theory | 紧急学说 |

| 序号 | 英文 | 中文 |
|---|---|---|
| 5 | stress | 应激 |
| 6 | stressor | 应激原 |
| 7 | general adaptation syndrome，GAS | 全身适应综合征 |
| 8 | stress syndrome | 应激综合征 |
| 9 | eustress | 良性应激 |
| 10 | distress | 劣性应激 |
| 11 | psychosomatic disease | 心身疾病 |
| 12 | physical stress | 躯体性应激 |
| 13 | disturbance of homeostasis | 自稳态失衡 |
| 14 | psychological stress | 心理性应激 |
| 15 | acute stress | 急性应激 |
| 16 | chronic stress | 慢性应激 |
| 17 | Locus ceruleus-sympathetic-adrenal medulla system，LSAM | 交感-肾上腺髓质系统 |
| 18 | hypothalamus-pituitary-adrenal cortex system，HPAC | 下丘脑-垂体-肾上腺皮质系统 |
| 19 | norepinephrine，NE | 去甲肾上腺素 |
| 20 | epinephrine，E | 肾上腺素 |
| 21 | corticotropin-releasing hormone，CRH | 促肾上腺皮质激素释放激素 |
| 22 | adrenocorticotropic hormone，ACTH | 促肾上腺皮质激素 |
| 23 | glucocorticoid，GC | 糖皮质激素 |
| 24 | permissive action | 允许作用 |
| 25 | locus ceruleus | 蓝斑 |
| 26 | limbic system | 边缘系统 |
| 27 | paraventricular nucleus，PVN | （下丘脑）室旁核 |
| 28 | amygdala | 杏仁体 |
| 29 | hippocampus | 海马 |
| 30 | limbic cortex | 边缘皮层 |
| 31 | glucagon | 胰高血糖素 |
| 32 | insulin | 胰岛素 |
| 33 | antidiuretic hormone，ADH | 抗利尿激素 |
| 34 | β-endorphin | β-内啡肽 |

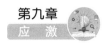

| 序号 | 英文 | 中文 |
|---|---|---|
| 35 | gonadotropin-releasing hormone，GnRH | 促性腺激素释放激素 |
| 36 | growth hormone | 生长素 |
| 37 | prolactin，PRL | 催乳素 |
| 38 | luteinizing hormone，LH | 黄体生成素 |
| 39 | follicle-stimulating hormone，FSH | 卵泡刺激素 |
| 40 | glucocorticoid receptor，GR | 糖皮质激素受体 |
| 41 | lipomodulin | 脂调蛋白 |
| 42 | catecholamine | 儿茶酚胺 |
| 43 | vasopressin | 加压素 |
| 44 | androgen | 雄激素 |
| 45 | estrogen | 雌激素 |
| 46 | oxytocin | 催产素 |
| 47 | acute phase response，APR | 急性期反应 |
| 48 | acute phase protein，APP | 急性期反应蛋白 |
| 49 | transferrin | 运（转）铁蛋白 |
| 50 | superoxide dismutase，SOD | 超氧化物歧化酶 |
| 51 | C-reactive protein，CRP | C-反应蛋白 |
| 52 | serum amyloid A，SAA | 血清淀粉样 A 蛋白 |
| 53 | $\alpha_1$-acidglycoprotein，$\alpha_1$ AAG | $\alpha_1$-酸性糖蛋白 |
| 54 | $\alpha_1$-antichymotrypsin，$\alpha_1$-ACT | $\alpha_1$-抗糜蛋白酶 |
| 55 | haptoglobin | 结合珠蛋白 |
| 56 | fibrinogen | 纤维蛋白原 |
| 57 | ceruloplasmin | 铜蓝蛋白 |
| 58 | complement $C_3$ | 补体成分 $C_3$ |
| 59 | heat shock protein，HSP | 热休克蛋白 |
| 60 | heat shock response，HSR | 热休克反应 |
| 61 | cellular stress | 细胞应激 |
| 62 | stress protein | 应激蛋白 |
| 63 | molecular chaperone | 分子伴侣 |
| 64 | heat shock factor，HSF | 热休克因子 |
| 65 | oxidative stress | 氧化应激 |
| 66 | reactive oxygen species，ROS | 活性氧 |

| 序号 | 英文 | 中文 |
|------|------|------|
| 67 | posttraumatic stress disorder，PTSD | 创伤后应激障碍 |
| 68 | delayed psychogenic reaction | 延迟性心因性反应 |
| 69 | stress ulcer，SU | 应激性溃疡 |
| 70 | stress-related illnesses | 应激相关疾病 |
| 71 | hypertension | 高血压 |
| 72 | coronary heart disease，CHD | 冠心病 |
| 73 | arrhythmia | 心律失常 |
| 74 | ventricular fibrillation，VF | 心室纤颤 |
| 75 | cardiac sudden death，CSD | 心源性猝死 |
| 76 | coronary heart disease，CHD | 冠状动脉性心脏病 |
| 77 | functional gastrointestinal disorder，FGID | 功能性胃肠病 |
| 78 | irritable bowel syndrome，IBS | 肠易激综合征 |
| 79 | psychogenic dwarf | 心因性侏儒 |
| 80 | constitutive expression | 组成性表达 |
| 81 | inducible expression | 诱导性表达 |
| 82 | emotional response | 情绪反应 |
| 83 | behavioral response | 行为反应 |
| 84 | psychological defense | 心理自卫 |
| 85 | depression | 抑郁症 |

 **基本概念**

1. 应激：是指机体在感受到各种因素的强烈刺激时，为满足其应对需求，内环境稳态发生的适应性变化与重建。

2. 应激原：引起应激反应的各种因素统称为应激原。根据性质的不同，应激原可分为物理性、化学性、生物性和心理性应激原四大类；根据来源不同，应激原可分为外环境因素、内环境因素和社会心理因素三大类。

3. 全身适应综合征：是指动物经各种不同的强烈刺激，如剧烈运动、寒冷、毒物、高温及严重创伤等有害因素作用后，均可出现一系列相似的非特异性反应，可分为警觉期、抵抗期、衰竭期3个阶段。

4. 急性期反应：是指感染、烧伤、大手术、创伤等强烈应激原诱发机体产生的一种快速防御反应，表现为体温升高、血糖升高、分解代谢增强、血浆蛋白含量的剧烈变化。

5. 急性期反应蛋白：急性期反应相关的血浆蛋白多肽统称为急性期反应蛋白；属于分泌型蛋白，主要由肝细胞合成，单核-吞噬细胞、血管内皮细胞和成纤维细胞亦可生成少数急性期反应蛋白；具有抗感染、抗损伤、调节凝血与纤溶、结合运输等生物学功能。

6. 细胞应激：是指在各种有害因素导致生物大分子（如膜脂质、蛋白质和 DNA）损伤、细胞稳态破坏时，细胞通过调节自身的蛋白表达与活性，产生一系列防御性反应，以增强其抗损伤功能、重建细胞稳态。

7. 热休克反应：是指生物体在热刺激或其他应激原作用下，所表现出以热休克蛋白生成增多为特征的细胞反应，是最早发现的细胞应激反应。

8. 热休克蛋白：是生物体中广泛存在的一组高度保守的细胞内蛋白质，它的产生不仅限于热刺激，许多对机体有害的应激原，如低氧、缺血、活性氧、基因毒物质、ATP 缺乏、酸中毒、炎症以及感染等也可迅速诱导热休克蛋白生成，故又称应激蛋白。

9. 应激性溃疡：是指强烈应激（如严重创伤、大手术、重病等）导致的胃、十二指肠黏膜急性病变。主要表现为糜烂、浅溃疡、渗血等，严重时可发生胃肠道穿孔和大出血，是应激最具特征性的病理变化。

10. 心身疾病：以社会心理因素为主要病因或诱因的一类躯体疾病统称为心身疾病。

11. 触发器：情绪心理应激是促发心律失常、急性心肌梗死、心源性猝死的主要诱因，称为"触发器"。

12. 创伤后应激障碍：是指经受异乎寻常的威胁性或灾难性心理创伤后，延迟出现并长期持续的精神障碍综合征。

13. 功能性胃肠病：是指一类具有消化道症状而没有明确的器质性病变或生化指标异常的胃肠道疾病。

14. 肠易激综合征：是一种以腹痛或腹部不适伴排便异常为特征的肠功能紊乱性综合征，是功能性胃肠病的典型代表。

15. 抑郁症：是以显著而持久的心境低落为主要临床特征的常见精神疾病，属于情感性精神障碍或心境障碍性疾病，表现为无助和绝望，可有自杀企图或行为，可伴有食欲下降、睡眠不佳、精神疲惫、思维迟钝甚至混乱。

**学习评价**

**（一）填空题**

1. 应激反应的主要神经内分泌改变是_____，_____。

2. 应激原根据来源不同可粗略地分为_____、_____、_____三类。

3. 应激时 LSAM 系统激活的中枢效应主要表现为_____、_____、_____和_____。

4. 强烈和持续的交感-肾上腺髓质系统兴奋可以产生明显的_____作用。

5. 应激时蓝斑-交感-肾上腺髓质系统的外周效应主要表现为血浆_____、_____、_____浓度的迅速升高。

6. HPAC 轴兴奋释放的中枢介质为_____和_____。

7. _____是 HPAC 系统中枢位点，其上行神经纤维主要投射至_____和_____，下行纤维通过分泌的_____，调控_____释放的_____，从而调节肾上腺皮质合成与分泌。_____分泌是 HPAC 系统激活的关键环节。

8. 应激时 HPAC 系统激活的中枢效应主要导致_____行为变化。

9. 在机体抵抗有害的应激反应中发挥至关重要作用的是_____。

10. 应激时糖皮质激素的敏感性会_____。

11. 被人形象地称为"分子伴侣"的物质是_____（HSP）。HSP 主要参与蛋白质的_____、_____、_____和_____等生化过程。

12. 热休克蛋白的基本结构为_____和_____。

13. 急性期反应的主要特征是_____。

14. 应激时变化最明显的激素为_____和_____。

15. 应激为主要致病因素的疾病称为_____。

16. 心血管系统在应激时的基本变化为心率_____，心肌收缩力_____，心排血量_____。

17. 心源性猝死是最严重的应激性疾病，其前奏往往是_____。

18. 应激性溃疡形成的主要原因是_____和_____。

19. 慢性心理应激还可影响垂体生长激素的释放，导致儿童生长发育迟缓、青春期延迟，并常伴有行为异常称为_____。

20. 应激时_____和_____对机体造成巨大消耗，需要及时加强营养。

## （二）单选题

1. 应激是指机体在受到各种因素强烈刺激时所产生的（    ）

A. 特异性全身反应
B. 适应性全身反应
C. 防御性全身反应
D. 代偿性全身反应
E. 损伤性全身反应

2. 下列因素能作为应激原的有（    ）

A. 感染
B. 器官功能障碍
C. 心理、社会环境因素
D. 精神因素
E. 以上都是

3. 应激时，儿茶酚胺作用于下列何种细胞的何种受体使胰岛素分泌减少（    ）

A. 胰岛 A 细胞上的 β 受体
B. 胰岛 A 细胞上的 α 受体
C. 胰岛 B 细胞上的 α 受体
D. 胰岛 B 细胞上的 β 受体
E. 胰岛 D 细胞上的 γ 受体

4. 下列哪项变化为儿茶酚胺释放增多对机体有利的一面（    ）

A. 心率减慢
B. 促进糖原合成
C. 腹腔内脏血管扩张
D. 血液重新分布
E. 支气管收缩，口径变小

5. 发生应激反应时机体最突出的反应是（    ）

A. 神经内分泌反应
B. 热休克反应
C. 急性期反应
D. 免疫反应
E. 炎症反应

6. 应激时交感-肾上腺髓质系统的中枢位点位于 （　　　）

A. 下丘脑 　　　　　　　　　　　　B. 室旁核

C. 杏仁体 　　　　　　　　　　　　D. 延髓

E. 蓝斑

7. 应激时 CRH 分泌增多，其主要作用是 （　　　）

A. 刺激 ACTH 分泌进而增加 GC 的分泌

B. 调控应激时的情绪行为反应

C. 促进内啡肽释放

D. 促进蓝斑-交感-肾上腺能神经元的活动

E. 升高血糖

8. 应激时糖皮质激素不具有下列哪一种作用 （　　　）

A. 维持心血管对儿茶酚胺的反应性 　　　B. 促进脂肪动员

C. 抑制糖异生 　　　　　　　　　　　　D. 稳定溶酶体膜

E. 抑制炎症反应

9. 交感神经兴奋，儿茶酚胺分泌增多对机体的不利影响是 （　　　）

A. 白细胞数减少 　　　　　　　　　　　B. 血压降低

C. 血小板数目减少 　　　　　　　　　　D. 纤维蛋白原浓度降低

E. 心肌耗氧量增加

10. 应激时下丘脑-垂体-肾上腺皮质轴兴奋的外周效应主要由哪种激素引起 （　　　）

A. 儿茶酚胺 　　　　　　　　　　　　B. 糖皮质激素

C. 生长激素 　　　　　　　　　　　　D. 抗利尿激素

E. 醛固酮

11. 应激时增多的 β-内啡肽具有下列哪一种作用 （　　　）

A. 促进糖皮质激素的分泌 　　　　　　B. 镇痛作用

C. 心率增加 　　　　　　　　　　　　D. 血中 ACTH 增多

E. 升高血压

12. 应激时增多的急性期反应蛋白不包括下列哪一类 （　　　）

A. 纤维连接蛋白 　　　　　　　　　　B. 参与转运的蛋白

C. 白蛋白 　　　　　　　　　　　　　D. 补体成分的蛋白

E. 参与凝血与纤溶的蛋白

13. 急性期蛋白主要由下列哪种细胞合成 （　　　）

A. 单核-巨噬细胞 　　　　　　　　　　B. 成纤维细胞

C. 肝细胞 　　　　　　　　　　　　　D. 内皮细胞

E. 多形核白细胞

14. 热休克蛋白是 （　　　）

A. 热休克时体内产生的蛋白

B. 只有高温作用下才合成的蛋白质

C. 应激原启动细胞基因转录而合成的一组蛋白质

D. 在低等生物生成的蛋白

E. 主要在肝细胞合成的蛋白质

15. 关于 HSP 的叙述错误的是 （    ）

A. 进化上高度保守                          B. 具有"分子伴侣"的作用

C. 可通过 C 端疏水区与多种蛋白质结合        D. HSP 发挥特异性保护作用

E. 可增强机体对多种应激原的耐力

16. 应激时热休克蛋白的功能不包括 （    ）

A. 分子伴侣                                B. 增强对热损伤的耐受

C. 增强对内毒素、病毒感染的耐受            D. 增强对心肌缺血的耐受

E. 清除异物

17. 病理性应激的主要防治原则不包括 （    ）

A. 及时去除躯体应激原                      B. 注重心理治疗和心理护理

C. 合理使用糖皮质激素                      D. 纠正酸碱平衡紊乱

E. 加强营养

18. 情绪心理应激导致高血压发病的主要机制是 （    ）

A. 交感-肾上腺髓质系统兴奋                 B. 血胆固醇升高，血液黏度增高

C. 肾血管收缩，水钠潴留                    D. 使心肌发生向心性肥大

E. 胰高血糖素升高，血糖增高

19. 应激的情绪反应主要包括 （    ）

A. 焦虑                                    B. 抑郁

C. 恐惧                                    D. 愤怒

E. 以上都是

20. 应激时心血管系统的基本变化为 （    ）

A. 心率加快，心排血量增加

B. 心率减慢，心肌收缩力增加

C. 心排血量无明显变化，但总外周阻力明显增加

D. 冠状动脉血流量减少

E. 心室纤颤的阈值升高

21. 应激时引起消化道溃疡主要原因不包括 （    ）

A. 胃肠血管舒张，血流量增加                B. 局部氧化自由基损伤

C. 胃酸分泌增加                            D. 黏膜屏障功能降低

E. 胃上皮细胞再生能力下降

22. 下列哪一项不是应激性胃溃疡形成的主要原因 （    ）

A. 胃黏膜缺血

B. 酸中毒时血流对黏膜内 $H^+$ 的缓冲能力降低

C. 胃腔内 $H^+$ 向黏膜内的反向弥散

D. 黏膜内 $HCO_3^-$ 降低

E. 胃黏液分泌增加

23. 应激时免疫系统参与神经内分泌的调控是通过 （　　）

A. 生成神经肽

B. 生成细胞因子，调节神经-内分泌系统的功能

C. 分泌激素进入循环产生内分泌激素样作用

D. 产生各种神经内分泌激素作用于局部组织

E. 以上都正确

24. 应激时最早出现的神经内分泌反应是 （　　）

A. ADH 分泌增多

B. ACTH 分泌增多

C. GC 分泌增多

D. 肾素-血管紧张素-醛固酮系统激活

E. 交感-肾上腺髓质系统强烈兴奋

25. 应激时体内分泌减少的激素是 （　　）

A. 糖皮质激素

B. ACTH

C. ADH

D. 甲状腺素

E. 儿茶酚胺

26. 长期精神心理应激诱发高血压与下列哪种因素无关 （　　）

A. 儿茶酚胺分泌增多

B. 糖皮质激素分泌增多

C. 醛固酮分泌增多

D. 抗利尿激素分泌增多

E. 甲状腺素分泌增多

27. 应激时内分泌和代谢的主要变化中下列哪一项是错误的 （　　）

A. 分解代谢增强

B. 游离脂肪酸增多

C. 血糖增高

D. 胰岛素分泌相对增多

E. 胰岛素敏感性下降

28. 下列哪种疾病不是应激相关疾病 （　　）

A. 原发性高血压

B. 应激性溃疡

C. 支气管哮喘

D. 慢性萎缩性胃炎

E. 抑郁症

29. 应激时体内糖和蛋白质代谢变化中下列哪一项不存在 （　　）

A. 糖原分解增强

B. 糖异生增强

C. 蛋白质合成增多

D. 蛋白质分解代谢增强

E. 蛋白质合成减少

30. 应激时，具有清除氧自由基作用的是 （　　）

A. 交感-肾上腺髓质系统激活

B. 下丘脑-垂体-肾上腺皮质系统激活

C. 肾素-血管紧张素-醛固酮系统激活

D. 急性期蛋白

E. 热休克蛋白

（三）多选题

1. 引起应激反应的应激原有哪些 （　　）

A. 物理性因素

B. 化学性因素

C. 生物性因素

D. 心理性因素

E. 情感因素

2. 急性应激时分泌增多的激素包括（　　）

A. 儿茶酚胺　　　　　　　　　　　　B. 糖皮质激素

C. 胰高血糖素　　　　　　　　　　　D. 生长激素

E. 胰岛素

3. 应激时交感-肾上腺髓质系统强烈兴奋对机体会产生哪些不利影响（　　）

A. 明显的能量消耗和组织分解　　　　B. 血管痉挛，组织缺血

C. 促进血小板聚集，血栓形成　　　　D. 致死性心律失常

E. 改善肺通气

4. 急性期蛋白的功能包括（　　）

A. 调节凝血与纤溶　　　　　　　　　B. 抗感染、抗损伤

C. 清除氧自由基和细菌　　　　　　　D. 结合、运输功能

E. 抑制蛋白酶作用

5. 应激时糖皮质激素分泌增加对机体的不利影响有（　　）

A. 明显抑制免疫系统　　　　　　　　B. 代谢改变，如引起血脂升高，血糖升高

C. 参与形成胰岛素抵抗　　　　　　　D. 抑制甲状腺轴

E. 抑制性腺轴

6. 热休克蛋白的功能包括（　　）

A. 促进蛋白折叠　　　　　　　　　　B. 促进蛋白降解

C. 增强对内毒素、病毒感染的耐受　　D. 增强对心肌缺血的耐受

E. 促进变性蛋白的复性

7. 应激时心理行为反应包括（　　）

A. 情绪反应　　　　　　　　　　　　B. 行为反应

C. 心理自卫　　　　　　　　　　　　D. 应激性精神障碍

E. 抑郁症

8. 应激时消化系统的变化表现为（　　）

A. 神经性厌食症　　　　　　　　　　B. 肥胖症

C. 胃肠血管收缩，血流量减少　　　　D. 胃黏液蛋白分泌增加

E. 胃肠收缩痉挛

9. 应激时心血管变化可有（　　）

A. 心率增快　　　　　　　　　　　　B. 心收缩力增加

C. 外周阻力升高　　　　　　　　　　D. 心律失常

E. 冠脉血流量增加

10. 应激时会发生哪些自身免疫性疾病（　　）

A. 类风湿性关节炎　　　　　　　　　B. 系统性红斑狼疮

C. 哮喘　　　　　　　　　　　　　　D. 肺炎

E. 动脉粥样硬化

11. 应激导致的精神神经疾病包括（　　）

A. 急性应激障碍　　　　　　　　　　B. 创伤后应激障碍

C. 适应障碍

D. 应激性糖尿病

E. 抑郁症

12. 应激时增高的 APP 包括 （　　　）

A. C-反应蛋白

B. 血清淀粉样蛋白

C. 结合珠蛋白

D. 白蛋白

E. 纤维蛋白原

13. 长期精神心理应激诱发冠状动脉性心脏病与下列哪种因素有关 （　　　）

A. 胆固醇水平增高

B. 血液黏度增高

C. 血液凝固性增高

D. 抗利尿激素分泌增多

E. 甲状腺素分泌增多

14. 下列关于肠易激综合征的描述正确的是 （　　　）

A. 属于功能性胃肠病

B. 20～50 岁多见

C. 女性多于男性

D. 以腹痛或腹部不适伴排便异常为特征

E. 胃肠道没有明确的形态学异常

15. 糖皮质激素持续升高对机体不利的影响有 （　　　）

A. 抑郁症倾向

B. 促进促甲状腺素分泌

C. 月经不调

D. 生长发育迟缓

E. 免疫抑制

16. 应激时神经内分泌与免疫系统双向调控作用表现在 （　　　）

A. 免疫细胞产生的细胞因子具有神经-内分泌激素样作用

B. 免疫细胞可释放神经-内分泌激素

C. 免疫细胞上有神经-内分泌激素的受体

D. 免疫细胞产生的细胞因子可促进神经-内分泌激素的产生

E. 病毒、细菌等刺激为免疫系统感知后引起神经内分泌样反应

17. 急性期反应蛋白和热休克蛋白 （　　　）

A. 都是非特异性反应产物

B. 多种应激原都可使其产生增加

C. 都有防御适应作用

D. 都主要由肝细胞产生

E. 正常血中都不存在

18. 常见的细胞应激反应包括 （　　　）

A. 热应激

B. 氧化应激

C. 心理应激

D. 低氧应激

E. 渗透性应激

19. 糖皮质激素具有下列哪些作用 （　　　）

A. 促进蛋白质分解和脂肪动员

B. 抑制炎症介质的生成

C. 稳定溶酶体膜

D. 促进肌肉对葡萄糖的利用

E. 维持心血管对儿茶酚胺的反应性

20. 下列哪项会在应激中发生（　　）

A. 心率加快　　　　　　　　　　　B. 肾动脉扩张

C. 心肌收缩力增强　　　　　　　　D. 心排血量增加

E. 皮肤血管收缩

## （四）简答题

1. 何为应激？应激如何分类？

2. 简述全身适应综合征（GAS）的概念和分期。

3. 应激时的躯体可出现哪些反应？

4. 热休克蛋白有哪些功能？

## （五）问答题

1. 何为APP？试述APP的生物学功能。

2. 应激时有哪些主要的神经内分泌变化？其意义如何？

3. 何为消化性溃疡？试述其发生的机制。

4. 应激时机体的代谢和器官功能是如何变化的？

## 参考答案

### （一）填空题

1. 蓝斑-交感-肾上腺髓质系统的变化，下丘脑-垂体-肾上腺皮质激素系统的变化

2. 外环境因素，内环境因素，心理社会因素

3. 兴奋，警觉，专注，紧张

4. 损害

5. 肾上腺素，去甲肾上腺素，多巴胺

6. CRH（促肾上腺皮质激素释放激素），ACTH（促肾上腺皮质激素）

7. 下丘脑室旁核，杏仁体，海马，CRH，腺垂体，GC，CRH

8. 情绪

9. GC（糖皮质激素）

10. 下降

11. 热休克蛋白，折叠，转位，复性，降解

12. N端的ATP酶活性区，C末端的疏水区

13. 急性期反应蛋白迅速增多

14. 糖皮质激素，儿茶酚胺

15. 应激性疾病

16. 增快，增强，增加

17. 致死性心律失常

18. 胃黏膜缺血，黏膜屏障功能降低

19. 心理社会呆小状态或心因性侏儒

20. 高代谢率，分解代谢亢进

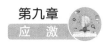

**（二）单选题**

| 1 | 2 | 3 | 4 | 5 | 6 | 7 | 8 | 9 | 10 |
|---|---|---|---|---|---|---|---|---|---|
| B | E | C | D | A | E | A | C | E | B |
| 11 | 12 | 13 | 14 | 15 | 16 | 17 | 18 | 19 | 20 |
| B | C | C | C | D | E | D | A | E | A |
| 21 | 22 | 23 | 24 | 25 | 26 | 27 | 28 | 29 | 30 |
| A | E | E | E | D | E | D | D | C | D |

**（三）多选题**

| 1 | 2 | 3 | 4 | 5 | 6 | 7 | 8 | 9 | 10 |
|---|---|---|---|---|---|---|---|---|---|
| ABCDE | ABCD | ABCD | ABCDE | ABCDE | ABCDE | ABC | ABCE | ABCDE | ABC |
| 11 | 12 | 13 | 14 | 15 | 16 | 17 | 18 | 19 | 20 |
| ABCE | ABCE | ABC | ABCDE | ACDE | ABCDE | ABC | ABDE | ABCE | ACDE |

**（四）简答题**

1. 何为应激？应激如何分类？

答：应激是指机体感受到各种内外环境因素和社会心理因素的强烈刺激时，为满足其应对需求，内环境稳态发生适应性改变与重建的过程。

根据应激原的种类、作用的强度和时间，可将应激分为：①躯体性应激和心理性应激；②急性应激和慢性应激；③生理性应激和病理性应激。

2. 简述全身适应综合征（GAS）的概念和分期。

答：GAS 是对应激反应所导致各种各样的机体损害和疾病的总称。GAS 可分为警觉期、抵抗期、衰竭期。

（1）警觉期：是机体保护防御机制的快速动员期，以交感-肾上腺髓质系统的兴奋为主，并伴有肾上腺皮质激素的分泌增多。

（2）抵抗期：表现为以肾上腺皮质激素分泌增多为主的适应反应，对特定应激原的抵抗程度增强，但同时机体的防御贮备能力消耗，对其他应激原的抵抗力下降。

（3）衰竭期：表现为肾上腺皮质激素持续升高，但糖皮质激素受体的数量和亲和力下降，机体的抵抗能力耗竭，应激反应的负效应陆续出现。

3. 应激时的躯体可出现哪些反应？

答：（1）全身性反应：神经内分泌反应（蓝斑-交感-肾上腺髓质，下丘脑-垂体-肾上腺皮质、免疫反应、急性期反应（血浆中蛋白变化）。

（2）细胞应激反应：热休克反应（细胞内应激变化）。

4. 热休克蛋白有哪些功能？

答：其功能主要用于参与蛋白质的正确折叠、转位和受损蛋白质的修复或移除，可增强机体对多种应激原的耐受能力，如 HSP 合成的增加可使机体对热、内毒素、病毒感染、心肌缺血等多种应激原的抵抗能力增强。

**（五）问答题**

1. 何为 APP？试述 APP 的生物学功能。

答：急性期反应（acute phase response，APR）是感染、烧伤、大手术、创伤等强烈应激原诱发机体产生的一种快速防御反应，表现为体温升高血糖升高、分解代谢增强、血浆蛋白含量的急剧变化。相关的血浆蛋白多肽统称为急性期反应蛋白（acute phase protein，APP）。APP 种类繁多，据估计可达 200 多种。

APP 的生物学功能有以下一些。

①抗感染：有些 APP 可参与激活补体系统，介导先天性免疫应答，从而发挥抗感染作用，如 CRP、补体 C3 和纤维连接蛋白等。CRP 可结合细菌的细胞壁，发挥抗体样调理作用；还可激活补体经典途径，增强吞噬细胞功能，从而有利于快速清除细菌。纤维连接蛋白可增强单核-巨噬细胞的趋化活性、Fc 受体表达水平及吞噬功能，还可上调其补体 C3b 受体的表达，激活补体旁路途径。血浆 CRP 水平常与炎症、急性期反应程度呈正相关，因此临床上常将其作为炎症和疾病活动性的重要指标。

②抗损伤：在创伤、感染、炎症等应激状态下，体内蛋白水解酶释放和氧自由基产生增加，可导致组织细胞损伤。APP 中的多种蛋白酶抑制物，如 $\alpha_1$-抗胰蛋白酶、$\alpha_1$-抗糜蛋白酶和 C1 酯酶抑制因子等，可抑制相应蛋白酶的活性；而铜蓝蛋白可活化 SOD，促进氧自由基的清除，从而减轻组织细胞损伤。

③调节凝血与纤溶：在组织损伤早期，增加的凝血因子，如凝血因子Ⅷ和纤维蛋白原，可促进凝血，有利于阻止病原体及其毒性产物的扩散。在凝血后期，纤溶酶原增加可促进纤溶系统的激活和纤维蛋白凝块的溶解，有利于组织修复。

④结合运输功能：作为载体蛋白，结合珠蛋白、铜蓝蛋白和血红素结合蛋白等可与相应的物质结合，调节其代谢与功能，避免过多的游离 $Cu^{2+}$、血红素等对机体造成危害。

2. 应激时有哪些主要的神经内分泌变化？其意义如何？

答：当机体受到强烈刺激时，应激反应的主要神经内分泌改变为蓝斑-交感-肾上腺髓质轴和下丘脑-垂体-肾上腺皮质轴（HPAC）的强烈兴奋，多数应激反应的生理生化变化与外部表现皆与这两个系统的强烈兴奋有关。

（1）蓝斑-交感-肾上腺髓质系统：该系统的主要中枢效应与应激时的兴奋、警觉有关，并有紧张、焦虑的情绪反应，该系统的外周效应主要表现为血浆肾上腺素、去甲肾上腺素和多巴胺浓度升高。交感-肾上腺髓质系统的强烈兴奋主要参与调控机体对应激的急性反应，介导一系列的代谢和心血管代偿机制以克服应激原对机体的威胁或对内环境的扰乱作用等。这些作用促使机体紧急动员，处于唤起（arousal）状态，有利于应付各种变化的环境。但强烈的交感-肾上腺髓质系统的兴奋引起耗能和组织分解、血管痉挛、组织缺血、致死性心律失常等。

（2）下丘脑-垂体-肾上腺皮质激素系统（HPAC）：应激时 HPAC 轴兴奋的中枢效应：HPAC 轴兴奋释放的中枢介质为激素 CRH 和 ACTH，CRH 刺激 ACTH 的分泌进而增加糖皮质激素（GC）的分泌，它是 HPAC 轴激活的关键环节。CRH 另一重要功能是调控应激时情绪行为反应。应激时 HPAC 轴兴奋的外周效应：应激时糖皮质激素分泌迅速增加，对机体抵抗有害刺激起着极为重要的作用。GC 升高是应激时血糖增加的重要机制，它促进蛋白质的糖异生，并对儿茶酚胺、胰高血糖素等的脂肪动员起容许作用；GC 对许多炎症介质、细胞因子的生成、释放和激活具有抑制作用，并可稳定溶酶体膜，减少这些因子和溶酶体酶对细胞的损伤；GC 还是维持循环系统对儿茶酚胺正常反应性的必需因素，GC 不足时，心血管系统对儿茶酚胺的反应性明显降低，严重时可致循环衰竭。慢性应激时 GC 的持续增加会对机体产生一系列不利影响。GC 持续增高对免疫炎症反应有显著的抑制效应，常导致生长发育的延缓、性腺轴的抑制以及一系列代谢改变，如血脂升高、血糖升高，并可出现胰岛素抵抗等。

3. 何为消化性溃疡？试述其发生的机制。

答：应激性溃疡（stress ulcer）是指由强烈应激（如严重创伤大手术、重病等）导致的胃、十二指肠黏膜急性病变，主要表现为糜烂、浅溃疡、渗血等，严重时可发生胃肠道穿孔和大出血，是应激最具有特征性的病理变化。其主要机制有以下一些。

（1）胃肠黏膜缺血：由于交感-肾上腺髓质系统的强烈兴奋，胃肠血管收缩，胃肠黏膜缺血缺氧，可造成胃肠黏膜的损害。

（2）黏膜的屏障功能降低：黏膜缺血使上皮细胞能量不足，不能产生足量的碳酸氢盐和黏液，而糖皮质激素可使盐酸和胃蛋白酶的分泌增加，胃黏液分泌减少，致使黏膜上皮细胞间的紧密连接和覆盖于黏膜表面的碳酸氢盐-黏液层所组成的胃黏膜屏障遭到破坏。黏液减少使黏膜屏障功能降低，胃酸中的 $H^+$ 反向逆流入黏膜增多，而碳酸氢盐减少，又导致中和胃酸的能力减弱。

（3）其他：如胆汁逆流在胃黏膜缺血的情况下可损害黏膜的屏障功能，使黏膜通透性升高，$H^+$ 反向逆流入黏膜增多。此外，一些损伤性应激时氧自由基对黏膜上皮的损伤也与应激溃疡的发生有关。

4. 应激时机体的代谢和器官功能是如何变化的？

答：代谢变化有分解增加，合成减少，代谢率升高。

器官功能变化有：

（1）CNS 中枢效应：认知功能、情绪活动、行为异常。

（2）心血管系统变化：心率增快，心肌收缩力增强，心排血量增加，血容量增加，血压升高，以保证重要器官的供血。强烈的心理应激可导致冠脉痉挛，出现心肌缺血、梗死或心律失常、猝死。

（3）消化系统变化：食欲降低或食欲亢进、胃黏膜损害，甚至出现应激性溃疡。

（4）免疫系统变化：急性应激时非特异性免疫增强；慢性应激时免疫抑制；心理应激时可致自身免疫病。

（5）内分泌和生殖系统变化：内分泌——糖尿病、生长发育障碍；生殖——性功能下降，月经失调，泌乳减少。

（6）血液系统变化：急性应激时血液凝固性上升、血液纤溶活性增强、WBC 升高，核左移、ESR 升高；慢性应激时贫血。

（7）泌尿系统：尿量减少、比重增加、尿钠减少。

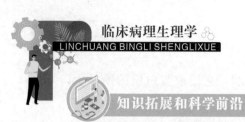

### 知识拓展和科学前沿

**科学家的故事**

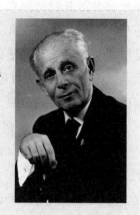

应激的生理理论由塞尔耶（Hans Selye）首先提出，称之为一般适应综合征（general adaptation syndrome，GAS）。1936 年 Hans Selye 提出应激和应激原的概念。1950 年"应激之父"塞尔耶的名著《应激》出版。他认为应激应该是个体对任何需求做出非特异性反应的一个过程，它可使个体产生生理上或心理上的反应，这种过程持续贯穿人的一生，因而应激的完全解脱就意味着死亡。他提出，积极应激和消极应激，这是应激的双重性，一方面要消耗人体能量，另一方面人在应激过程中增强应对应激的能力。

国际细胞应激创始人、著名意大利学者 Ferruccio Ritossa 于 1962 年研究发现，当果蝇暴露于热环境后，其唾液腺多丝染色体上某些部位出现膨突现象。

## 参考文献

［1］田野. 病理生理学［M］. 北京：人民卫生出版社，2020.

［2］王建枝，钱睿哲. 病理生理学［M］. 9 版. 北京：人民卫生出版社，2018.

［3］步宏. 病理学与病理生理学［M］. 4 版. 北京：人民卫生出版社，2017.

［4］王迪浔，金惠铭. 人体病理生理学［M］. 4 版. 北京：人民卫生出版社，2008.

［5］SCHNEIDERMAN N，IRONSON SIEGEL SD. Stress and health：psychological，behavioral，and biological determinants［J］. Annu Rev Clin Psychol，2005；1：607-28.

［6］SHALEV A，LIBERZON L，MARMAR C. Post-Traumatic Stress Disorder［J］. N Engl J Med，2017；376（25）：2459-2469.

［7］BRYANT R A. The Current Evidence for Acute Stress Disorder［J］. Curr Psychiatry Rep，2018，20（12）：111-119.

［8］RUSSELL G，LIGHTMAN S. The human stress response［J］. Nat Rev Endocrinol，2019，15（9）：525-534.

［9］Ritossa F. Cellular and Molecular life Science［J］. 1962，18（12）：571-573；Science，1964，145（3631）：513-514.

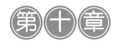

# 第十章

# 细胞信号转导异常与疾病

◯ 印明柱　李　姗　卞小慧

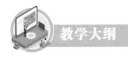

**教学大纲**

1. 掌握细胞信号转导的概念及途径，掌握受体异常的信号转导异常，熟悉 G 蛋白异常在疾病中的作用。
2. 了解细胞内信号转导异常与疾病的关系，了解细胞信号转导调控与疾病防治措施。
3. 熟悉多环节细胞信号转导异常与疾病的关系。

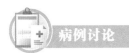

**病例讨论**

**病例 1**

患者，男性，15 岁，以多饮、烦渴、多尿 15 年为主诉入院。患者 15 年前足月顺产，无窒息，出生体重 3.5 kg，身长 50 cm，阿氏评分 10 分，多饮，每次喂奶前先饮水，饮水量约每日 1000 mL，多尿，频繁换尿布，具体尿量不详，智力及发育正常，年增长率不详，13 年前正玩耍时双目凝视、口唇发绀、牙关紧闭，无大小便失禁，约 5 min 自行缓解，发作频繁，每月发作 1 次，每次发作前口唇无干燥，眼窝无凹陷，皮肤弹性可。1 年后上述症状未再发作，家人未进行诊治。3 年前，上述症状再发，口吐白沫，双手搐搦，大小便失禁，在当地医院按癫痫给予输液治疗，1 h 后缓解，未做特殊处理。2 年前多饮、多尿加重，烦渴，日饮水量约 8000 mL，无恶心、呕吐，每日小便约 20 次，量 4000～8000 mL，体重无明显下降及食欲亢进、生长发育迟缓，就诊于当地医院，查头颅 MRI 示正常；血气分析正常；腹部 B 超示双肾积水，两侧输尿管上段扩张；禁水-加压素试验：24 h 尿量 8420 mL，尿比重 1.002～1.006，诊断为肾性尿崩症，给予弥凝片 1 片 Bid，氢氧噻嗪 7.5 mg Bid。治疗 1 个月余，上述症状未见好转。

患者既往无肝炎、结核等传染病史，无高血压糖尿病及冠心病史，无外伤、精神病及药物过敏史，家族中弟弟出现相似症状。

查体：体温 36.4℃，呼吸 18 次/min，脉搏 82 次/min，血压 110/76 mmHg，生长发育迟缓，神志清楚，查体合作。双侧瞳孔正大等圆，对光反射存在。颈软，无抵抗，颈静脉无怒张，胸廓正常，肺呼吸运动正常，语颤正常，心尖冲动正常，心率 82 次/min，各个瓣膜区未闻杂音。腹部无压痛，肝脾未触及，双肾区无叩击痛。脊柱四肢无畸形，肌力正常。生理反射存在，病理反射未引出。

辅助检查：血浆渗透压 304 mOsm/（kg·H_2O），注射垂体后叶素 2 U，1 h 后尿渗透压 66 mOsm/（kg·H_2O），2 h 后 100 mOsm/（kg·H_2O），3 h 后 99 mOsm/（kg·H_2O）。

【病案问题】

1. 该病例诊断是什么？

答：家族性肾性尿崩症。

2. 该病的发病机制是什么？

答：家族性肾性尿崩症的发病机制主要包括两方面，一方面，是编码精氨酸升压素 2 受体的 $V_2R$ 基因突变，使受体蛋白的合成减少或结构异常，影响了激素与受体的结合，导致精氨酸升压素（AVP）对远曲小管和集合管上皮细胞刺激减少，cAMP 生成减少，PKA 活性减低，对水的重吸收减少，最终使得尿液无法浓缩；另一方面，编码水通道蛋白 2 的 $AQP_2$ 基因的突变，致使其在胞内的穿梭机制受损，引起水通道功能缺陷，肾脏不能对精氨酸升压素起反应而导致尿崩症。

3. 该患者接下来应该如何治疗？

答：家族性肾性尿崩症主要是由于肾脏对 AVP 不敏感而导致的，目前尚无特效治疗药物，主要是通过保证患者液体摄入量和适当限制钠盐，以保证血容量和血钠在正常范围，并应注意提供足够的营养和热量来保证正常的生长发育。药物可以使用氢氯噻嗪和氯磺丙脲，但要注意补充钾盐。

## 病例 2

患者，男性，21 岁，以双眼下垂、复视 6 个月，加重伴四肢无力 2 周为主诉入院。

患者 6 个月前麦收时过度劳累后出现双侧眼睑下垂、复视，晨轻暮重，休息后减轻，劳累后加重。遂于当地医院就诊，行新斯的明试验示阳性，肌疲劳试验示阳性，乙酰胆碱受体抗体阳性，肌电图示低频电刺激衰减明显，高频无递增，诊断为重症肌无力，予溴吡斯的明 60 mg，每日 3 次口服，病情好转后自行停服。2 周前感冒后病情进一步加重，出现四肢无力，行走困难，双上肢抬举费力，无咀嚼、呛咳、呼吸及吞咽困难，为诊治收入院。患者既往无肝炎、结核等传染病史，无高血压、糖尿病及冠心病史，无外伤、精神病及药物过敏史，家族中无同类病患者。入院后查体：体温 36.7℃、脉搏 86 次/min、呼吸 19 次/min、血压 120/78 mmHg，双眼睑下垂，眼球活动欠灵活，瞳孔正大等圆，对光反射灵敏，双侧咬肌及颞肌力可，双上肢肌力 Ⅲ 级，肌张力可，Hoffmann sign（－）。双下肢肌力 Ⅳ 级，肌张力可，跟、膝腱反射（＋），Babinski sign（－），踝阵挛（－），深浅感觉未见明显异常。

【病案问题】

1. 该病例诊断是什么？诊断依据有哪些？

答：重症肌无力，诊断依据有以下几点。①临床表现为眼外肌的病态疲劳，晨轻暮重；②新斯的明试验示阳性；③肌疲劳试验示阳性；④乙酰胆碱受体抗体阳性；⑤肌电图示低频电刺激衰减明显，高频无递增。

2. 该病的发病机制是什么？

答：主要由乙酰胆碱受体抗体介导，在细胞免疫和补体参与下产生免疫应答，破坏了大量神经-肌肉接头突触后膜上乙酰胆碱受体，导致不能产生足够的终板电位，从而引起突触后膜传递功能障碍而发生肌无力。

3. 为什么溴吡斯的明能治疗该病？除此之外还有什么治疗方法？

答：溴吡斯的明作为一种胆碱酯酶抑制剂，可抑制体内胆碱酯酶的水解，增加体内乙酰胆碱的含量，从而发挥治疗重症肌无力的作用。其他的治疗方法有还有以下几种。①皮质类固醇：抑制自身免疫，减少乙酰胆碱受体抗体生成；②免疫抑制剂：抑制免疫，如环磷酰胺、硫唑嘌呤、环孢霉素 A；③血浆置换：清除血浆中乙酰胆碱受体抗体、补体和免疫复合物；④大剂量静注免疫球蛋白：干扰乙酰胆碱受体抗体与乙酰胆碱受体结合；⑤胸腺治疗：胸腺是产生乙酰胆碱受体抗体的原发部位，可去除患者自身免疫反应的始动元素，减少参与自体免疫反应的 T 细胞、B 细胞和细胞因子。

**病例 3**

患者，男性，30 岁，以面容改变、手足增大 8 年为主诉入院。患者 8 年前无明显诱因逐渐出现容貌改变，伴多汗，鞋码增大，夜间睡眠打鼾和性功能下降，5 年内体重缓慢增加 40 kg，未诊治。1 年前无明显诱因出现左眼视力下降，无头痛、视野缺损、恶心、呕吐及意识障碍。患者既往无肝炎、结核等传染病史，无高血压、糖尿病及冠心病史，无外伤、精神病及药物过敏史，家族中无同类病患者。入院后查体：体温 36.6℃、脉搏 85 次/min、呼吸 17 次/min、血压 130/80 mmHg，肢端肥大症面容，皮肤潮湿、粗糙、增厚，舌体肥大伴有齿痕，粗测视野正常，甲状腺未及肿大，心肺腹无异常，四肢手指足趾粗大，双下肢无水肿，双足可见足垫。辅助检查：血、尿常规、肝肾功能正常；血磷 1.91 mmol/L（0.97～1.61 mmol/L）；总胆固醇 5.34 mmol/L（2.85～5.7 mmol/L），甘油三酯 4.41 mmol/L（0.45～1.7 mmol/L）；生长激素（GH）5.7 ng/mL（<2 ng/mL），胰岛素样生长因子-1（IGF-1）619 ng/mL（123～372 ng/mL）；催乳素（PRL）75 ng/mL（2.1～11.7 ng/mL）；葡萄糖 GH 抑制试验 GH 谷值 4.9 ng/mL；促卵泡激素（FSH）1.3 mIU/mL，黄体生成素（LH）2.00 mIU/mL，睾酮（T）115.1 ng/dL（358～1217 ng/dL）；甲状腺功能、血皮质醇及促肾上腺皮质激素（ACTH）均正常。MRI 示垂体侵袭性大腺瘤，包绕双侧颈内动脉，视交叉受压上移。糖耐量正常，双眼视野正常，心电图、超声心动图均未见明显异常，睡眠监测符合阻塞性睡眠呼吸暂停低通气综合征。

【病案问题】

1. 该病例诊断是什么？

答：肢端肥大症。

2. 该病的发病机制是什么？

答：肢端肥大症主要是由于兴奋性 G 蛋白的调节 α 亚单位（Gs）发生点突变，最常见的为 Gs 蛋白的 Arg201 和 G1u227 位点突变，GTP 酶活性下降，Gs 处于持续激活状态，使得腺苷酸环化酶处于持续性兴奋状态，细胞内 cAMP 水平增高，通过 cAMP 使蛋白磷酸化及细胞生长和分化，导致垂体细胞生长分泌功能活跃，生长激素持续过度分泌而引起的内分泌代谢性疾病。

3. 该患者应首选何种治疗？为什么？

答：首选生长抑素类似物治疗。手术虽是该病的一线治疗方法，蝶鞍区内微腺瘤（<10 mm）最适宜手术切除，但大腺瘤手术完全切除的可能性较小，故首选生长抑素类似物治疗。

4. 诊断该病的"金标准"是什么？

答：生长激素（GH）抑制试验是临床确诊肢端肥大症"金标准"。患者口服 75 g 葡萄糖，分别于服葡萄糖前 30 min，服葡萄糖后 30 min、60 min、90 min 和 120 min 采血测 GH 浓度，多数肢端肥大症患者 GH 水平不被抑制。目前的诊断标准是口服葡萄糖耐量后 GH 不能被抑制至 1 μg/L 以下。

5. 该病最敏感的诊断指标是什么？为什么？

答：血清 IGF-1 水平是肢端肥大症最敏感的诊断指标，因为血 ICF-1 浓度在 24 h 变化较小，IGF-1 的正常范围受到性别和年龄的影响，而不受取血时间、进餐与否和地塞米松等的影响，能反映测定前 24 h 分泌的 GH 的生物作用，故 IGF-1 可作为筛选、疾病活动及评价预后的指标。

**病例 4**

患者，女性，64 岁，以左眼下睑褐色丘疹 10 余年为主诉入院。患者 10 余年前无明显诱因发现左眼下睑褐色丘疹，无不适，自认为是色素痣，未予治疗，近来丘疹渐增大，遂来就诊。患者既往无肝炎、结核等传染病史，无高血压、糖尿病及冠心病史，无外伤、精神病及药物过敏史，家族中无同类病患者。体格检查：体温 36.7℃，脉搏 70 次/min，呼吸 20 次/min，血压 120/72 mmHg，发育正常，神志清楚，查体合作，系统检查未见异常。皮肤科检查：左眼下睑及右耳后各见 1 个约 0.5 cm×0.4 cm、0.6 cm×0.5 cm 的丘疹，表面光滑，呈黑褐色，无溃破，周边无红晕，左侧头皮见 1 个 1.3 cm×0.7 cm 的类圆形结节，呈黑褐色，上覆黄褐色厚痂皮，边缘不整齐，周边无红晕，右侧头皮见 1 个 0.4 cm×0.4 cm 的斑块，呈淡褐色，表面光滑。实验室检查：血、尿、粪常规，肝肾功能和血电解质检查无异常。组织病理检查：肿瘤细胞呈结节状、索条状排列，细胞巢周边细胞排列呈栅栏状，细胞间及细胞内见黑色素沉积，部分区域伴有鳞状细胞分化。

【病案问题】

1. 该病例诊断是什么？该疾病的病因有哪些？

答：基底细胞癌。该病病因不明，涉及原癌基因、宿主细胞抑癌基因和癌转移抑制基因等多个基因异常表达，并且与紫外线照射、人类乳头瘤病毒（HPV）感染、过量接触砷、饮食等多种外界因素相关，其中易感人群长期照射紫外线是主要诱发因素。

2. 该病的组织病理学特点是什么？

答：基底细胞癌的共同特点如下。①瘤细胞团位于真皮内与表皮相连。②瘤细胞似表皮基底细胞，但不同之处是瘤细胞核大，卵圆形或长形，胞质相对少，细胞境界不清，无细胞间桥，周边细胞呈栅栏状排列，边界清楚。③瘤细胞的核大小、形态及染色均较一致，无间变。④瘤细胞团周围结缔组织增生，围绕瘤细胞团排列成平行束，其中有许多幼稚成纤维细胞，并可见黏蛋白变性。由于黏蛋白在标本固定与脱水过程中发生收缩，因而瘤细胞团周围会出现裂隙，这虽是人工现象，但作为本病的典型表现而有助于其鉴别。

3. 该患者接下来应该如何治疗？

答：理想疗法是手术切除肿瘤，但切缘宽度应为 0.8～1.5 cm。由于眼睑部位局限，不能扩大切除，可以术中冰冻切片监测手术边缘，以减少肿瘤复发。亦可根据肿瘤部位、体积和其他情况，选择冷冻治疗、光动力疗法、二氧化碳激光治疗、局部干扰素注射或局部应用 5% 咪喹莫特乳膏等治疗方法。

临床检验常用指标

1. 阿氏评分：评价新生儿出生时有无窒息及窒息严重程度的一种简易方法。在婴儿出生后 1、5、10 min，分别对呼吸、心率、肌张力、皮肤颜色、喉反射等 5 项指标进行评分。每项 0～2 分，满分为 10 分。如 5 项总分 0～3 分为重度窒息，4～7 分为轻度窒息，8～10 为无窒息。

2. 血浆渗透压正常值：280～310 mOsm/（kg·$H_2O$）。

3. 尿渗透压正常值：600～1000 mOsm/（kg·$H_2O$）。

4. 血浆精氨酸升压素（AVP）正常值：2.3～7.4 pmol/L。

5. 尿量：正常人 24 h 尿量 1500～2000 mL，日尿量与夜尿量之比为 2∶1。24 h 尿量超过 2500 mL 称多尿，少于 400 mL 称少尿，少于 100 mL 称无尿。

6. 尿比重正常值：（成人）1.015～1.025。

7. 禁水-加压素试验：比较禁水前后及使用血管升压素前后的尿渗透压变化。

（1）方法：禁水时间视患者多尿程度而定，一般从夜间开始（重症患者也可白天进行），禁水 6～16 h，记录禁水期间每 1～2 h 血压、体重、尿量、尿渗透压等，当尿渗透压达到高峰平顶，连续 2 次尿渗透压差＜30 mOsm/（kg·$H_2O$）时，抽血测血浆渗透压，然后立即皮下注射加压素 5 U，注射后 1 h 和 2 h 测尿渗透压。

（2）结果判断：正常成人禁水后尿量明显减少，尿渗透压超过 800 mOsm/（kg·$H_2O$）。尿崩症患者禁水后尿量仍多，尿渗透压常不超过血浆渗透压。注射加压素后，正常成人尿渗透压一般不升高，仅少数人稍升高，但不超过 5%。中枢性尿崩症患者注射加压素后，尿渗透压进一步升高，较注射前至少增加 9% 以上。AVP 缺乏程度越重，增加得越多。完全性中枢性尿崩症者，注射加压素后尿渗透压增加 50% 以上；部分性中枢性尿崩症者，尿渗透压常可超过血浆渗透压，注射加压素后尿渗透压增加在 9%～50%。肾性尿崩症在禁水后尿液不能浓缩，注射加压素后仍无反应。

8. 重复神经电刺激（repeating nerve electric stimulation，RNES）：为常用的具有确诊重症肌无力的检查方法，应在停用新斯的明 17 h 后进行，否则可出现假阴性。方法为以低频（3～5 Hz）和高频（10 Hz 以上）电重复刺激尺神经、正中神经和副神经等运动神经。重症肌无力典型改变为动作电位波幅第 5 波比第 1 波在低频刺激时递减 10% 以上或高频刺激时递减 30% 以上。

9. 疲劳试验（Jolly 试验）：嘱患者持续上视出现上睑下垂或两臂持续平举后出现上臂下垂，休息后恢复则为阳性。

10. 新斯的明（neostigmine）试验：新斯的明 0.5～1 mg 肌内注射，20 min 后肌无力症状明显减轻者为阳性。

11. 腾喜龙（tensilon）试验：依酚氯铵 10 mg 用注射用水稀释至 1 mL，静脉注射 2 mg，观察 20 s，如有无出汗、唾液增多等不良反应，再给予 8 mg，1 min 内症状好转为阳性，持续 10 min 后又恢复原状。

12. 肢端肥大症诊断依据：

（1）临床表现：特殊面容（鼻唇肥厚、眉弓及颧骨高突、齿间隙增宽伴咬合困难），多毛，多汗，皮肤色素沉着，打鼾，肢端肥大。

（2）实验室检查：血常规，肝肾功能，血脂，电解质，胰岛素样生长因子-1，血清生长激素，GH抑制试验，催乳素，卵泡刺激素，黄体生成素，促肾上腺皮质激素，促甲状腺激素，口服葡萄糖耐量试验，颅骨X线，垂体MRI，垂体CT，双眼视野，心电图、超声心动图，睡眠监测。

 **基本知识点梳理**

详见表10-1～表10-13和图10-1～图10-9。

表10-1　细胞信号种类

| 分类 | 举例 | 其他 |
|---|---|---|
| 化学信号 | 细胞间：<br>（1）可溶性化学分子：激素、神经递质和神经肽、细胞生长因子和细胞因子、细胞代谢产物、药物和毒物等；<br>（2）气体分子；<br>（3）细胞外基质成分和与质膜结合的分子 | 作用方式：内分泌、旁分泌、自分泌、内在分泌等 |
| | 细胞内：<br>（1）环核苷酸：cAMP、cGMP；<br>（2）脂质信使分子：甘油二酯、三磷酸肌醇；<br>（3）气体信使分子：NO、CO、$H_2S$；<br>（4）离子信使分子：$Ca^{2+}$、$H^+$ | |
| 物理信号 | 射线、光信号、电信号、机械信号（摩擦力、压力、牵张力及切应力等）以及冷热刺激等 | 可激活细胞内信号转导通路，如光信号→视网膜细胞的光受体→细胞信号系统 |
| 生物大分子的结构信号 | 这类信号常常包含在决定生物大分子（蛋白质、多糖类、核酸）三维结构的序列中 | 在信号转导中的作用：①决定细胞间识别和黏附；②决定信号分子与受体的识别和结合；③决定细胞信号转导通路中信号转导分子的连接及信号复合物形成 |

表10-2　细胞受体种类

| 种类 | 定义 | 实例 |
|---|---|---|
| 膜受体 | 跨膜糖蛋白 | G蛋白耦联受体（GPCR）家族、酪氨酸蛋白激酶型受体（RPTK）家族、丝/苏氨酸蛋白激酶（PSKT）型受体、死亡家族（如TNFR、Fas等）、离子通道型受体家族（N-乙酰胆碱受体、N-甲基-D-门冬氨酸受体、环核苷酸受体、三磷酸肌醇受体、ryanodine受体等）、细胞黏附因子（如钙黏素、整合素等） |
| 核受体 | 配体依赖的转录调节因子 | 糖皮质激素受体（GR）、性激素受体（SHR）、甲状腺激素受体（TR）、1,25（OH）$_2$-D$_3$受体（VDR）、维A酸受体（RAR）、代谢性受体、小分子气体受体、孤儿受体等 |

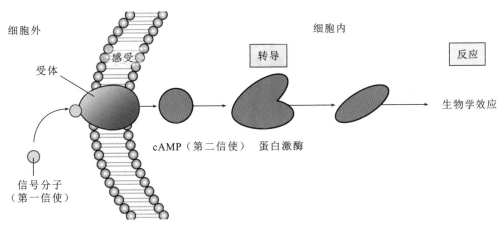

**图 10-1　细胞信号转导基本过程**

表 10-3　常见的细胞信号转导通路

| 细胞信号转导途径 | 配体 | 过程 | 备注 |
|---|---|---|---|
| G 蛋白耦联受体介导 | 激素（去甲肾上腺素、抗利尿激素、促甲状腺激素释放激素等）、神经递质和神经肽、趋化因子、光、气味等 | 配体→GPCR→Gα 上的 GDP 被 GTP 取代→G 蛋白水解为 GTP-Gα 和 Gβγ→：<br>(1) Gs 蛋白→腺苷酸环化酶（AC）→cAMP-PKA 通路→多种靶蛋白磷酸化→调节细胞功能；<br>(2) Gi 蛋白→抑制 AC→效应与 Gs 蛋白相反；<br>(3) Gq 蛋白→激活磷脂酶 Cβ（PLCβ）、促 PIP2 水解→生成 IP3 和 DAG→IP3 促 $Ca^{2+}$ 释放激活 CaMK，DAG 与 $Ca^{2+}$ 协调活化 PKC→产生生物效应或促基因表达和细胞增殖→GTP-Gα 水解→Gα 和 Gβγ 重新结合无活性，信号终止 | (1) G 蛋白由 α、β 和 γ 亚单位组成的异源三聚体和小 G 蛋白组成；<br>(2) Gα 亚基由 Gs、Gi、Gq/11、G12/13 4 个亚基家族组成 |
| 受体酪氨酸蛋白激酶介导 | EGF、PDGF、VEGF 等 | 配体→受体具有 PTK 活性并催化胞内酪氨酸残基自身磷酸化→含有 SH2 区的蛋白识别→激活 Ras-MAPK 途径、PLCγ-PKC 途径、PI3K-PKB 途径→产生生物学效应 | — |
| 非受体酪氨酸蛋白激酶介导 | 激素和细胞因子，如 IL、IFN、EPO、GH 等 | GH→受体胞内区与 JAK 家族结合并使 JAK2 与生长激素受体上的酪氨酸磷酸化→激活 STAT 酪氨酸磷酸化→形成 STAT 二聚体转移入核→与靶基因上游相应序列结合→诱导 c-fos 等基因表达→促蛋白质和激素合成→促生长发育 | JAK 激酶家族包括 JAK1、JAK2、JAK3、TYK2 |
| 核受体介导 | 糖皮质激素受体（GR） | 糖皮质激素→HSP 活化入核→与 HRE 结合或其他转录因子相互作用→增强或抑制基因转录 | — |
| | 甲状腺激素受体（TR） | 甲状腺激素→以同源或异源二聚体形式与 DNA 或蛋白质结合→入核激活受体或通过 HRE 调节基因转录 | — |

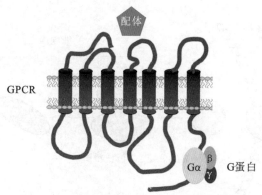

**图 10-2　G 蛋白耦联受体（GPCR）示意图**

GPCR：形成 7 个 α 螺旋结构，又称为 7 次跨膜受体；G 蛋白：由 α、β 和 γ 亚单位组成

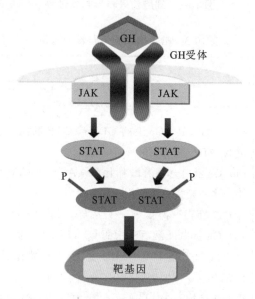

**图 10-3　GH 受体介导的信号转导通路示意图**

JAK：非受体酪氨酸蛋白激酶之一；STAT：信号转导和转录激活因子

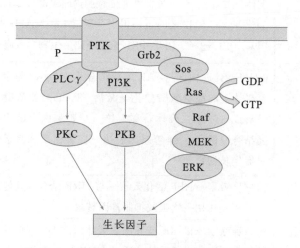

**图 10-4　RPTK 介导的细胞信号转导途径示意图**

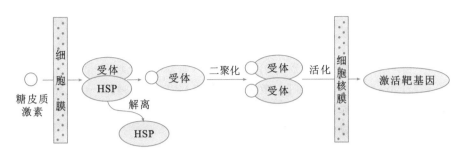

**图 10-5　GR 介导的细胞信号转导途径示意图**

**表 10-4　细胞信号转导调节**

| 调节类型 | 方式 | 备注 |
|---|---|---|
| 信号调节 | 配体与信号蛋白结合直接改变信号蛋白活性 | cAMP 与 DAG 能分别激活 PKA 和 PKC |
| | 配体通过激活受体型蛋白激酶控制信号转导 | 细胞外信号（如胰岛素）可激活酪氨酸蛋白激酶型受体-胰岛素受体从而激活多条通路，控制糖、蛋白质代谢及细胞增殖等 |
| 受体调节 | 受体数量的调节 | 受体下调：抑制信号转导；<br>受体上调：加强信号转导 |
| | 受体亲和力的调节 | 受体增敏：受体对配体刺激的反应增强；<br>受体脱敏：受体对配体刺激的反应衰退 |
| 受体后调节 | 通过可逆磷酸化快速调节靶蛋白的活性 | 靶蛋白调节的最重要方式：①物理、化学因素→细胞外环境变化及致炎因子→JNK/SAPK 通路；②紫外线照射、细胞外高渗、促炎细胞因子及细菌病原体等→p38 MAPK 通路，共同调节炎症反应、凋亡及增殖、分化 |
| | 通过调控基因表达产生较为缓慢的生物效应 | $Gi\beta\gamma$→激活 $PLC\beta$→腺苷酸环化酶及 PLC 途径的交互调节 |

**表 10-5　细胞信号转导异常的机制**

| 机制分类 | | 举例 |
|---|---|---|
| 信号异常 | 体内细胞信号异常 | （1）胰岛素↓，体内产生胰岛素抗体，应激→抗胰岛素作用增强→糖代谢障碍，血糖↑；<br>（2）嗜铬细胞瘤分泌儿茶酚胺↑→激动 β 受体→Gs 蛋白激活 AC→cAMP-PKA 通路→L 型 $Ca^{2+}$ 通道、受磷蛋白等磷酸化→促细胞外 $Ca^{2+}$ 内流及肌浆网释放 $Ca^{2+}$→心肌收缩力和速率↑；<br>（3）嗜铬细胞瘤分泌儿茶酚胺↑→激动 $\alpha_1$ 受体→Gq-PLC-DAG-PKC 通路激活 PKC→促进基因表达，细胞增殖→心肌收缩力↑，外周阻力↑，血压↑ |

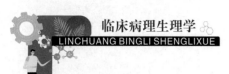
续表

| 机制分类 | | 举例 |
|---|---|---|
| 信号异常 | 体外细胞信号异常 | (1) 理化损伤性刺激：①化学致癌物（如多环芳烃类）→诱导小鼠 K-ras 基因突变→Ras 的 GTP 酶活性↓，激活 Ras-RAF-MEK-ERK 通路→细胞异常增殖，形成肿瘤；②心肌的牵拉刺激、血管中流体的切应力→激活 PKC、ERK 等→促细胞增殖→致心肌增厚、动脉硬化等；<br>(2) 生物损伤性刺激：TLR 可在一定程度上识别区分不同类型的病原体，介导生物因素→细胞信号转导 |
| 受体异常 | 遗传性受体病 | 受体数量改变引发的疾病：<br>(1) 基因突变→LDL 受体数量↓/功能异常→清除血浆 LDL 能力↓→FH；<br>(2) 遗传性 AR 数目↓/功能低下→性分化发育障碍→AIS<br><br>受体结构异常引发的疾病：<br>(1) 受体与配体结合障碍、受体酶活性降低及受体-G 蛋白耦联障碍、受体与 DNA 结合障碍、受体的调节异常等；<br>(2) 典型病例：TSHR 激活型突变→甲状腺功能亢进；<br>TSHR 失活型突变→甲状腺功能减退 |
| | 自身免疫性受体病 | (1) 刺激型：Graves 病，甲状腺功能亢进；<br>(2) 阻断型：桥本病，甲状腺功能低下 |
| | 继发性受体异常病 | 正常人心肌细胞膜含 β₁、β₂ 和 α₁ 肾上腺素受体，其中 β₁ 占 70%～80%，是调节正常心功能的主要的肾上腺素受体亚型。心衰患者心肌细胞膜 β₁ 受体↓，β₂ 受体变化不大→对配体敏感性↓→可抑制心肌收缩力，减轻心肌损伤，也可促进心衰发展 |
| 受体后信号转导成分异常 | | (1) 遗传病和肿瘤：基因突变→受体后信号转导成分 PI3K、IRS-1、IRS-2↓→胰岛素受体后信号转导障碍→NIDDM；<br>(2) 配体异常或病理性刺激：CT 致 Gs 的 GTP 酶活性丧失→Gs 不可逆性激活→AC 生成 cAMP→cAMP 过量→小肠上皮细胞构型改变→患者腹泻、脱水，衰竭死亡 |

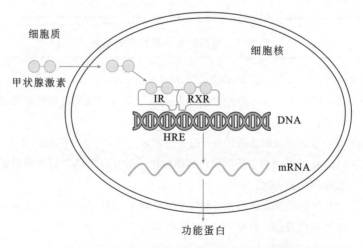

图 10-6　TR 介导的细胞信号转导途径示意图

表 10-6　细胞信号转导异常与疾病

| 疾病 | 机制 | | 临床表现 |
|---|---|---|---|
| 家族性肾性尿崩症 | 基因突变→ADH 与 $V_2R$ 合成减少/结构异常→ADH 对远曲小管和集合管上皮细胞刺激↓→cAMP 生成↓，PKA 活性↓，对水的重吸收↓→尿液无法浓缩 | | 口渴、多饮、多尿等，患者多 1 岁内发病，男性显示症状 |
| 肢端肥大症和巨人症 | 30%～40% Gs 的 201 位精氨酸为半胱氨酸/组氨酸所取代，或 227 位谷氨酰胺为精氨酸/亮氨酸所取代→GTP 酶活性↓→Gs 处于持续激活状态→AC 活性↑，cAMP 含量↑→垂体细胞生长分泌功能活跃 | | 骨骼过度生长，成人肢端肥大症，儿童巨人症 |
| 肿瘤 | 促细胞增殖的信号转导过强 | （1）表达生长因子样物质：sis 癌基因与 PDGFβ 链高度同源，int-2 癌基因与成纤维细胞生长因子结构相似→自分泌/旁分泌方式刺激细胞增殖；<br>（2）表达生长因子受体类蛋白：erb-B 癌基因编码的变异型 EGF 受体→没有 EGF 结合条件下，持续激活下游增殖信号；<br>（3）表达蛋白激酶类物质：src 癌基因产物有 PTK 活性→可催化酪氨酸磷酸化，糖酵解酶磷酸化→细胞异常增殖。mos、raf 癌基因编码丝/苏氨酸蛋白激酶类产物→促 MAPK 磷酸化→促核内癌基因表达；<br>（4）表达信号转导分子类蛋白：Ras 基因突变→与 GDP 解离速率↑/GTP 酶活性↓→Ras 持续活化→促增殖信号增强；<br>（5）表达核内蛋白物质：高表达 jun 蛋白与 fos 蛋白与 DNA 上 AP-1 位点结合→激活基因转录→促肿瘤发生 | 各种肿瘤 |
| | 抑制细胞增殖的信号转导过弱 | 受体与 Smad 突变→TGF-β 信号转导障碍→细胞逃脱 TGF-β 增殖负调控→发生肿瘤 | |

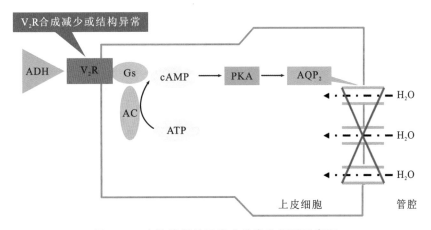

图 10-7　家族性肾性尿崩症的发生机制示意图

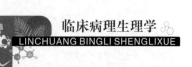

表 10-7　家族性肾性尿崩症和中枢性尿崩症的鉴别

| 项目 | 家族性肾性尿崩症 | 中枢性尿崩症 |
|---|---|---|
| 发病年龄 | 多数出生后即可发生 | 多为成年人 |
| 病因 | 家族遗传 | 下丘脑、垂体病变 |
| 血浆 AVP | 正常或升高 | 减低 |
| 血浆渗透压 | 升高或正常，禁水后增高 | 升高或正常，禁水后增高 |
| 尿渗透压 | 低，禁水后降低 | 低，禁水后降低 |
| 禁水-加压素试验 | 尿渗透压不增加 | 尿渗透压明显升高 |

表 10-8　重症肌无力和 Lambert-Eaton 综合征的鉴别

| 项目 | 重症肌无力 | Lambert-Eaton 综合征 |
|---|---|---|
| 病变性质及部位 | 自身免疫病，突触后膜 AChR 病变导致神经肌肉接头（NMJ）传递障碍 | 自身免疫病，累及胆碱能突触前膜电压依赖性钙通道 |
| 患者性别 | 女性居多 | 男性居多 |
| 伴发疾病 | 其他自身免疫病 | 癌症，如肺癌 |
| 临床特点 | 眼外肌、延髓肌受累，全身性骨骼肌波动性肌无力，活动后加重、休息后减轻，晨轻暮重 | 四肢肌无力为主，下肢症状重，脑神经支配肌不受累或轻 |
| 疲劳试验 | （＋） | 短暂用力后肌力增强、持续收缩后又呈病态疲劳是特征性表现 |
| Tensilon 试验 | （＋） | 可呈（＋），但不明显 |
| 低频/高频重复电刺激 | 波幅均降低，低频更明显 | 低频使波幅降低，高频可使波幅增高 |
| 血清 AChR-Ab 水平 | 增高 | 不增高 |

表 10-9　肌无力危象和胆碱能危象、反拗危象的鉴别

| 项目 | 肌无力危象 | 胆碱能危象 | 反拗危象 |
|---|---|---|---|
| 概念 | 抗胆碱酯酶药量不足 | 抗胆碱酯酶药物过量 | 对抗胆碱酯酶药不敏感 |
| 瞳孔 | 大 | 小 | 正常或偏大 |
| 出汗 | 少 | 多 | 多少不定 |
| 流涎 | 无 | 多 | 少 |
| 腹痛、腹泻 | 无 | 明显 | 无 |
| 肌肉抽动或跳动 | 无 | 常见 | 无 |
| 对抗胆碱酯酶药物 | 良好 | 加重 | 不定 |

表 10-10　肢端肥大症和类肢端肥大症、皮肤骨膜肥厚症的鉴别

| 项目 | 肢端肥大症 | 类肢端肥大症 | 皮肤骨膜肥厚症 |
|---|---|---|---|
| 特殊面容 | 有 | 有 | 有 |
| 肢端肥大 | 明显，皮肤线纹减少 | 有，但程度较轻 | 有，但皮肤皱纹多 |
| 蝶鞍 | 扩大 | 不扩大 | 不扩大 |
| GH | 升高 | 正常 | 正常 |

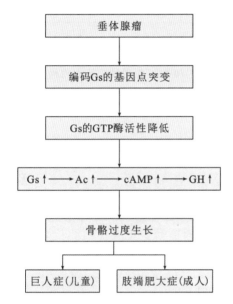

图 10-8　肢端肥大症和巨人症的发生机制示意图

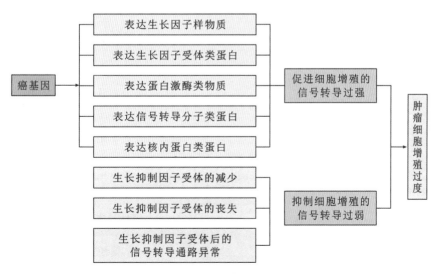

图 10-9　恶性肿瘤细胞增殖过度的发生机制示意

表 10-11　基底细胞癌和鳞状细胞癌的鉴别

| 项目 | 基底细胞癌 | 鳞状细胞癌 |
|---|---|---|
| 发病年龄 | 老年人 | 老年人 |
| 好发部位 | 曝光部位 | 曝光部位 |
| 病程 | 病程较长，发展较缓 | 病程短，发展快 |
| 溃疡 | 硬底、基底较浅而平，边缘参差不齐，内卷 | 深浅不一，基底高低不平，边缘比较饱满，甚至外翻 |
| 组织病理 | 位于真皮内和表皮相连，瘤细胞核大小、形态及染色均较一致，无间变，可见黏蛋白变性 | 位于真皮网状层或更深，构成癌巢，瘤细胞大小、形状不一，核不规则，染色深，出现核分裂 |
| 转移 | 基本不转移 | 淋巴结转移 |

表 10-12　常用肿瘤标志物检查

| 项目名称 | 正常参考值 |
|---|---|
| 甲胎蛋白（AFP） | 定性：阴性 |
| | 定量：$<25\ \mu g/L$ |
| 癌胚抗原（CEA） | ELISA 法：$<5.0\ \mu g/L$ |
| 糖类抗原 125（CA125） | 放射免疫法：$<35\ kU/L$ |
| 糖类抗原 15-3（CA15-3） | 放射免疫法：$<25\ kU/L$ |
| 糖类抗原 50（CA50） | 放射免疫法：$<23\ kU/L$ |
| 癌类抗原 19-9（CA199） | 放射免疫法：$<37\ kU/L$ |
| 前列腺特异性抗原（PSA） | 放射免疫法：$<4.0\ kU/L$ |
| 组织多肽抗原（TPA） | 放射免疫法：$<60\ kU/L$ |
| 鳞状上皮细胞癌相关抗原（SCCA） | 放射免疫法：$<1.5\ kU/L$ |
| 糖类抗原 72-4（CA72-4） | ELISA 法：$<6.7\ \mu g/L$ |
| 糖类抗原 549（CA549） | 女：12.5 U/mL |
| | 男：$2\sim13.2$ U/mL |
| 人降钙素（hCT） | 男：$2\sim48$ ng/L |
| | 女：$2\sim10$ ng/L |
| 细胞角蛋白 19 片段（CYFRA） | $<2.0\ \mu g/L$ |
| 人绒毛膜促性腺激素（hCG） | 男性与未绝经女性：$<5$ U/L |
| | 绝经女性：$<10$ U/L |
| 神经元特异性烯醇化酶 | 双抗体法：$2\ \mu g/L$ |
| | 免疫分析法：$0.5\ \mu g/L$ |

表 10-13　用于诊断的有关肿瘤标志物

| 肿瘤标志物 | 所预示的肿瘤 |
|---|---|
| CEA | 结肠直肠癌，乳腺癌 |
| AFP | 睾丸癌，肝细胞癌 |
| CA125 | 卵巢癌 |
| CA19-9 | 胰腺癌，胆管癌 |
| CA72-4 | 胃癌，卵巢癌 |
| CA15-3 | 乳腺癌 |
| PSA | 前列腺癌 |
| hCG | 胚胎细胞癌，滋养层肿瘤 |
| NSE | 小细胞肺癌，神经内分泌系统肿瘤 |
| SCCA | 鳞状细胞癌 |
| CYFRA | 非小细胞肺癌 |

 常用医学词汇中英文对照

详见表 10-14。

表 10-14　常用医学词汇中英文对照表

| 序号 | 英文 | 中文 |
|---|---|---|
| 1 | cell signal transduction | 细胞信号传导 |
| 2 | cell signaling system | 细胞信号传导系统 |
| 3 | ligand | 配体 |
| 4 | endocrine | 内分泌 |
| 5 | paracrine | 旁分泌 |
| 6 | autocrine | 自分泌 |
| 7 | intracrine | 内在分泌 |
| 8 | membrane receptor | 膜受体 |
| 9 | G protein coupled receptor，GPCR | G 蛋白耦联受体 |
| 10 | protein tyrosine kinase，PTK | 酪氨酸蛋白激酶 |
| 11 | receptor protein tyrosine kinase，RTK | 受体酪氨酸激酶 |
| 12 | protein serine / threonine kinase，PSTK | 丝/苏氨酸蛋白激酶 |
| 13 | nuclear receptor，NR | 核受体 |
| 14 | glucocorticoid receptor，GR | 糖皮质激素受体 |
| 15 | sex hormone receptor，SHR | 性激素受体 |

| 序号 | 英文 | 中文 |
|------|------|------|
| 16 | thyroid hormone receptor，TR | 甲状腺激素受体 |
| 17 | vitamin D receptor ，VDR | 维生素 D 受体 |
| 18 | retinotic acid receptor ，RAR | 维 A 酸受体 |
| 19 | orphan receptor | 孤儿受体 |
| 20 | phospholipase Cβ，PLCβ | 磷脂酶 Cβ |
| 21 | phosphatidylinositol（4，5）bisphosphate，PIP2 | 质膜磷脂酰肌醇二磷酸 |
| 22 | inositol triphosphate，IP3 | 三磷酸肌醇 |
| 23 | diacylglycerol ，DAG | 甘油二酯 |
| 24 | calmodulin dependent protein kinase，CaMK | 钙调蛋白依赖性蛋白激酶 |
| 25 | plasma protein kinase C ，PPKC | 活化蛋白激酶 C |
| 26 | phospholipase $A_2$，$PLA_2$ | 磷脂酶 $A_2$ |
| 27 | phospholipase D，PLD | 磷脂酶 D |
| 28 | guanylate cyclase，GC | 鸟苷酸环化酶 |
| 29 | nuclear factor B ，NF-kB | 核因子-kB |
| 30 | phosphatidylinositol-3-kinase，PI3K | 磷脂酰肌醇-3 激酶 |
| 31 | epidermal growth factor，EGF | 表皮生长因子 |
| 32 | platelet-derive growth factor，PDGF | 血小板源性生长因子 |
| 33 | vascular endothelial growth factor，VEGF | 血管内皮生长因子 |
| 34 | Ras-MAPK signaling pathway | Ras 蛋白激活丝裂原活化蛋白激酶 |
| 35 | PLCγ-PKCsignaling pathway | PLCγ-PKC 激活蛋白激酶 |
| 36 | PI3K-Akt signaling pathway | 磷脂酰肌醇-3 激酶激活蛋白激酶 B |
| 37 | interleukin，IL | 白细胞介素 |
| 38 | interferon，IFN | 干扰素 |
| 39 | erythropoietin，EPO | 促红细胞生成素 |
| 40 | growth factor，GF | 生长因子 |
| 41 | signal transducer and activator of transcription，STAT | 信号转导与转录激活子 |
| 42 | heat shock protein，HSP | 热休克蛋白 |
| 43 | hormone response element，HRE | 激素反应元件 |
| 44 | diacylglycerol，DG | 二酰甘油 |

| 序号 | 英文 | 中文 |
|------|------|------|
| 45 | protein kinase A，PKA | 蛋白激酶 A |
| 46 | protein kinase C，PKC | 蛋白激酶 C |
| 47 | down-regulation | 受体下调 |
| 48 | up-regulation | 受体上调 |
| 49 | hypersensitivity | 受体增敏 |
| 50 | hyposensitivity | 受体减敏 |
| 51 | mitogen-activated protein kinase，MAPK | 丝裂原激活的蛋白激酶 |
| 52 | extracellular-signal regulated kinase，ERK | 细胞外信号调节蛋白激酶 |
| 53 | c-jun N-terminal kinase，JNK | c-jun N 端激酶 |
| 54 | stress activated protein kinase，SAPK | 应激激活的蛋白激酶 |
| 55 | MAPK kinase of kinase，MAPKKK | MAPK 激酶的激酶 |
| 56 | MAPK kinase，MAPKK | MAPK 激酶 |
| 57 | cross-talk | 交叉对话 |
| 58 | Toll like receptor，TLR | Toll 样受体 |
| 59 | interleukin-1R，IL-1R | 白细胞介素 1 受体 |
| 60 | familial hypercholesterolemia，FH | 家族性高胆固醇血症 |
| 61 | low-density lipoprotein，LDL | 低密度脂蛋白 |
| 62 | androgen insensitivity syndrome，AIS | 雄激素抵抗征/雄激素不敏感综合征 |
| 63 | androgen receptor，AR | 雄激素受体 |
| 64 | constitutive activation | 组成型激活 |
| 65 | thyrotropin receptor，TSHR | 促甲状腺激素受体 |
| 66 | N acetylcholine receptor，nAChR | N 型乙酰胆碱受体 |
| 67 | non-insulin dependent diabetes mellitus，NIDDM | 非胰岛素依赖型糖尿，2 型糖尿病 |
| 68 | insulin receptor，InsR | 胰岛素受体 |
| 69 | insulin receptor substrate，IRS | 胰岛素受体底物 |
| 70 | cholera | 霍乱 |
| 71 | cholera toxin，CT | 霍乱毒素 |
| 72 | familial nephrologenic diabetes insipidus，FNDI | 家族性肾性尿崩症 |
| 73 | vasopressin receptor 2，$V_2R$ | Ⅱ型抗利尿激素受体 |
| 74 | aquaporin，AQP | 水通道蛋白 |

| 序号 | 英文 | 中文 |
|------|------|------|
| 75 | aquaporin -2，AQP$_2$ | 水通道蛋白-2 |
| 76 | growth hormone，GH | 生长激素 |
| 77 | growth hormone releasing hormone ，GHRH | 生长激素释放激素 |
| 78 | somatostatin ，SS | 生长抑素 |
| 79 | acromegaly | 肢端肥大症 |
| 80 | gigantism | 巨人症 |
| 81 | transforming growth factor-β，TGF-β | 转化生长因子-β |
| 82 | TGF-β receptors，TGF-βR | 转化生长因子β受体 |
| 83 | cyclin-dependent kinase 4，CDK4 | 周期蛋白依赖性激酶 4 |
| 84 | myasthenia gravis，MG | 重症肌无力 |
| 85 | basal cell carcinoma，BCC | 基底细胞癌 |

## 基本概念

1. 细胞信号转导：是指细胞通过位于胞膜或胞内的受体，接受细胞外信号，通过细胞内复杂的级联信号转导，进而调节胞内蛋白质的活性或基因表达，使细胞发生相应生物学效应的过程。

2. 细胞信号转导系统：由细胞信号、接收信号的受体或类似于受体的物质、细胞内信号转导通路及细胞内的效应器组成。

3. 配体：可以识别并特异地与细胞受体结合的、具有生物活性的化学信号物质。

4. 内分泌：机体组织所产生的物质不经导管而直接分泌于血液（体液）中的现象。

5. 旁分泌：是指细胞产生的激素或调节因子通过细胞间隙对邻近的其他细胞（同种或异种）起调节作用。

6. 自分泌：局部介质中的某些信号分子也作用于分泌细胞本身。

7. 细胞受体：是细胞表面或亚细胞组分中的一种分子，可以识别并特异地与配体结合，从而激活或启动一系列生物化学反应，最后导致该信号物质特定的生物学效应。根据分布部位可分为膜受体与细胞内受体。

8. G蛋白耦联受体：G蛋白耦联受体是各种与G蛋白耦联并经其进行信号转导的膜受体的统称，它们在结构上的共同特征是由单一肽链7次穿越细胞膜，构成7次跨膜受体，在机体的功能代谢调控中发挥重要作用。

9. 受体酪氨酸激酶：RTK是一类具有酪氨酸蛋白激酶（PTK）结构的膜受体，它们与其配体（如生长因子）结合后，发生二聚化及自身磷酸化，激活细胞内的多条信号转导通路，调节细胞的生长、分化、代谢及有机体的生长发育。

10. 核受体：核受体是一类配体依赖性的转录调节因子，它们与配体结合后被激活，之后在核内与靶基因中特定的DNA反应元件结合，并与其他因子，如共激活因子和通用转录因子相互作用，调节基因表达，产生生物效应。

11. 细胞信号转导过程：是将细胞信号通过受体或类似物质将信号导入细胞内并引起细胞内一系列信号转导蛋白的构象，而且存在广泛的细胞通路间的交叉调控。

12. G 蛋白：是一类含鸟苷酸的蛋白质，存在于细胞外膜内表面，为生物信息转导过程中关键的中介体，可以决定信号传输通路何时打开和关闭。

13. 丝裂原激活的蛋白激酶：MAPK 家族包括 ERK、JNK 和 p38 MAPK。它们能在多种胞外信号，如分裂原（生长因子等）、应激原、促炎细胞因子的作用下，通过磷酸化的三级酶促级联反应（MAPKKK-MAPKK-MAPK）被激活。激活的该家族酶具有调节细胞的生长、分化、应激及死亡的作用。

14. 受体下调或上调：当体内配体浓度发生明显而持续增高或降低时，自身受体或其他受体数量会发生改变，使受体数量减少的称向下调节（down regulation），反之使受体数量增多的称为向上调节（up regulation）。这种调节具有配体浓度和时间依赖性以及可逆性。

15. 受体减敏：受体减敏是指各种原因造成的靶细胞的特定受体或受体后信号转导通路的成分改变，从而使靶细胞对配体刺激的反应性减弱或消失的现象。

16. 受体增敏：受体对配体刺激的反应性增强。

17. 显性负性突变体：突变使得信号转导蛋白不仅自身无功能，还能抑制或阻断野生型信号转导蛋白的作用，这种突变体被称为显性负性突变体。

18. 组成型激活突变：某些信号转导蛋白在突变后获得了自发激活和持续性激活的能力，被称为组成型激活突变。

19. 激素抵抗综合征：由于受体、受体后的信号转导成分或作用的靶蛋白缺陷，使靶细胞对相应激素的敏感性降低或丧失，并由此引起疾病，称为激素不敏感综合征或激素抵抗综合征。

20. Toll 样受体：表达在巨噬细胞、树突状细胞和上皮细胞表面，可识别多种类型的病原相关分子模式（PAMPs）或损伤相关分子模式（DAMPs）。这类模式识别受体可与病原体 PAMPs 结合，并启动细胞内信号传导，导致效应分子表达和分泌的受体。

21. 遗传性受体病：由于编码受体的基因缺失、突变使受体缺失、减少或结构异常而引起的遗传性疾病。

22. 家族性高胆固醇血症：是一种罕见的常染色体显性遗传性疾病，有家族性的特征，患者本身低密度脂蛋白（LDL）胆固醇数值异常超高。

23. 家族性肾性尿崩症：系遗传性肾集合小管上皮细胞膜上的Ⅱ型抗利尿激素受体数目减少或功能缺陷，使其对 ADH 的反应性降低，导致对水的重吸收减弱而引起的尿崩症。

24. 重症肌无力：是一种由神经-肌肉接头处传递功能障碍所引起的自身免疫性疾病，临床主要表现为部分或全身骨骼肌无力和易疲劳，活动后症状加重，经休息后症状减轻的体型和内脏器官异常肥大及功能异常的一种内分泌与代谢性疾病。

25. 肢端肥大症：是因腺脑垂体嗜酸性细胞腺瘤嫌色细胞瘤或增生而分泌生长激素（GH）过多所致的体型和内脏器官异常肥大及功能异常的一种内分泌与代谢性疾病。

26. 基底细胞癌：又称基底细胞上皮瘤，是发生于皮肤基底细胞层的恶性肿瘤。

**学习评价**

**(一) 填空题**

1. G 蛋白激活的关键步骤是_____。

2. 信号转导蛋白通常具有活性和非活性两种形式，控制信号转导蛋白活性的方式有：_____、_____和_____。

3. MAPK 家族包括_____、_____和_____；它们参与多种胞外信号启动的细胞内信号转导，具有调节_____、_____、_____和_____的作用。其中_____通路主要被分裂原激活，_____通路和_____通路能被多种应激原、促炎细胞因子、生长因子激活。此外它们都能被_____受体激活。

4. 尿崩症的发生至少可由 ADH 作用的 3 个环节异常所致，分别为_____、_____和_____。

5. 重症肌无力的患者血清中存在_____抗体，从而导致兴奋从神经传递到肌肉的过程发生障碍。

6. 肢端肥大症所发生的信号转导障碍其主要关键环节是_____，导致的 GH 释放激素和生长抑素对 GH 分泌的调节失衡。

7. NF-kB 与_____结合，以无活性形式存在于胞浆中，TNF-α、LPS 等通过_____使_____，NF-kB 入核与 DNA 上特定的 kB 序列结合。

8. 细胞信号转导系统由_____、_____和_____所组成。

9. 核受体按照其结构与功能可分为_____受体家族和_____受体家族。

10. 细胞信号转导异常发生的环节包括_____、_____和_____。

11. G 蛋白能激活的细胞信号转导途径包括_____途径、_____途径、_____途径、_____途径、_____途径、_____途径、_____途径和_____途径。

12. 细胞信号转导通路调节靶蛋白活性的主要方式有通过_____快速调节效应蛋白的活性和通过_____产生较为缓慢的生物效应。

13. 受体异常按其病因可分为_____、_____和_____等类型。

14. 家族性肾性尿崩症突变的受体是_____。

15. 心功能不全突变的受体是_____。

16. 甲状腺功能亢进突变的受体是_____。

17. 肿瘤的细胞信号转导异常包括_____、_____、_____、和_____。

18. Graves 病的主要信号转导异常是_____；桥本病的主要信号转导异常是_____。

19. 细胞受体包括_____和_____。

20. 使受体激活酪氨酸蛋白激酶活化的配体是_____。

**(二) 单选题**

1. 下列哪项不属于典型的膜受体（　　　）

A. 乙酰胆碱受体　　　　　　　　　　B. 异丙肾上腺素受体

C. 胰岛素受体　　　　　　　　　　　D. γ 干扰素受体

E. 糖皮质激素受体

2. 介导去甲肾上腺素作用的受体属于（　　　）

A. 离子通道受体　　　　　　　　　　　B. G 蛋白耦联受体

C. 受体酪氨酸蛋白激酶　　　　　　　　D. 核受体

E. 细胞黏附受体

3. 核受体本质是配体激活的（　　　）

A. 丝/苏氨酸蛋白激酶　　　　　　　　B. 酪氨酸蛋白激酶

C. 离子通道受体　　　　　　　　　　　D. 转录因子

E. 效应器

4. 信号转导系统对靶蛋白调节的最重要方式是通过（　　　）

A. DNA 的甲基化　　　　　　　　　　　B. 蛋白质的糖基化

C. DNA 的乙酰化　　　　　　　　　　　D. 蛋白质可逆的磷酸化

E. 蛋白质的磷酸化

5. 激素抵抗综合征是由于（　　　）

A. 激素合成减少　　　　　　　　　　　B. 激素降解过多

C. 靶细胞对激素反应性降低　　　　　　D. 靶细胞对激素反应性过高

E. 靶细胞对激素无任何反应

6. 毒性甲状腺肿（Graves 病）的主要信号转导异常是（　　　）

A. 促甲状腺素分泌减少　　　　　　　　B. 促甲状腺素受体下调或减敏

C. Gs 含量减少　　　　　　　　　　　　D. 促甲状腺激素受体刺激性抗体的作用

E. TSH 受体阻断性抗体的作用

7. 霍乱毒素对 G 蛋白的作用是（　　　）

A. 促进 Gs 与受体结合　　　　　　　　B. 刺激 Gs 生成

C. 使 Gs 的 GTP 酶活性增高　　　　　D. 使 Gs 的 GTP 酶活性抑制或丧失

E. 抑制 Gi 与受体结合

8. 下列哪项不是激活 NF-kB 的因素（　　　）

A. TNF　　　　　　　　　　　　　　　　B. 病毒

C. 糖皮质激素　　　　　　　　　　　　D. 活性氧

E. 内毒素

9. 肿瘤中小 G 蛋白 Ras 最常见的突变可导致（　　　）

A. Ras 的表达减少　　　　　　　　　　B. Ras 的失活

C. Ras 与 GDP 解离障碍　　　　　　　D. Ras 自身的 GTP 酶活性降低

E. Ras 激活 ERK 通路的能力降低

10. 家族性肾性尿崩症发病的关键环节是（　　　）

A. 腺垂体合成和分泌 ADH 减少

B. 肾髓质病变使肾小管上皮细胞对 ADH 反应性降低

C. 基因突变使 ADH 受体介导的信号转导障碍

D. 基因突变使腺苷酸环化酶含量减少

E. 肾小管上皮细胞上的水通道增多

11. 肿瘤的细胞信号转导异常不包括（    ）

A. 生长因子分泌过多                    B. 生长因子受体过度激活

C. Ras 持续激活                        D. 抑制细胞增殖的信号减弱

E. 抑制细胞增殖的信号增强

12. 死亡受体（如Ⅰ型 TNF-α 受体）介导细胞凋亡主要通过激活（    ）

A. 蛋白激酶 A                          B. Ca²⁺/钙调素依赖性蛋白激酶

C. 蛋白激酶 C                          D. NF-kB

E. caspases

13. 下列关于细胞信号转导的叙述哪项是不正确的（    ）

A. 不同的信号转导通路之间具有相互联系作用

B. 细胞受体分为膜受体和核受体

C. 酪氨酸蛋白激酶型受体属于核受体

D. 细胞信号转导过程是由细胞内一系列信号转导蛋白的构象、活性或功能变化来实现的

E. 细胞内信使分子能激活细胞内受体和蛋白激酶

14. 下列关于细胞信号转导的叙述哪项是错误的（    ）

A. 机体所有生命活动都是在细胞信号转导和调控下进行的

B. 细胞通过受体感受胞外信息分子的刺激，经细胞内信号转导系统的转换而影响生物学功能

C. 不溶性信息分子需要与膜表面的特殊受体相结合，才能启动细胞信号转导过程

D. 脂溶性信息分子需与胞外或核内受体结合，启动细胞信号转导过程

E. G 蛋白介导的细胞信号转导途径中，其配体以生长因子为代表

15. 有关 G 蛋白叙述哪项是不正确的（    ）

A. G 蛋白是指与鸟嘌呤核苷酸可逆性结合的蛋白质家族

B. G 蛋白是由 α、β、γ 亚单位组成的异三聚体

C. Gα 上的 GTP 被 GDP 取代，这是 G 蛋白激活的关键步骤

D. 小分子 G 蛋白只具有 G 蛋白 α 亚基的功能

E. G 蛋白耦联受体由单一肽链 7 次穿越细胞膜

16. 迄今发现的最大受体超家族是（    ）

A. GPCR 超家族                        B. 细胞因子受体超家族

C. 酪氨酸蛋白激酶型受体家族            D. 离子通道型受体家族

E. PSTK 型受体家族

17. 调节细胞增殖与肥大最主要的途径是（    ）

A. DG-蛋白激酶 C 途径                  B. 受体酪氨酸蛋白激酶途径

C. 腺苷酸环化酶途径                    D. 非受体酪氨酸蛋白激酶途径

E. 鸟氨酸环化酶途径

18. 下列关于 PI3K-PKB 通路的叙述错误的是（    ）

A. 活化的 PI3K 产物可激活磷脂酰肌醇依赖性激酶 PKD

B. 在胰岛素调节糖代谢中发挥重要作用

C. 在 PI3K-PKB 通路中有 PLCγ 的激活

D. 可促进细胞存活和抗凋亡

E. 可参与调节细胞的变形和运动

19. 下列关于信号转导异常原因的叙述哪项是不正确的（　　　）

A. 通过 Toll 样受体家族成员激活细胞内信号转导通路，在病原体感染引起的免疫和炎症反应中起重要作用

B. 体内某些信号转导成分是致癌物作用的靶点

C. TSHR 的失活性突变可造成 TSH 抵抗征，患者表现为甲状腺功能减退

D. 常染色体显性遗传的甲亢患者常常伴有 TSHR 的失活性突变

E. 自身免疫性受体病是由于患者体内产生了抗某种自身受体的抗体所致

20. 下列关于家族性高胆固醇血症的说法不正确的是（　　　）

A. 是一种遗传性受体病

B. 由基因突变引起的 LDL 受体缺陷症

C. 患者血浆 LDL 含量异常升高

D. 患者血浆 HDL 含量异常升高

E. 易出现动脉粥样硬化

21. 下列关于家族性肾性尿崩症的说法不正确的是（　　　）

A. 由遗传性 ADH 受体及受体后信息传递异常所致

B. 属性染色体连锁遗传

C. 基因突变使 ADH 受体合成增多

D. 患者口渴、多饮、多尿等临床特征

E. 血中 ADH 水平升高

22. 重症肌无力的主要信号转导障碍是（　　　）

A. Ach 分泌减少        B. 体内产生抗 N-Ach 受体的抗体

C. $Na^+$ 通道障碍        D. 抗体与 N-Ach 受体结合

E. Ach 与其受体结合障碍

23. 桥本病（慢性淋巴细胞性甲状腺炎）的主要信号转导障碍是（　　　）

A. 促甲状腺素分泌减少      B. 促甲状腺素受体下调或减敏

C. Gs 含量减少         D. 刺激性 TSH 受体抗体与受体结合

E. 阻断性 TSH 受体抗体与受体结合

24. 霍乱毒素干扰细胞内信号转导过程的关键环节是（　　　）

A. 促进 Gs 与受体结合      B. 刺激 Gs 生成

C. 使 Gs 处于不可逆激活状态    D. 使 Gs 处于不可逆失活状态

E. cAMP 生成增加

25. 肢端肥大症的信号转导异常的关键环节是（　　　）

A. 生长激素释放激素分泌过多    B. 生长抑素分泌减少

C. Gi 过度激活         D. Gs 过度激活

E. cAMP 生成过多

26. 组成细胞信号转导系统的是（　　）

A. 转录因子

B. 配体和受体

C. 转录因子和核受体

D. 信号转导通路

E. 受体及细胞内信号转导通路

27. 下列信号中属于物理信号的是（　　）

A. 激素

B. 神经递质

C. 血流切应力

D. 药物

E. 局部体液因子

28. G 蛋白的活性形式为（　　）

A. 配体与受体结合

B. 受体与 GTP 结合

C. Gα 与 Gβr 分离

D. Gα 与 GTP 结合

E. G 蛋白与效应器结合

29. 下列哪项不参与 G 蛋白介导的信号转导（　　）

A. PKC

B. DAG

C. IP3

D. PKA

E. Ras

30. G 蛋白耦联受体的结构特点是（　　）

A. 3 次跨膜

B. 4 次跨膜

C. 5 次跨膜

D. 6 次跨膜

E. 7 次跨膜

31. 受体向上调节是指（　　）

A. 配体浓度持续升高导致受体浓度的升高

B. 配体浓度持续降低导致受体浓度的升高

C. 配体浓度持续升高导致受体浓度的降低

D. 配体浓度持续降低导致受体浓度的降低

E. 以上都不是

32. 介导类固醇激素的受体属于（　　）

A. 离子通道受体

B. G 蛋白耦联受体

C. 核受体

D. 酪氨酸蛋白激酶受体

E. 黏附分子受体

33. 与细胞生长、分化、凋亡密切相关的信号转导途径的关键物质为（　　）

A. IP3

B. DAG

C. Sos

D. MAPK

E. PKA

34. 核受体的本质是（　　）

A. 配体调控的转录因子

B. 配体激活的效应器

C. 配体激活的 G 蛋白耦联受体

D. 配体激活的离子通道受体

E. 配体激活的酪氨酸蛋白激酶受体

35. 单核-巨噬细胞感受病原体刺激最主要的分子是（　　）

A. G 蛋白耦联受体

B. 核受体

C. 离子通道

D. TLR 类受体

E. 受体酪氨酸蛋白激酶

36. 信号转导治疗的靶分子是（　　）

A. 受体

B. G 蛋白

C. 转录因子

D. 信号转导分子

E. 酪氨酸蛋白激酶

## （三）多选题

1. 细胞信号转导系统组成为（　　）

A. 细胞间通讯联系

B. 细胞之间的连接

C. 能接受信号的受体

D. 细胞内的信号转导通路

E. 信号的生物学效应

2. 控制信号转导蛋白活性的通常方式有（　　）

A. 通过配体调节

B. 通过 G 蛋白调节

C. 通过受体调节

D. 通过转录因子调节

E. 通过可逆性磷酸化调节

3. 关于 G 蛋白的叙述，正确的有（　　）

A. 由 α、β、γ 3 个亚单位构成

B. 能结合 GTP 或 GDP

C. 能被激素-受体复合物激活

D. 具有 ATP 酶活性

E. α、β、γ 3 个亚单位结合在一起时才有活性

4. 有关 G 蛋白耦联受体的叙述，正确的有（　　）

A. 具有 7 次跨膜的结构

B. 配体包括多种激素

C. 光和气体可激活之

D. 介导多种药物的作用

E. 在细胞代谢、组织器官功能调控中发挥重要作用

5. Gα GTP 可激活以下哪些信号转导通路（　　）

A. PLCβ 通路

B. 离子通道途径

C. MAPK 通路

D. cAMP-PKA 通路

E. PI3K-PKB 通路

6. 下列属于第二信使的有（　　）

A. cAMP

B. cGMP

C. IP3

D. DG

E. $Ca^{2+}$

7. 关于类固醇激素的作用过程，正确的是（　　）

A. 受体位于细胞内

B. 需要 G 蛋白介导

C. 在细胞内与受体结合后可激活蛋白激酶

D. 激素-受体复合物有促进转录作用

E. 通过合成特异性诱导蛋白发挥调节作用

8. 信号转导异常的因素包括（　　　）

A. 遗传因素
B. 生物学因素

C. 物理因素
D. 化学因素

E. 免疫学因素

9. 由于膜受体异常所引起的疾病有（　　　）

A. 2 型胰岛素抵抗糖尿病
B. 雄激素抵抗综合征

C. 家族性肾性尿崩症
D. 雌激素抵抗综合征

E. 家族性高胆固醇血症

10. 由于核受体异常所引起的疾病有（　　　）

A. 2 型糖尿病
B. 雄激素抵抗综合征

C. 甲状腺素抵抗综合征
D. 雌激素抵抗综合征

E. 糖皮质激素抵抗综合征

11. 下列疾病中属于自身免疫性受体病的有（　　　）

A. 重症肌无力
B. Ⅰ型糖尿病

C. 艾迪生病
D. 视网膜色素变性

E. 自身免疫性甲状腺病

12. 下列有继发性受体异常的是（　　　）

A. 肺炎
B. 肥胖

C. 肿瘤
D. 帕金森病

E. 心力衰竭

13. 下列疾病中与 G 蛋白异常有关的是（　　　）

A. 肢端肥大症
B. 甲状腺素抵抗综合征

C. 巨人症
D. 霍乱

E. 假性甲状旁腺功能减退症

14. 肾上腺素作用于受体后的第二信使可以是（　　　）

A. cAMP
B. cGMP

C. IP3
D. DG

E. $Ca^{2+}$

15. 通过细胞膜受体发挥作用的激素有（　　　）

A. 胰高血糖素
B. 肾上腺素

C. 皮质醇
D. 生长素

E. 促肾上腺皮质激素

16. 细胞质内 $Ca^{2+}$ 浓度升高可由于（　　　）

A. 膜钙泵活性增强
B. 内质网钙泵活性增强

C. 电压依赖性钙通道开放
D. IP3 作用于内质网

E. 化学依赖性钙通道开放

17. 由于细胞信号转导的多个环节障碍所引起的疾病有（　　　）

A. 重症肌无力
B. 肿瘤

C. 高血压病

D. 视网膜色素变性

E. 非胰岛依赖性糖尿病

18. 患有霍乱时的信号转导障碍有（　　）

A. 霍乱毒素受体增多

B. Gs 不能与 ATP 结合

C. Gs 蛋白合成增多

D. 激活的 Gs 不能失活

E. 以上因素都存在

19. 引起 2 型糖尿病的可能因素有（　　）

A. 胰岛素分泌减少

B. 编码胰岛素受体的基因突变

C. 血液中存在抗胰岛素受体的抗体

D. 高胰岛素血症引起胰岛素受体继发性下调

E. 以上因素都存在

20. 肿瘤的细胞信号转导障碍有（　　）

A. 生长因子分泌过多

B. Ras 持续激活

C. 癌基因过度表达

D. 生长因子受体过度表达

E. 以上因素都起作用

21. 肿瘤细胞增殖与分化异常是由于癌基因能过度表达（　　）

A. 生长因子样物质

B. 信号转导分子

C. 蛋白激酶类物质

D. 核内蛋白质

E. 生长因子受体类蛋白

22. 家族性肾性尿崩症发病机制与下列有关的是（　　）

A. $V_2$ 型抗利尿激素受体缺陷

B. 肾小管上皮细胞内的水通道蛋白发生甲基化

C. 腺垂体合成和分泌 ADH 减少

D. 介导 ADH 信号的 Gs 减少

E. ADH 受体数目增加

**（四）简答题**

1. 简述细胞信号转导系统的组成、生理作用及异常的病理意义。

2. 简述激素抵抗综合征的发生机制。

3. 信号转导障碍在疾病发生和发展中起什么作用？

4. 简述糖皮质激素的抗炎机制。

5. 简述受体调节的类型和生理病理意义。

6. 以 LPS 的信号转导为例，简述信号转导与炎症启动和放大的关系。

**（五）问答题**

1. 试述信号转导通路的异常与肿瘤发生发展的关系。

2. 何谓自身免疫性受体病，举例说明受体自身抗体的种类和作用。

3. 试从激素、受体以及信号转导通路调节的靶蛋白这几个不同层次阐述尿崩症的发生机制。

4. 试述信号转导改变在高血压心肌肥厚发生中的作用。

（一）填空题

1. $G_a$ 上的 GDP 为 GTP 所取代

2. 通过配体调节，通过 G 蛋白调节，通过可逆磷酸化调节

3. ERK，JNK/SAPK，p38MAPK，生长，分化，应激，死亡，ERK，JNK/SAPK，p38MAPK，GPCR

4. ADH 分泌减少，$V_2R$ 变异，肾小管上皮细胞水通道蛋白 AQP2 异常

5. 抗 N-Ach

6. Gs 过度激活

7. IkB，激活诱导 NF-kB 的激酶，IkB 磷酸化

8. 能接收信号的特定受体，受体后的信号转导通路，靶蛋白

9. 类固醇激素，甲状腺激素

10. 信号异常，受体异常，受体后信号转导成分的异常

11. cAMP-PKA，IP3，$Ca^{2+}$-钙调蛋白激酶，DAG-蛋白激酶 C，激活 $PLA_2$ 和 PLD，MAPK 家族，PI3K-PKB，离子通道

12. 可逆磷酸化，调控基因表达

13. 遗传性受体病，自身免疫性受体病，继发性受体异常

14. $ADHV_2R$ 受体

15. β 肾上腺素能受体

16. TSHR

17. 生长因子分泌过多，生长因子受体过度激活，Ras 持续激活，抑制细胞增殖的信号减弱

18. 刺激性抗体和促甲状腺激素受体结合，阻断性抗体和促甲状腺激素受体结合

19. 膜受体，核受体

20. 表皮生长因子

（二）单选题

| 1 | 2 | 3 | 4 | 5 | 6 | 7 | 8 | 9 | 10 |
|---|---|---|---|---|---|---|---|---|----|
| E | B | D | D | C | D | D | C | D | C |
| 11 | 12 | 13 | 14 | 15 | 16 | 17 | 18 | 19 | 20 |
| E | E | C | E | C | A | B | C | D | D |
| 21 | 22 | 23 | 24 | 25 | 26 | 27 | 28 | 29 | 30 |
| C | B | E | C | D | E | C | D | E | E |
| 31 | 32 | 33 | 34 | 35 | 36 | | | | |
| B | C | D | A | D | D | | | | |

（三）多选题

| 1 | 2 | 3 | 4 | 5 | 6 | 7 | 8 | 9 | 10 |
|---|---|---|---|---|---|---|---|---|---|
| CDE | BDE | ABCD | ABCDE | ABCDE | ABCDE | ADE | ABCDE | ACE | BCDE |
| 11 | 12 | 13 | 14 | 15 | 16 | 17 | 18 | 19 | 20 |
| ABCE | BCDE | ACDE | ACDE | ABDE | CDE | BCE | CD | BCD | ABCDE |
| 21 | 22 | | | | | | | | |
| ABCDE | AD | | | | | | | | |

（四）简答题

1. 简述细胞信号转导系统的组成、生理作用及异常的病理意义。

答：细胞信号转导系统由受体或能接受信号的其他成分（如离子通道和细胞黏附分子）以及细胞内的信号转导通路组成。受体接受细胞信号后，能激活细胞内的信号转导通路，通过对靶蛋白的作用，调节细胞增殖、分化、代谢、适应、防御和凋亡等。不同的信号转导通路间具有相互联系和作用，形成复杂的网络。信号转导的异常与疾病，如肿瘤、心血管病、糖尿病、某些神经精神性疾病以及多种遗传病的发生发展密切相关。

2. 简述激素抵抗综合征的发生机制。

答：激素抵抗综合征是指因靶细胞对激素的反应性降低或丧失而引起的一系列病理变化，临床出现相应激素作用减弱的症状和体征。其发生机制比较复杂，可由于受体数量减少、受体功能缺陷、受体阻断型抗体的作用或受体后信号转导蛋白的缺陷（如失活性突变等）等，使靶细胞对相应激素的敏感性降低或丧失。属于这类疾病的有雄激素抵抗征、胰岛素抵抗性糖尿病等。

3. 信号转导障碍在疾病发生和发展中起什么作用？

答：细胞信号转导分子异常既可以作为疾病的直接原因，引起特定疾病的发生，如基因突变所致的 LDL 受体质和量的改变能引起家族性高胆固醇血症；亦可在疾病的过程中发挥作用，促进疾病的发展，如高血压导致的信号转导异常与高血压心肌肥厚的发生有关。某些信号转导蛋白的基因突变或多态性虽然并不能导致疾病，但它们在决定疾病的严重程度以及疾病对药物的敏感性等方面起重要作用。细胞信号转导异常可以局限于单一成分（如特定受体）或某一环节（如某些遗传病），亦可同时或先后累及多个环节甚至多条信号转导途径，造成调节信号转导的网络失衡（如肿瘤）。

4. 简述糖皮质激素的抗炎机制。

答：糖皮质激素具有强大的抗炎作用，其作用通过糖皮质激素受体（GR）介导。作为配体依赖性的转录调节因子，GR 与糖皮质激素结合后，能转入核内调节基因表达，产生抗炎效应。如能促进膜联蛋白-1 和 IL-1 受体拮抗剂等抗炎物质的表达。膜联蛋白-1 能够通过抑制磷脂酶 $A_2$ 的活性，抑制脂质炎症介质的产生。GR 还能在转录水平与 NF-$\kappa$B 和 AP-1 相互拮抗，抑制多种促炎细胞因子和趋化因子等的表达，产生抗炎作用。

5. 简述受体调节的类型和生理病理意义。

答：受体的数量和亲和力在体内是可调节的。当体内配体浓度发生明显而持续的增高或降低时，自身受体或其他受体数量会发生改变，使受体数量减少的，称向下调节（down regulation），反之使受体数量增多的，称为向上调节（up regulation）。这种调节具有配体浓度和时间依赖性以及可逆性。受体亲和力主要受磷酸化的调节。已证明某些受体被细胞内激活的蛋白激酶磷酸化后与配体结合的亲和力降低。受体的调节可防止体内某种激素/配体剧烈变化所导致的功能代谢紊乱，有利于维持内环境的稳定。但过度或长时间的调节可导致受体数量、亲和力或受体后信号转导过程长时间的变化，使细胞对特定配体的反应性减弱或增强，从而导致疾病的发生或促进疾病的发展。

6. 以 LPS 的信号转导为例，简述信号转导与炎症启动和放大的关系。

答：内毒素的主要毒性成分是脂多糖（LPS），LPS 受体是由 Toll 样受体 4（TLR4）、CD14 等成分组成的复合物。LPS 与单核巨噬细胞和中性粒细胞等细胞表面的受体结合后，能直接或间接启动炎细胞内的多条信号转导通路，包括：①激活多种磷脂酶信号转导通路，如激活磷脂酶 $A_2$（$PLA_2$），产生花生四烯酸及其衍生物脂质炎症介质；②激活转录因子 NF-$\kappa$B，促进促炎细胞因子（如 IL-1$\beta$ 和 TNF-$\alpha$ 等）、趋化因子等的合成和释放；③激活 PLC-PKC 信号通路、$Ca^{2+}$ 信号转导通路等和 MAPK 家族的酶等。上述信号转导通路可导致炎细胞的激活，启动炎症反应。此外炎细胞膜上又具有促炎细胞因子等的受体。这些因子与受体结合后，可导致炎细胞的进一步激活和炎反应的扩大，引起炎症级联反应（inflammatory cascade）。

**（五）问答题**

1. 试述信号转导通路的异常与肿瘤发生发展的关系。

答：细胞癌变最基本的特征就是生长失控、分化障碍、凋亡异常。正常细胞生长、分化及凋亡受到精细的信号转导调控，当细胞信号转导异常便可引起细胞生长、分化与凋亡的异常。肿瘤细胞信号转导的改变是多成分、多环节的。肿瘤早期的信号转导异常与肿瘤细胞的高增殖、低分化、凋亡减弱有关。而晚期则是控制细胞黏附和运动性的信号转导异常，导致肿瘤细胞具有转移性。其中可引发肿瘤过度增殖的信号转导异常表现为：①促细胞增殖的信号转导通路过强，如自分泌或旁分泌的生长因子产生增多、某些生长因子受体过度表达或受体组成型激活、细胞内的信号转导成分如小 G 蛋白 K-ras 的突变导致 K-ras 自身 GTP 酶活性下降等；②抑制细胞增殖的信号转导过弱等，如 TGF-$\alpha$ 信号转导障碍，结果导致肿瘤增殖失控。

2. 何谓自身免疫性受体病，举例说明受体自身抗体的种类和作用。

答：自身免疫性受体病是由于患者体内产生了抗某种受体的自身抗体所致。

抗受体抗体分为刺激型和阻断型。刺激型抗体可模拟信号分子或配体的作用，激活特定的信号转导通路，使靶细胞功能亢进。如刺激性促甲状腺激素（TSH）受体抗体与甲状腺滤泡细胞膜上的 TSH 受体结合后，能模拟 TSH 的作用，导致甲状腺素持续升高从而引起自身免疫性甲状腺功能亢进（Graves 病）。

阻断型抗体与受体结合后，可阻断受体与配体的结合，从而阻断受体介导的信号转导通路和效应，导致靶细胞功能低下。如阻断型 TSH 受体抗体能阻断 TSH 对甲状腺的兴奋作用，导致甲状腺功能减退（桥本病）。在重症肌无力患者体内也发现有阻断性的抗 N 型乙酰胆碱受体（nAChR）的抗体。

3. 试从激素、受体以及信号转导通路调节的靶蛋白这几个不同层次阐述尿崩症的发生机制。

答：肾脏对水的重吸收和排泄功能受抗利尿激素（ADH），即血管升压素（AVP）调节，这种作用通过远端肾小管或集合管上皮细胞膜上的 II 型抗利尿激素受体（$V_2R$）介导。$V_2R$ 与

ADH 结合后，通过激活 Gs 增加 AC 活性，在 PKA 的催化下，使肾集合管上皮细胞中的水通道（AQP$_2$）插入细胞膜中，导致肾集合管管腔膜对水的通透性增加，同时因髓质高渗环境影响，尿液发生浓缩。尿崩症可分为中枢性尿崩症和肾性尿崩症。前者是由于患者 ADH 分泌减少，后者是由于肾集合管上皮细胞对 ADH 的反应性降低，其中家族型肾性尿崩症是由于 V$_2$R 合成减少或结构异常，使肾集合管上皮细胞对 ADH 的反应性降低。

4. 试述信号转导改变在高血压心肌肥厚发生中的作用。

答：高血压时由于神经内分泌系统激活，可使儿茶酚胺、血管紧张素Ⅱ（Ang Ⅱ）、内皮素（ET-1）等分泌增多；而血压增高导致左心长期压力超负荷，可使心肌细胞产生机械性的牵拉刺激；牵拉刺激和一些激素信号可导致心肌组织中生长因子和细胞因子，如 TGF-β、EGF 等合成分泌增多。上述增多的激素、神经递质和细胞因子可通过它们各自的受体，牵拉刺激可通过牵拉敏感的离子通道等激活多条信号转导通路，包括：①PLC-PKC 通路；②MAPK 家族的信号通路；③PI3K 通路以及 Ca$^{2+}$ 信号转导通路等，导致基因表达的改变，诱导心肌细胞 RNA 和蛋白质的合成，最终导致细胞的增生肥大。

 **知识拓展和科学前沿**

**科学家的故事**

2012 年 10 月 10 日，因为对 G 蛋白耦联受体的研究，两位美国科学家——杜克大学医学中心教授、69 岁的罗伯特·莱夫科维茨（Robert Lefkowitz）和斯坦福大学医学院教授、57 岁的布莱恩·科比尔卡（Brian Kobilka）共享了 2012 年的诺贝尔化学奖。他们破解了人体信息交流系统的秘密，即身体如何感知外部世界，并将信息发送到细胞。该项研究成果将有助于新药物的开发。而早在 18 年前，G 蛋白和 G 蛋白耦联受体（GPCRs）就曾令他们的发现

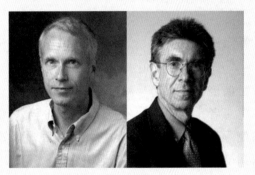

罗伯特·莱夫科维茨（右）和布莱恩·科比尔卡（左）

者——两名美国科学家马丁和吉尔曼获得了诺贝尔生理学或医学奖。

**参考文献**

[1] 王建枝，钱睿哲. 病理生理学 [M]. 9 版. 北京：人民卫生出版社出版，2018.

[2] 甘晓潘. 揭开细胞信号传导之谜：解读 2012 年诺贝尔化学奖 [J]. 创新科技，2012（11）：50-51.

[3] 金惠铭，王建枝. 病理生理学 [M]. 7 版. 北京：人民卫生出版社，2008.

[4] 田野. 病理生理学 [M]. 北京：人民卫生出版社，2020.

[5] 王万铁. 病理生理学 [M]. 8 版. 北京：人民卫生出版社，2013.

[6] 金可可. 精编病理生理学 [M]. 北京：科学出版社，2015.

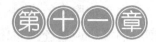

# 第十一章

# 细胞增殖和凋亡异常与疾病

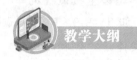

→ 李琳琳　杨巧红　李秋荐　黄舒蕾

**教学大纲**

1. 掌握细胞增殖、细胞周期及细胞凋亡的概念；细胞凋亡与细胞坏死的区别。
2. 掌握细胞周期的调控异常与疾病，包括细胞增殖过度和缺陷导致疾病的机制。
3. 掌握细胞凋亡的调控异常与疾病，包括细胞凋亡不足和过度导致疾病的机制。
4. 熟悉细胞周期的自身调控，包括细胞周期驱动力量、抑制力量和检查点。
5. 熟悉细胞凋亡的调控，包括细胞凋亡调控相关的信号转导通路、基因和酶。
6. 了解细胞外信号对细胞周期的调控；调控细胞周期与疾病的防治原则。
7. 了解细胞凋亡的信号；调控细胞凋亡与疾病的防治原则。

**病例讨论**

**病例 1**

患者，男性，26 岁，以发现右颈部占位性病变 3 个月余为主诉入院。3 个月前无意间发现右侧颈部有一核桃大小肿物，无红肿热痛等不适，未在意。1 个月前出现剑突下疼痛，阵发性，可耐受，伴轻微腹胀，当地医院行彩超示：胰腺区异常回声包块。当地医院按照胰腺炎治疗后腹痛缓解出院，院外腹痛反复发作，位于左上腹，平躺加重，坐位减轻。1 周前，发现颈部肿物明显增大，遂来院就诊。

查体：体温 36.5℃，脉搏 70 次/min，呼吸 20 次/min，血压 120/72 mmHg，发育正常，神志清楚，查体合作。全身皮肤黏膜无黄染、皮疹及出血点，右侧颈部可扪及一包块，鸡蛋大小、中等硬度、界清、无触痛。腹平软，无腹壁静脉曲张，左上腹压痛、无反跳痛，无肝区触痛，无脾大。移动性浊音阴性，双肾区无叩击痛。辅助检查：腹部超声示胰腺周围低回声团块，考虑肿大淋巴结。脾稍大。腹部 CT 示贲门胃底大弯侧占位，胰腺及小网膜囊占位，肝胃间多发肿大淋巴结。

【病案问题】

1. 根据病情描述，患者胰腺占位考虑是何种原因引起？

答：患者胰腺占位主要由淋巴结异常增生引起，由于机体对淋巴结内淋巴细胞（T 细胞、B 细胞等）失去正常调控，导致细胞异常增殖而形成肿块，属于肿瘤性增殖。

2. 如需确诊，需要进行何种检查？

答：需行颈部淋巴结穿刺活检，进行病理确诊。

3. 患者进一步行右侧颈部淋巴结穿刺活检，考虑高侵袭性 B 细胞淋巴瘤，免疫组化：CD20 (＋)，CD3 (－)，CD79a (＋)，CD21 (－)，CD10 (＋)，CD30 (－)，Ki-67 (＞99％＋)，TdT (－)。Bcl-2 (＋)，MUM-1 (－)，c-myc (＞70％＋)。Ig 基因重排 (＋)，原位杂交：EBER (－)。病理报告中哪些指标反映了肿瘤细胞增殖能力？哪些指标与凋亡相关？

答：Ki-67 反映细胞增殖能力，Ki-67 阳性比例越高，细胞增殖能力越强。Bcl-2 具有抗凋亡作用，与细胞凋亡相关。c-myc 对细胞增殖和凋亡均有调控作用。

4. 该患者考虑患了哪种淋巴瘤亚型？

答：Burkitt 淋巴瘤，该种亚型侵袭性高，Ki-67 阳性比例几乎接近 100％，且常发生在结外。本病例除颈部淋巴结肿大外，还侵袭胰周、胃等腹腔脏器部位，有胃穿孔可能。

5. 该亚型淋巴瘤病理组织特点如何？

答：淋巴结结构破坏，呈形态单一、中等大小、核分裂象多见的淋巴细胞弥漫浸润。瘤细胞核圆形或卵圆形，有三五个明显的核仁，染色质粗糙，胞质中等量，HE 染色呈双色性，瘤细胞间有散在分布吞噬核碎片的巨噬细胞，构成所谓"满天星"(starry sky) 图像。

6. 该疾病与何种病毒关系密切？

答：EB 病毒感染。

**病例 2**

患者，女性，35 岁，以纳差、乏力 10 个月余，间断发热、咳嗽半年为主诉入院。

患者 10 个月前无明显诱因出现四肢酸痛、乏力、食欲减退，厌油腻，未引起重视。半年前出现受凉后发热，热峰达到 39.5℃，伴有畏寒、咳嗽、咳痰，为黄色脓痰，就诊于当地医院，给予多种抗生素治疗 1 周后出院，咳嗽较前稍缓解，咳痰有所减轻，变成白色黏痰，并出现痰中带血，体温波动于 38℃。再次就诊于当地医院，按照肺结核行抗结核治疗 2 个月，效果差。近 10 个月以来患者体重下降 15 kg。患者 6 年前有输血史，2 年前曾患带状疱疹，无静脉吸毒史，否认不洁性行为史。家族中无特殊病史记载。

体格检查：体温 37.4℃，呼吸 22 次/min，脉搏 82 次/min，血压 122/84 mmHg，发育正常，营养差，消瘦，神志清楚，查体合作。右背部可见片状疤痕，颈前、颈后以及腹股沟可以触及数个肿大的淋巴结，质地硬、活动差、无触痛。双侧瞳孔正大等圆，对光反射存在，口腔内可见白色片状膜性物。颈软，无抵抗，颈静脉无怒张，胸廓正常，肺呼吸运动正常，语颤正常，双肺呼吸音粗，可闻及细湿啰音，心尖冲动正常，心率 82 次/min，各个瓣膜区未闻及杂音。舟状腹，无压痛，肝脾未触及，双肾区无叩击痛。脊柱四肢无畸形，肌力正常。生理反射存在，病理反射未引出。

辅助检查：抗 HIV 抗体阳性。CDC 确认试验阳性。

【病案问题】

1. 该病例诊断是什么？该疾病有哪些传播途径？

答：艾滋病，主要通过性传播、输血及血制品传播、母婴垂直传播、应用污染针头作静脉注射传播等。

2. 该疾病发生机制是什么？

答：艾滋病是由 HIV 感染引起的。HIV 病毒进入人体后，入侵 CD4+ T 细胞，导致 CD4+ T 细胞凋亡及坏死。HIV 也可感染单核-巨噬细胞系统。CD4+ T 细胞及单核-巨噬细胞系统大量破坏，引起机体免疫缺陷，降低了体内免疫监视功能，引起机会性感染和恶性肿瘤发生。

3. 分析病案中与机会性感染相关的症状有哪些？

答：肺部感染、发热、口腔黏膜白斑、带状疱疹。

4. 感染 HIV 后，淋巴组织发生了哪些病理变化？

答：肉眼观早期全身浅表淋巴结肿大。光镜下，早期淋巴滤泡增生明显、生发中心活跃、髓质内可见较多浆细胞；晚期淋巴细胞消失殆尽，呈现一片荒芜，在淋巴细胞消失区常有巨噬细胞、浆细胞替代。

 **临床检验常用指标**

1. 淋巴瘤诊断标准如下。

（1）淋巴结切除活检（金标准）。

（2）病史和体检：不能解释的发热、盗汗、体重减轻、淋巴结进行性肿大、韦氏环。

（3）实验室检查：血常规，血沉，乳酸脱氢酶，白蛋白，肝肾功能，淋巴细胞亚群分析，EBV 病毒测定，免疫组化，B 超，颈部 CT，胸腹盆 CT，骨髓细胞学，骨髓活检，脑脊液检查，有条件者行 PET/CT 检查。鼻咽镜（累积鼻腔者），胃肠镜（累积胃肠者）。

2. 艾滋病诊断标准如下。

（1）流行病学史：静脉吸毒史，其性伴侣 HIV 抗体阳性，同性恋/双性恋/多个性伴侣史，输入未经抗 HIV 抗体检测的血液，性病史、与 HIV 阳性患者密切接触史、抗 HIV 阳性者所生子女，艾滋病流行地区接触史。

（2）临床表现：全身淋巴结肿大，免疫功能低下，体重减轻，不规则发热，持续性腹泻，语言障碍或痴呆症，口腔真菌感染或卡氏肺孢子虫肺炎，巨细胞病毒感染或弓形虫病，新型隐球菌性脑膜炎，肝、脾肿大，卡波希肉瘤、淋巴瘤。

（3）实验室检查：血常规，肝肾功能，血沉，PPD 皮试（结核菌素试验），HIV 抗体确认实验，T 细胞亚群的检测，弓形体抗体 IgG，EBV 抗体，巨细胞病毒（CMV）抗体，B 超、胸腹部 CT。

 **基本知识点梳理**

详见表 11-1～表 11-15 和图 11-1～图 11-5。

表 11-1　细胞凋亡的发展简史

| 时间 | 人物 | 发现 |
| --- | --- | --- |
| 1885 年 | Flemming | 第一个描述有关细胞凋亡的特征（染色质浓缩形成半月形） |
| 1951 年 | Glucksmann | 提出胚胎发育中存在程序性细胞死亡 |
| 1962 年 | John F. R. Kerr | 用组织学方法观察肝脏缺血损伤时发现与坏死形态不同的细胞死亡现象，提出"皱缩坏死"概念 |
| 1965 年 | John F. R. Kerr | 提出"固缩性坏死"概念 |
| 1972 年 | Kerr，Wyllie，Currie | 提出"细胞凋亡"（apoptosis）的概念 |

续表

| 时间 | 人物 | 发现 |
|------|------|------|
| 1972 年 | Kerr，Andrew Wyllie | 发现此类型细胞死亡受肾上腺皮质激素调控且存在于正常发育过程中，命名为"细胞凋亡"（apoptosis） |
| 1980 年 | Wyllie | 发现细胞凋亡与内源性核酸内切酶激活有关。"DNA ladder"是细胞凋亡发生的标志 |
| 1986 年 | Robert Horvitz | 发现线虫中 ced3，ced4 是促凋亡基因 |
| 2002 年 | Sydeny Brenner，H. Robert Horvita，John Sulston | 因发现细胞死亡的关键基因等获得 2002 年诺贝尔生理学或医学奖 |

表 11-2　根据增殖特性的细胞分类

| 细胞类型 | 别称 | 增殖特性 |
|----------|------|----------|
| 周期性细胞 | 连续分裂细胞 | 按 G1→S→G2→M 4 个阶段循环，始终处于增殖和死亡的动态平衡中，不断地增殖以补充衰老脱落或死亡细胞（稳态更新） |
| G0 期细胞 | 休眠细胞 | 暂时脱离细胞周期，不进行增殖仅在需要替换损伤或死亡细胞时接受适当刺激才可重新进入细胞周期（条件性更新），如肝和肾细胞等 |
| 终端分化细胞 | 不分裂细胞 | 一般情况下这些细胞不可逆地脱离细胞周期、丧失增殖能力而完全停止分裂，但仍具有生理功能，如神经细胞和心肌细胞等 |

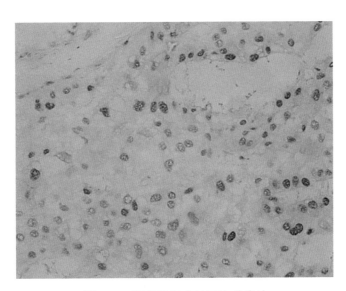

**图 11-1　肝癌组织中 PCNA 的表达**

增殖细胞核抗原（proliferating cell nuclear antigen，简称 PCNA）由 Miyachi 等人于 1978 年在 SLE（系统性红斑狼疮）患者的血清中首次发现并命名。因其只存在于正常增殖细胞及肿瘤细胞内而得名，后来的研究发现 PCNA 与细胞 DNA 合成关系密切，在细胞增殖的启动上起重要作用，是反映细胞增殖状态的良好指标，因此掀起了对 PCNA 研究的热潮，尤其是在肿瘤方面。肿瘤细胞具有旺盛的增殖活性，PCNA 可作为评价细胞增殖状态的指标。

表 11-3　细胞周期的特点

| 细胞周期 | 特点 |
| --- | --- |
| 单向性 | 细胞增殖只能沿 G1→S→G2→M 方向单向发展，而不能逆行 |
| 阶段性 | 受不利因素影响细胞可在某时相发生停滞，待生长条件适合后又可重新活跃进入下一时相 |
| 检查点 | 各时相交叉处存在着相应的检查点，对细胞的下一步增殖趋势起定向作用 |
| 细胞微环境 | 细胞周期是否顺利推进与细胞外信号和条件等密切相关 |

表 11-4　细胞周期的调控

| 细胞周期的调控 | 种类 | 功能 |
| --- | --- | --- |
| 细胞周期的<br>自身调控 | 周期蛋白（cyclin） | 为细胞周期运转的驱动力量之一 |
| | 周期蛋白依赖性激酶（CDK） | 为细胞周期运转的驱动力量之一 |
| | CDK 抑制因子（CKI） | 是特异抑制 CDK 的蛋白，包括 Ink4 和 Kip 家族 |
| | 细胞周期检查点 | 负反馈调节机制，包括探测器、传感器和效应器 |
| 细胞外信号对<br>细胞周期的调控 | 增殖信号包括生长因子、丝裂原、分化诱导剂等 | 促进 G0 进入 G1 期 |
| | 抑制信号如转化生长因子 β | 使 G1 期细胞阻滞 |

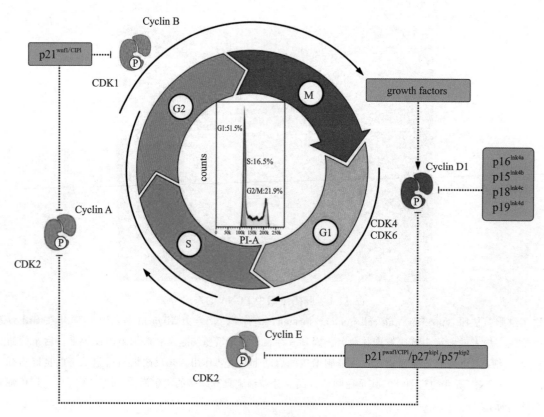

图 11-2　细胞周期的调控

表 11-5  cyclin 与 CDK 的结合关系及主要作用

| 周期蛋白 | 结合的 CDK | 主要作用时间 | 主要作用 |
|---|---|---|---|
| A | CDK1 | G2 | 促进 G2 期向 M 期转换，启动 S 期的 DNA 复制，阻止已被复制的 DNA 再复制 |
|  | CDK2 | S |  |
| B（B1，B2） | CDK1 | G2、M | 促进 G2 期向 M 期转换 |
| D（D1～D3） | CDK4，CDK6 | G1 中晚期 | 使 G1 期细胞跨越限制点向 S 期转换 |
| E | CDK2 | G1 晚期 | 使 G1 期细胞跨越限制点向 S 期转换 |
| H | CDK7 | G1，S，G2，M | 激活 CDK，磷酸化 RNA 聚合酶 II 羧基端结构域，调节基因转录 |

表 11-6  细胞周期检查点及其主要作用

| 检查点 | 作用时相 | 主要作用 |
|---|---|---|
| DNA 损伤检查点 | G1/S | 检查 DNA 有无损伤，监控 DNA 损伤的修复，以保证 DNA 的质，决定细胞周期是否继续进行 |
| DNA 复制检查点 | S/G2 | 监控 DNA 的复制进度，决定细胞是否进入 M 期 |
| 纺锤体组装检查点 | G2/M | 监控纺锤体组装，管理染色体的正确分配，决定细胞是否进入 M 后期 |
| 染色体分离检查点 | M | 监控 M 后期末子代染色体在细胞中的位置，决定细胞是否进入 M 末期及发生胞质分裂 |

表 11-7  细胞周期调控异常与疾病

| 细胞增殖 | 调控异常 | 疾病 |
|---|---|---|
| 细胞增殖过度 | cyclin 过表达 | 人乳腺癌细胞、B 细胞淋巴瘤、胃肠癌、甲状旁腺癌、食管癌 |
|  | CDK 增多 | 小细胞肺癌、鳞癌，不同分化胃癌组织、宫颈癌 |
|  | CKI 表达不足和突变 | 多种肿瘤细胞或组织中 |
|  | 检查点功能障碍 | Li-Fraumeni 癌症综合征 |
| 细胞增殖缺陷 | — | 再生障碍性贫血、糖尿病肾病、肾脏纤维化 |

表 11-8  细胞周期调控与疾病的防治

| 细胞周期调控 | 防治 | 临床举例 |
|---|---|---|
| 合理利用增殖相关信号 | 抑制促增殖信号或（和）提高抑增殖信号可防治癌症 | 采用抑制剂降低 EGF 含量或采用抗 EGFR 单抗可使细胞增殖减弱，经降低促增殖信号治疗癌症 |
| 抑制 cyclin 或（和）CDK 的表达和活性 | 抑制癌症发生发展中增高的细胞周期驱动力量 cyclin 和 CDK 可防治癌症 | 广谱 CDK 抑制剂 flavopiridol 可抑制 CDK1、CDK2、CDK4 和 CDK6，使细胞发生 G1/S 和 G2/M 期阻滞 |

续表

| 细胞周期调控 | 防治 | 临床举例 |
|---|---|---|
| 提高 CKI 的表达和活性 | 增加癌症发生发展中低表达 CKI 的量和提高其活性，可防治癌症 | p27 转染可抑制人乳腺癌和鼻咽癌细胞生长，逆转恶性表型，减少非整倍体细胞，并使 G2/M 细胞增多 |
| 修复或利用缺陷的细胞周期检查点 | 肿瘤治疗中，尤其是 G1/S 期和 G2/M 期 DNA 损伤关卡均缺陷的肿瘤，可利用丧失某时相阻滞作用的特性提高治疗效果 | 通过转染野生型 p53（wild-type p53，wtp53）可修复缺陷的细胞周期检查点，抑制多种癌细胞生长和部分逆转其恶性表型 |

表 11-9　细胞凋亡与细胞坏死的差异

| 项目 | 坏死 | 凋亡 |
|---|---|---|
| 性质 | 病理性、非特异性 | 生理性或病理性，特异性 |
| 诱导因素 | 强烈刺激，随机发生 | 较弱刺激，非随机发生 |
| 生化特点 | 被动过程，无新蛋白质合成，不耗能 | 主动过程，有新蛋白质合成，耗能 |
| 形态变化 | 细胞结构全面溶解、破坏、细胞肿胀 | 细胞膜及细胞器相对完整，细胞皱缩，核固缩 |
| DNA 电泳 | 随机降解，电泳图呈涂抹状（均一 DNA 片状） | DNA 片段化（180～200 bp），电泳图呈梯状条带 |
| 炎症反应 | 溶酶体破裂，局部炎症反应 | 溶酶体相对完整，局部无炎症反应 |
| 凋亡小体 | 无 | 有 |
| 基因调控 | 无 | 有 |

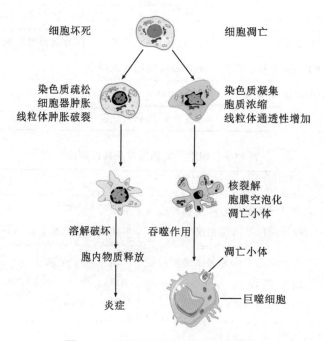

图 11-3　细胞死亡过程的形态学变化

表 11-10　细胞凋亡调控相关的信号

| 相关信号 | 生理性 | 直接作用：某些激素和细胞因子 | 淋巴细胞凋亡的信号——糖皮质激素 |
|---|---|---|---|
| | | | 蝌蚪尾巴凋亡的信号——甲状腺素 |
| | | 间接作用：某些激素和细胞因子 | 睾丸组织发育不良→睾酮不足→前列腺上皮细胞凋亡 |
| | | | 腺垂体分泌的促肾上腺皮质激素不足→可促进肾上腺皮质细胞凋亡 |
| | 病理性 | 对细胞造成伤害的因素 | 生物、射线、化学毒素、病毒感染、应激和化疗药等 |
| | | 某些因素 | 各种化学促癌物、某些病毒（EB 病毒）等 |

表 11-11　细胞凋亡调控相关的信号转导通路

| 信号转导通路 | 细胞凋亡启动型 caspase | 复合物 |
|---|---|---|
| 死亡受体介导的凋亡通路 | caspasc-8 | 死亡诱导信号复合物（FADD、DED、pro-caspase-8） |
| 线粒体介导的凋亡通路 | caspase-9 | 凋亡复合体（Cyto-C、Apaf-1、pro-caspase-9） |
| 内质网应激介导的凋亡通路 | IREα 或 PERK | — |

表 11-12　细胞凋亡调控相关的基因

| 基因 | 分布 | 作用 | 机制 |
|---|---|---|---|
| Bcl-2 | 广泛存在于造血细胞、上皮细胞、淋巴细胞、神经细胞和多种肿瘤细胞，主要分布在线粒体内膜、细胞膜内膜、内质网、核膜等 | Bcl-2 高表达能阻抑多种因素（如射线和化学药物）诱导的细胞凋亡 | （1）直接抗氧化；<br>（2）抑制线粒体释放促凋亡蛋白；<br>（3）抑制 Bax 和 Bak 的促凋亡作用；<br>（4）抑制凋亡相关酶 caspases 激活；<br>（5）维持细胞钙稳态 |
| p53 | — | wtp53 蛋白具有诱导细胞凋亡及抑制细胞增殖的作用 | wtp53 蛋白是 wtp53 基因编码的一种负调控因子，主要在 G1/S 期交界处发挥检查点的功能，当其检查发现染色体 DNA 损伤时，通过刺激 CKI 表达引起 G1 期阻滞，并启动 DNA 修复；修复失败则启动细胞凋亡，把可能演变成癌的细胞消失在萌芽状态，因此有"分子警察"的美誉 |
| c-myc | — | 癌基因 c-myc 编码的蛋白具有双向调节作用 | 作为重要的转录调节因子。即可以诱导增殖，也可以诱导凋亡。生长因子充足→细胞增殖；生长因子缺乏→细胞凋亡 |

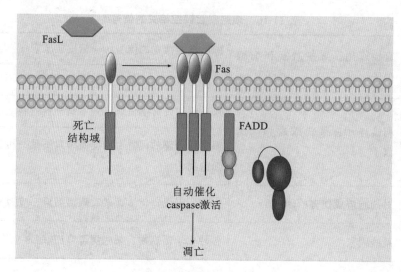

图 11-4　死亡受体介导的凋亡通路

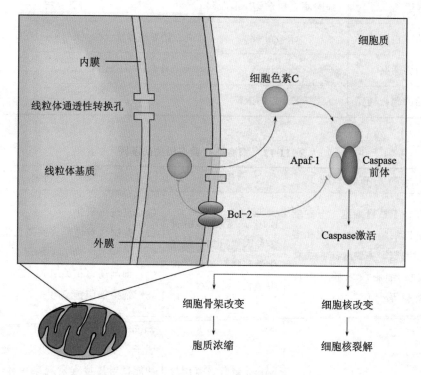

图 11-5　线粒体介导的凋亡通路

表 11-13　细胞凋亡调控相关的酶

| 酶 | 作用 | 备注 |
|---|---|---|
| 半胱天冬酶<br>（caspase） | （1）灭活凋亡抑制蛋白（Bcl-2）；<br>（2）直接作用于细胞结构并使之解体；<br>（3）分解与细胞骨架构成相关的蛋白；<br>（4）瓦解核结构成核碎片 | 启动型：caspase（8、9、10）；<br>效应型：caspase（3、6、7）为<br>共同通路 |

续表

| 酶 | 作用 | 备注 |
|---|---|---|
| 内源性核酸内切酶 | （1）正常情况下，内源性核酸内切酶是以无活性的酶原形式存在于胞核中，因而不出现 DNA 断裂；<br>（2）凋亡诱导因素→细胞内信号转导→内源性核酸内切酶活化；<br>$Ca^{2+}/Mg^{2+}$ 激活；$Zn^{2+}$ 抑制 | 有活性的内源性核酸内切酶作用于核小体连接区，切断 DNA 双链→形成核小体倍数大小，即 $180\sim200$ bp 片段或其整倍数长度的片段，电泳呈特征性的梯状条带 |
| 其他：组织型转谷氨酰胺酶 | 与凋亡小体形成有关 | |

表 11-14　细胞凋亡调控异常与疾病

| 细胞凋亡不足<br>与疾病 | 细胞凋亡过度<br>与疾病 | 细胞凋亡不足<br>与过度共存 |
|---|---|---|
| 细胞凋亡不足与多种疾病密切相关，包括肿瘤、自身免疫病和病毒感染性疾病等。肿瘤细胞凋亡不足与以下方面相关：<br>（1）调控凋亡相关信号的异常；<br>（2）诱导凋亡相关信号转导通路的异常；<br>（3）实施凋亡相关基因表达的异常；<br>（4）执行凋亡相关酶活性的异常 | 细胞凋亡过度与多种疾病密切相关，包括免疫缺陷疾病、心血管疾病和神经元退行性疾病等。HIV 感染的 CD4+ 淋巴细胞凋亡过度与以下机制有关：<br>（1）过表达的糖蛋白触发 HIV 感染的 CD4+ 淋巴细胞凋亡；<br>（2）上调的 Fas 基因介导 HIV 感染的 CD4+ 淋巴细胞凋亡；<br>（3）分泌增多的细胞因子直接启动或（和）间接触发 HIV 感染的 CD4+ 淋巴细胞凋亡；<br>（4）产生增多的 Tat 蛋白促 HIV 感染的 CD4+ 淋巴细胞凋亡；<br>（5）激活的 T 细胞促 HIV 感染的 CD4+ 淋巴细胞反常凋亡；<br>（6）受感染 CD4+ 淋巴细胞融合形成的合胞体促进 CD4+ 淋巴细胞凋亡及解体；<br>（7）受感染的 CD4+ 淋巴细胞诱导未受感染 CD4+ 淋巴细胞凋亡 | 血管动脉粥样硬化，内皮细胞凋亡过度而平滑肌细胞则凋亡不足 |

表 11-15　调控细胞凋亡与疾病的防治

| 细胞周期调控 | 防治 | 临床举例 |
|---|---|---|
| 合理利用细胞凋亡的相关信号 | 尝试调控促凋亡信号或抑凋亡信号以防治凋亡不足或凋亡过度相关疾病 | 低剂量照射或补充外源 TNF 等促凋亡信号诱导细胞凋亡，达到防治癌症的目的 |
| 干预细胞凋亡相关的信号转导通路 | 调控凋亡速率 | 阿霉素：上调癌细胞膜 Fas 表达，通过启动死亡受体诱导。细胞凋亡；免疫抑制剂环孢素 A（cyclosporin A）：通过抑制线粒体介导的凋亡通路抑制细胞凋亡 |

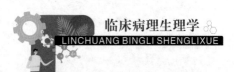

| 细胞周期调控 | 防治 | 临床举例 |
|---|---|---|
| 调节细胞凋亡相关的基因 | 提高和降低表达,调控凋亡速率 | 利用各种载体转染促凋亡基因如 wtp53,以诱导癌细胞凋亡而发挥抑癌作用;<br>抑凋亡基因 Bcl-2 的反义寡核苷酸可特异与 Bcl-2 mRNA 某些区段互补,形成 DNA-mRNA 杂交链抑制基因表达,使癌细胞凋亡明显增多,抑制抑凋亡基因 Bcl-2 过表达的 B 淋巴细胞瘤的生长,或提高癌细胞对抗癌药物的敏感性 |
| 控制细胞凋亡相关的酶 | 抑制或提高活性,调控凋亡速率 | 转染 caspase 酶基因可加速白血病细胞发生凋亡;caspase 抑制剂可明显减少心肌细胞凋亡;含锌药物可抑制核酸内切酶的活性来治疗阿尔茨海默病和 AIDS |

 **常用医学词汇中英文对照**

详见表 11-16。

**表 11-16  常用医学词汇中英文对照表**

| 序号 | 英文 | 中文 |
|---|---|---|
| 1 | cell proliferation | 细胞增殖 |
| 2 | cell cycle | 细胞周期 |
| 3 | first gap phase | G1 期,DNA 合成前期 |
| 4 | synthetic phase | S 期,DNA 合成期 |
| 5 | second gap phase | G2 期,DNA 合成后期 |
| 6 | mitotic phase | M 期,有丝分裂期 |
| 7 | steady-state renewing | 稳态更新 |
| 8 | conditional renewing | 条件性更新 |
| 9 | checkpoint | 检查点 |
| 10 | cyclin | 周期蛋白 |
| 11 | cyclin-dependent kinase,CDK | 周期蛋白依赖性激酶 |
| 12 | proliferating cell nuclear antigen,PCNA | 增殖细胞核抗原 |
| 13 | CDK-activating kinase,CAK | CDK 活化激酶 |
| 14 | serine/threonine,Ser/Thr | 丝氨酸/苏氨酸 |
| 15 | retinoblastoma protein,Rb | 视网膜母细胞瘤蛋白 |
| 16 | ubiquitin | 泛素 |
| 17 | cyclin-dependent kinase inhibitor,CKI | CDK 抑制因子 |
| 18 | inhibitors of kinase 4,Ink4 | Ink4 家族 |

| 序号 | 英文 | 中文 |
|------|------|------|
| 19 | kinase inhibitory protein，Kip | Kip 家族 |
| 20 | cdk-interacting protein1，Cip | Cip 家族 |
| 21 | wild-type p53 activated fragment1，Waf1 | Waf1 家族 |
| 22 | epidermal growth factor，EGF | 表皮生长因子 |
| 23 | transforming growth factor-β，TGFβ | 转化生长因子 β |
| 24 | Wilde-type p53，wtp53 | 野生型 p53 |
| 25 | Mutant p53，mutp53 | 突变型 p53 |
| 26 | apoptosis | 凋亡 |
| 27 | programmed cell death，PCD | 程序性细胞死亡 |
| 28 | endogenous nuclease | 核酸内切酶 |
| 29 | caspase | 半胱天冬酶 |
| 30 | procaspase-8 | caspase-8 前体 |
| 31 | cytochrome C，Cyto-C | 细胞色素 C |
| 32 | death receptor，DR | 死亡受体 |
| 33 | tumor necrosis factor receptor，TNFR | 肿瘤坏死因子受体 |
| 34 | Apoptosis protease activating factor，Apaf-1 | 凋亡蛋白酶激活因子-1 |
| 35 | fas ligand，Fas L | Fas 配体 |
| 36 | death domain，DD | 死亡结构域 |
| 37 | TNFR-associated death domain，TRADD | TNFR 相关死亡结构域蛋白 |
| 38 | fas-associated death domain，FADD | 死亡结构域蛋白 |
| 39 | procaspase-9 | caspase-9 前体 |
| 40 | death-inducing signaling complex，DISC | 死亡诱导信号复合物 |
| 41 | binding interface database，Bid | 促凋亡因子 |
| 42 | apoptosis protease activating factor，Apaf-1 | 蛋白酶激活因子-1 |
| 43 | apoptosome | 凋亡复合体 |
| 44 | apoptosis inductive factor，AIF | 凋亡诱导因子 |
| 45 | endoplasmic reticulum stress，ERS | 内质网应激 |
| 46 | unfolded protein response，UPR | 未折叠蛋白反应 |
| 47 | Inositol-requiring enzyme-1α，IRE1α | 内质网跨膜蛋白肌醇需求酶 |
| 48 | protein kinase R-like ER kinase，PERK | 蛋白激酶样内质网激酶 |

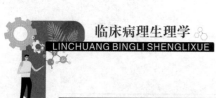

| 序号 | 英文 | 中文 |
|------|------|------|
| 49 | granzyme B | 颗粒酶 B |
| 50 | Bcl-2 family | Bcl-2 家族 |
| 51 | cross talk | 交互作用 |
| 52 | initiator caspase | 启动型 caspase |
| 53 | effector caspase | 效应型 caspase |
| 54 | blebbing | 空泡化 |
| 55 | condensation | 固缩 |
| 56 | margination | 染色质边集 |
| 57 | apoptosis body | 凋亡小体 |
| 58 | ladder pattern | 梯状条带 |
| 59 | tissue-type transglutaminase | 组织型转谷氨酰胺酶 |
| 60 | calpains | 需钙蛋白酶 |
| 61 | acquired immunodeficiency syndrome，AIDS | 获得性免疫缺陷综合征 |
| 62 | human immunodeficiency virus，HIV | 人类免疫缺陷综合征 |
| 63 | glycoprotein，GP | 糖蛋白 |
| 64 | Fas ligand，FasL | Fas 配体 |
| 65 | trans-activator，Tat | 反式激活蛋白 |
| 66 | Syncytia | 合胞体 |
| 67 | cyclosporin A | 免疫抑制剂环孢素 A |

 **基本概念**

1. 增生：是一种适应性表现，指组织或器官内实质细胞数目增多称为增生，是细胞有丝分裂活跃的结果，也与细胞凋亡受到抑制有关。

2. 细胞增殖：细胞增殖是生物体生长、发育、繁殖和遗传的基础，细胞以分裂的方式进行增殖。真核细胞的分裂方式包括有丝分裂、无丝分裂和减数分裂 3 种。

3. 细胞死亡：当细胞发生致死性代谢、结构和功能障碍时，引起细胞不可逆性损伤，即细胞死亡。细胞死亡主要有两种类型，一是凋亡，二是坏死。

4. 细胞凋亡：生理或病理状态下，由体内外因素触发细胞内预存的死亡程序而导致的细胞主动性死亡方式，又称为程序性细胞死亡。

5. 坏死：以酶溶性变化为特点的或体内局部组织细胞的被动性死亡。

6. 机化：新生肉芽组织长入并取代坏死组织、血栓、脓液、异物等的过程。

7. 细胞老化：细胞随生物体年龄增长而发生的退行性变化，是生物个体老化的基础。

8. 化生：一种分化成熟的细胞类型被另一种分化成熟的细胞类型所取代的过程。

9. 凋亡小体：细胞凋亡过程中，细胞膜反折，包裹细胞碎片，如染色体片段和细胞器等，形成芽状突起，以后逐渐分离形成的结构叫凋亡小体，可被巨噬细胞和相邻其他实质细胞吞噬、降解。

10. 稳态更新：周期性细胞始终处于增殖和死亡的动态平衡中，不断地增殖以补充衰老脱落或死亡的细胞，这种更新称为稳态更新。

11. 条件性更新：G0 期细胞在遭遇损伤或应激等因素作用后可返回细胞周期，进行细胞增殖，这种更新称为条件性更新。

12. 周期蛋白依赖性激酶：是一组丝氨酸/苏氨酸蛋白激酶家族。其激活依赖于与 cyclin 的结合和其分子中某些氨基酸残基的磷酸化状态。

13. CDK 抑制因子：是特异抑制 CDK 活性的蛋白，包括 Ink4 和 Kip 家族，是细胞周期的自身调控的抑制力量。

14. 细胞周期检查点：在生物进化过程中，细胞为了保证细胞周期中 DNA 复制和染色体分配质量等而发展出了一套可对细胞周期发生的重要事件及出现的故障加以检测的检查机制，通常称为细胞周期检查点。

15. 半胱天冬酶（caspases）：又称凋亡蛋白酶，是一组对底物天冬氨酸部位有特异水解作用的蛋白酶，其活性中心富含半胱氨酸。caspases 是细胞凋亡执行者，可分为启动型 caspase 和效应型 caspase 两类，前者包括 caspase-8、caspase-9、caspase-10，后者包括 caspase-3、caspase-6 和 caspase-7。

16. 染色质边集：细胞凋亡晚期核质高度浓缩并融合成团，染色质集中分布在核膜的边缘且呈新月形或马蹄形分布，称为染色质边集。

17. 梯状条带：活化的核酸内切酶可作用于核小体连接区，使其断裂成核小体倍数大小即 180～200bp 或其整数倍长度的片段，这些片段在琼脂糖凝胶电泳中可呈特征性的梯状条带，是判断凋亡的客观指标。

18. 获得性免疫缺陷综合征：是指由人类免疫缺陷病毒（HIV）感染和选择性过度破坏 $CD4^+$ 淋巴细胞，导致以 $CD4^+$ 淋巴细胞数显著减少为特征的继发免疫功能缺陷的传染性疾病。

### 学习评价

**（一）填空题**

1. 根据细胞的增殖特性可将其分为以下 3 种：_____、_____、_____。

2. 细胞周期的自身调控主要靠细胞周期驱动力量_____、_____、抑制力量和_____等协同作用来实现。

3. 由于细胞周期自身调控异常引起细胞增殖过度主要见于_____、_____、_____、_____。

4. 人乳腺癌细胞或组织中_____呈高表达；在 B 细胞淋巴瘤、乳腺癌、胃肠癌、甲状旁腺癌和食管癌细胞或组织中_____呈过表达；cyclin D1 对正常和癌细胞_____期至关重要。

5. 细胞增殖缺陷常见病有_____、_____等。

6. 细胞凋亡是英国阿伯丁大学病理学家 Kerr 等人于 1972 年提出的一个不同于"_____"的细胞死亡新概念。细胞凋亡特征性的形态改变标志是_____，生化改变标志是_____。

7. _____为淋巴细胞凋亡的典型信号；_____在蝌蚪尾巴凋亡性退化中充当重要的信号；睾丸组织发育不良使睾酮不足，可致_____上皮细胞凋亡；糖皮质激素是治疗自身免疫性疾病的有效药物，其主要机制是_____。

8. _____和_____介导的信号转导通路为细胞凋亡调控的两条经典信号转导通路，在细胞凋亡中发挥重要作用。此外，_____及_____途径也可介导细胞凋亡。越来越多的研究证明，_____在细胞凋亡中发挥着不可替代的作用，是调控细胞凋亡的重要细胞器。线粒体功能失调在凋亡发病中起关键作用，因此_____可防止细胞凋亡发生。

9. _____是第一个被确认的抑凋亡基因，经研究证实它广泛存在于造血细胞、上皮细胞、淋巴细胞、神经细胞和多种肿瘤细胞，主要分布在_____、_____、_____和_____等处。

10. _____蛋白是一种负调控因子，主要在_____期交界处发挥检查点的功能，当其检查发现染色体_____损伤时，通过刺激_____表达引起 G1 期阻滞，并启动 DNA 修复；如果修复失败则启动细胞凋亡，把可能演变为癌的细胞消灭在萌芽状态，因此 p53 有"_____"的美誉。

11. caspases 是一组对底物_____部位有特异水解作用的蛋白酶，其活性中心富含_____。caspases 家族的主要成员至少包括 14 种，包括细胞凋亡启动型和效应型两类，前者包括_____、_____、_____，后者包括_____、_____、_____。

12. 正常情况下，内源性核酸内切酶是以_____存在于胞核中，因而不出现 DNA 断裂。内源性核酸内切酶多数为_____依赖的，但_____可抑制活性。核酸内切酶激活需要 $Ca^{2+}$ 和_____，提升细胞内 $Ca^{2+}$ 水平则可_____细胞凋亡的发生。

13. 细胞凋亡具有重要的生理和病理意义。适度的凋亡具有重要作用：_____、_____、_____。

14. 细胞凋亡不足与多种疾病相关，包括_____、_____、_____等。其共同特点是细胞凋亡不足，细胞群体稳态破坏，导致病变细胞异常增多，病变组织器官体积增大，功能异常。

15. 细胞凋亡过度与多种疾病密切相关，包括_____、_____、_____等。其共同特点是细胞凋亡过度，细胞死大于生，细胞群体的稳态破坏，导致细胞异常减少，病变组织器官体积变小，功能异常。

16. 阿尔茨海默病（AD）造成神经元丧失的主要机制是_____；含锌药物可用于治疗老年性痴呆是因为_____。

17. HIV 感染引起 $CD4^+$ 淋巴细胞凋亡过度的相关因素有_____、_____、_____、_____、_____、_____。AIDS 患者免疫重建的关键因素是_____。

18. 血管动脉粥样硬化时，可见其内皮细胞呈现_____，而平滑肌细胞则是_____。

19. 免疫抑制剂环孢素 A（cyclosporin A）具有阻抑_____下降和防止_____开放的作用，通过抑制线粒体介导的凋亡通路抑制细胞凋亡。

**（二）单选题**

1. 细胞增殖周期的顺序依次是（　　）

A. G1→M→G2→S　　　　　　　　B. G1→S→G2→M

C. M→G1→G2→S　　　　　　　　D. S→G1→M→G2

E. G1→G2→M→S

2. 一种细胞周期相关蛋白，在 S 期浓度最高，故常作为 S 期标志物之一，它是（　　）

A. 增殖细胞核抗原（PCNA）　　　B. 周期蛋白（cyclin）

C. 周期蛋白依赖性激酶（CDK）　　D. CDK 抑制因子（CKI）

E. 细胞周期检查点

3. "检测 DNA 是否损伤，监控 DNA 损伤的修复，以保证 DNA 的质，决定细胞周期是否继续进行"是在下列哪一期（　　）

A. G1/S　　　　　　　　　　　　B. S/G2

C. G2/M　　　　　　　　　　　　D. M

E. S

4. 关于细胞凋亡下列说法哪项不正确（　　）

A. 细胞凋亡是由内外因素触发预存的死亡程序的过程

B. 其生化特点是有新的蛋白质合成

C. 其形态学变化是细胞结构的全面溶解

D. 凋亡过程受基因调控

E. 细胞凋亡也是一生理过程

5. 细胞凋亡的主要执行者是（　　）

A. 溶酶体酶　　　　　　　　　　B. 内源性核酸内切酶

C. 巨噬细胞　　　　　　　　　　D. 蛋白激酶

E. 外源性核酸内切酶

6. 死亡受体介导的凋亡通路中，衔接蛋白可通过死亡效应结构域与下列哪种前体结合，形成死亡诱导信号复合物（DISC）（　　）

A. caspase-3　　　　　　　　　　B. caspase-6

C. caspase-7　　　　　　　　　　D. caspase-8

E. caspase-9

7. 凋亡细胞特征性的形态学改变是（　　）

A. 溶酶体破裂　　　　　　　　　B. 染色质边集

C. 形成凋亡小体　　　　　　　　D. 线粒体嵴消失

E. 细胞肿胀

8. 凋亡蛋白酶的主要作用是（　　）

A. 执行染色质 DNA 的切割任务　　B. 激活内源性核酸内切酶

C. 抑制细胞生长因子　　　　　　D. 灭活细胞凋亡的抑制物

E. 合成与细胞骨架构成相关的蛋白

9. 在线粒体介导的凋亡通路中，导致 caspase 的哪种前体先激活 （　　　）

A. caspase-3                     B. caspase-6

C. caspase-7                     D. caspase-8

E. caspase-9

10. 人免疫缺陷病毒（HIV）感染引起的 AIDS 关键的发病机制是 （　　　）

A. $CD4^+$ 淋巴细胞凋亡不足

B. $CD4^+$ 淋巴细胞凋亡过度

C. Fas 基因表达下调，T 淋巴细胞死亡增加

D. Fas 基因表达下调，B 淋巴细胞增殖过度

E. HIV 诱导巨噬细胞凋亡

11. 关于细胞凋亡调控与疾病的防治，不包括下列 （　　　）

A. 合理利用凋亡相关信号           B. 干预凋亡相关信号转导

C. 调控凋亡相关基因               D. 促进线粒体跨膜电位的降低

E. 控制凋亡相关酶

12. 细胞凋亡不足与过度并存的疾病是 （　　　）

A. 心力衰竭                     B. 动脉粥样硬化

C. AIDS                          D. 肝癌

E. 胰岛素依赖性糖尿病

13. 下列不属于凋亡特点的是 （　　　）

A. 形成凋亡小体                 B. 受基因调控

C. 属被动过程，不耗能          D. DNA 片段化

E. 溶酶体相对完整，局部无炎症反应

14. 关于 Bcl-2 抗凋亡的主要机制，下列哪项不正确 （　　　）

A. 抗氧化                       B. 抑制线粒体释放促凋亡蛋白质

C. 降低线粒体跨膜电位          D. 抑制凋亡调节蛋白

E. 抑制 caspases 激活

15. 关于 p53 基因下列哪项说法不正确 （　　　）

A. p53 基因突变后可促进细胞凋亡

B. p53 基因编码的蛋白是一种 DNA 结合蛋白

C. p53 蛋白负责检查 DNA 是否损伤

D. p53 蛋白可启动 DNA 修复机制

E. p53 有"分子警察"的美誉

16. 下列具有双向调节作用的基因是 （　　　）

A. c-myc                      B. p53

C. Bcl-2                        D. PCNA

E. Fas

17. 与细胞凋亡过度有关的疾病是 （　　　）

A. 结肠癌                       B. 慢性甲状腺炎

C. 帕金森病                    D. 白血病

E. 肺癌

18. 细胞凋亡时，$Ca^{2+}$ 的变化是（　　　）

A. 胞浆 $Ca^{2+}$ 浓度显著上升　　　　　　B. 胞浆 $Ca^{2+}$ 浓度明显下降

C. 线粒体内 $Ca^{2+}$ 储存增多　　　　　　D. 线粒体内膜 $Ca^{2+}$ 泵失活

E. 肌浆网对 $Ca^{2+}$ 的释放减少

19. 哪项不是促进细胞凋亡的基因（　　　）

A. p53　　　　　　　　　　　　　　　　B. Fas

C. Bad　　　　　　　　　　　　　　　　D. Bax

E. Bcl-2

20. 含锌药物可用于治疗某些凋亡过度的疾病，其理由是（　　　）

A. $Zn^{2+}$ 可抑制核酸内切酶的活性　　　　B. $Zn^{2+}$ 阻止细胞内钙超载

C. $Zn^{2+}$ 可防止线粒体 $\Delta\psi m$ 下降　　　　D. $Zn^{2+}$ 可促进细胞的增殖

E. 含锌药物作用机制同免疫抑制剂环孢霉素 A

（三）多选题

1. 细胞凋亡作为生理过程其意义在于（　　　）

A. 保证机体正常生长发育　　　　　　　　B. 清除突变和衰老的细胞

C. 发挥防御功能　　　　　　　　　　　　D. 防止酸碱平衡紊乱

E. 促进骨髓造血

2. 细胞凋亡的主要执行者是（　　　）

A. 氧自由基　　　　　　　　　　　　　　B. 核酸内切酶

C. caspases　　　　　　　　　　　　　　D. 超氧物歧化酶

E. Fas 基因

3. 细胞周期自身调控异常的因素有哪些（　　　）

A. cyclin 过表达　　　　　　　　　　　　B. CDK 增多

C. CKI 表达不足或突变　　　　　　　　　D. 检查点功能障碍

E. 癌基因家族产物

4. 凋亡细胞的形态学改变包括（　　　）

A. 胞膜空泡化　　　　　　　　　　　　　B. 膜表面芽状突起

C. 染色质边集　　　　　　　　　　　　　D. 线粒体崩解

E. 凋亡小体形成

5. 凋亡细胞的生化改变是（　　　）

A. DNA 片段化断裂　　　　　　　　　　　B. DNA 片段在凝胶电泳中呈梯状条带

C. 诱导因素直接激活核酸内切酶　　　　　D. 核酸内切酶正常情况下位于核内无活性

E. caspases 激活

6. 细胞凋亡与坏死的区别是（　　　）

A. 细胞凋亡发生都是随机的　　　　　　　B. 凋亡时有新的蛋白质合成

C. 凋亡时是耗能的主动过程　　　　　　　D. 凋亡细胞局部有炎症反应

E. 凋亡时细胞皱缩、细胞器相对完整

7. 细胞凋亡过度可产生的疾病是（　　）

A. 肿瘤 　　　　　　　　　　　　B. 艾滋病

C. 心力衰竭 　　　　　　　　　　D. 帕金森病

E. 阿尔茨海默病

8. 关于 Bcl-2 下列说法正确的是（　　）

A. Bcl-2 是第一个被确认的抑凋亡基因

B. Bcl-2 蛋白主要分布在线粒体外膜

C. Bcl-2 过高表达可导致肿瘤对抗癌药的耐受性增强

D. 维持细胞内钙稳态是其抗凋亡机制之一

E. 具有直接的抗氧化作用

9. 关于 p53 基因的描述正确的是（　　）

A. p53 基因突变后可促进细胞凋亡

B. p53 基因编码的蛋白质是一种 DNA 结合蛋白

C. p53 蛋白负责检查 DNA 是否损伤

D. p53 蛋白可启动 DNA 修复机制

E. p53 主要在 G1/S 期交界处发挥检查点的功能

10. 死亡受体介导的凋亡通路中激活的基因前体是（　　）

A. caspase-3 　　　　　　　　　　B. caspase-6

C. caspase-7 　　　　　　　　　　D. caspase-8

E. caspase-9

## (四) 简答题

1. 细胞凋亡有哪些生理意义？

2. 简述线粒体跨膜电位下降与细胞凋亡的关系。

3. 简述 HIV 感染引起 CD4⁺ 淋巴细胞凋亡过度的相关机制。

4. 简述如何利用凋亡相关因素防治有关疾病。

## (五) 问答题

1. 试述细胞周期的主要检查点及其功能。

2. 试述细胞坏死与凋亡的区别。

3. 试述细胞凋亡调控的两条经典信号转导通路。

4. 试述参与细胞凋亡的相关基因和酶及其作用。

参考答案

## (一) 填空题

1. 周期性细胞，G0 期细胞，终端分化细胞

2. 周期蛋白，周期蛋白依赖性激酶，检查点

3. cyclin 过表达，CDK 增多，CKI 表达不足和突变，检查点功能障碍

4. cyclin E，cyclin D1，G1

5. 再生障碍性贫血，糖尿病肾病

6. 坏死、凋亡小体，梯状条带

7. 糖皮质激素，甲状腺素，前列腺，诱导异常存活的自身免疫 T 淋巴细胞凋亡

8. 死亡受体，线粒体，内质网应激，颗粒酶 B，线粒体，维持线粒体跨膜电位

9. Bcl-2，线粒体内膜，细胞膜内表面，内质网、核膜

10. 野生型 p53，G1/S，DNA，CKI，分子警察

11. 天冬氨酸，半胱氨酸，caspase-8，caspase-9，caspase-10，caspase-3，caspase-6，caspase-7

12. 无活性的酶原形式，$Ca^{2+}/Mg^{2+}$，$Zn^{2+}$，$Mg^{2+}$，促进

13. 确保正常生长发育，维持内环境稳定，发挥积极的防御功能

14. 肿瘤，病毒感染性疾病，自身免疫病

15. 免疫缺陷病，心血管疾病，神经元退行性疾病

16. 细胞凋亡，$Zn^{2+}$ 能抑制核酸内切酶活性

17. HIV 外膜糖蛋白 GP120 的作用，Fas 基因表达上调，细胞因子分泌增多，Tat 蛋白的产生增多，T 细胞的激活，合胞体的形成，阻止免疫细胞的凋亡

18. 凋亡过度，凋亡不足

19. 跨膜电位（Δψm），膜转换孔（PTP）

**(二) 单选题**

| 1 | 2 | 3 | 4 | 5 | 6 | 7 | 8 | 9 | 10 |
|---|---|---|---|---|---|---|---|---|---|
| B | A | A | C | B | D | C | D | E | B |

| 11 | 12 | 13 | 14 | 15 | 16 | 17 | 18 | 19 | 20 |
|----|----|----|----|----|----|----|----|----|----|
| D | B | C | C | A | A | C | A | E | A |

**(三) 多选题**

| 1 | 2 | 3 | 4 | 5 | 6 | 7 | 8 | 9 | 10 |
|---|---|---|---|---|---|---|---|---|---|
| ABC | BC | ABCD | ABCE | ABCE | BCE | BCDE | ACDE | BCDE | ABCD |

**(四) 简答题**

1. 细胞凋亡有哪些生理意义？

答：细胞凋亡的生理意义有以下几点。

①保持正常生长发育：清除多余的，失去功能价值的细胞。②维持内环境稳态：清除异常的、突变的、衰老的细胞。③发挥积极的防御功能：消灭被病毒所感染的细胞，阻止病毒的复制。

2. 简述线粒体跨膜电位下降与细胞凋亡的关系。

答：当线粒体内膜跨膜电位下降，能量合成减少；凋亡诱导因素引起跨膜电位下降，使内外膜之间的通透性转换孔（PTP）开放，线粒体内膜通透性增加，通过释放凋亡启动因子细胞色素 C、凋亡蛋白酶激活因子（Apaf）和凋亡诱导因子（AIF）触发细胞凋亡。

3. 简述 HIV 感染引起 CD4$^+$淋巴细胞凋亡过度的相关机制。

答：免疫缺陷病毒（HIV）感染可选择性地使 CD4$^+$T 淋巴细胞凋亡。

相关机制如下：①感染 HIV 的宿主细胞，表达一种糖蛋白（GP120）与 CD4$^+$T 细胞上受体结合；产生 Tat 蛋白诱导 CD4$^+$细胞氧自由基增加；②感染 HIV 的 CD4$^+$T 细胞形成合胞体，Fas 基因表达上调，增强未感染的 CD4$^+$细胞对凋亡的敏感性；③感染 HIV 的巨噬细胞分泌 TNF 增多，启动死亡程序。

4. 简述如何利用凋亡相关因素防治有关疾病。

答：①合理利用凋亡相关因素；②干预凋亡信号转导；③调节凋亡相关基因；④控制凋亡相关的酶学机制；⑤防止线粒体跨膜电位的下降。如：对肿瘤通过化疗、放疗、基因治疗诱导靶细胞凋亡，利用 TNF-α 抑制 Bcl-2 的抗凋亡作用，激活 ICE 促凋亡细胞解体，引发氧化应激，增强 p53 的促凋亡作用；高温高热诱导因素可引发肿瘤细胞的大量凋亡；补充促生长因子、神经营养因子、抗氧化剂等提高细胞凋亡阈值，减少细胞凋亡，治疗神经退行性疾病等。野生型 p53（wtp53）是一种高度磷酸化的核抗癌蛋白能抑制肿瘤细胞，可将 wtp53 导入发生突变的肿瘤细胞内，诱导肿瘤细胞凋亡（转基因疗法）；阿霉素可刺激肿瘤细胞表达 Fas/FasL，促进肿瘤细胞相互作用、交联、凋亡；核酸内切酶的激活需 Ca$^{2+}$ 和 Mg$^{2+}$，降低其细胞内浓度可抑制和延缓细胞凋亡过程；SPP 转导增殖信号拮抗细胞凋亡，可防治 AIDS，阿尔茨海默病（AD）；免疫抑制剂环孢霉素 A，可阻抑 Δψm 下降，从而防止细胞的凋亡。

（五）问答题

1. 试述细胞周期的主要检查点及其功能。

答：细胞周期检查点主要为 DNA 损伤检查点、DNA 复制检查点、纺锤体组装检查点和染色体分离检查点，使细胞周期精确和有序地进行。①DNA 损伤检查点位于 G1/S 交界处，其功能是检查 DNA 有无损伤，监控 DNA 损伤的修复，以保证 DNA 的质量；②DNA 复制检查点位于 S/G2 交界处，其功能是监控 DNA 的复制进度，决定细胞是否进入 M 期；③纺锤体组装检查点位于 G2/M 交界处，监控纺锤体组装，管理染色体的正确分配，决定细胞是否进入 M 后期；④染色体分离检查点作用于 M 期，监控 M 后期末子代染色体在细胞中的位置，决定细胞是否进入 M 末期及发生胞质分裂。

2. 试述细胞坏死与凋亡的区别。

答：细胞坏死与凋亡的区别见表 11-17。

表 11-17　细胞坏死与凋亡的区别

| 项目 | 坏死 | 凋亡 |
| --- | --- | --- |
| 性质 | 病理性，非特异性 | 生理性或病理性，特异性 |
| 诱导因素 | 强烈刺激，随机发生 | 较弱刺激，非随机发生 |
| 生化特点 | 被动过程，无新蛋白合成，不耗能 | 主动过程，有新蛋白合成，耗能 |
| 形态变化 | 细胞肿胀，细胞结构全面溶解破坏 | 细胞皱缩，核固缩，细胞结构完整 |
| DNA 电泳 | 随机降解，电泳图谱呈涂抹状 | DNA 片段化，电泳图谱呈梯状 |
| 炎症反应 | 溶酶体破裂，局部炎症反应 | 溶酶体相对完整，局部无炎症反应 |
| 凋亡小体和细胞调控 | 无 | 有 |

3. 试述细胞凋亡调控的两条经典信号转导通路。

答：细胞凋亡调控的 2 条经典信号转导通路包括死亡受体介导的信号转导通路和线粒体介导的信号传导通路。

（1）死亡受体介导的凋亡通路：胞外 TNF 超家族的死亡配体如 Fas 配体和 TNF-α 等与胞膜死亡受体如 Fas 或 TNFR 结合，通过受体的死亡结构域募集衔接蛋白，形成 FasL-Fas-FADD-pro-caspase-8 死亡诱导信号复合物，caspase-8 前体发生自我剪接活化，并启动级联反应，激活 caspase-3、6 和 7 前体，导致细胞凋亡。活化的 caspase-8 同时还能激活 Bcl-2 家族的促凋亡因子如 Bid，转移到线粒体并破坏线粒体膜的通透性，从而诱导 Cyto-C 释放进入胞质，进而把死亡受体通路和线粒体通路联系起来，有效地扩大了凋亡信号的作用。

（2）线粒体介导的凋亡通路：许多凋亡诱导信号如射线、化疗药和氧化应激及钙稳态失衡等可作用于线粒体膜、使其跨膜电位（Δψm）明显下降和膜转换孔开放，导致线粒体膜通透性增高，促使线粒体内凋亡启动因子（如 Cyto-C、AIF 和 Apaf-1 等）释放至胞质，并通过下列机制导致细胞凋亡：①Cyto-C 与 Apaf-1 及 pro-caspase-9 结合形成凋亡复合体，导致 caspase-9 前体激活、后者通过级联反应激活下游 caspase-3、caspase-6 和 caspase-7 等，导致细胞凋亡；②AIF 通过促进线粒体释放 Cyto-C 而增强细胞凋亡的信号，并可快速激活核酸内切酶。

4. 试述参与细胞凋亡的相关基因和酶及其作用。

答：（1）细胞凋亡相关基因如下。

①Bcl-2 家族：主要包括抗凋亡成员（如 Bcl-2 和 Bcl-XL）和促凋亡成员（如 Bax 及 Bak），它们相互作用决定了细胞死亡的阈值。②p53：包括野生型和突变型。野生型 p53 基因具有诱导细胞凋亡的作用，它编码的 p53 蛋白是一种 DNA 结合蛋白，主要在 G1/S 期交界处发挥检查点的功能，当其发现 DNA 损伤即引起 G1 期阻滞，并启动 DNA 修复；突变型 p53 丧失促进细胞凋亡作用。③其他：癌基因 c-myc 编码的蛋白具有双向的调节作用。c-myc 既可激活介导细胞增殖的基因诱导细胞增殖，又可激活介导细胞凋亡的基因而诱导凋亡，细胞在其影响下增殖或凋亡主要取决于细胞接受何种信号以及细胞所处的生长环境。

（2）细胞凋亡的相关酶如下。

①半胱天冬酶 caspases：又称凋亡蛋白酶，是细胞凋亡执行者，至少包括 14 种，可分为启动型 caspase（initiator caspase）和效应型 caspase（effector caspase）两类，前者包括 caspase-8～caspase-10，后者包括 caspase-3、caspase-6 和 caspase-7。② 内源性核内切酶：正常情况下是以无活性的酶原形式存在胞核内，不出现 DNA 断裂。多数为 $Ca^{2+}/Mg^{2+}$ 依赖的，但 $Zn^{2+}$ 可抑制其活性。凋亡诱导因素可通过启动信号转导，调控胞内某些成分（如 $Ca^{2+}$）激活内源性核酸内切酶，导致 DNA 断裂。③其他：据报道组织型转谷氨酰胺酶亦与凋亡小体的形成有关。它通过催化 γ 谷氨酰与 ε 赖氨基交联形成稳定的构架，使内容物保留在凋亡小体内。另外在胞质钙离子增加时，能活化定位于胞质的需钙蛋白酶，用以参与酶的活化和膜的再塑等凋亡过程。

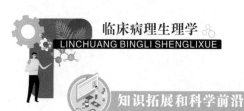

知识拓展和科学前沿

**科学家的故事**

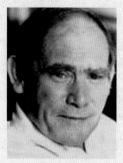 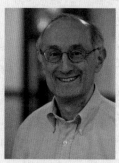 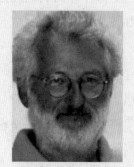

悉尼·布雷内　　　　罗伯特·霍维茨　　　　约翰·苏尔斯顿

英国科学家悉尼·布雷内，1927 年 1 月 13 日生于南非。1951 年在南非威特沃特斯兰大学完成了他的硕士学业，1954 年取得英国牛津大学博士学位，现任职于美国加利福尼亚州伯克利的分子科学研究所。他选择线虫作为新颖的实验生物模型，这种独特的方法使得基因分析能够和细胞的分裂、分化，以及器官的发育联系起来，并且能够通过显微镜追踪这一系列过程。布雷内在英国剑桥完成的这些发现为他获得 2002 年度诺贝尔奖奠定了基础。

美国科学家罗伯特·霍维茨，生于 1947 年 5 月 8 日。先后于 1972 年和 1974 年取得哈佛大学生物学硕士和博士学位，后历任麻省理工学院助理教授、副教授、教授。他发现了线虫中控制细胞死亡的关键基因并描绘出了这些基因的特征。他揭示了这些基因怎样在细胞死亡过程中相互作用，并且证实了人体内也存在相应的基因。

英国科学家约翰·苏尔斯顿，生于 1942 年 3 月 27 日。1963 年获英国剑桥大学学士学位，1966 年获剑桥大学博士学位，1966—1969 年在美国圣迭戈索尔克生物研究中心做博士后，1969 年到著名的英国 MRC 分子生物实验室从事研究，1986 年入选英国皇家学会，1992—2000 年任英国剑桥桑格中心主任。他的贡献在于找到了可以对细胞每一个分裂和分化过程进行跟踪的细胞图谱。他指出，细胞分化时会经历一种"程序性细胞死亡"的过程，他还确认了在细胞死亡过程中控制基因的最初变化情况。

以上 3 位科学家的报道来自 2002 年 12 月 8 日《中国青年报》。

**参考文献**

[1] 王建枝，钱睿哲. 病理生理学 [M]. 9 版. 北京：人民卫生出版社，2018.

[2] 田野. 病理生理学 [M]. 北京：人民卫生出版社，2020.

[3] 步宏，李一雷. 病理学 [M]. 北京：人民卫生出版社，2019.

[4] FIANDALO M V，KYPRIANOU N K. Caspase control：protagonists of cancer cell apoptosis Exp Oncol [J]. 2012，10，34（3）：165-175.

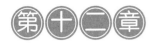

# 第十二章

# 缺血-再灌注损伤

◎ 田 振 李长岭 肖珊珊

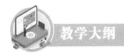

**教学大纲**

1. 掌握缺血-再灌注损伤的概念及发病机制。
2. 了解缺血-再灌注损伤时机体的功能代谢变化。
3. 了解缺血-再灌注损伤的防治原则。

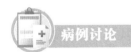

**病例讨论**

**病例 1**

患者，男性，48 岁，肝区疼痛不适 8 年，腹胀、腹部膨隆 1 年，病情加重 2 个月后入院。

查体：体温 37℃，脉搏 90 次/min，呼吸 27 次/min，血压 116/80 mmHg，身体消瘦，左胸前皮肤有一蜘蛛痣，腹部膨隆，有移浊，质坚硬，表面不平，脾肋下 5 cm。

辅助检查如下。血象：RBC $3.5 \times 10^9$/L，Hb 110 g/L，WBC $8 \times 10^9$/L。尿常规：黄色透明。腹水：淡黄色，清晰透明，比重<1.015，Rivalta 实验阴性。肝功能：GTP 80 IU/L，总胆红素 30 $\mu$mol/L，直接胆红素 5.8 $\mu$mol/L，间接胆红素 25.2 $\mu$mol/L，总蛋白 70 g/L，白蛋白 20 g/L，球蛋白 45 g/L。病理学检查：穿刺组织中见门管区纤维组织增生，并分割包绕肝细胞团，假小叶形成。

入院第 20 天，患者早餐时，突然呕吐鲜血约 3000 mL，血压迅速下降至 60/30 mmHg。患者出现呼吸困难、发绀、大汗、意识模糊，迅速给予止血、输血，多巴胺升压，补液，人工气囊辅助呼吸等抢救措施后，患者血压逐渐回升至 100/70 mmHg。但约 18 h 后，患者出现烦躁不安、意识模糊、浅-中度昏迷和呼吸节律差等症状，遂给予营养脑细胞，呼吸机辅助呼吸等相关措施。经过一系列的治疗，2 天后患者意识逐渐清醒，恢复自主呼吸，生命体征平稳。

【病案问题】

1. 该患者的主要诊断是什么？诊断依据是什么？

答：肝硬化合并上消化道大出血。

诊断依据：（1）肝脏活检存在假小叶形成，病理上诊断为肝硬化。

（2）肝功能减退：患者总胆红素（正常值 3.4～17.1 $\mu$mol/L）和间接胆红素（正常值 1.7～10.2 $\mu$mol/L）升高，说明患者存在胆红素代谢障碍，提示患者肝功能减弱。白蛋白减少、球蛋白增多，提示正常肝细胞减少。

（3）门静脉高压：①患者出现大量呕血，提示存在上消化道大出血，可能由于食管胃底静脉曲张所引起；②脾大，红细胞、血红蛋白减少，也是门静脉高压的信号；③患者腹水，比重降低，Rivalta 实验阴性，提示以漏出液为主，符合肝硬化腹水特征。

2. 该患者经输血扩容等抢救措施后出现昏迷的主要机制是什么？

答：(1) 脑缺血-再灌注损伤，导致神经系统症状。其主要机制有以下 3 项。①细胞内钙超载：脑缺血-再灌注损伤时，因能量代谢障碍，钙泵功能不能维持，钙离子向细胞内转移，同时线粒体、内质网钙释放增多，造成细胞内钙超载。②自由基增加：缺血及再灌注时过氧化反应增强，因而 cAMP 上升导致磷脂酶激活，使磷脂降解，游离脂肪酸增多，缺血后血流再灌注时，自由基产生增加，与游离脂肪酸反应而使过氧化脂质生成增多，能引起细胞和组织的损伤。③膜磷脂降解和不饱和脂肪酸的过氧化导致脑细胞膜通透性增加，加重脑水肿。

(2) 肝硬化患者常有上消化道出血，血中蛋白质在肠道细菌的作用下产氨，可能引起肝性脑病，造成患者昏迷。主要机制：①消化道出血时，血液中的蛋白质在肠道经细菌作用可产生氨及其他毒物；②出血可引起低血压、低血容量、缺氧等，对脑功能产生不利影响，在一定程度上参与诱发肝性脑病的发生。

3. 缺血-再灌注损伤的影响因素有哪些？应如何加以防治？

答：(1) 影响因素有缺血时间的长短、侧支循环、缺血组织对氧的需求程度、电解质浓度等。

(2) 防治原则：①减轻缺血性损伤、控制再灌注条件，如尽早恢复血流，再灌注时采用低压、低流、低温等灌注条件；②消除自由基；③改善缺血组织的代谢，供给 ATP 等物质；④减轻钙超载；⑤加用细胞膜保护剂；⑥增强机体内源性抗损伤能力。

**病例 2**

患者，男性，78 岁，胸痛 6 h 入院。6 h 前突发胸痛，疼痛位于胸骨中下段，向双上肢及背部放射，伴恶心、呕吐胃内容物 1 次，胸闷，气促，就诊于当地医院，心电图及心肌酶检查提示：急性广泛前壁心肌梗死，立即给予尿激酶溶栓治疗，溶栓 2 h 后，拟立即转入上级医院急诊进行冠脉介入支架治疗。转院途中患者出现意识丧失、抽搐。心电监护示：心律失常（室性心动过速），立即给予电复律及药物急救，神志恢复。转入上级医院行冠脉造影提示：左主干（LM）正常，前降支（LAD）近中段长病变伴血栓影，最重 90％ 狭窄，余血管正常。置入 2.75 mm×32 mm 药物涂层支架，支架置入后，患者术后反复出现胸闷、气短、少尿症状。经给予利尿、扩血管后，上述症状缓解。患者病情稳定，未再发胸痛、胸闷，5 天后康复出院。

【病案问题】

1. 该病例中，患者在急性心肌梗死并接受溶栓治疗后可能发生什么现象？

答：心肌缺血-再灌注损伤。因为应用溶栓药物后冠状动脉血管血栓部分溶解后，在冠脉血管血流恢复过程中，会出现心功能变化、能量代谢变化以及心肌结构变化，出现一系列临床症状。

2. 患者为什么出现室性心动过速？

答：再灌注性心律失常以室性心律失常为主，如室性心动过速和心室纤颤。

可能机制为：①再灌注时心肌之间动作电位时程的不均一性增强了心肌兴奋折返，是再灌注性心律失常的主要原因；②再灌注时，$Na^+/Ca^{2+}$ 交换蛋白交换异常，形成一过性内向电子流，产生心肌细胞动作电位延迟后除极；③再灌注时，大量的儿茶酚胺提高心肌细胞的自律性；④再灌注时，自由基和活性氧损伤心肌细胞膜，导致离子通道发生改变，诱发心律失常。

3. 患者安装心脏支架后为什么会反复出现胸闷、气短、少尿症状？

答：考虑为心梗后缺血-再灌注损伤所致机体功能、代谢变化。

①心功能变化：心肌缺血-再灌注损伤，导致心脏功能下降、能量代谢障碍和结构破坏，引起心排血量下降，组织供血不足；②心排血量降低，可引起肺淤血和微循环障碍，进而引起肺水肿和肺内炎症，引起胸闷、呼吸困难；③心排血量降低引起单位时间内流经肾血液量减少，肾灌流不足，肾小球滤过功能减弱，引起患者少尿。再灌注过程中，血浆儿茶酚胺浓度升高，引起肾血管收缩，也会引起少尿。

 **临床检验常用指标**

1. 血液检查。

血钾、CPK、SGOT 及 LDH 升高的程度反映骨骼肌坏死的程度和范围；血肌红蛋白增高注意肾衰竭可能；血液 pH 值下降，特别是在血运重建后，pH 值进一步下降提示预后不佳。

2. 尿液检查。

尿液中出现肌红蛋白时应警惕肾衰竭的发生。

3. 氧自由基检测。

因其化学性质不稳定及半衰期很短，故检测有一定困难。可通过测定与脂质过氧化物作用成比例增加的丙二醛酸，间接测定氧自由基的存在。

4. 抗氧化物。

（1）抗氧化酶：SOD、GSH-Px、CAT。

（2）非酶性抗氧化物：维生素 E、维生素 C、维生素 A 和辅酶 Q。

5. 其他。

（1）再灌注液体压力大小、温度、pH 值、电解质（钠、钾、钙、镁等）浓度与再灌注损伤密切相关。

（2）根据耐受程度，不同器官发生再灌注损伤所需时间不同：冠状动脉 15～45 min，脑 30 min，肝脏 45 min（部分血流阻断），肾脏 60 min，小肠 60 min，骨骼肌 4 h。

（3）细胞黏附分子、趋化因子和其他细胞因子。

 **基本知识点梳理**

详见表 12-1～表 12-11 和图 12-1～图 12-4。

表 12-1　缺血-再灌注损伤的原因及条件

| 原因 | 条件 |
|---|---|
| （1）组织器官缺血后恢复血液供应：休克时微循环的疏通，断肢再植和器官移植等；<br>（2）某些新的医疗技术的应用：冠脉搭桥术、溶栓疗法及经皮冠状动脉介入治疗（PTCA）等；<br>（3）体外循环条件下：心脏手术、肺血栓切除手术、心肺复苏、脑复苏等 | （1）缺血时间：时间短→无明显再灌注损伤；时间长→导致再灌注损伤；时间过长→导致不可逆性损伤甚至坏死，观察不到再灌注损伤；<br>（2）侧支循环：易形成侧支循环者不易发生缺血-再灌注损伤；<br>（3）需氧程度：心、脑对氧要求高易发生缺血-再灌注损伤；<br>（4）再灌注的条件：<br>降低压力、温度、pH 值及 $Ca^{2+}$、$Na^+$ 的含量；<br>适当增加灌注液 $K^+$、$Mg^{2+}$ 的含量 |

表 12-2　自由基的分类

| 自由基的种类 | 举例 |
| --- | --- |
| 氧自由基 | 超氧阴离子 $O_2^-$、羟自由基 OH· |
| 脂性自由基 | 烷自由基（L·）、烷氧自由基（LO·）、烷过氧自由基（LOO·） |
| 其他 | 氯自由基（Cl·）、甲基自由基（$CH_3$·）、一氧化氮自由基（NO·） |

注：其他活性氧：单线态氧（$^1O_2$）、过氧化氢（$H_2O_2$）。

表 12-3　自由基的生成与清除

| 阶段 | 过程 | |
| --- | --- | --- |
| 自由基的生成 | 氧化磷酸化过程中单电子还原<br><br>$$O_2 \xrightarrow{e^-} O_2^{\cdot-} \xrightarrow{e^- + 2H^+} H_2O_2 \xrightarrow[H_2O]{e^- + H^+} OH\cdot \xrightarrow{e^- + H^+} H_2O$$<br>（$4e^- + 4H^+$） | |
| | Haber-Weiss 反应：$H_2O_2$ 在细胞内 $Fe^{2+}$ 或 $Cu^+$ 的存在下可通过 Haber-Weiss 反应转变成自由基 | |
| | Fenton 型 Haber-Weiss 反应：体内游离铁离子或铜离子增高多，$H_2O_2$ 生成 OH· 的反应速度增快，称为 Fenton 型 Haber-Weiss 反应 | |
| | 其他反应 | 酶促反应：黄嘌呤氧化酶、NADH 等 |
| | | 非酶促反应：电离辐射、中性粒细胞、吞噬细菌、光敏反应等 |
| 自由基的清除 | 抗氧化物质：维生素 E、维生素 C、辅酶 Q、β-胡萝卜素、谷胱甘肽等 | |
| | 抗氧化酶：超氧化物歧化酶（SOD），过氧化氢酶，谷胱甘肽过氧化物酶（GSH-Px） | |

表 12-4　缺血-再灌注损伤导致自由基增多的机制

| 线粒体损伤 | 中性粒细胞聚集及激活 | 黄嘌呤氧化酶形成增多 | 儿茶酚胺自身氧化增加 |
| --- | --- | --- | --- |
| 缺血缺氧→ATP↓→$Ca^{2+}$ 进入线粒体增多，线粒体氧化磷酸化功能障碍，细胞色素氧化酶系统功能失调，电子传递链受损，抗氧化酶类（SOD、CAT、GSH-Px）活性下降，再灌注阶段进入细胞内的氧经单电子还原形成的活性氧增多，尤其是线粒体内的 $H_2O_2$ 及 OH· 增多 | 中性粒细胞在吞噬活动时耗氧量显著增加，所摄取的氧经细胞内 NADPH 氧化酶和 NADH 氧化酶的催化，接受电子形成氧自由基，出现呼吸爆发 | 缺血时，一方面，ATP 减少，钙泵功能障碍，$Ca^{2+}$ 进入细胞激活 $Ca^{2+}$ 依赖性蛋白水解酶使 XD 大量转变为 XO；另一方面，氧分压降低，ATP 依次降解为 ADP、AMP 和次黄嘌呤，缺血组织内次黄嘌呤大量堆积。再灌注时，缺血组织重新获得大量氧，在 XO 的作用下堆积的次黄嘌呤依次生成黄嘌呤和尿酸，在这两步反应中同时以分子氧作为电子接受体，产生大量的自由基及活性氧 | 是一种应激反应，交感-肾上腺髓质系统兴奋，产生大量的儿茶酚胺；儿茶酚胺的氧化能产生大量的氧自由基 |

表 12-5　自由基增多引起机体损伤的机制

| 膜脂质过氧化 | 蛋白质功能抑制 | 核酸破坏与 DNA 断裂 |
|---|---|---|
| (1) 细胞及细胞器膜结构被破坏：膜不饱和脂肪酸减少，饱和脂肪酸/蛋白质比例失调；细胞膜及细胞器（线粒体、溶酶体）膜液态性、流动性降低及通透性升高，细胞外 $Na^+$、$Ca^{2+}$ 内流增加→细胞水肿和钙超载；<br>(2) 生物活性物质生成增多：激活磷脂酶 C、磷脂酶 D，催化花生四烯酸代谢反应，生成前列腺素、血栓素 $A_2$（$TXA_2$）、LT 等，促进再灌注损伤；<br>(3) ATP 生成减少：线粒体功能抑制，细胞能量代谢障碍 | (1) 直接：在自由基作用下，细胞结构蛋白和酶的巯基氧化形成二硫键；氨基酸残基氧化，胞质及膜蛋白和某些酶交联形成二聚体或更大的聚合物，直接损伤蛋白质功能；<br>(2) 间接：脂质过氧化可使膜脂质发生交联、聚合，抑制 $Na^+$、$Ca^{2+}$ 离子调控相关蛋白，造成细胞肿胀、$Ca^{2+}$ 超载；脂质过氧化可抑制膜受体、G 蛋白与效应器的耦联，引起细胞信号转导功能障碍 | OH·毒性作用使染色体畸变、核酸碱基羟化或 DNA 断裂 |

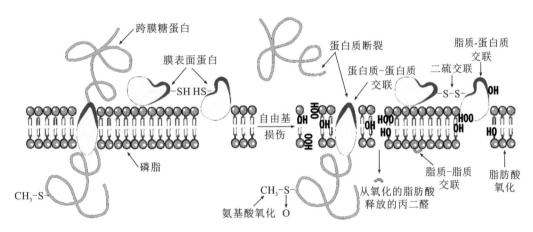

图 12-1　自由基损伤生物膜

表 12-6　细胞内钙离子稳态调节

| $Ca^{2+}$ 进入细胞液的途径 | $Ca^{2+}$ 离开细胞液的途径 |
|---|---|
| 细胞膜钙通道 | 包括电压依赖性钙通道和受体操纵性钙通道两类 |
| 细胞内钙库释放通道 | 属于受体操纵性钙通道，包括三磷酸肌醇操纵的钙通道和雷诺丁（ryanodine）敏感的钙通道 |
| 钙泵 | 钙泵存在于细胞膜、线粒体、内质网膜上，当细胞内钙被泵出细胞或泵入到线粒体及肌质网，降低细胞内钙浓度 |
| $Na^+$-$Ca^{2+}$ 交换蛋白 | 又称钠钙交换体，是一种跨膜蛋白，以双向转运方式调节细胞内钙离子浓度 |

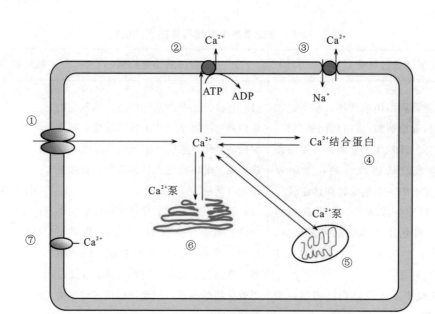

**图 12-2　细胞 $Ca^{2+}$ 转运模式图**

①电压依赖性钙通道；②细胞膜钙通道；③$Na^+/Ca^{2+}$ 交换；④胞质结合钙；⑤线粒体；⑥内质网；⑦细胞膜结合钙。

**表 12-7　缺血-再灌注导致钙超载的机制**

| 发生机制 | 激活途径 |
| --- | --- |
| $Na^+/Ca^{2+}$ 交换异常 | 直接激活：细胞内高 $Na^+$ 作用，以反向转运的方式加速 $Na^+$ 向细胞外转运，将大量 $Ca^{2+}$ 运入胞质 |
| | 间接激活：细胞内高 $H^+$ 的作用，再灌注时细胞外 $H^+$ 降低，促进 $Na^+$ 内流，继发性使 $Na^+$-$Ca^{2+}$ 交换增强 |
| 蛋白激酶 C（PKC）激活 | （1）IP3 促进内质网释放 $Ca^{2+}$；<br>（2）DG（DAG）经激活 PKC 促进 $H^+$-$Na^+$ 交换→$Na^+$-$Ca^{2+}$ 交换，促进胞外 $Ca^{2+}$ 内流；<br>（3）通过激活腺苷酸环化酶增加 L 型钙通道的开放，从而促进胞外 $Ca^{2+}$ 内流 |
| 生物膜损伤 | （1）细胞膜损伤：缺血造成膜结构破坏；再灌注生成大量自由基，膜脂质过氧化；$Ca^{2+}$ 增加，膜磷脂降解；<br>（2）线粒体膜损伤：钙盐沉积于线粒体；再灌注使线粒体通透性转换孔开放；自由基的损伤及膜磷脂的降解；<br>（3）内质网膜损伤：自由基的作用及膜磷脂的降解使钙泵功能障碍 |

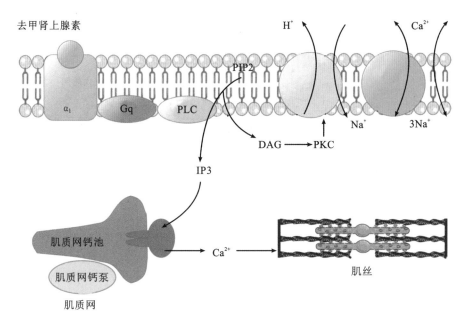

**图 12-3　蛋白激酶 C 对 $Na^+/Ca^{2+}$ 交换蛋白的激活**

**表 12-8　钙超载引起缺血-再灌注损伤的机制**

| 发生机制 | 细胞损伤 |
|---|---|
| 能量代谢障碍 | 聚集于胞质内的 $Ca^{2+}$ 被线粒体摄取时可消耗大量 ATP，同时进入线粒体的 $Ca^{2+}$ 与含磷酸根的化合物结合，形成不溶性磷酸钙，既干扰线粒体的氧化磷酸化，使 ATP 生成减少，又损伤线粒体膜而加重细胞能量代谢障碍 |
| 细胞膜及结构蛋白分解 | 细胞内 $Ca^{2+}$ 增加可激活磷脂酶类，促使膜磷脂降解，造成细胞膜结构受损；还可激活钙依赖性蛋白酶活性，促进细胞膜和结构蛋白的分解；激活核酸内切酶，引起染色体的损伤 |
| 加重酸中毒 | 细胞内 $Ca^{2+}$ 浓度升高可激活某些 ATP 酶，导致细胞高能磷酸盐水解，释放出大量 $H^+$，加重细胞内酸中毒 |

**表 12-9　白细胞引起缺血-再灌注损伤的机制**

| 缺血-再灌注时炎症反应过度激活的机制 | 炎症反应引起机体损伤的机制 |
|---|---|
| （1）细胞黏附分子生成增多：发生 IRI 时中性粒细胞和血管内皮细胞的多种黏附分子表达增强，引起中性粒细胞与受损血管内皮细胞之间的广泛黏附、聚集；<br>（2）趋化因子与细胞因子生成增多：白三烯、血小板活化因子（PAF）、补体、激肽等吸引大量白细胞进入组织或黏附于血管内皮 | 微血管损伤：<br>（1）微血管血液流变学改变：白细胞黏附，形成嵌顿，堵塞；内皮损伤，血小板黏附，微血栓形成和组织水肿；<br>（2）微血管口径的改变，即缩血管物质增多；<br>（3）微血管通透性增加 |
| | 细胞损伤：激活的中性粒细胞与血管内皮细胞可释放大量的致炎物质，如自由基、蛋白酶、溶酶体酶等 |

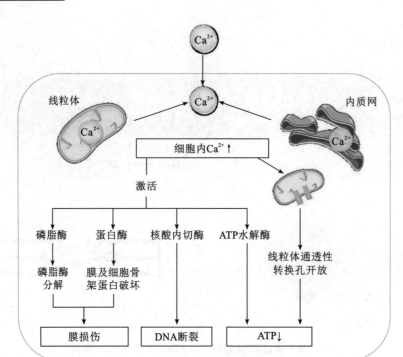

图 12-4　钙超载引起缺血-再灌注损伤

表 12-10　缺血-再灌注损伤时机体的功能、代谢变化

| 部位 | | 变化 |
|---|---|---|
| 心脏的变化 | 心功能变化 | 心肌舒缩功能降低：心室顺应性和收缩力下降；心排出量及血压降低。<br>心肌顿抑：缺血心肌在恢复血液灌注后一段时间内出现可逆性舒缩功能降低的现象 |
| | | 再灌注性心律失常：再灌注心肌之间动作电位时程的不均一性；钙超载；自由基增多；纤颤阈值降低 |
| | 心肌能量代谢变化 | 心肌内 ATP、CP（磷酸肌酸）含量降低；ADP、AMP 及其产物核苷类和碱基升高 |
| | 心肌结构变化 | 心肌细胞内肌膜缺损，肌原纤维断裂、挛缩，线粒体肿胀、嵴断裂、溶解，心肌细胞死亡 |
| 脑的变化 | 脑能量代谢变化 | 缺血：脑内 ATP、CP、葡萄糖、糖原短时间内减少，而乳酸增加；<br>再灌注：比缺血时 cAMP 增加更明显，脂质过氧化物大量增多 |
| | 脑组织形态学的改变 | 脑水肿和脑坏死；<br>细胞胀亡：以细胞肿胀、体积增大、胞质空泡化、内质网扩张、线粒体肿胀、嵴减少或消失为主要特点的死亡方式 |
| | IRI引起脑损伤的机制 | (1) 兴奋性氨基酸毒性作用；<br>(2) 自由基、活性氧物质及炎症介质增多；<br>(3) 钙超载的作用 |

续表

| 部位 | | 变化 |
|---|---|---|
| 其他器官的变化 | 肺缺血-再灌注损伤时的变化 | 光镜下：肺不张、肺气肿，肺间质增宽、水肿，炎细胞浸润，肺泡内红细胞漏出较多 |
| | | 电镜下：肺内毛细血管内皮细胞肿胀，核染色质聚集并靠核膜周边分布，核固缩倾向；Ⅰ型肺泡上皮细胞内吞饮小泡减少；Ⅱ型肺泡上皮细胞表面微绒毛减少，线粒体肿胀，板层小体稀少，出现较多空泡 |
| | 肠缺血-再灌注损伤时的变化 | 缺血时：间质水肿；<br>再灌注时：黏膜损伤严重，出现上皮坏死，肠壁出血及溃疡形成 |
| | 肾缺血-再灌注损伤时的变化 | 血清肌酐浓度升高，线粒体高度肿胀、变形、嵴减少、排列紊乱、甚至崩解，空泡形成等，以急性肾小管坏死最为严重 |
| | 肝缺血-再灌注损伤时的变化 | 血清谷丙转氨酶、谷草转氨酶及乳酸脱氢酶活性增高；<br>光镜下：肝细胞肿胀、脂肪变性、空泡变性及点状坏死；<br>电镜下：线粒体高度肿胀、变形、嵴减少、排列紊乱、甚至崩解，空泡形成等；内质网明显扩张，毛细胆管内微绒毛稀少等 |

表 12-11　缺血-再灌注损伤防治的病理生理基础

| 防治内容 | 病理生理基础 |
|---|---|
| 尽早恢复血流与控制再灌注条件 | 低压低流速灌注；低钙液灌注；低钠液灌注 |
| 清除自由基与减轻钙超载 | 自由基清除剂；减少自由基生成；$Ca^{2+}$通道拮抗剂等 |
| 细胞保护剂与细胞抑制剂的作用 | 磷酸己糖；环孢素 A；阿昔单抗-糖蛋白Ⅱb/Ⅲa |
| 激活内源性保护机制 | （1）缺血预适应：缺血前反复、多次的短期缺血，使机体组织器官对随后更长时间缺血再灌注损伤产生明显保护作用的一种适应性反应；<br>（2）缺血后适应：缺血后多次短暂缺血与再灌注循环可减轻损伤；<br>（3）远程缺血预适应：是指对心脏和脑以外的非重要器官进行重复缺血或缺氧，从而改善血管功能状态，提高远隔重要器官对严重缺血或缺氧的耐受能力 |

 **常用医学词汇中英文对照**

详见表 12-12。

表 12-12　常用医学词汇中英文对照表

| 序号 | 英文 | 中文 |
|---|---|---|
| 1 | ischemia-reperfusion injury, IRI | 缺血-再灌注损伤 |
| 2 | ischemic pre-conditioning | 缺血预适应 |
| 3 | ischemic post-conditioning | 缺血后适应 |

| 序号 | 英文 | 中文 |
|---|---|---|
| 4 | free radical | 自由基 |
| 5 | oxygen free radical，OFR | 氧自由基 |
| 6 | reactive oxygen species，ROS | 活性氧 |
| 7 | oxidative stress，OS | 氧化应激 |
| 8 | xanthine oxidase，XO | 黄嘌呤氧化酶 |
| 9 | xanthine dehydrogenase，XD | 黄嘌呤脱氢酶 |
| 10 | neutrophils | 中性粒细胞 |
| 11 | respiratory burst | 呼吸爆发 |
| 12 | oxygen burst | 氧爆发 |
| 13 | lipid peroxidation | 脂质过氧化 |
| 14 | calcium overload | 钙超载 |
| 15 | glycocalyx | 多糖包被 |
| 16 | mitochondrial permeability transition pore，mPTP | 线粒体通透性转换孔 |
| 17 | adhesion molecule | 黏附分子 |
| 18 | no-reflow phenomenon | 无复流现象 |
| 19 | myocardial stunning | 心肌顿抑 |
| 20 | reperfusion arrhythmia | 再灌注性心律失常 |
| 21 | ATP-sensitive $K^+$ channels，$K_{ATP}$ | ATP 敏感性钾离子通道 |
| 22 | oncosis | 细胞胀亡 |
| 23 | apoptosis | 细胞凋亡 |
| 24 | neurovascular unit | 神经-血管单位 |
| 25 | catalase，CAT | 过氧化氢酶 |
| 26 | glutathione peroxidase，GSH-Px | 谷胱甘肽过氧化物酶 |
| 27 | ceruloplasmin | 血浆铜蓝蛋白 |
| 28 | myocardial infarction | 心肌梗死 |
| 29 | ischemic stroke | 缺血性卒中 |
| 30 | sleep apnea | 睡眠呼吸暂停 |
| 31 | thrombolytic therapy | 溶栓治疗 |
| 32 | percutaneous coronary intervention，PCI | 经皮冠状动脉介入治疗 |
| 33 | cardiopulmonary bypass | 体外循环 |
| 34 | organ implantation | 器官移植 |

| 序号 | 英文 | 中文 |
|---|---|---|
| 35 | hemochromatosis | 血色病 |
| 36 | superoxide dismutase，SOD | 超氧化物歧化酶 |
| 37 | leukotriene，LT | 白三烯 |
| 38 | $Na^+/Ca^{2+}$ exchanger，NCX | $Na^+/Ca^{2+}$交换蛋白 |
| 39 | cytochrome C，CytC | 细胞色素 C |
| 40 | integrin | 整合素 |
| 41 | selectin | 选择素 |
| 42 | chemokine | 趋化因子 |
| 43 | emigration | 细胞渗出 |
| 44 | Toll-like receptor，TLR | Toll 样受体 |
| 45 | mitogen-activated protein kinase，MAPK | 蛋白激酶 |
| 46 | ST-segment elevation myocardial infarction，STEMI | ST 段抬高的心肌梗死 |
| 47 | transferrin | 转铁蛋白 |
| 48 | cyclosporine，CyA | 环孢素 A |
| 49 | abciximab-glycoprotein Ⅱb/Ⅲa | 阿甘单抗-糖蛋白Ⅱb/Ⅲa |
| 50 | remote ischemic pre-conditioning，RIPC | 远程缺血预适应 |

**基本概念**

1. **缺血-再灌注损伤**（ischemia-reperfusion injury，IRI）：指在缺血基础上恢复血流后组织损伤反而加重，甚至发生不可逆性损伤的现象。

2. **自由基**（free radical）：指外层电子轨道上具有单个不配对电子的原子、原子团或分子。化学性质非常活泼，极易与其生成部位的其他物质发生连锁反应。

3. **氧自由基**：由氧诱发产生的自由基，属于非脂性自由基。

4. **脂性自由基**：是氧自由基与多聚不饱和脂肪酸作用后生成的中间代谢产物，如烷自由基（L·）、烷氧自由基（LO·）、烷过氧自由基（LOO·）等。

5. **呼吸爆发**：再灌注组织重新获得氧供应的短时间内，激活的中性粒细胞耗氧量显著增加，产生大量氧自由基，又称为氧爆发。

6. **氧化应激**：是指体内氧化与抗氧化作用失衡，倾向于氧化，导致中性粒细胞炎性浸润，蛋白酶分泌增加，产生大量氧化中间产物。氧化应激是由自由基在体内产生的一种负面作用，并被认为是导致衰老和疾病的一个重要因素。

7. **钙超载**（calcium overload）：是指各种原因引起的细胞内钙含量异常增多并导致细胞结构损伤和功能代谢障碍的现象，严重时可造成细胞死亡。

8. 心肌顿抑：缺血心肌在恢复血液灌注后一段时间内出现可逆性收缩功能降低的现象。

9. 再灌注性心律失常：缺血心肌再灌注过程中出现的心律失常。以室性心律失常居多，如室性心动过速和心室纤颤等。

10. 黏附分子：指由细胞合成的，可促进细胞与细胞之间、细胞与细胞外基质之间黏附的一大类分子的总称，如整合素、选择素、细胞间黏附分子、血管细胞黏附分子等。

11. 无复流现象：在结扎动脉造成局部缺血后，再打开结扎的动脉，使血流重新开放，缺血区并不能得到充分的血流灌注，称为无复流现象。

12. 缺血预适应：缺血前反复、多次的短期缺血使机体组织器官对随后更长时间缺血再灌注损伤产生明显保护作用的一种适应性反应。

13. 缺血后适应：缺血后多次短暂缺血与再灌注循环可减轻损伤。

14. 远程缺血预适应：是指对心脏和脑以外的非重要器官进行重复缺血或缺氧，从而改善血管功能状态，提高远隔重要器官对严重缺血或缺氧的耐受能力。

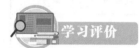 **学习评价**

### （一）填空题

1. 大量实验研究和临床证据表明，_____及_____反而会加重组织损伤，此现象称为缺血-再灌注损伤。

2. 不同器官发生再灌注损伤所需的缺血时间不同，如冠状动脉一般_____ min，肝脏一般_____ min，肾脏一般_____ min，小肠_____ min，骨骼肌甚至为_____ h。不同大小的动物再灌注损伤所需的缺血时间不同，如_____相对较短，_____相对较长。

3. _____、_____等需氧量高的器官易发生缺血-再灌注损伤。心肌梗死后未疏通_____再灌注损伤。

4. 降低再灌注液的_____、_____、_____、_____及_____、_____含量，能减轻再灌注损伤；或适当增加灌注液_____、_____含量，有利于减轻再灌注损伤。

5. 目前认为缺血-再灌注损伤的重要发病学环节是_____、_____和_____。

6. 氧自由基主要有_____、_____和_____等，其中_____是目前最活跃的氧自由基。自由基对细胞的毒性作用主要表现为_____或_____。

7. 活性氧主要有_____、_____和_____等。

8. 中性粒细胞在吞噬活动时耗氧量显著增加，所摄取的氧绝大部分经细胞内_____和_____催化，接受电子形成氧自由基，用以杀灭病原微生物。中性粒细胞被激活时氧耗量显著增加称为_____。

9. 黄嘌呤氧化酶和其前身黄嘌呤脱氧酶主要存在于_____。黄嘌呤脱氧酶转化为黄嘌呤氧化酶需要有_____。

10. 缺血-再灌注也是一种应激反应，交感-肾上腺髓质系统兴奋产生大量儿茶酚胺。一方面具有代偿调节作用，另一方面，通过_____可产生大量的_____。

11. 组织缺血-再灌注时，内源性儿茶酚胺释放增加，一方面作用于_____肾上腺素能受体，激活 G 蛋白-磷脂酶 C（PLC）介导的细胞信号转导通路，促进磷脂酰肌醇（PIP2）分解，生成_____和_____。其中 IP3 促进内质网释放_____，DG 经激活 PKC 促进_____交换，进而增加_____交换，促进 $Ca^{2+}$ 内流，共同使胞质内 $Ca^{2+}$ 浓度升高。另一方面儿茶酚胺作用于_____肾上腺素能受体，通过激活腺苷酸环化酶增加_____型钙通道的开放，从而促进胞外_____内流，进一步加重细胞内钙超载。

12. 缺血心肌再灌注过程中出现的心律失常，称为_____。以_____居多，如室性心动过速和心室纤颤。缺血心肌在恢复血流灌注后，心肌舒缩功能要经过较长的一段时间（数天到数周）后才能恢复，此为可逆性的心肌功能障碍，称之为_____。

13. _____是对缺氧最敏感的器官，它的活动主要依靠_____提供能量。心肺骤停后复苏最困难的器官是_____。

14. 一旦缺血缺氧，线粒体呼吸链功能障碍，ATP 合成减少，无氧酵解增强，_____增多，细胞内_____，离子分布异常，_____和_____内流，细胞_____，神经元功能障碍。

15. 再灌注会引起自由基及活性氧物质增多，兴奋性氨基酸生成增多，钙超载及炎症反应过度激活而引起继发性损伤，脑组织形态学最明显的改变是_____和_____，临床表现为感觉、运动或意识等脑功能障碍，严重时甚至死亡。

16. 肠缺血-再灌注损伤的主要特征为_____和_____。

17. 再灌注时要注意采取_____、_____和_____的措施。

18. 为减轻钙超负荷，可使用_____或_____。

19. 自由基清除剂主要有：①抗氧化物质：_____、_____、_____、_____、_____等，这些物质能提供电子自由基还原而清除自由基；②抗氧化酶：SOD 可歧化 $O_2^-$ 生成_____。过氧化氢酶可清除_____。谷胱甘肽过氧化物酶（GSH-Px）可清除_____。

**（二）单选题**

1. 缺血-再灌注损伤是指（　　）

A. 组织器官血液灌流量减少所引起的缺血性损伤

B. 组织器官灌注后引起的损伤

C. 组织器官缺血后恢复血流，损伤反而加重的现象

D. 组织器官缺血后恢复血流一定会引起的后果

E. 缺血后出现组织细胞变性坏死

2. 下述哪种情况不会发生缺血-再灌注损伤（　　）

A. 器官移植　　　　　　　　　　　B. 心脏骤停后心肺复苏

C. 体外循环下心脏手术　　　　　　D. 断肢再植

E. 心肌梗死

3. 下列哪项可能加重缺血-再灌注损伤的发生（　　）

A. 缺血后侧支循环较易建立

B. 对需氧要求较低的组织器官

C. 再灌注时采用低流、低温及低压的灌注液

D. 缺血时间过长

E. 细胞内钙离子浓度增加

4. 目前发现的最活跃的氧自由基是（　　　）

A. OH·

B. L·

C. $CH_3$·

D. NO·

E. $H_2O_2$

5. 呼吸爆发是指（　　　）

A. 缺血-再灌注性肺损伤

B. 肺通气量代偿性增强

C. 中性粒细胞氧自由基生成大量增加

D. 线粒体呼吸链功能增加

E. 呼吸中枢兴奋性增高

6. 黄嘌呤氧化酶存在于（　　　）内

A. 毛细血管内皮细胞

B. 结缔组织细胞

C. 巨噬细胞

D. 白细胞

E. 肌细胞

7. 黄嘌呤脱氢酶转化为黄嘌呤氧化酶需要（　　　）依赖性蛋白水解酶

A. $Ca^{2+}$

B. $Mg^{2+}$

C. $Na^+$

D. $K^+$

E. $Cl^-$

8. 再灌注时氧自由基的产生与下列哪个因素无关（　　　）

A. 线粒体损伤

B. 中性粒细胞聚集及激活

C. 黄嘌呤氧化酶增多

D. 儿茶酚胺自身氧化增加

E. 蛋白激酶 C 激活

9. 脂质过氧化主要是由下列哪种原因引起损伤（　　　）

A. 自由基增多

B. 钙超载

C. 炎症过度反应

D. 微血管损伤

E. 微血管通透性增加

10. 缺血后再灌注时细胞内钙超载的主要机制是（　　　）

A. $Na^+$-$Ca^{2+}$ 交换蛋白反向转运

B. 微血管损伤

C. 溶酶体酶的释放

D. 中性粒细胞激活

E. 儿茶酚胺增加

11. 下列哪一种酶不能清除体内自由基（　　　）

A. 过氧化物酶

B. 超氧化物歧化酶

C. 谷胱甘肽过氧化物酶

D. 过氧化氢酶

E. 核酸内切酶

12. 再灌注时黄嘌呤氧化酶催化次黄嘌呤转化为黄嘌呤，最后形成（　　　）

A. 尿素＋$H_2O_2$

B. 尿酸＋$H_2O_2$

C. 尿素＋$H_2O$　　　　　　　　　　　D. 尿酸＋$H_2O$

E. 尿酸＋$CO_2$

13. 最易发生缺血-再灌注损伤的器官是（　　　）

A. 心　　　　　　　　　　　　　　　　B. 肝

C. 肺　　　　　　　　　　　　　　　　D. 肾

E. 胃肠道

14. 最常见的再灌注性心律失常是（　　　）

A. 室性心动过速　　　　　　　　　　　B. 窦性心动过速

C. 心房颤动　　　　　　　　　　　　　D. 房室传导阻滞

E. 室性期前收缩

15. 下列哪一项不属于脑缺血-再灌注损伤的变化（　　　）

A. ATP 减少　　　　　　　　　　　　　B. 细胞内酸中毒

C. 细胞水肿　　　　　　　　　　　　　D. 兴奋性氨基酸生成增多

E. 乳酸减少

16. 肠缺血-再灌注损伤最具特征性的变化是（　　　）

A. 肠黏膜水肿　　　　　　　　　　　　B. 肠黏膜损伤和屏障功能障碍

C. 肠管淤血　　　　　　　　　　　　　D. 肠壁组织增生

E. 肠蠕动功能障碍

17. 肾缺血-再灌注损伤时肾功能严重受损的主要表现为（　　　）

A. 血清肌酐浓度明显增高　　　　　　　B. 尿蛋白明显增高

C. 血尿　　　　　　　　　　　　　　　D. 管型尿

E. 血脂升高

18. 病理条件下，细胞内哪种离子明显升高或膜内正电位时，$Na^+$-$Ca^{2+}$ 交换蛋白则以反向转运的方式将细胞内 $Na^+$ 排出，细胞外 $Ca^{2+}$ 进入细胞（　　　）

A. $Ca^{2+}$　　　　　　　　　　　　　B. $Na^+$

C. $K^+$　　　　　　　　　　　　　　　D. $Mg^{2+}$

E. $Cl^-$

19. 控制再灌注条件，下列措施哪一项不适当（　　　）

A. 低压　　　　　　　　　　　　　　　B. 低温

C. 低 pH 值　　　　　　　　　　　　　D. 低钙

E. 低镁

20. 患者，女性，67 岁，近 2 个月来无明显诱因反复出现左侧肢体无力，每次发作持续 4～5min 后可以自行完全缓解，医院就诊后，诊断为短暂性脑缺血发作。请问患者为什么可以自行缓解（　　　）

A. 脑缺血　　　　　　　　　　　　　　B. 脑栓塞

C. 脑缺血-再灌注　　　　　　　　　　　D. 脑缺血-再灌注损伤

E. 脑出血

（三）多选题

1. 目前认为，缺血-再灌注损伤的重要发病机制是（　　　）

A. 自由基生成增多　　　　　　　　　　B. 细胞内钙超载

C. 促红细胞生成素增加　　　　　　　　D. 炎症反应过度激活

E. 纤溶系统功能异常

2. 属于自由基增多引发膜脂质过氧化所引起的损伤有（　　　）

A. 细胞及细胞膜结构损伤　　　　　　　B. 前列腺素生成增多

C. DNA 断裂　　　　　　　　　　　　　D. ATP 生成减少

E. $TXA_2$ 生成减少

3. 关于缺血-再灌注损伤的影响因素正确的是（　　　）

A. 缺血时间的长短　　　　　　　　　　B. 侧支循环的有无

C. 组织器官对氧需求的高低　　　　　　D. 灌注液的压力

E. 灌注液的 pH 值

4. 自由基导致缺血-再灌注损伤的机制有哪些（　　　）

A. 损伤细胞内蛋白　　　　　　　　　　B. 引起生物膜脂质过氧化

C. 花生四烯酸代谢增加　　　　　　　　D. 引起染色体畸变

E. 细胞内脂肪变性

5. 增加下列哪些灌注液有利于减轻再灌注损伤（　　　）

A. $Ca^{2+}$　　　　　　　　　　　　　B. $Na^+$

C. $K^+$　　　　　　　　　　　　　　　D. $Mg^{2+}$

E. 压力

6. 以下哪些属于脂性自由基（　　　）

A. L·　　　　　　　　　　　　　　　　B. LO·

C. LOO·　　　　　　　　　　　　　　　D. Cl·

E. $CH_3$·

7. 缺血-再灌注损伤时，白细胞的作用有（　　　）

A. 增加血管通透性　　　　　　　　　　B. 导致微血管管腔狭窄

C. 释放氧自由基　　　　　　　　　　　D. 释放溶酶体酶破坏组织

E. 导致内源性儿茶酚胺的增加

8. 关于钙稳态的维持，下列选项正确的是（　　　）

A. 细胞膜对 $Ca^{2+}$ 的低通透性

B. 钙与特殊配基形成可逆性复合物

C. 细胞膜钙泵（$Ca^{2+}$-$Mg^{2+}$-ATP）逆电化学梯度将 $Ca^{2+}$ 主动转运至细胞外

D. 通过细胞器膜上的 $Ca^{2+}$ 泵和 $Na^+$-$Ca^{2+}$ 交换体将胞质钙贮存至内质网和线粒体内

E. 通过细胞膜 $Na^+$-$Ca^{2+}$ 交换，将胞质 $Ca^{2+}$ 转至细胞外

9. 缺血-再灌注导致钙超载的机制正确的是（　　　）

A. $Na^+$-$Ca^{2+}$ 交换异常　　　　　　　B. 蛋白激酶 C 激活

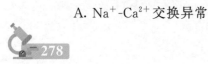

C. 细胞膜损伤      D. 线粒体膜损伤

E. 内质网膜损伤

10. 钙超载引起机体损伤的机制正确的是（　　　）

A. 能量代谢障碍      B. 细胞膜及结构蛋白分解

C. 加重酸中毒      D. 加重碱中毒

E. 微血管损伤

11. 下列哪些脏器可发生缺血-再灌注损伤（　　　）

A. 心脏      B. 肝脏

C. 肾脏      D. 肺

E. 脑

12. 心脏发生缺血-再灌注损伤时会出现（　　　）

A. 心律失常      B. 心室顺应性下降

C. 心排血量降低      D. 心肌 ATP 减少

E. 心肌纤维断裂

13. 缺血-再灌注损伤引起脑损伤的机制有（　　　）

A. 兴奋性氨基酸毒性作用      B. 自由基增多

C. 活性氧物质增多      D. 炎症介质增多

E. 钙超载

14. 防治再灌注损伤的措施有（　　　）

A. 尽快恢复血流      B. 清除减少自由基

C. 应用细胞保护剂      D. 激活内源性保护机制

E. 再灌注时采用低温、低压、低灌注

15. 下列何种情况下易发生肝缺血-再灌注损伤（　　　）

A. 肝移植      B. 阻断血管的肝脏切除术

C. 肝炎      D. 肝硬化

E. 肝癌

**（四）简答题**

1. 简述常用的低分子自由基清除剂和酶性自由基清除剂有哪些？

2. 什么是呼吸爆发？试述自由基增多引起机体损伤的机制。

3. 线粒体膜损伤如何引起钙超载？

4. 钙超载是如何引起机体损伤的？

5. 心脏缺血-再灌注后最易发生哪种类型的心律失常？发生机制是什么？

6. 简述心肌顿抑的发生机制。

**（五）问答题**

1. 试述缺血-再灌注损伤导致自由基增多的机制。

2. 试述细胞钙超载引起缺血-再灌注损伤的机制。

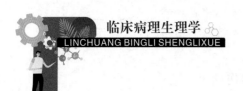

（一）填空题

1. 恢复某些缺血器官的血液灌注，氧供

2. 15～45，45，60，60，4，小动物，大动物

3. 心，脑，不会发生

4. 速度，压力，温度，pH 值，$Ca^{2+}$，$Na^+$、$K^+$、$Mg^{2+}$

5. 自由基的作用，细胞内钙超载，炎症反应过度激活

6. 超氧阴离子（$O_2^-$），羟自由基（OH·），一氧化氮自由基（NO·），羟自由基（OH·），核酸碱基羟化，DNA 断裂

7. 过氧化氢（$H_2O_2$），单线态氧（$^1O_2$），臭氧

8. NADP 氧化酶，NADPH 氧化酶，呼吸爆发或氧爆发

9. 毛细血管内皮细胞内，钙依赖性蛋白水解酶

10. 自氧化，氧自由基

11. $\alpha_1$，三磷酸肌醇（IP3），甘油二酯（DG），$Ca^{2+}$，$H^+$-$Na^+$，$Na^+$-$Ca^{2+}$，$\beta$，L，$Ca^{2+}$

12. 再灌注性心律失常，室性心律失常，心肌顿抑

13. 脑，葡萄糖有氧氧化，脑

14. 乳酸，酸中毒，$Na^+$，$Ca^{2+}$，水肿

15. 脑水肿，脑细胞坏死

16. 黏膜损伤，屏障功能障碍

17. 降压，低流，低温

18. 钙拮抗剂，钙通道阻断剂

19. 辅酶 Q，维生素 E，$\beta$ 胡萝卜素，维生素 C，谷胱甘肽，$H_2O_2$，$H_2O_2$，OH·

（二）单选题

| 1 | 2 | 3 | 4 | 5 | 6 | 7 | 8 | 9 | 10 |
|---|---|---|---|---|---|---|---|---|----|
| C | E | E | A | C | A | A | E | A | A |
| 11 | 12 | 13 | 14 | 15 | 16 | 17 | 18 | 19 | 20 |
| E | B | A | A | E | B | A | B | E | C |

（三）多选题

| 1 | 2 | 3 | 4 | 5 | 6 | 7 | 8 | 9 | 10 |
|---|---|---|---|---|---|---|---|---|----|
| ABD | ABD | ABCDE | ABCD | CD | ABCE | ABCD | ABCDE | ABCDE | ABC |
| 11 | 12 | 13 | 14 | 15 | | | | | |
| ABCDE | ABCDE | ABCDE | ABCDE | AB | | | | | |

**（四）简答题**

1. 简述常用的低分子自由基清除剂和酶性自由基清除剂有哪些？

答：机体对抗自由基的防护系统主要有两大类。①低分子自由基清除剂（Vc、$V_E$、$V_A$、谷胱甘肽等）；②酶性自由基清除剂［过氧化氢酶、过氧化物酶、SOD、谷胱甘肽过氧化物酶（GSH-Px）］等。另外，丹参、人参、黄芪等中草药也具有抗氧化和自由基清除作用。

2. 什么是呼吸爆发？试述自由基增多引起机体损伤的机制。

答：（1）呼吸爆发。缺血时产生的自由基作用于细胞膜，生成白三烯，加上 C3 片段，具有很强趋化性，吸引大量中性粒细胞聚集并激活。再灌注期间，组织获得氧，激活的中性粒细胞耗氧量显著增加，产生大量氧自由基，即呼吸爆发，也称氧爆发。

（2）自由基增多引起机体损伤的机制。

1）膜脂质过氧化：①细胞及细胞器膜结构破坏；②生物活性物质生成增多；③ATP 生成减少。

2）蛋白质功能抑制：直接或间接作用。

3）核酸破坏与 DNA 断裂：染色体畸变、核酸碱基羟化或 DNA 断裂。

3. 线粒体膜损伤如何引起钙超载？

答：（1）由于细胞膜损伤，膜功能障碍，$Ca^{2+}$ 内流增多，大量钙盐沉积于线粒体，可造成呼吸链中断、氧化磷酸化障碍，ATP 合成减少，耗能离子泵功能抑制。

（2）缺血-再灌注使线粒体呼吸链酶类活性降低，产生单电子还原而生成自由基及活性氧物质，进一步损伤线粒体膜。

（3）自由基的损伤及膜磷脂的降解可使线粒体膜受损，抑制氧化磷酸化，使 ATP 生成进一步减少，又加重膜损伤，线粒体内的钙释放入胞质，引起钙超载。

4. 钙超载是如何引起机体损伤的？

答：（1）能量代谢障碍。聚集于胞质内 $Ca^{2+}$ 被线粒体摄取时可消耗大量 ATP，同时进入线粒体的 $Ca^{2+}$ 与含磷酸根的化合物结合，形成不溶性磷酸钙，既干扰线粒体的氧化磷酸化，使 ATP 生成减少，又损伤线粒体膜而加重细胞能量代谢障碍。

（2）细胞膜及结构蛋白分解。细胞内 $Ca^{2+}$ 增加可激活磷脂酶类，促使膜磷脂降解，造成细胞膜结构受损；还可激活钙依赖性蛋白酶，促进细胞膜和结构蛋白的分解；激活核酸内切酶，引起染色体的损伤。

（3）细胞内 $Ca^{2+}$ 浓度升高可激活某些 ATP 酶，导致细胞高能磷酸盐水解，释放出大量 $H^+$，加重细胞内酸中毒。

5. 心脏缺血-再灌注后最易发生哪种类型的心律失常？发生机制是什么？

答：室性心律失常，如室性心动过速和心室纤颤等。

其发生的机制可能是：①再灌注心肌之间动作电位时程的不均一性，增强了心肌折返。②钙超载，可使动作电位平台期进入细胞内的 $Ca^{2+}$ 增加，出现一个持续性内向电流，造成传导减慢，触发多种心律失常。③自由基及活性氧增多：导致 ATP 敏感性钾离子通道激活促进了再灌注性心律失常的发生。④再灌注时释放的儿茶酚胺刺激 α 受体，可提高心肌细胞的自律性。⑤再灌注时积聚在细胞外的 $K^+$、乳酸等代谢产物被冲走，可导致心律失常的发生。⑥纤颤阈降低。

6. 简述心肌顿抑的发生机制。

答：心肌顿抑是指心肌短时间缺血后不发生坏死，但引起的结构、代谢和功能改变在再灌注后并不立刻恢复，常需数小时、数天或数周才能恢复正常，其特征为收缩功能障碍。其发生机制与合成高能磷酸化合物的能力丧失或下降、微血管灌注障碍、交感神经反应性受损、氧自由基产生、白细胞激活、钙稳态紊乱等有关。氧自由基释放和钙超载被公认为在心肌顿抑的病理发生中起关键作用。

（五）问答题

1. 试述缺血-再灌注损伤导致自由基增多的机制。

答：（1）线粒体损伤。缺血缺氧→ATP↓→$Ca^{2+}$进入线粒体增多，线粒体氧化磷酸化功能障碍，细胞色素氧化酶系统功能失调，电子传递链受损，抗氧化酶类（SOD、CAT、GSH-Px）活性下降，再灌注阶段进入细胞内的氧经单电子还原形成的活性氧增多，尤其是线粒体内的 $H_2O_2$ 及 OH·增多。

（2）中性粒细胞聚集及激活。中性粒细胞在吞噬活动时耗氧量显著增加，所摄取的氧经细胞内 NADPH 氧化酶和 NADH 氧化酶的催化，接受电子形成氧自由基，用于杀灭病原微生物；出现呼吸爆发。

（3）黄嘌呤氧化酶形成增多。一方面，缺血时，ATP 减少，钙泵功能障碍，$Ca^{2+}$ 进入细胞激活 $Ca^{2+}$ 依赖性蛋白水解酶使 XD 大量转变为 XO；另一方面，氧分压降低，ATP 依次降解为 ADP、AMP 和次黄嘌呤，缺血组织内次黄嘌呤大量堆积，再灌注时，缺血组织重新获得大量氧，在 XO 的作用下堆积的次黄嘌呤依次生成黄嘌呤和尿酸，在这两步反应中同时以分子氧作为电子接受体，产生大量的自由基及活性氧。

（4）儿茶酚胺自身氧化增加。缺血-再灌注也是一种应激反应，交感-肾上腺髓质系统兴奋，产生大量的儿茶酚胺；儿茶酚胺的氧化能产生大量的氧自由基。

2. 试述细胞钙超载引起缺血-再灌注损伤的机制。

答：缺血-再灌注时，钙超载引起再灌注损伤的机制有以下几种。

（1）线粒体功能障碍：缺血-再灌注损伤时细胞内 $Ca^{2+}$ 超载，肌浆网、线粒体在摄取 $Ca^{2+}$ 过程中消耗大量 ATP；进入线粒体的 $Ca^{2+}$ 与磷酸根化合物结合，形成磷酸钙，干扰线粒体氧化磷酸化过程而使 ATP 生成减少。

（2）激活磷脂酶，促进膜磷脂水解，引起细胞膜和细胞器损伤。

（3）通过 $Na^+$-$Ca^{2+}$ 交换，形成一过性内向离子流，在心肌动作电位后形成短暂除极，易发生心律失常。

（4）促进氧自由基生成，钙超负荷使钙依赖蛋白酶活性增高，促使 XD 大量转变为 XO，内皮细胞氧自由基生成增多，损害组织细胞功能。

（5）使肌原纤维挛缩、断裂，生物膜机械性损伤，细胞骨架破坏。

知识拓展和科学前沿

### 细胞焦亡与心肌缺血-再灌注损伤

心肌-缺血再灌注损伤是影响经皮冠状动脉介入治疗（PCI）等心肌梗死手术术后心脏功能恢复的最重要因素之一。引起心肌缺血-再灌注损伤的主要病理生理学机制是心肌细胞坏死和炎症。其中，细胞焦亡（pyroptosis）是近年新发现的一种程序性细胞死亡方式，主要表现为细胞内空泡的形成，gasdermin D（GSDMD）或 E（GSDME）介导的细胞膜孔道形成，细胞肿胀，细胞膜破裂以及炎症因子（如白介素-1β 和白介素-18）的大量释放。

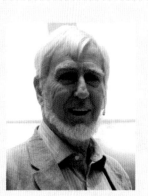

激活 gasdermin 的主要途径：①NOD 样受体蛋白 3（NOD-like receptor protein 3，NLRP3）炎症小体（inflammasome）活化和半胱氨酸-天冬氨酸蛋白酶-1（caspase-1）的激活；②非经典炎症小体活化和 caspase-11 的激活。最近研究发现，GSDMD 介导的细胞焦亡是心肌缺血-再灌注损伤的关键机制。该过程由非经典炎症小体活化所介导，再灌注过程中氧化应激水平升高，引起 caspase-11 活化，剪切 GSDMD 形成有效结构域，启动细胞焦亡，并伴随着 IL-18 的分泌，但并不分泌 IL-1β。相反，抑制 GSDMD 能够显著减轻心肌细胞焦亡和缺血-再灌注损伤。综上，caspase-11/GSDMD 依赖信号通路是缺血-再灌注中引起心肌细胞焦亡的主要调控方式，该信号通路可能成为治疗心肌缺血-再灌注损伤的新靶点。

## 参考文献

[1] 王建枝，钱睿哲. 病理生理学[M]. 9 版. 北京：人民卫生出版社，2018.

[2] 田野. 病理生理学[M]. 北京：人民卫生出版社，2020.

[3] 金惠铭，王建枝. 病理生理学[M]. 7 版. 北京：人民卫生出版社，2008.

[4] 王建枝，殷莲华. 病理生理学[M]. 8 版. 北京：人民卫生出版社，2013.

[5] 陈伟，樊新生. 缺血-再灌注中中性粒细胞的呼吸爆发与组织氧化损伤关系研究现状[J]. 中国运动医学杂志，2009，28(5)：603-607.

[6] SHI H, GAO Y, DONG Z, et al. GSDMD-Mediated Cardiomyocyte Pyroptosis Promotes Myocardial I/R Injury [J]. Circ Res. 2021;129(3):383-396.

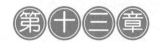

# 第十三章

# 休 克

⊙ 赵 敬 张 苜 杨巧红

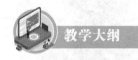

**教学大纲**

1. 掌握休克的概念，休克的分期及各期微循环变化的特点和发病机制。
2. 熟悉休克的病因、起始环节、休克时细胞的代谢改变和结构损害。
3. 了解几种常见休克的特点、休克防治的病理生理基础。

**病例讨论**

**病例1 失血性休克**

现病史：患者，男性，46岁，因呕血、排黑便2天，加重伴心悸、头晕3h入院。2天前呕吐鲜红色血，1~2次/d，每次约30~50 mL，无血块，排黑色稀便及暗红色血便，5~6次/d，100~150 mL/d，伴头晕、乏力，上腹轻度闷痛不适，未治疗。入院前3h，再发吐鲜红色血数次，总量约1000 mL，伴头晕、乏力、心悸、出冷汗，由120急送入院。

既往史：2年前外院诊断肝硬化（具体不详）。

体格检查：体温37.3℃，脉搏135次/min，呼吸26次/min，血压76/40 mmHg，昏迷状态，被动体位，全身皮肤黏膜苍白、黄染，皮肤湿冷，可见肝掌、蜘蛛痣。双肺呼吸音清，无干湿性啰音。心率135次/min，律齐，无杂音，脉细弱。腹平软，上腹腹壁静脉曲张，腹部压痛、反跳痛等无法判断，肝脾肋下未及，移动性浊音（±），肠鸣音约11次/min。肌力肌张力正常。

实验室检查：血常规 Hb 52 g/L。

【病案问题】

1. 该病例属于何种类型休克？简述其发生机制。

答：（1）休克是指机体受到各种强烈损伤因子作用后出现的以组织微循环灌流量急剧减少为主要特征的急性血液循环障碍，由此导致细胞和各重要器官功能代谢发生严重障碍及结构损害的一个全身性病理过程。该例患者有明确的呕血黑便史，送入院前失血加重并出现头晕、乏力、心悸、出冷汗等症状。查体发现休克体征：脉搏135次/min，呼吸26次/min，血压76/40 mmHg，昏迷状态，皮肤湿冷，说明患者有中枢神经系统、皮肤灌注不足表现。根据休克诊断标准［①有休克的诱因；②不同程度意识障碍；③脉搏＞100次/min或不能触及；④四肢湿冷，再充盈时间＞2s，皮肤花斑、黏膜苍白/发绀；尿量＜0.5 mL/（kg·h）；⑤收缩压＜90 mmHg；⑥脉压＜30 mmHg；⑦原高血压者血压较基础水平下降＞40 mmHg。凡符合①，以及②③④中的2项，和⑤⑥⑦中的1项者，即可确立诊断]，该患者休克诊断明确。

（2）休克按照病因分为失血性休克、过敏性休克、脓毒性休克、心源性休克、神经源性休克等。该例患者有明确的呕血黑便史。查体发现全身皮肤黏膜苍白。肠鸣音约11次/min。所以该患者的休克类型为失血性休克。该类型休克主要由于大血管破裂、腹部损伤引起的肝、脾破裂、消化性溃疡、宫外孕、肿瘤自发破裂等原因引起大出血，当出血量超过全身总血量的20%时，即可发生休克。该患者有呕血黑便史，故被认为是上消化道大出血导致了失血性休克。失血性休克是临床最常见的休克之一，发病急骤，进展迅速，并发症严重，若未能及时发现及治疗，常因多器官功能衰竭造成死亡。失血性休克是由于血容量丢失引起的，故属于低血容量休克的一种。患者血容量在短期内急剧丢失，静脉回流不足，从而导致心排量减少，血压下降，组织灌注减少，继而造成组织细胞缺血、缺氧和代谢障碍，于是造成休克。

（3）因该患者既往有明确肝硬化病史，查体可见黄染，肝掌、蜘蛛痣以及上腹腹壁静脉曲张，考虑本次上消化道大出血的原因与肝硬化失代偿致门脉高压、食管胃底静脉曲张破裂出血有关。

2. 该患者处于休克哪一阶段？该阶段的微循环特点及其病理生理机制。

答：（1）微循环变化特征。休克按微循环障碍分为微循环缺血期（休克代偿期）、微循环淤血期（休克失代偿期）及微循环衰竭期三期。患者入院时查体：脉搏135次/min，呼吸26次/min，血压76/40 mmHg，昏迷状态，被动体位，皮肤湿冷，考虑该患者处于休克失代偿期，亦即微循环淤血期。该期微循环变化特点：微循环血液流速显著减慢，血液"泥化"淤滞，灌而少流，灌大于流，组织呈淤血性缺氧状态，又称多灌少流期。该期患者临床表现：①血压和脉压进行性下降，血压常明显下降，脉搏细速，静脉萎陷；②大脑血液灌流明显减少导致中枢神经系统功能障碍，出现神志淡漠，甚至昏迷；③肾血流量严重不足，出现少尿甚至无尿；④微循环淤血，脱氧血红蛋白增多，皮肤黏膜发绀或出现花斑。

（2）微循环变化机制。①微血管扩张机制：酸中毒使得血管平滑肌对儿茶酚胺的反应性降低，收缩性减弱；扩血管物质生成增多，如长期缺氧、酸中毒刺激肥大细胞释放组胺增多，ATP代谢产物堆积等。②血液淤滞机制：白细胞表面黏附分子大量表达，黏附于微静脉，增加了微循环流出通路的阻力，导致毛细血管中血流淤滞；毛细血管通透性增加，血浆外渗，导致血液浓缩，加重血液泥化瘀滞。

（3）失代偿及恶性循环的产生。①回心血量急剧减少，微小动脉、真毛细血管网大量开放，血液淤滞于内脏器官内，有效循环血量进一步下降；②自身输液停止，毛细血管后阻力大于前阻力，血管内流体静压升高，组织液进入毛细血管受阻，甚至有血浆渗出到组织间隙，有效循环血量进一步下降；③心脑血液灌流量减少，由于有效循环血量进一步下降，心、脑血管对血流量的自身调节丧失，导致心脑血液灌注量减少。

3. 请从病理生理学的角度提出抢救此患者的原则。

答：（1）休克的治疗遵循尽早除病因、积极液体复苏、防治器官衰竭、及时营养支持。首先是尽早去除休克病因，亦即病因学治疗。该患者有呕血、黑便伴有休克，考虑上消化道大出血可能性大。对于出血部位明确、存在活动性失血的休克患者，应尽快进行手术或介入止血。

（2）休克防治的重点是积极液体复苏。液体复苏目的在于：迅速恢复有效循环血容量，改善微循环及脏器灌注，维持血液携带氧的功能，减轻 SIRS，避免 MODS，以截断休克发生、发展的病理生理学过程，亦即休克的发病学治疗。液体复苏治疗时可以选择晶体溶液（如生理盐水和等张平衡盐溶液）和胶体溶液（如白蛋白和人工胶体）。输血及输注血制品在低血容量休克，尤其失血性休克中应用广泛。合理使用血管活性药与正性肌力药，临床通常仅对于足够的液体复苏后仍存在低血压或者输液还未开始的严重低血压患者，才考虑应用血管活性药与正性肌力药。休克常伴有代谢性酸中毒，严重的酸中毒影响血管平滑肌对血管活性药物的反应，故需及时纠正酸中毒。

（3）休克导致的 MODS 是导致患者病情快迅速恶化的基础。因此，对各个障碍/衰竭器官的支持疗法是防治 MODS 最重要的手段。休克肺时，保持呼吸道通畅，给予患者氧疗，必要时给予机械通气。急性心力衰竭时，降低心脏前后负荷，减少或停止输液、利尿和增强心肌收缩力。休克肾时，严密观察尿量、血钾及肾功能各项指标，少用或慎用有肾脏毒性的药物。少尿期需严格控制输液量，必要时给予肾透析。

（4）休克时，机体常处于全身炎性反应高代谢状态，热能消耗极度增加。同时存在机体糖和脂肪利用障碍，造成支链氨基酸消耗过大，组织肌蛋白分解，出现负氮平衡，同时蛋白大量丢失，器官功能受损，机体免疫功能低下。因此采用营养支持目的是：补充蛋白质及能量，增加机体免疫和抗感染能力，保护器官功能和创伤组织修复需要。同时应重视各类维生素和微量元素补充。

### 病例 2 感染性休克

患者，女性，52 岁，发作性右上腹痛 8 年，复发伴畏寒、寒战，皮肤黄染 3 天。

现病史：8 年前开始右上腹疼痛，多于进食油腻时发生，经 B 超检查证实为胆囊结石。近半年腹痛发作频繁，伴有寒战、发热及可疑黄疸。1 天前夜间上腹痛再次发作，伴寒战、高热，晨起发现皮肤巩膜黄染。自服头孢、利胆片等药物，但患者病情进行性加重出现意识障碍伴心悸、气促、尿少，遂急诊入院。

既往史：无心脏、肾疾患，无肝炎或结核史。

查体：体温 40.2℃，脉搏 142 次/min，血压 68/50 mmHg（去甲肾上腺素、多巴胺微量泵入）。浅昏迷，皮肤巩膜黄染，四肢厥冷、可见大理石花斑，全身散在瘀斑瘀点。肌紧张及反跳痛，右肋缘下可及囊性包块，Murphy 征（＋），肠鸣音可闻。

实验室检查：Hb 148 g/L，WBC $31.2×10^9$/L，中性粒细胞 93.7%，总胆红素 38 $\mu$mol/L，直接胆红素 30.4 $\mu$mol/L。

【病案问题】

1. 该病例属于何种类型休克？简述其发生机制。

答：（1）该病例中，患者出现意识障碍伴心悸、气促、尿少等症状，查体发现血压低（68/50 mmHg）、心率快（142 次/min）。昏迷状态，四肢厥冷、大理石花斑。根据休克诊断标准［①有休克的诱因；②不同程度意识障碍；③脉搏＞100 次/min 或不能触及；④四肢湿冷，再充盈时间＞2s，皮肤花斑、黏膜苍白/发绀；尿量＜0.5 mL/（kg·h）；⑤收缩压＜90 mmHg；⑥脉压＜30 mmHg；⑦原高血压者血压较基础水平下降＞40 mmHg。凡符合①，以及②③④中的 2 项，和⑤⑥⑦中的 1 项者，即可确立诊断］，该患者休克诊断明确。患者发病过程中有腹痛、畏寒、高热（最高 40.2℃）等前驱症状，查体腹肌紧张及反跳痛，右肋缘下可及囊性包块，Murphy 征（＋）（提示可能的感染灶）。实验室检查 WBC $31.2×10^9$/L，中性粒细胞 93.7%，总胆红素 38 $\mu$mol/L，直接胆红素 30.4 $\mu$mol/L。提示脓毒性休克诊断明确。

（2）感染性休克又称脓毒性休克，指在脓毒血症的基础上出现循环衰竭和细胞功能/代谢障碍。出现持续低血压（需要用升压药才能维持血压＞65 mmHg；动脉血乳酸＞2 mmol/L）。常见于肺炎、急性化脓性胆管炎、急性肠梗阻、胃肠穿孔、急性弥漫性腹膜炎、中毒性菌痢等疾病。感染性休克可由各种病原微生物（如细菌、病毒、真菌、立克次体等）感染所引起，是临床上常见的休克类型之一。其中革兰氏阴性菌感染引起的感染性休克在临床最为常见，细菌所释放的内毒素即脂多糖（LPS）是其重要的致病因子。如给动物直接注射 LPS，可引起脓毒性休克类似的表现，称为内毒素性休克。该病例中，患者有腹痛、畏寒发热、黄疸、意识障碍及休克（雷诺尔德五联征），诊断急性梗阻性化脓性胆管炎明确。

（3）目前已知，感染性休克的发生与休克的 3 个始动环节均有关。感染灶中的病原微生物及其释放的各种毒素均可刺激单核-巨噬细胞、中性粒细胞、肥大细胞、内皮细胞等，表达释放大量的炎症介质，引起 SIRS，促进休克的发生发展。其中某些细胞因子和血管活性物质可增加毛细血管通透性，使大量血浆外渗，导致血容量减少；或引起血管扩张，使血管床容量增加，导致有效循环血量的相对不足。此外，细菌毒素及炎症介质可直接损伤心肌细胞，造成心泵功能障碍，引起心功能受损。以上 3 个环节最终导致休克发生。

2. 该病例中，患者临床表现主要有哪些病理生理学机制？

答：该患者病程中出现意识障碍、心悸、气促及尿少。入院时处于浅昏迷状态，四肢厥冷、可见大理石花斑，全身散在瘀斑瘀点。考虑患者处于休克晚期，即微循环衰竭期，此为休克晚期，微循环变化特点：微血管麻痹扩张、微血栓形成、出现不灌不流状态、组织几乎不能进行物质交换，甚至可出现毛细血管无复流现象，故又称不灌不流期。临床表现：①循环衰竭，患者出现进行性顽固性低血压，甚至测不到；②并发 DIC，出现出血、贫血、皮下瘀斑等典型临床表现；③心、脑、肺、肝、肾等重要器官功能受损，即 MODS。脑组织因缺血、缺氧、能量供应不足和酸性代谢产物的积聚而严重受损，患者可能出现神志模糊，甚至昏迷。血压进行性下降，并发心泵功能障碍，使心排出量降低，甚至出现急性心力衰竭。严重休克患者在复苏后伴发的急性呼吸衰竭，出现急性呼吸窘迫综合征或休克肺。同时，休克患者常伴发急性肾功能不全，严重时发生肾功能衰竭（休克肾），表现为少尿或无尿、氮质血症、高钾血症和代谢性酸中毒。由于血液流变学的改变，血液处于高凝状态，促进凝血过程；$TXA_2$-$PGI_2$ 平衡失调，$PGI_2$ 释放减少，$TXA_2$ 生成增多（$PGI_2$ 具有抑制血小板聚集和扩张小血管的作用，$TXA_2$ 具有促进血小板聚集和收缩小血管的作用），两者失衡会引起 DIC 的发生。

3. 结合该病例，探讨感染性休克的防治原则。

答：（1）感染性休克治疗遵循病因学防治、发病学防治、器官支持疗法及营养与代谢支持。病因治疗是感染性休克治疗的基础。如果不能消除病因，单纯的支持性治疗不能收到良好的结果，因此积极控制原发疾病是休克治疗的关键，应重视对原发疾病的处理。对于感染性休克患者，必须积极、彻底地对感染灶进行清创；如果不能彻底地清除感染灶，则必须进行感染灶充分引流。同时，应用有效抗生素治疗。对于该例患者，则尽可能介入或手术治疗，解除胆道梗阻及胆汁引流，同时进行有效抗生素治疗。

（2）但是休克的病因治疗大多需要一定的时间，难以立即奏效，患者不可能等到病因去除后再予以支持治疗。因此，病因治疗也必须与复苏治疗（发病学防治）有机地结合，阻断休克发生发展的病理生理学机制，才有可能提高休克的治愈率。近年来提出"休克复苏"（shock resuscitation）的概念，强调休克尽早治疗的必要性和重要性。在支持治疗中，积极地早期复苏能有效改善器官组织的低灌注，纠正组织缺氧，防止后期出现 MODS。发病学防治常通过改善微循环，如：扩充血容量、合理使用血管活性药物以迅速纠正有效循环血量不足、快速逆转休克；纠正酸中毒；抑制过度炎症反应以及细胞保护等来进行。

（3）感染性休克进展迅速，可发生多器官功能障碍，甚至多器官功能衰竭。因此，一旦出现器官功能障碍的早期征兆，应积极给予强有力的器官功能支持措施，避免器官功能损害进一步发展。对于 DIC，一旦发生血小板、纤维蛋白原明显降低或 D-二聚体明显升高，立即补充新鲜冰冻血浆、冷沉淀、血小板，并积极给予小剂量低分子肝素治疗。一旦出现呼吸衰竭、肾衰竭的早期征兆，立即给予积极的机械通气和肾脏替代治疗。急性心力衰竭时，减少或停止输液、强心利尿、降低前后负荷等。

（4）感染性休克使患者处于高度应激状态，导致机体出现以高分解代谢为特征的代谢紊乱，即脓毒性自身代谢分解。机体分解代谢明显高于合成代谢，蛋白质分解、脂肪分解和糖异生明显增加，但糖的利用能力明显降低，造成支链氨基酸消耗过大，组织肌蛋白分解，出现负氮平衡，同时蛋白急性丢失，器官功能受损，免疫功能低下，因此采用营养支持目的是：增加机体免疫和抗感染能力，保护器官功能和修复创伤组织。同时应重视各类维生素和微量元素补充。

**病例 3　过敏性休克**

现病史：患者，男性，26 岁，半小时前因骑摩托车不慎摔伤致多处皮肤挫裂伤，在当地村医务室清创缝合，并肌注破伤风抗毒素 1500 U。注射药物后患者立即出现全身瘙痒，恶心呕吐，头晕眼花，无呼吸困难，无出汗，无二便失禁。患者及家属急来就诊。

既往身体健康。

查体：心率 121 次/min，呼吸 28 次/min，血压 87/43 mmHg，意识清楚，烦躁不安，双侧瞳孔等大等圆。面色苍白，全身散在片状红斑，四肢端冷。咽喉无水肿。双下肺呼吸音粗，未闻及湿啰音和哮鸣音。心率齐，心音低弱。四肢活动可。

【病案问题】

1. 患者最可能的诊断是什么？简述其发生机制。

（1）根据休克诊断标准，该患者休克诊断明确。患者突发疾病、病程短，既往身体健康，无心脏疾病，无畏寒、发热等前驱症状，故可排除感染性休克、心源性休克等。患者因摔伤致多次皮肤挫裂伤，无明显大失血表现，可排除失血性休克。患者病前有明显诱因：肌注破伤风抗毒素，其后立即出现全身瘙痒、恶心呕吐、头晕眼花等症状以及休克体征，伴有全身散在片状红斑，提示过敏性休克可能性大。过敏性休克指某些过敏体质的人可因注射某些药物（如青霉素）、血清制剂或疫苗后，甚至进食某些食物或接触某些物品（如花粉）后，发生Ⅰ型超敏反应而引起的休克。常见于药物（如青霉素）、血清制剂、输血或血浆等引起的过敏反应，蚊虫、蜜蜂等叮咬过敏，花粉、化学气体过敏等。破伤风抗毒素属血清制剂，临床上肌注该药后常易发生过敏性休克，该患者即属这种类型休克。

（2）过敏性休克是 IgE 介导的对变应原的全身性反应。当变应原初次进入机体后，激发机体产生 IgE。IgE 则结合于组织的肥大细胞与嗜碱性粒细胞的受体上。当变应原再次进入后，则与 IgE 发生特异性结合，促使肥大细胞等释放组胺、缓激肽、白三烯及前列腺素等，使血管平滑肌松弛、支气管平滑肌收缩及毛细血管通透性增加，使血浆渗入组织间隙。过敏性休克发生主要与休克的两个始动环节有关：①过敏反应使血管广泛扩张，血管床容量增大，使血容量相对不足；②毛细血管通透性增高使血浆外渗，血容量减少，使血容量绝对不足。二者共同作用导致休克的发生。

（3）根据以上病理生理发病机制，过敏性休克除了引起循环衰竭症状，它还可以导致以下一些问题。①呼吸道阻塞症状：由于血管扩张、通透性增加、血浆外渗，可以出现急性的喉头水肿（这是最重要的死亡原因）、支气管痉挛、肺水肿，引起胸闷、气促、哮喘、呼吸困难等症状。②中枢神经系统症状：由于脑组织缺血缺氧导致头晕眼花、面及四肢麻木、意识丧失、抽搐或大小便失禁等。③其他过敏反应：皮肤黏膜表现是最早出现的征兆，常出现皮肤发红、瘙痒、广泛的荨麻疹血管性水肿。还可能出现喷嚏、水样鼻涕、声哑、恶心、呕吐、腹痛、腹泻及发热等。

2. 根据临床表现判断该患者处于休克哪一阶段？该阶段的微循环特点及其病理生理机制。

答：（1）患者有明确的休克症状、体征，但入院时患者意识清楚，烦躁不安，提示患者处于休克早期，即微循环缺血期。微循环变化特点：全身小血管收缩，微循环灌流特点是少灌少流、灌少于流，组织呈缺血缺氧状态，又称少灌少流期。

（2）此期微循环变化机制如下。①交感神经兴奋：发挥 α 受体效应，使得皮肤、腹腔脏器和肾脏小血管收缩，组织器官血液灌流不足，微循环缺血缺氧，但对心脑血管影响不大；发挥 β 受体效应，微循环动-静脉短路开放，血液绕过真毛细血管网直接进入微静脉，组织灌流量减少，组织缺血缺氧。②其他缩血管体液因子释放：血管紧张素Ⅱ、血管升压素、血栓素 $A_2$、内皮素、白三烯类物质等物质释放，使得皮肤、腹腔内脏和肾脏等器官小血管强烈收缩，组织器官血液灌流不足，使得组织缺血、缺氧。

（3）微循环变化的代偿意义：①维持动脉血压，通过增加回心血量、增加心排出量和增高

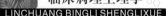

外周阻力这 3 个方面来实现；②有助于心脑血液供应。皮肤、内脏血管的 α 受体分布密度高，对儿茶酚胺的敏感性较高，收缩明显；而冠状动脉以 β 受体为主，激活时引起冠状动脉舒张；脑动脉主要受局部扩血管物质影响。因此在微循环缺血性缺氧期，患者表现为脸色苍白，四肢湿冷，出冷汗，脉搏加快，脉压减小，尿量减少。但由于血液重新分配，心、脑血管灌流量仍能稳定在一定水平，患者常常意识清楚，仅表现烦躁不安。

3. 结合该病例，我们应该给予哪些紧急处理？

答：（1）过敏性休克的紧急处理措施仍遵循休克的治疗原则。首先是尽早去除休克病因，即病因学治疗。立即停止接触并移除可疑的变应原或致病药物。如药物注射导致的过敏性休克，应立即终止注射或再次给药。如怀疑食物或药物所致，应立即停止再摄入致敏食物、药物。如怀疑由空气中某些吸入性（如花粉、化学制剂）变应原所致，应立即打开门窗，使吸入性变应原迅速飘散；或将患者转移、脱离存在化学或其他气体致敏的环境。

（2）其次，血管扩张、血浆外渗，有效循环血容量减少，导致过敏性休克出现。过敏性休克防治的重点同样是积极液体复苏。已经有血压下降，心率加快，必须马上积极补充血容量，可以迅速静脉输液扩容，观察血压、心率等变化。

（3）再次，针对过敏休克病理生理发生、发展过程的特效治疗使用肾上腺素。因为肾上腺素的 α 受体兴奋作用，可以使外周的小血管收缩，从而恢复血管的张力和有效血容量，还可以使 β 受体兴奋，缓解支气管痉挛，阻挡前述的肥大细胞和嗜碱性粒细胞的介质释放。可以说双管齐下，完美地控制了过敏性休克，是过敏性休克的决定性治疗药物。

（4）地塞米松、甲强龙和氢化可的松等糖皮质激素可抑制肥大细胞脱颗粒和介质释放，具有非特异性抗炎，缓解哮喘、喉头水肿以及抗休克等作用，起效时间慢，对速发反应效果不佳。但是，可以阻止迟发过敏反应发生，选择 1 种或 2 种即可。

（5）肥大细胞、嗜碱性粒细胞释放组胺可导致患者出现全身皮疹或严重的局部或全身神经血管性水肿。因此，可肌注或静脉注射异丙嗪或 10% 葡萄糖酸钙，此类药物主要拮抗在休克过程中所释放的组织胺。神志清醒者可口服西替利嗪或地氯雷他定。

（6）最后，过敏性休克可同时伴有哮喘发作，呼吸困难者可给予吸氧，并可吸入异丙托溴铵或沙丁胺醇，肌注或静脉滴注氨茶碱。如有喉头水肿或气管内分泌物过多，应考虑气管插管或气管切开，以利排痰、吸氧，防止窒息致死。

 临床检验常用指标

1. 动态监测静脉充盈程度、尿量、动脉血压、脉搏、中心静脉压、脉压。

尿量：正常成人 1000～2000 mL/24 h；动脉血压：90～140 mmHg；中心静脉压：0.59～1.18 kPa

脉压：30～50 mmHg；脉搏：60～100 次/min。

2. 尽快找出过敏原：生物制品、防疫针、花粉、油漆、某些海鲜等。

3. 血常规（表 13-10）、血细胞比容。

4. 水电解质、酸碱指标（参考第三章、第四章）。

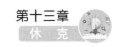

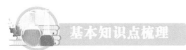

详见表 13-1～表 13-10 和图 13-1～图 13-6。

表 13-1  休克的认识和研究的发展阶段

| 阶段 | 范围 | 名称 | 时间 | 成就 |
|---|---|---|---|---|
| 首次用法语 secousseuc | 法国 | Henrei Francois Le Dran | 1731 年 | 首次用法语 secousseuc 来描述患者因创伤而引起的临床危重状态 |
| 用休克描述类似创伤休克综合征的开始 | 英国 | Clare F. | 1743 年 | 将 secousseuc 翻译成英语的 shock。用休克描述类似创伤休克综合征的开始 |
| 症状描述阶段 | | Warren 和 Crile | 1895 年 | 从临床角度认识休克，将休克描述成"面色苍白或发绀、四肢湿冷、脉搏细速、脉压变小、尿量减少、神态淡漠和血压降低"，并称之为休克综合征 |
| 急性循环衰竭的认识阶段 | 世界医学界 | — | 第一次、第二次世界大战期间 | 认为休克是急性外周循环衰竭所致，其关键是血管运动中枢麻痹和动脉扩张引起低血压（收缩压<80 mmHg），主张用肾上腺素类药抢救 |
| 微循环学说的创立阶段 | 美国 | Richard C. Lillehei | 20 世纪 60 年代 | 休克时的微循环功能障碍是由交感-肾上腺髓质系统强烈兴奋所引起，而不是交感衰竭或麻痹；休克发生发展的关键在于血流而不是血压 |
| 细胞分子水平研究阶段 | 多国 | — | 20 世纪 80 年代 | 休克的研究热点从低血容量性休克转向感染性休克，并从细胞、亚细胞和分子水平加强了对休克发病机制的研究，发现休克除了与微循环障碍有关外，还与细胞及分子的变化有关 |

表 13-2  按休克的病因与分类

| 病因 | 分类 | 举例 |
|---|---|---|
| 失血失液 | 失血性休克 | 失血：见于创伤失血、胃溃疡出血、食管静脉出血、宫外孕、产后大出血和 DIC 等；<br>失液：见于剧烈呕吐或腹泻、肠梗阻、大汗淋漓及糖尿病时的多尿等 |

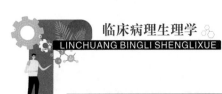

续表

| 病因 | 分类 | 举例 |
|------|------|------|
| 烧伤 | 烧伤性休克 | 血浆的大量渗出丢失，有效循环血量减少，组织灌流量不足 |
| 创伤 | 创伤性休克 | 因剧烈疼痛、大量失血和失液、组织坏死 |
| 感染 | 脓毒性休克 | 细菌、病毒、真菌、立克次体等病原微生物的严重感染 |
| 过敏 | 过敏性休克 | 发生Ⅰ型超敏反应 |
| 心脏泵血功能障碍 | 心源性休克 | 心脏病变和心外阻塞性病变（肺栓塞、心包填塞、张力性气胸）导致的心排血量急剧减少、有效循环血量相对不足 |
| 强烈的神经刺激 | 神经源性休克 | 剧烈疼痛、高位脊髓损伤或麻醉、中枢镇静药过量抑制交感缩血管功能，使阻力血管扩张，血管床容积增大，有效循环血量相对不足 |

表 13-3　按休克的始动环节分类

| 始动环节 | 分类 | 特点 |
|----------|------|------|
| 血容量减少 | 低血容量性休克 | 中心静脉压（CVP）、心排血量（CO）及动脉血压降低，而外周阻力（PR）增高 |
| 血管床容量增加 | 血管源性休克 | 外周血管扩张，血管床容量增加，大量血液淤滞在扩张的小血管内，使有效循环血量减少且分布异常，导致组织灌流量减少 |
| 心脏泵血功能障碍 | 心源性休克 | 心脏泵血功能障碍，心排血量急剧减少，使有效循环血量和微循环灌流量显著下降 |

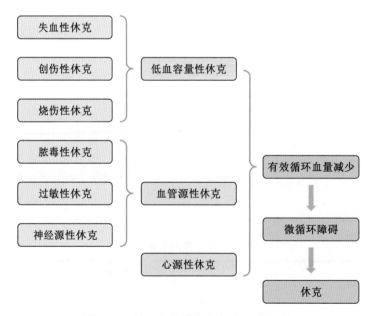

图 13-1　按休克的病因和始动环节分类

注：脓毒性休克包括了 3 个始动环节，过敏性休克也存在血管渗漏造成的低血容量性变化。

表 13-4　休克的分期与发病机制（以失血性休克为例）

| 休克分期 | 微循环变化的特点 | 微循环变化的机制 | 微循环变化的意义 | 微循环灌流特点 | 主要临床表现 |
|---|---|---|---|---|---|
| 缺血性缺氧期 | （1）微血管收缩痉挛；<br>（2）毛细血管前阻力血管收缩更明显；<br>（3）大量真毛细血管网关闭；<br>（4）动-静脉短路开放 | 微循环缺血机制：<br>（1）交感-肾上腺髓质系统兴奋，儿茶酚胺大量释放入血；<br>（2）其他缩血管体液因子释放：血栓素 $A_2$、血管紧张素Ⅱ、血管升压素、内皮素、白三烯类 | 微循环变化的代偿意义：<br>（1）维持动脉血压：通过"自身输血"和"自身输液"、增强心肌收缩力及增高外周阻力等机制实现；<br>（2）血液重新分布，保障心、脑等重要器官的血液供应 | 少灌少流，灌少于流，组织呈缺血缺氧状态 | 面色苍白、四肢冰冷、出汗、尿量减少、脉搏加快、脉压缩小、烦躁不安、血压下降/正常/稍高、脉压差减小 |
| 淤血性缺氧期 | （1）微血管扩张；<br>（2）毛细血管后阻力增大；<br>（3）大量血液涌入真毛细血管网；<br>（4）动-静脉短路开放 | 微血管扩张机制：<br>（1）酸中毒使血管平滑肌对儿茶酚胺反应性降低；<br>（2）扩血管物质生成增多：组胺、腺苷、$K^+$、缓激肽、NO、TNF-α<br><br>血液淤滞机制：<br>（1）白细胞黏附于微静脉；<br>（2）血液浓缩：血浆外渗、血液黏度增加、红细胞、血小板聚集 | 微循环淤滞的后果：<br>（1）有效循环血量和回心血量减少，交感-肾上腺髓质系统兴奋，加重组织缺氧，恶性循环形成；<br>（2）血浆外渗到组织间隙，有效循环血量进一步减少，加重恶性循环；<br>（3）心脑血液灌流量减少 | 多灌少流，灌多于流；微循环处于淤血性缺氧状态 | 血压进行性下降、脉压差小、脉搏细速；心音低钝、心搏无力，神志淡漠、反应迟钝，昏迷；少尿或无尿；皮肤发绀和花斑状 |
| 微循环衰竭期 | 微血管发生麻痹性扩张，毛细血管大量开放，微循环中可有微血栓形成，血流停止 | 微循环凝血（DIC）机制：<br>（1）血液处于高凝状态；<br>（2）凝血系统被激活；<br>（3）促凝物质增多；<br>（4）$TXA_2$-$PGI_2$ 平衡失调；<br>（5）单核吞噬细胞系统功能降低 | 微循环衰竭的后果：<br>（1）血流动力学障碍和细胞损伤加重；<br>（2）重要脏器功能和代谢障碍加重，多系统器官功能衰竭 | 不灌不流，毛细血管无复流 | 血压显著下降、循环衰竭、心音低弱，脉细如丝、呼吸困难、表浅或不规则，少尿或无尿；DIC；各重要实质器官坏死，功能衰竭，病情迅速恶化甚至死亡 |

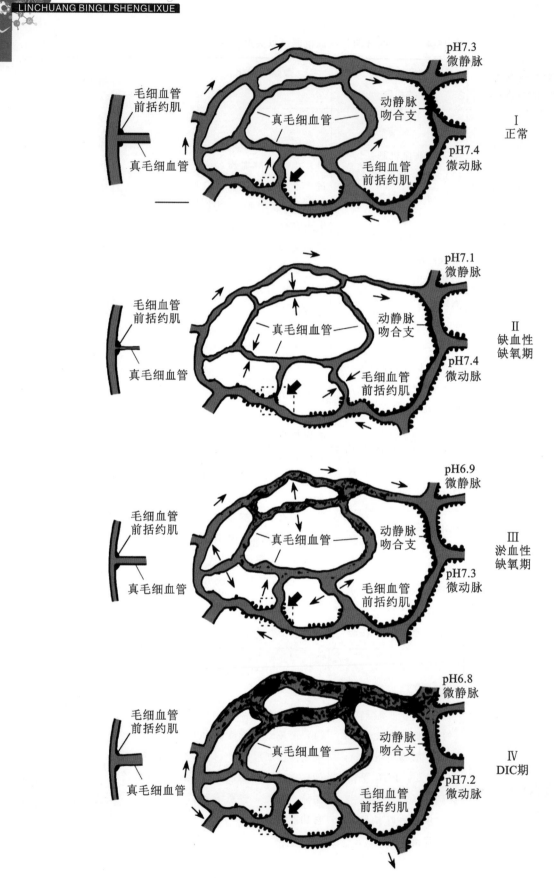

图 13-2  休克各期微循环变化示意图

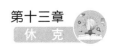

表 13-5　休克时机体代谢与功能变化

| 分类 | | 变化 |
|---|---|---|
| 物质代谢紊乱 | | 氧耗减少，糖酵解增强，糖原、脂肪和蛋白质分解代谢增强，合成代谢减弱，组织氧债增大 |
| 电解质与酸碱平衡紊乱 | 代谢性酸中毒 | 微循环障碍时，组织缺氧，无氧酵解增强及乳酸生成增多，同时由于肝肾损害，无法及时将乳酸转化或排泄，结果导致高乳酸血症及代谢性酸中毒 |
| | 呼吸性碱中毒 | 休克早期，创伤、出血等刺激可引起呼吸加深加快，通气量增加，$PaCO_2$ 下降，导致呼吸性碱中毒。注意休克后期由于通气换气功能障碍，可出现呼吸性酸中毒 |
| | 高钾血症 | 休克时，缺血缺氧使 ATP 生成明显减少，进而使细胞膜上的钠泵运转失灵，细胞内水钠潴留，细胞外 $K^+$ 增多，导致高钾血症，其他原因如组织损伤、酸中毒、肾衰竭等 |
| 器官功能障碍 | 肺功能障碍 | 休克早期可出现呼吸性碱中毒，休克后期出现急性呼吸窘迫综合征或休克肺 |
| | 肾功能障碍 | 各类休克常伴发急性肾功能不全，严重时发生肾功能衰竭，称为休克肾，表现为少尿或无尿、氮质血症、高钾血症和代谢性酸中毒 |
| | 胃肠道功能障碍 | 休克早期因血液重新分布，胃肠道最早发生缺血和酸中毒，继而引起肠壁淤血水肿、消化液分泌减少、黏膜糜烂甚至形成溃疡，肠道屏障功能削弱，引起肠源性内毒血症或肠源性菌血症、脓毒性休克 |
| | 肝功能障碍 | 有效循环血量减少、微循环功能障碍、细菌内毒素及多种炎症介质，均可损伤肝细胞，使得肝对内毒素及乳酸等物质清除功能减弱，蛋白质合成能力下降，出现酸中毒等 |
| | 心功能障碍 | 休克晚期，血压进行性下降，并发心泵功能障碍，使心排出量降低，甚至出现急性心力衰竭 |
| | 免疫系统功能障碍 | 休克早期，免疫系统被激活，形成免疫复合物沉积于多个器官微血管内皮上，使各器官产生非特异性炎症反应，导致器官功能障碍；休克晚期，免疫系统处于全面抑制状态，体内中性粒细胞的吞噬和杀菌功能下降等 |
| | 脑功能障碍 | 休克晚期，脑组织因缺血、缺氧、能量供应不足和酸性代谢产物的积聚而严重受损，患者可出现神志模糊，甚至昏迷 |
| | 多器官功能障碍综合征 | 休克严重时，可同时或先后引起机体多个器官功能受损，导致多器官功能障碍综合征 |

表 13-6　主要的细胞分子机制

| 表现 | | 发生机制 |
|---|---|---|
| 细胞损伤 | 细胞膜的变化 | 细胞膜损伤，引起膜离子泵功能障碍或通透性增高，使 $K^+$ 外流，而 $Na^+$、$Ca^{2+}$ 内流，细胞水肿 |
| | 线粒体的变化 | 线粒体肿胀，致密结构和嵴消失，钙盐沉着，甚至膜破裂 |
| | 溶酶体的变化 | 溶酶体肿胀，空泡形成并释放溶酶体酶。加重微循环障碍，导致组织细胞损伤和多器官功能障碍 |
| | 细胞死亡 | 休克原发致病因素的直接损伤，或休克发展过程中所出现的缺血缺氧、酸中毒、代谢障碍、能量生成减少、溶酶体酶释放、炎症介质产生等，均可导致细胞凋亡或坏死。细胞凋亡和坏死是休克时器官功能障碍或衰竭的病理基础 |

| 表现 | 发生机制 |
|------|----------|
| 炎症细胞活化及<br>炎症介质表达增多 | 休克的原发致病因素或休克发展过程中所出现的内环境和血流动力学的改变等，都可刺激炎症细胞活化，使其产生大量炎症介质，引起全身炎症反应综合征而加速休克的发生发展 |

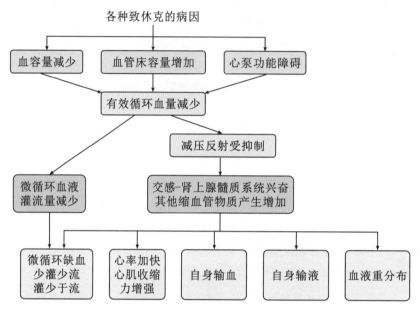

图 13-3　微循环缺血期的主要机制及其代偿意义

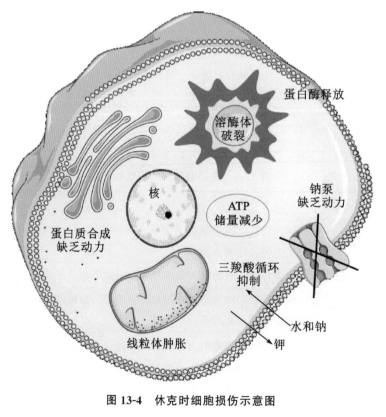

图 13-4　休克时细胞损伤示意图

表 13-7  几种常见休克的特点

| 类型 | 特点 |
|---|---|
| 失血性休克 | 失血性休克分期较明显，临床症状典型，其发展过程基本上遵循缺血性缺氧期、淤血性缺氧期、微循环衰竭期逐渐发展的特点 |
| 感染性休克 | 高动力型休克：又称为高排低阻型休克或暖休克，指病原体或其毒素侵入人体后，引起高代谢和高动力循环状态，出现心排出量增加，外周阻力降低，脉压差增大等临床特点。患者临床表现为皮肤呈粉红色、温热而干燥、少尿、血压下降及乳酸酸中毒等 |
| | 低动力型休克：又称为低排高阻型休克或冷休克，具有心排出量减少，外周阻力增高，脉压差明显缩小等特点。临床表现为皮肤苍白，四肢湿冷、尿量减少、血压下降及乳酸酸中毒等症状 |
| 过敏性休克 | 其发生主要与休克的两个始动环节有关：①过敏反应使血管广泛扩张，血管床容量增大；②毛细血管通透性增高使血浆外渗，血容量减少。二者共同导致休克的发生 |
| 心源性休克 | 其始动环节是心泵功能障碍导致的心排血量迅速减少。此型休克特点表现为血压在休克早期就显著下降，其微循环变化发展过程，基本与低血容量性休克相同。可分为低排高阻型和低排低阻型两种 |

表 13-8  高动力型休克与低动力型休克的比较

| 临床表现 | 高动力型休克 | 低动力型休克 |
|---|---|---|
| 心排血量 | 高 | 低 |
| 外周阻力 | 低 | 高 |
| 脉搏 | 缓慢有力 | 细速 |
| 脉压 | 较高（脉压＞30 mmHg） | 较低（脉压＜30 mmHg） |
| 皮肤色泽 | 淡红或潮红 | 苍白或发绀 |
| 皮肤温度 | 温暖干燥 | 湿冷 |
| 尿量 | 减少 | 少尿或无尿 |
| 皮肤温度 | 温暖干燥 | 湿冷 |
| 电解质与酸碱平衡 | 乳酸酸中毒 | 乳酸酸中毒 |
| — | 暖休克 | 冷休克 |

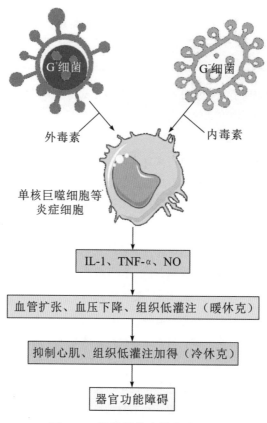

图 13-5 脓毒性休克的发生机制

表 13-9 防治的病理生理基础

| 防治基础 | 措施 |
|---|---|
| 病因学防治 | 改善造成休克的原始病因，如止血、止痛、补液和输血、修复创伤、抗感染、抗过敏、强心等 |
| 发病学防治 | 改善微循环：扩充血容量、纠正酸中毒、合理使用血管活性药物；抑制过度炎症反应；细胞保护 |
| 器官支持疗法 | 休克肾时，利尿和透析；休克肺时，保持呼吸道通畅和正压给氧；急性心力衰竭时，减少或停止输液、强心利尿、降低前后负荷等 |
| 营养与代谢支持 | 摄入营养物中，提高蛋白质和氨基酸的量，尤其是提高支链氨基酸的比例 |

表 13-10 血常规正常值

| 检查项目 | 正常参考值范围 | 单位 |
|---|---|---|
| 红细胞（RBC） | 3.68～5.13 | $10^{12}/L$ |
| 血红蛋白（HGB） | 女：110～150<br>男：120～160 | g/L |
| 白细胞（WBC） | 4～10 | $10^9/L$ |

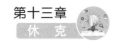

续表

| 检查项目 | 正常参考值范围 | 单位 |
|---|---|---|
| 中性粒细胞计数（NEUT） | 2～7 | $10^9$/L |
| 中性粒细胞百分比（NEUT） | 50％～70％ | |
| 淋巴细胞计数（LYMPH） | 0.8～4.0 | $10^9$/L |
| 淋巴细胞百分比（LYMPH） | 20％～40％ | |
| 单核细胞计数（NONO） | 0.12～0.8 | $10^9$/L |
| 单核细胞计数百分比（NONO） | 3％～12％ | |
| 血小板（PLT） | 100～360 | $10^9$/L |
| C 反应蛋白（CRP） | ≤10 | mg/L |
| 降钙素原（PCT） | ≤0.05 | ng/mL |

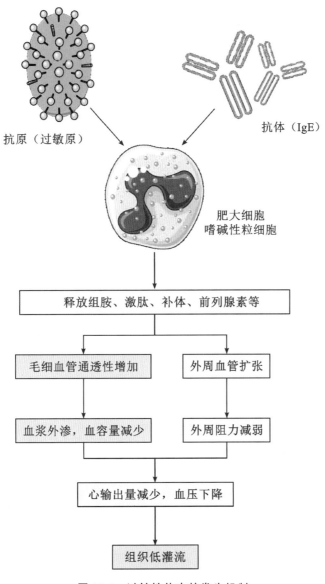

图 13-6　过敏性休克的发生机制

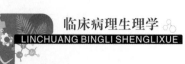
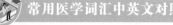
常用医学词汇中英文对照

详见表 13-11。

表 13-11　常用医学词汇中英文对照表

| 序号 | 英文 | 中文 |
|---|---|---|
| 1 | shock | 休克 |
| 2 | hemorrhagic shock | 失血性休克 |
| 3 | collapse | 虚脱 |
| 4 | burn shock | 烧伤性休克 |
| 5 | traumatic shock | 创伤性休克 |
| 6 | sepsis | 脓毒症 |
| 7 | septic shock | 脓毒性休克 |
| 8 | anaphylactic shock | 过敏性休克 |
| 9 | cardiogenic shock | 心源性休克 |
| 10 | neurogenic shock | 神经源性休克 |
| 11 | hypotensive state | 低血压状态 |
| 12 | hypovolemic shock | 低血容量性休克 |
| 13 | vasogenic shock | 血管源性休克 |
| 14 | central venous pressure，CVP | 中心静脉压 |
| 15 | cardiac output，CO | 心排血量 |
| 16 | peripheral resistance，PR | 外周阻力 |
| 17 | low-resistance shock | 低阻力性休克 |
| 18 | maldistributive shock | 分布异常性休克 |
| 19 | extracardiac obstructive shock | 心外阻塞性休克 |
| 20 | microcirculation | 微循环 |
| 21 | compensatory stage | 休克早期/休克代偿期 |
| 22 | ischemic anoxia phase | 缺血性缺氧期 |
| 23 | catecholamine | 儿茶酚胺 |
| 24 | vasopressin，VP | 血管升压素 |
| 25 | thromboxane $A_2$，$TXA_2$ | 血栓素 $A_2$ |
| 26 | endothelin，ET | 内皮素 |
| 27 | Lenkotirenes，LT | 白三烯类 |
| 28 | decompensatory stage | 休克失代偿期 |

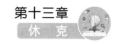
| 序号 | 英文 | 中文 |
| --- | --- | --- |
| 29 | progressive stage of shock | 休克进展期 |
| 30 | sludge | 泥化 |
| 31 | stagnant anoxia phase | 微循环淤血性缺氧期 |
| 32 | platelet activating factor，PAF | 血小板活化因子 |
| 33 | cell adhesion molecules，CAMs | 细胞表面黏附分子 |
| 34 | selectin | 选择素 |
| 35 | vascular endothelial cell，VEC | 血管内皮细胞 |
| 36 | rolling | 滚动 |
| 37 | integrin | 整合素 |
| 38 | intercellular adhesion molecule-1，ICAM-1 | 细胞间黏附分子-1 |
| 39 | microcirculatory failure stage | 微循环衰竭期 |
| 40 | refractory stage | 难治期 |
| 41 | irreversible stage | 不可逆期 |
| 42 | no-reflow phenomenon | 无复流现象 |
| 43 | voltage dependent calcium channel，VDCC | 电压依赖性钙通道 |
| 44 | lipopolysaccharide，LPS | 脂多糖 |
| 45 | apoptosis | 凋亡 |
| 46 | septic autocatabolism | 脓毒性自身分解代谢 |
| 47 | oxygen debt | 氧债 |
| 48 | systemic inflammatory response syndrome，SIRS | 全身炎症反应综合征 |
| 49 | acute respiratory distress syndrome，ARDS | 急性呼吸窘迫综合征 |
| 50 | shock lung | 休克肺 |
| 51 | shock kidney | 休克肾 |
| 52 | bacterial translocation | 细菌移位 |
| 53 | non-bacteremic clinical sepsis | 非菌血症临床脓毒症 |
| 54 | immune complex | 免疫复合物 |
| 55 | helper T lymphocyte/suppressor T lymphocyte | 辅助性 T 细胞/抑制性 T 细胞 |
| 56 | mean arterial pressure，MAP | 平均动脉压 |
| 57 | endotoxic shock | 内毒素性休克 |
| 58 | hyperdynamic shock | 高动力型休克 |

| 序号 | 英文 | 中文 |
|------|------|------|
| 59 | warm shock | 暖休克 |
| 60 | hypodynamic shock | 低动力型休克 |
| 61 | cold shock | 冷休克 |
| 62 | multiple organ dysfunction syndrome，MODS | 多器官功能障碍综合征 |
| 63 | American College of Chest Physicians，ACCP | 美国胸科医师学会 |
| 64 | Society of Critical Care Medicine，SCCM | 危重病医学会 |
| 65 | multiple organ failure，MOF | 多器官衰竭 |
| 66 | multiple system organ failure，MSOF | 多系统器官衰竭 |
| 67 | activation of inflammatory cells | 炎症细胞活化 |

 **基本概念**

1. 休克：是指机体受到各种强烈损伤因子作用后出现的以组织微循环灌流量急剧减少为主要特征的急性血液循环障碍，由此导致细胞和各重要器官功能代谢发生严重障碍及结构损害的一个全身性病理过程。

2. 低血容量性休克：是指失血、失液、烧伤及创伤等引起的休克，其共同环节都有血容量明显降低，可统称为低血容量性休克。

3. 血管源性休克：外周血管扩张，血管床容量增加，大量血液淤滞在扩张的小血管内，使有效循环血量减少且分布异常，导致组织灌流量减少而引起的休克。又称为低阻力性休克或分布性休克。

4. 脓毒性休克：是指病原微生物感染所引起的休克，即脓毒性休克，可见于流行性脑脊髓膜炎，细菌性痢疾、大叶性肺炎等感染性疾病。$G^-$ 菌感染引起的脓毒性休克在临床最为常见。

5. 暖休克：指病原体或其毒素侵入机体后，引起高代谢和高动力循环状态，即出现发热、皮肤潮红、四肢温暖、心排出量增加，外周阻力降低、脉压增大等临床特点，又称为高排低阻性休克或高动力型休克。

6. 冷休克：指低动力性休克或低排高阻性休克，具有心排出量减少、外周阻力增高、脉压明显缩小等特点，临床上表现为皮肤苍白、四肢湿冷、尿量减少、血压下降及乳酸中毒，类似于一般低血容量性休克。

7. 心源性休克：指由于心脏泵血功能障碍，心排出量急剧减少，使有效循环血量和微循环灌流量显著下降所引起的休克。

8. 心外阻塞性休克：指由非心肌源性原因引起的心源性休克。如急性心包填塞、心脏肿瘤和张力性气胸，或心脏射血受阻如肺血管栓塞，肺动脉高压等，这些原因最终导致血液回流受阻，心舒张期充盈减少，心排血量急剧下降，致使有效循环血量严重不足，组织血液灌注不能维持而引起休克。

9. 神经源性休克：指因剧烈疼痛、高位脊髓损伤或麻醉、中枢镇静药过量抑制交感缩血管功能，使阻力血管扩张，血管床容积增大，有效循环血量相对不足而引起的休克。

10. 过敏性休克：指某些过敏体质的人可因注射某些药物（如青霉素）、血清制剂或疫苗后，甚至进食某些食物或接触某些物品（如花粉）后，发生Ⅰ型超敏反应而引起的休克。

11. 血液重分布：指不同器官血管对交感神经兴奋或儿茶酚胺增多的反应性不一致，导致休克早期体内皮肤，腹腔内脏和骨骼肌等血管收缩，而心、脑血管口径无明显改变，以保证心、脑血管等重要生命器官的血液供应。

12. 脓毒性自身代谢分解：指脓毒性休克时，物质代谢变化表现为氧耗减少，糖酵解加强，糖原、脂肪和蛋白质分解代谢异常增强，合成代谢减弱的现象。

13. 氧债：指机体所需的氧耗量与实测氧耗量之差。

14. 休克肺：指严重休克患者在复苏后伴发的急性呼吸衰竭，休克肺属急性（成人）呼吸窘迫综合征。

15. 休克肾：指休克时伴发的急性肾衰竭，称为休克肾。临床表现有少尿、氮质血症、高钾血症等。

16. 创伤性休克：严重的创伤导致剧烈疼痛、大量失血和失液、组织坏死而引起的休克。

**学习评价**

**（一）填空题**

1. 机体有效循环血量的维持是由 3 个因素决定的：＿＿＿＿＿、＿＿＿＿＿、＿＿＿＿＿。

2. 休克是指机体在严重＿＿＿＿＿、＿＿＿＿＿、＿＿＿＿＿等强烈致病因子的作用下，＿＿＿＿＿急剧减少，＿＿＿＿＿严重不足，引起细胞＿＿＿＿＿、＿＿＿＿＿，以致各重要生命器官的功能代谢障碍或结构损害的全身性危重病理过程。

3. 严重的大面积烧伤常伴有血浆的大量渗出而丢失，可造成＿＿＿＿＿减少，使＿＿＿＿＿不足引起＿＿＿＿＿。其早期与＿＿＿＿＿和＿＿＿＿＿有关，晚期则常因继发感染而发展为＿＿＿＿＿。

4. 休克的 3 个始动环节分别为：＿＿＿＿＿、＿＿＿＿＿、＿＿＿＿＿。按始动环节分类，一般可将休克分为＿＿＿＿＿、＿＿＿＿＿、＿＿＿＿＿。

5. 低血容量性休克主要包括＿＿＿＿＿、＿＿＿＿＿和＿＿＿＿＿。其典型临床表现为＿＿＿＿＿、＿＿＿＿＿及＿＿＿＿＿降低，而＿＿＿＿＿增高。

6. 心源性休克是指由于＿＿＿＿＿功能障碍，＿＿＿＿＿急剧减少，使有效循环血量和微循环灌流量显著下降所引起的休克。

7. 微循环是＿＿＿＿＿和＿＿＿＿＿之间的微血管内的血液循环，是血液和组织进行物质交换的基本结构和功能单位。＿＿＿＿＿、＿＿＿＿＿和＿＿＿＿＿又称前阻力血管，决定微循环的灌入血量，并参与全身血压调节和血液分配。＿＿＿＿＿又称后阻力血管，决定微循环的流出血量，＿＿＿＿＿参与回心血量的调节。

8. 各种类型休克的基本发病环节是微循环血液灌流障碍，休克的病程可分为 3 期：

_____、_____、_____。

9. 休克早期微循环灌流特点是：_____，_____，组织呈_____状态。

10. 休克早期交感神经强烈兴奋及缩血管物质的大量释放等微循环变化的代偿意义有：_____、_____。

11 休克早期，动脉血压变化不明显是因为机体通过代偿反应使_____，_____和_____所致。

12. _____因微血管反应性下降，血液大量淤滞在微循环内，导致整个循环系统功能恶化，形成恶性循环，包括：_____、_____、_____。

13. 微循环淤血期微血管扩张与下面 2 个因素有关：酸中毒使血管平滑肌对_____的反应性降低、_____生成增多。

14. _____病情危重，患者濒临死亡，其临床表现主要体现在 3 个方面：_____、_____、_____。

15. _____是大多数休克的共同基础。_____是休克时各器官功能障碍的共同基础。_____是休克时细胞最早发生损伤的部位。休克时最先发生变化的细胞器是_____。

16. 休克过程中机体因高代谢状态，能量消耗_____，所需氧耗量_____而导致组织氧债_____。氧债指机体_____与_____之差。氧债增大说明_____。

17. 在休克早期，创伤、出血、感染等刺激可引起呼吸_____，通气量_____，$PaCO_2$ _____，导致_____，其一般发生在_____和_____之前，可作为早期休克的诊断指标之一。

18. 失血后是否引起休克，取决于_____和_____，若在 15 min 内快速大量失血超过总血量的_____，则超出了机体的代偿能力，发生_____。如果失血量超过总血量的 50%，会很快导致_____。

19. 脓毒性休克是指_____所引起的休克，脓毒性休克按其血流动力学变化可分为两种类型：_____和_____。

20. 低动力型休克具有_____减少、_____增高、_____明显缩小等特点，又称_____或称_____。临床上表现为皮肤苍白、_____、_____及_____。

21. _____，_____是发病学治疗的中心环节，具体做法包括：_____、_____、_____。

22. 动态观察_____、_____、_____和_____等指标，是监护输液量是否足够的参考依据。在微循环淤血期正确的补液原则是_____，_____。

**(二) 单选题**

1. 心源性休克的典型临床表现是（　　　）

A. 中心静脉压、心排血量及动脉血压降低，外周阻力增高

B. 中心静脉压、心排血量及动脉血压升高，外周阻力降低

C. 中心静脉压、心排血量及动脉血压升高，外周阻力升高

D. 中心静脉压、心排血量及动脉血压降低，外周阻力降低

E. 中心静脉压、心排血量及外周阻力降低，动脉血压降低

2. 以下哪种情况不会引起血管源性休克（　　）

A. 严重感染　　　　　　　　　　　　B. 青霉素过敏

C. 剧烈疼痛　　　　　　　　　　　　D. 全身麻醉

E. 消化道大出血

3. 休克过程最具共性的变化是（　　）

A. 血容量下降　　　　　　　　　　　B. 血管容积增加

C. 脉压下降　　　　　　　　　　　　D. 心脏指数下降

E. 微循环灌流障碍

4. 下列哪种情况不会引起心源性休克（　　）

A. 大面积心肌梗死　　　　　　　　　B. 严重心律失常

C. 急性心肌炎　　　　　　　　　　　D. 心包填塞

E. 充血性心力衰竭

5. 休克微循环淤血期引起血管扩张因素不正确的是（　　）

A. 血管平滑肌对 CA 的反应性降低　　B. 激肽系统受抑制

C. 肥大细胞释放组胺　　　　　　　　D. 腺苷在局部堆积

E. NO 的大量产生

6. 休克微循环衰竭期下列哪项不是 DIC 形成的直接因素（　　）

A. 血中儿茶酚胺浓度过高　　　　　　B. 严重的酸中毒

C. 血液黏滞浓缩　　　　　　　　　　D. 内皮激活受损，内外凝血系统激活

E. 血液高凝

7. 下列关于 SIRS 的发病机制叙述不正确的是（　　）

A. 炎症细胞活化　　　　　　　　　　B. 低代谢状态

C. 炎症介质大量释放　　　　　　　　D. 促炎介质/抗炎介质平衡失调

E. NF-kB 和 MAPK 信号通路活化

8. 休克微循环缺血期的心脑血液灌流量（　　）

A. 明显增加　　　　　　　　　　　　B. 明显减少

C. 无明显改变　　　　　　　　　　　D. 先减少后增加

E. 先增加后减少

9. 休克微循环缺血期灌流特点是（　　）

A. 灌而少流，灌大于流　　　　　　　B. 少灌少流，灌少于流

C. 不灌不流　　　　　　　　　　　　D. 少灌多流，灌少于流

E. 多灌多流，灌少于流

10. 休克微循环缺血期的临床表现（　　）

A. 患者神志淡漠　　　　　　　　　　B. 皮肤黏膜发绀或出现花斑

C. 脸色苍白、四肢湿冷、烦躁不安　　D. 血压进行性下降，脉搏细速、静脉萎陷

E. 出现昏迷

11. 微循环淤血期血管的变化（　　　）

A. 小动脉、微动脉、后微动脉都收缩

B. 毛细血管前括约肌、微静脉、小静脉收缩

C. 真毛细血管网开放

D. 毛细血管前阻力大于后阻力

E. 动-静脉短路关闭

12. 休克微循环衰竭期灌流特点是（　　　）

A. 灌而少流，灌大于流　　　　　　　B. 少灌少流，灌少于流

C. 不灌不流　　　　　　　　　　　　D. 少灌多流，灌少于流

E. 多灌多流，灌少于流

13. 休克微循环衰竭期的临床表现是（　　　）

A. 患者神志淡漠　　　　　　　　　　B. 皮肤黏膜发绀或出现花斑

C. 脸色苍白、四肢湿冷、烦躁不安　　D. 血压进行性下降，脉搏细速、静脉萎陷

E. 出现昏迷

14. 休克晚期 DIC 的发生与下列哪项无关（　　　）

A. 血液处于高凝状态　　　　　　　　B. 凝血系统激活

C. 高钾血症　　　　　　　　　　　　D. $PGI_2$ 释放减少

E. $TXA_2$ 生成增多

15. 调节毛细血管前括约肌舒缩的主要是（　　　）

A. 交感神经　　　　　　　　　　　　B. 动脉血压变化

C. 平滑肌自律性收缩　　　　　　　　D. 血液及局部体液因素

E. 血管内皮细胞功能

16. 休克时物质代谢一般表现为（　　　）

A. 氧耗减少　　　　　　　　　　　　B. 糖酵解减少

C. 糖原合成代谢增强　　　　　　　　D. 脂肪分解代谢减少

E. 蛋白质分解代谢减少

17. 休克过程不会引起的电解质与酸碱平衡紊乱是（　　　）

A. 代谢性酸中毒　　　　　　　　　　B. 呼吸性碱中毒

C. 乳酸酸中毒　　　　　　　　　　　D. 高钾血症

E. 代谢性碱中毒

18. 酸中毒对机体的影响（　　　）

A. 加重微循环障碍　　　　　　　　　B. 抑制心肌收缩

C. 降低血管对儿茶酚胺的反应性　　　D. 促进 DIC 发生

E. 以上都正确

19. 下列关于高动力型休克叙述正确的是（　　　）

A. 高动力型休克可出现无尿　　　　　B. 高动力型休克皮肤色泽呈现苍白

C. 高动力型休克脉压小于 30 mmHg　　D. 高动力型休克外周阻力低

E. 高动力型休克血压明显降低

20. 休克时交感-肾上腺髓质系统处于（　　　）

A. 强烈兴奋
B. 强烈抑制

C. 先兴奋后抑制
D. 先抑制后兴奋

E. 改变不明显

21. 下列哪一项不是休克早期的微循环变化（　　　）

A. 微动脉收缩
B. 后微动脉收缩

C. 毛细血管前括约肌收缩
D. 动-静脉吻合支收缩

E. 微静脉收缩

22. 休克早期的下列临床表现，哪一项错误（　　　）

A. 烦躁不安

B. 呼吸急促，脉搏细速

C. 血压均下降

D. 尿少或无尿

E. 面色苍白

23. 休克时最先发生变化的细胞器是（　　　）

A. 溶酶体
B. 细胞核

C. 内质网
D. 细胞膜

E. 线粒体

24. 易发生 DIC 的休克类型是（　　　）

A. 失血性休克
B. 感染性休克

C. 心源性休克
D. 过敏性休克

E. 神经源性休克

25. 休克时细胞最早受损的部位是（　　　）

A. 细胞膜
B. 线粒体

C. 微粒体
D. 高尔基体

E. 溶酶体

26. 休克时能引起血管舒张的物质是（　　　）

A. 腺苷
B. 血栓素 $A_2$

C. 血管升压素
D. 血管紧张素 II

E. 儿茶酚胺

27. 选择扩血管药治疗休克应首先（　　　）

A. 充分补足血容量
B. 纠正酸中毒

C. 改善心功能
D. 去除原发病因

E. 给予缩血管药

28. 对休克晚期的描述哪一项不正确（　　　）

A. 血管低反应性，血压降低或测不到

B. 均发生 DIC，故又称 DIC 期

C. 肢体厥冷，严重发绀

D. 常出现肠源性内毒素血症

E. 多种炎症介质促进病情恶化

29. 应用糖皮质激素治疗休克的最主要作用是（　　　）

A. 疏通微循环，扩张小血管 　　　　　B. 稳膜作用

C. 增加心排血量 　　　　　　　　　　D. 增强肝脏的解毒功能

E. 降低耗氧量

30. 一般休克治疗的首要措施是（　　　）

A. 使用强心剂 　　　　　　　　　　　B. 补充血容量

C. 纠正酸中毒 　　　　　　　　　　　D. 使用扩血管药

E. 使用缩血管药

（三）多选题

1. 下列属于低血容量休克的病因的是（　　　）

A. 宫外孕破裂 　　　　　　　　　　　B. 急性心肌梗死

C. 严重骨折 　　　　　　　　　　　　D. 严重腹泻、呕吐

E. 中毒性痢疾

2. 休克时发生急性功能性肾衰竭与下列哪种因素有关（　　　）

A. 儿茶酚胺增多 　　　　　　　　　　B. 肾素-血管紧张素-醛固酮系统激活

C. 醛固酮分泌增多 　　　　　　　　　D. 抗利尿激素分泌增多

E. 组胺增多

3. 下列哪些项是休克微循环缺血期微循环的表现（　　　）

A. 微动脉、后微动脉收缩 　　　　　　B. 微静脉、小静脉收缩

C. 微动脉、后微动脉舒张 　　　　　　D. 毛细血管前阻力大于后阻力

E. 毛细血管前括约肌舒张

4. 休克微循环衰竭期下列哪项是 DIC 形成的直接因素（　　　）

A. 血液高凝 　　　　　　　　　　　　B. 严重的酸中毒

C. 血液黏滞浓缩 　　　　　　　　　　D. 内皮激活受损，内、外凝血系统激活

E. 血中儿茶酚胺浓度过高

5. 休克时发生心力衰竭与下列哪些因素有关（　　　）

A. 心肌供血不足 　　　　　　　　　　B. 代谢性酸中毒和高钾血症

C. 炎症介质增多 　　　　　　　　　　D. DIC 的发生

E. 心脏前负荷增加

6. 外周血管容量减少不是下列哪些休克的始动环节（　　　）

A. 心源性休克 　　　　　　　　　　　B. 失血性休克

C. 感染性休克 　　　　　　　　　　　D. 过敏性休克

E. 神经源性休克

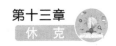

7. 过敏性休克发生主要与下列哪些机制有关（　　　）

A. 血管床容量增大 　　　　　　　　　　　B. 血容量减少

C. 心脏指数降低 　　　　　　　　　　　　D. DIC

E. 酸中毒

8. 休克时发生的酸中毒对机体影响是（　　　）

A. 损伤血管内皮细胞 　　　　　　　　　　B. 引起低钾血症

C. 降低心肌收缩性 　　　　　　　　　　　D. 增强血管平滑肌对儿茶酚胺的反应性

E. 引起溶酶体酶释放

9. 微循环淤血期患者失代偿进入恶性循环是由于（　　　）

A. 毛细血管的静水压升高，血浆外渗

B. 组胺、激肽等引起毛细血管通透性增加，血浆外渗

C. 血液浓缩而泥化，血液黏滞度增加

D. 扩血管物质生成增多

E. 酸中毒

10. 休克时能引起血管收缩的物质是（　　　）

A. 腺苷 　　　　　　　　　　　　　　　　B. 组胺

C. 血管升压素 　　　　　　　　　　　　　D. 血管紧张素 Ⅱ

E. 儿茶酚胺

## （四）简答题

1. 何为休克？休克发病的始动环节有哪些？请各举一个例子说明。

2. 休克早期心和脑如何保证血供？

3. 休克为什么会引起 DIC？

4. 脓毒性休克有什么特点？

5. 为什么休克晚期治疗比较困难？

6. 简述休克时白细胞嵌顿在毛细血管静脉端的机制？

7. 休克与 DIC 有何关系？为什么？

8. 感染性休克有几种类型？各有何特点？

## （五）问答题

1. 失血性休克早期血压为什么无明显下降？

2. 试述休克的分期及各期微循环变化的特点和微循环变化机制。

3. 根据微循环学说，休克防治如何使用血管活性药物？

### 参考答案

## （一）填空题

1. 足够的血容量，正常的血管舒缩功能，正常心泵功能

2. 失血失液，感染，创伤，有效循环血量，组织血液灌流量，缺血，缺氧

3. 有效循环血量，组织灌流量，烧伤性休克，低血容量，疼痛，脓毒性休克

4. 血容量减少，血管床容量增加，心泵功能障碍，低血容量性休克，血管源性休克，心源

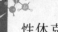

性休克

5. 失血失液性休克，烧伤性休克，创伤性休克，中心静脉压，心排血量，动脉血压，外周阻力

6. 心脏泵血，心排血量

7. 微动脉，微静脉，微动脉，后微动脉，毛细血管前括约肌，微静脉，短路

8. 微循环缺血期（或休克早期/休克代偿期/缺血性缺氧期），微循环淤血期（或可逆性休克失代偿期/休克进展期/微循环淤血性缺氧期），微循环衰竭期（或难治期/DIC 期/不可逆期）

9. 少灌少流，灌少于流，缺血缺氧

10. 有助于动脉血压的维持，有助于心脑血液供应

11. 回心血量增加，心排出量增加，外周阻力增高

12. 微循环淤血期（或可逆性休克失代偿期/休克进展期/微循环淤血性缺氧期），回心血量急剧减少，自身输液停止，心脑血液灌流量减少

13. 儿茶酚胺，扩血管物质

14. 微循环衰竭期（或难治期/DIC 期/不可逆期），循环衰竭，并发 DIC，重要器官功能障碍

15. 微循环障碍，细胞损伤，细胞膜，线粒体

16. 增高，增大，增大，所需的氧耗量，实测氧耗量，组织缺氧

17. 加深加快，增加，下降，呼吸性碱中毒，血压下降，血乳酸增高

18. 失血量，失血速度，20%，失血性休克，死亡

19. 病原微生物感染，高动力型休克，低动力型休克

20. 心排出量，外周阻力，脉压，低排高阻型休克，冷休克，四肢湿冷，尿量减少，血压下降，乳酸酸中毒

21. 改善微循环，提高组织灌流量，扩充血容量，纠正酸中毒，合理使用血管活性药物

22. 静脉充盈程度，尿量，血压，脉搏，需多少，补多少

**（二）单选题**

| 1 | 2 | 3 | 4 | 5 | 6 | 7 | 8 | 9 | 10 |
|---|---|---|---|---|---|---|---|---|---|
| D | E | E | E | B | A | B | C | B | C |
| 11 | 12 | 13 | 14 | 15 | 16 | 17 | 18 | 19 | 20 |
| C | C | E | C | D | A | E | E | D | A |
| 21 | 22 | 23 | 24 | 25 | 26 | 27 | 28 | 29 | 30 |
| D | C | E | B | A | A | A | B | B | B |

**（三）多选题**

| 1 | 2 | 3 | 4 | 5 | 6 | 7 | 8 | 9 | 10 |
|---|---|---|---|---|---|---|---|---|---|
| AD | ABCD | ABD | ABCD | ABCD | CDE | AB | ACE | ABCDE | CDE |

**（四）简答题**

1. 何为休克？休克发病的始动环节有哪些？请各举一个例子说明。

答：（1）休克是指机体在严重失血失液、感染、创伤等强烈致病因子的作用下，有效循环血量急剧减少，组织血液灌流量严重不足，引起细胞缺血、缺氧，以致各重要生命器官的功能、代谢障碍或结构损害的全身性危重病理过程。

（2）各种病因分别通过 3 个始动环节影响组织有效灌流量而导致休克。①血容量减少：如失血性休克。②血管床容量增加：如过敏性休克。③心泵功能障碍：如心源性休克。

**2. 休克早期心和脑如何保证血供？**

答：休克早期，由于交感-肾上腺髓质系统兴奋，儿茶酚胺分泌增多，皮肤、腹腔内脏、骨骼肌血管因 α 受体密度高而明显收缩，但脑血管的交感缩血管纤维分布稀，α 受体密度低，故口径无明显变化；冠状血管虽有 α 及 β 受体，但 β 受体兴奋使心脏活动增强，导致腺苷等扩血管代谢产物增多，使冠状动脉扩张，维持心脏灌流量，甚至有所增加。这就是血液重新分布。所谓血液重新分布是指皮肤、腹腔内脏和骨骼肌的血管收缩，而心、脑血管不收缩，从而保证心脑血液供应的现象。

**3. 休克为什么会引起 DIC？**

答：原因主要有以下几种。

（1）血液流变学的改变：血液浓缩、血细胞聚集使血黏度增高，使血液处于高凝状态。

（2）凝血系统激活：严重缺氧、酸中毒或脂多糖等损伤血管内皮细胞，使组织因子大量释放，启动外源性凝血系统；内皮细胞损伤还可暴露胶原纤维，激活因子 XII，启动内源性凝血系统；同时，在严重创伤、烧伤等引起的休克，组织大量破坏可导致组织因子的大量表达释放，各种休克时红细胞破坏释放的 ADP 等可启动血小板的释放反应，促进凝血过程。

（3）$TXA_2$-$PGI_2$ 平衡失调：休克时内皮细胞的损伤既可使 $PGI_2$（抗凝血）生成释放减少，也可因胶原纤维暴露，使血小板激活、黏附、聚集，生成和释放 $TXA_2$（促凝血）增多。$TXA_2$-$PGI_2$ 的平衡失调，可促进 DIC 的发生。

**4. 脓毒性休克有什么特点？**

答：脓毒性休克的发生与休克的 3 个始动环节均有关。

感染灶中的病原微生物及其释放的各种毒素均可刺激单核-巨噬细胞、中性粒细胞、肥大细胞、内皮细胞等，表达释放大量的炎症介质，引起 SIRS，促进休克的发生发展。

某些细胞因子和血管活性物质可增加毛细血管通透性，使大量血浆外渗导致血容量减少；或引起血管扩张使血管床容量增加，导致有效循环血量的相对不足。细菌毒素及炎症介质可直接损伤心肌细胞，造成心泵功能障碍。脓毒性休克分为高动力型休克和低动力型休克。

**5. 为什么休克晚期治疗比较困难？**

答：在休克晚期，由于严重的酸中毒、大量一氧化氮和局部代谢产物的释放以及血管内皮细胞和血管平滑肌的损伤等，导致微血管麻痹性扩张和 DIC 的形成，从而使微循环淤滞和障碍更加严重，微循环发生无复流现象及微血栓形成，导致全身器官的持续低灌流，内环境受到严重破坏。特别是溶酶体酶的释放以及细胞因子、活性氧等的大量产生，造成组织器官和细胞功能的损伤，严重时可导致多器官功能障碍或衰竭甚至死亡。

**6. 简述休克时白细胞嵌顿在毛细血管静脉端的机制？**

答：微循环淤血期血流变慢，白细胞滚动、贴壁、黏附阻塞，轴流消失，血液浓缩，血压下降，这些是白细胞嵌塞的条件。中性粒细胞嵌塞受细胞的黏附分子介导，主要有选择素、白细胞黏附分子 CD11/CD18、内皮细胞上的 ICAM-1。选择素介导白细胞与血管内皮细胞的起始黏附，CD11/CD18 与 ICAM-1 相互作用介导白细胞与血管内皮细胞的牢固黏附及向血管外移动。

7. 休克与 DIC 有何关系？为什么？

答：DIC 可引起休克，休克晚期可发生 DIC，故二者互为因果。

（1）DIC 导致休克的机制有：①大量微血栓形成，回心血量明显减少；②广泛出血可使血容量减少；③心肌受损，心排血量减少；④激肽、组胺增加，血管扩张，外周阻力降低。以上因素促进休克的发生发展。

（2）休克晚期易发生 DIC，其机制：①持续的缺血缺氧、酸中毒→血管内皮细胞损伤→内源性凝血系统激活；②感染性休克或创伤性休克，由于内毒素的作用或组织因子大量入血，更易发生 DIC；③严重的微循环障碍；④血液处于高凝状态。

8. 感染性休克有几种类型？各有何特点？

答：感染性休克按其血流动力学变化可分为 2 种类型，高动力型休克和低动力型休克。

（1）高动力型休克：临床表现为皮肤呈粉红色，温热而干燥，少尿，血压下降及乳酸酸中毒等。其机制如下：①β 受体激活：感染性休克时交感-肾上腺髓质系统兴奋，CA 分泌增多，后者作用于 β 受体使心肌收缩力增强，动-静脉短路开放，回心血量增多，心排出量增加；②外周血管扩张：感染性休克时机体产生大量 TNF-α、IL-1、NO 或其他扩血管性物质（如 $PGE_2$、$PGI_2$、IL-2 缓激肽等），使外周血管扩张，外周阻力下降。

（2）低动力型休克：临床表现为皮肤苍白、四肢湿冷、尿量减少，血压下降及乳酸酸中毒，类似于一般低血容量性休克。其发生与下列因素有关：①病原体毒素、酸中毒及某些炎症介质可直接抑制或损伤心肌，使心肌收缩力减弱；微循环血液淤滞导致回心血量减少，心排出量下降；②严重感染使交感-肾上腺髓质系统强烈兴奋，缩血管物质生成增多，而扩血管物质生成减少，致使外周阻力增加。

**（五）问答题**

1. 失血性休克早期血压为什么无明显下降？

答：失血性休克早期由于交感-肾上腺髓质系统兴奋，儿茶酚胺分泌增多，引起一系列的代偿反应，可维持血压无明显降低。主要机理包括以下几点。

（1）通过自身输血与自身输液，增加回心血量和心排血量。①肌性微静脉、小静脉和肝脾等储血器官的收缩，可减少血管床容量，迅速而短暂地增加回心血量（自身输血）。②毛细血管前阻力血管比微静脉收缩强度更大，致使毛细血管中的流体静压下降，组织血液进入血管（自身输液）。

（2）心脏收缩力增强，心率加快。交感神经兴奋和儿茶酚胺增多可使心率加快，心收缩力加强，心排血量增加，有助于维持血压。

（3）血管外周总阻力升高。

2. 试述休克的分期及各期微循环变化的特点和微循环变化机制。

答：如表 13-4。

表 13-12　休克的分期及各期微循环变化的特点和微循环变化机制

| 休克的分期 | 微循环变化的特点 | 微循环变化的机制 |
|---|---|---|
| 缺血性缺氧期 | （1）微血管收缩痉挛；<br>（2）毛细血管前阻力血管收缩更明显；<br>（3）大量真毛细血管网关闭；<br>（4）动-静脉短路开放 | 微循环缺血机制：<br>（1）交感-肾上腺髓质系统（＋），儿茶酚胺大量释放入血；<br>（2）其他缩血管体液因子释放：血栓素 $A_2$、血管紧张素II、血管升压素、内皮素、白三烯类 |
| 淤血性缺氧期 | （1）微血管扩张；<br>（2）毛细血管后阻力增大；<br>（3）大量血液涌入真毛细血管网；<br>（4）动-静脉短路开放 | 微血管扩张机制：<br>（1）酸中毒使血管平滑肌对儿茶酚胺反应性降低；<br>（2）扩血管物质生成增多：组胺、腺苷、$K^+$、缓激肽、NO、TNF-α<br><br>血液淤滞机制：<br>（1）白细胞黏附于微静脉；<br>（2）血液浓缩：血浆外渗、血液黏度增加、红细胞、血小板聚集 |
| 微循环衰竭期 | 微血管发生麻痹性扩张，毛细血管大量开放，微循环中可有微血栓形成，血流停止 | 微循环凝血（DIC）机制：<br>（1）血液处于高凝状态；<br>（2）凝血系统被激活；<br>（3）促凝物质增多；<br>（4）$TXA_2$-$PGI_2$ 平衡失调；<br>（5）单核吞噬细胞系统功能降低 |

3. 根据微循环学说，休克防治如何使用血管活性药物？

答：血管活性药物分为缩血管药物和扩血管药物，根据微循环学说，合理使用血管活性药物，应从下列 4 方面论述。

（1）用药目的：由于微循环障碍，休克时组织的有效血液灌流量急剧减少，选用血管活性药物的目的必须提高组织微循环血液灌流量，反对单纯追求升高血压，长期大量使用血管收缩药而导致灌流量明显下降，主张合理使用。

（2）用药前提：扩血管药物应在充分补充血容量的基础上应用，否则，血管扩张使血压急剧下降，心脑血管将丧失自身调节能力而使血液供应减少；缩血管药物应在纠正酸中毒的基础上应用，否则，由于酸中毒使血管壁对血管活性药物的反应性降低，且参与微血管扩张，如果不纠正酸中毒，缩血管药难以奏效。

（3）扩血管药物的应用：适用于低排高阻型休克或使用缩血管药物引起血管高度痉挛的患者。在休克早期可解除毛细血管前阻力，提高微循环灌注量；在休克中、晚期，可解除过高的毛细血管后阻力，解决灌流的问题，改善微循环血液淤滞，提高组织灌流量。

（4）缩血管药物的应用：使过敏性休克和神经源性休克扩大了的血管床容量缩小，恢复血管床与血容量的平衡，纠正全身组织的血液灌注不足，是这两种休克的最佳选择药物。高排低阻型感染性休克和低阻力型心源性休克，在综合治疗的基础上，也可应用缩血管药，防止血管床的进一步扩大和血压的进一步降低。如血压过低，降低到心脑血管丧失自身调节的临界值（7.0 kPa）以下，又无条件迅速补液时，可使用缩血管药物，暂时提升血压，保证心脑的血液灌流。

## 知识拓展和科学前沿

### 科学家的故事

亨利·弗朗索瓦·莱·德兰（Henri Francois Le Dran），1685—1770 年，法国外科医生，1737 年使用法语"secousseuc"一词描述创伤引起的危重临床状态，是提出休克名词的第一人。1743 年，英国医生克莱尔（Clare）将休克翻译为"shock"。1895 年，美国外科医生约翰·柯林斯·沃伦（John Collins Warren）对休克患者的临床表现进行了描述：面色苍白或发绀、四肢湿冷、脉搏细速、脉压缩小、尿量减少、神志淡漠。1964 年，美国外科医生理查德·卡尔顿·利乐海（R. C. Lillehei）提出休克的微循环学说："各种原因引起休克发病的关键不是血压降低，而是血流减少，因为交感-肾上腺髓质系统剧烈兴奋而导致的全身脏器微循环灌流不足。"

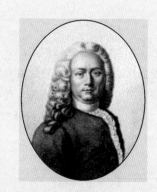

亨利·弗朗索瓦·莱·德兰（1685—1770）

## 参考文献

[1] 王建枝，钱睿哲. 病理生理学［M］. 9 版. 北京：人民卫生出版社，2018.

[2] 田野. 病理生理学［M］. 北京：人民卫生出版社，2020.

[3] 金惠铭，王建枝. 病理生理学［M］. 7 版. 北京：人民卫生出版社，2008.

[4] 王建枝，殷莲华. 病理生理学［M］. 8 版. 北京：人民卫生出版社，2013.

[5] 苏宁，王世军. 病理学［M］. 3 版. 北京：人民卫生出版社，2021.

[6] MELLO PM, SHARMA VK, DELLINGER RP. Shock overview. Semin Respir Crit Care Med［J］. Seminars in respiratory and critical care medicine，2004，12，25（6）：619-28.

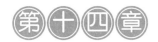

# 第十四章

# 凝血与抗凝血平衡紊乱

吴顺杰　杨巧红　谢龙祥

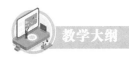

**教学大纲**

1. 掌握弥散性血管内凝血（DIC）的概念、原因、发病机制。
2. 熟悉发生发展的因素、分期和分型、功能代谢变化。
3. 了解 DIC 防治的病理生理基础。

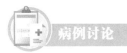

**病例讨论**

**病例 1　感染性 DIC**

患者，女性，57 岁，因发热、咳嗽 10 天，皮肤紫斑 1 天入院。否认既往病史及外伤手术史。10 天前不慎着凉出现发热，最高温度 39.5℃，门诊先后给予头孢呋辛、莫西沙星静滴治疗，仍发热咳嗽，痰黄稠，呼吸气促，四肢及腹部可见紫癜。血常规：白细胞 $2.5 \times 10^9$/L，血红蛋白 116 g/L，血小板 $30 \times 10^9$/L。凝血项目：凝血酶原时间 17.5 s（正常范围 11～14 s），部分活化凝血酶原时间 58.6 s（正常范围 25～35 s），纤维蛋白原 0.85 g/L（正常范围 2.0～4.0 g/L），血钠 115 mmol/L（正常范围 135～145 mmol/L），血磷 0.51 mmol/L（正常范围 0.85～1.51 mmol/L）。血气分析：$PaO_2$ 56 mmHg，$PaCO_2$ 25 mmHg。CT：右上肺见大片实变影。诊断为重症肺炎，I 型呼吸衰竭，电解质紊乱，DIC。即刻入院治疗。

【病案问题】

1. 该患者为什么被诊断为 DIC？属于哪种类型的 DIC？导致其 DIC 的主要原因是什么？

答：患者有明确的感染史，临床上有发热、气促、皮肤紫癜，存在呼吸功能衰竭、肝脏功能障碍，凝血项目异常，符合 DIC 的诊断标准，有明确的重症感染史，经治疗未能有效控制，故属于感染性 DIC。

感染时由于炎症因子的释放对血管内皮的广泛损伤，启动内源性或外源性凝血途径，使全身促凝反应增加，是导致 DIC 的主要原因。

2. 该患者为什么出现皮肤紫癜？如何鉴别？

答：患者病程中出现四肢皮肤紫癜，凝血项目明显延长，血小板也下降，考虑重症感染合并 DIC 引起。

单纯血小板下降也可引起皮肤紫癜，但多呈现下肢皮肤针尖样出血点，不以皮肤大片紫癜及瘀斑为特征，且不会出现凝血功能的异常。

过敏性紫癜是一种常见的血管变态反应性疾病，单纯型最常见，最早的表现为小而分散的瘀点或风团样皮疹，一般在 1 天以内变为可触及的出血性紫癜，单个损害常于 5～7 天内消退，成批的损害可于数周或数月内反复发生。

3. 该患者如何正确处理？

答：首先，加强抗感染治疗，根据血培养的药敏结果，选择合适抗生素联合治疗，消除引起 DIC 的感染因素，同时给予吸氧治疗。其次，积极支持治疗，如积极输注新鲜血浆、纤维蛋白原补充凝血因子，输注血小板等治疗，纠正电解质代谢紊乱。再次，根据病情可选择肝素治疗。

### 病例 2　急性早幼粒细胞白血病合并 DIC

患者，男性，38 岁，因发热伴全血细胞减少 1 周，皮肤出血点、牙龈出血 1 天入院。否认既往病史及外伤手术史。1 周前无诱因出现发热，最高温度 39.5℃，疲倦乏力，下肢可见出血点，门诊抽血血液不凝，血常规：白细胞 $1.6 \times 10^9$/L，血红蛋白 86 g/L，血小板 $17 \times 10^9$/L。骨髓检查提示：早幼粒细胞 68%。凝血项目：凝血酶原时间 18 s（正常范围 11～13 s），部分活化凝血酶原时间 70 s（正常范围 38～42 s），纤维蛋白原 0.50 g/L（正常范围 2.0～4.0 g/L）。诊断为急性早幼粒细胞白血病合并 DIC。

【病案问题】

1. 急性早幼粒细胞白血病为什么容易出现 DIC？

答：早幼粒细胞质内含有粗大嗜天青颗粒，该颗粒具有强烈的促凝活性，化疗后白细胞被大量破坏，促进促凝物质如肿瘤坏死因子-α（TNF-α）、白细胞介素-1（IL-1）的释放，破坏人体的凝血与抗凝血的动态平衡，促发弥漫性血管内凝血。

2. 如何处理急性早幼粒细胞白血病治疗和 DIC 治疗的关系？

答：急性早幼粒细胞白血病治疗和 DIC 治疗应同时并举，但有所侧重。如 DIC 症状明显时，应积极处理 DIC，包括补充凝血因子、输注血小板、纠正酸中毒、尽早应用肝素等；同时重视急性早幼粒细胞白血病的治疗，如全反式维 A 酸的诱导治疗，以解除引起 DIC 的诱因。

3. 该患者正确处理的步骤是什么？

答：首先，加强抗感染治疗，选择合适抗生素联合治疗，消除引起 DIC 的感染因素。其次，积极支持治疗，如积极输注新鲜血浆、纤维蛋白原，补充凝血因子，输注血小板等治疗。再次，尽早使用低分子肝素治疗。使用肝素治疗过程中，密切监测患者出血情况及凝血变化，根据病情及时调整肝素用量，或及时减停。最后，尽早使用全反式维 A 酸诱导治疗或结合治疗，以解除引起 DIC 的诱因。注意监测白细胞的变化，防止维 A 酸综合征的出现。

### 病例 3　产后羊水栓塞引发 DIC

患者，女性，42 岁，怀孕 4 次，生产 2 次，妊娠 40＋1 周，枕左前位，分娩 1 期。体温 36.5℃，脉搏 84 次/min，血压 110/70 mmHg。患者侧切助娩一女活婴。产后 30 min 出现头晕、眼花、大汗。查体：血压 80/60 mmHg，脉搏 100 次/min，子宫复旧良好，阴道流血不多，出血不凝。凝血四项：凝血酶原时间（PT）14.6 s，国际标准化比值 1.4，部分凝血活酶时间 36.9 s，纤维蛋白原 1.43 g/L，凝血酶时间 22.8 s，D-二聚体 744 U/L。血常规：白细胞 $8.8 \times 10^9$/L，红细胞 $1.7 \times 10^{12}$/L，血红蛋白 50 g/L，血小板 $22 \times 10^9$/L。诊断考虑为羊水栓塞引发 DIC。

【病案问题】

1. 该患者在产后为什么出现休克？如何诊断？

答：患者产后出现出血不凝、凝血功能障碍，血压下降，合并 DIC 可能，故出现休克症状。

患者有分娩病史，产后阴道流血且不凝，结合其病史，化验血小板低，D-二聚体升高，PT 延长，纤维蛋白原下降，合并有休克，诊断为羊水栓塞引发的 DIC。

2. 产科意外引起 DIC 的主要原因是什么？

答：（1）妊娠期凝血因子增加，血液处于高凝低纤溶状态，这就构成了促发 DIC 的基础。

（2）胎盘、蜕膜及羊水中促凝因子-凝血活酶活性增高，这些促凝物质进入母体血液循环，就具备了启动凝血系统引发 DIC 的条件。

3. 产科意外引起 DIC 的处理原则是什么？

答：祛除病因解除激发 DIC 因素、补充血容量及凝血因子、解除血管痉挛、纠正酸中毒、尽早应用肝素。

 临床检验常用指标

1. 凝血四项检测：凝血酶原时间（PT），正常参考值 11～14 s；活化部分凝血活酶时间（APTT），不同方法、不同试剂检测的结果有较大差异，需设定正常对照；凝血酶时间（TT），正常参考值 16～18 s；纤维蛋白原，正常参考值（FIB）2～4 g/L。也可参考表 14-16 凝血功能相关指标。

2. 血常规：见第十三章休克，表 13-10 血常规正常值。

3. 裂体细胞：DIC 患者的血涂片可查见一些特殊的形态各异的红细胞，外观呈新月形、盔形、星形等，这些细胞脆性极高，极易破裂溶解，称为裂体细胞。

4. "3P"实验：是指血浆鱼精蛋白副凝试验，主要检查 X 片段的存在，DIC 患者呈阳性反应。

5. D-二聚体检查：D-二聚体是纤溶酶分解纤维蛋白的产物，可反映继发性纤溶酶的活性，目前认为是 DIC 诊断的重要指标。

6. 贫血的形态学分类：见表 14-17 贫血的形态学分类鉴别表。

7. 溶血性贫血相关试验：见表 14-18 溶血性贫血检查。

 基本知识点梳理

详见表 14-1～表 14-18 和图 14-1～图 14-4。

表 14-1　组织因子（TF）的表达

| 表达 TF 的细胞 | 不表达 TF 的细胞 |
| --- | --- |
| 血管外层平滑肌细胞 | 血管内皮细胞 |
| 成纤维细胞 | 血液中的单核细胞 |
| 周细胞 | 血液中的中性粒细胞 |
| 星形细胞 | 可能接触血液的巨噬细胞 |
| 足状突细胞 | — |

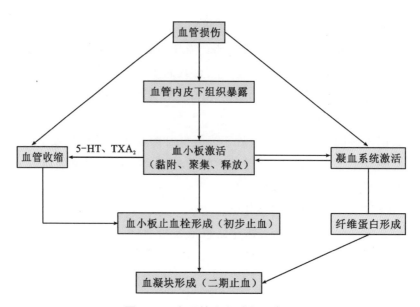

**图 14-1　生理性止血过程示意图**

5-HT：5-羟色胺；TXA$_2$：血栓素 A$_2$

**表 14-2　凝血因子及其合成部位**

| 凝血因子 | 同义名称 | 合成部位 |
|---|---|---|
| 因子 I | 纤维蛋白原 | 肝脏 |
| 因子 II | 凝血酶原 | 肝脏 |
| 因子 III | 组织因子（凝血酶原酶） | 机体所有组织细胞 |
| 因子 IV | 钙离子 | 来自饮食和骨骼 |
| 因子 V | 易变因子，加速球蛋白 | 肝脏 |
| 因子 VII | 血清凝血酶原转变加速因子，稳定因子，辅凝血致活酶 | 肝脏 |
| 因子 VIII | 抗血友病因子 A | 肝脏 |
| 因子 IX | 抗血友病因子 B | 肝脏 |
| 因子 X | 自体凝血酶原 C | 肝脏 |
| 因子 XI | 抗血友病球蛋白 C | 肝脏 |
| 因子 XII | Hageman 因子，表面因子 | 肝脏 |
| 因子 XIII | 纤维蛋白稳定因子 | 肝脏、巨核细胞 |
| PK | 激肽释放酶原 | 肝脏 |
| HMWK | 高分子量激肽原 | 肝脏 |

表 14-3　凝血系统的激活

| 凝血系统分类 | 凝血酶 | 高浓度凝血酶产生影响因素 |
|---|---|---|
| 外源性凝血系统：凝血过程中起主要作用。从组织因子（TF）释放开始，与血液不直接接触的细胞可恒定表达组织因子，与血浆直接接触的细胞不表达组织因子。因此，虽然血液中可能有少量激活的凝血因子Ⅶ（FⅦa），但正常时由于血管内没有组织因子释放，凝血过程不能启动 | FⅦ含有 $Ca^{2+}$ 结合氨基酸，组织因子释放后，形成 TF-$Ca^{2+}$-Ⅶ复合物，FⅦ被激活为FⅦa。TF-Ⅶa 可激活 FX，FXa 与 Va-PL-$Ca^{2+}$ 形成凝血酶原激活物，并被激活为凝血酶，使纤维蛋白原转变为纤维蛋白单体，聚合形成不溶于水的交联纤维蛋白多聚体 | 外源性凝血系统激活后产生的少量凝血酶可激活FⅪ、FⅧ和FⅤ，使内源性凝血系统激活，产生高浓度凝血酶 |
| 内源性凝血系统：从 FⅫ 的激活开始的，当血液与带负电荷的异物表面接触时，FⅫ 被激活为 FⅫa，接着再激活 FⅪ 为 FⅪa，从而启动内源性凝血途径；共同凝血途径的 3 个阶段：①因子 FX 激活成 FXa-凝血酶原激活物的形成；②凝血酶原（FⅡ）激活成凝血酶（FⅡa）-凝血酶的形成；③纤维蛋白原（Fbg）转变成纤维蛋白（Fbn）-纤维蛋白的形成 | | 少量凝血酶可使血小板活化，促进凝血酶诱导的FⅪ活化，促进凝血酶产生 |
| | | 纤维蛋白可包绕、结合凝血酶，防止凝血酶被抑制 |

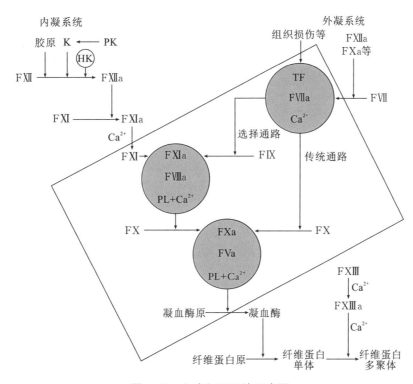

图 14-2　血液凝固系统示意图

TF：组织因子；PK：激肽释放酶原；K：激肽释放酶；PL：细胞膜磷脂；○：分子复合物；HK：高分子激肽原；□：细胞膜磷脂相活化反应。

表 14-4　凝血因子的异常

| 与出血倾向有关的凝血因子异常 | 与血栓形成倾向有关的凝血因子异常 |
|---|---|
| 遗传性血浆凝血因子缺乏：为欧洲皇室血友病遗传图，表现为伴性隐性遗传特征，即女性传递，男性发病 | 遗传性凝血因子异常：血浆凝血因子水平和活性增高与凝血因子基因的改变有关 |
| 获得性血浆凝血因子减少：<br>(1) 凝血因子生成障碍：①维生素 K 缺乏；②肝功能严重障碍；<br>(2) 凝血因子消耗增多 | 获得性血浆凝血因子增多：肥胖、糖尿病、高血压、高脂血症和吸烟等可使纤维蛋白原浓度增高；恶性肿瘤、吸烟、酗酒及口服避孕药等可使 FⅧ浓度增高；肾病综合征可使 FⅡ、FⅤ和 FⅧ等浓度增高 |

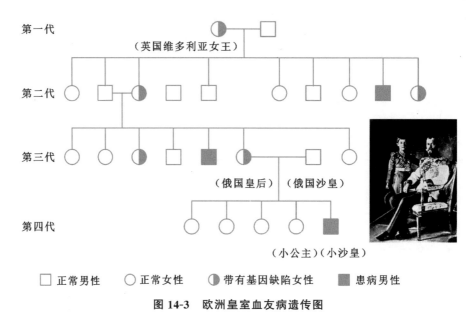

图 14-3　欧洲皇室血友病遗传图

表 14-5　抗凝系统功能异常

| 抗凝血酶-Ⅲ减少或缺乏 | 蛋白 C 和蛋白 S 缺乏 |
|---|---|
| 遗传性 AT-Ⅲ基因变异可导致 AT-Ⅲ缺乏，引起反复性、家族性深部静脉血栓症 | 遗传性缺乏或异常和激活的蛋白 C 抵抗。<br>(1) 遗传性蛋白 C、蛋白 S 缺乏或异常；<br>(2) APC 抵抗：①抗磷脂综合征引起的 APC 抵抗；②FⅤ基因突变引起的 APC 抵抗 |
| 获得性缺乏：<br>(1) AT-Ⅲ合成减少：肠道消化吸收蛋白质功能障碍时，因底物不足使其合成减少；肝功能严重障碍也可导致 AT-Ⅲ合成减少。此外，口服避孕药时，雌激素等成分可使 AT-Ⅲ减少，因而也易导致静脉血栓形成；<br>(2) AT-Ⅲ丢失或消耗增多：肾病综合征患者可从肾脏丢失大量 AT-Ⅲ，此类患者往往还伴有肝脏合成纤维蛋白原等促凝物质增加，因而易有血栓形成；大面积烧伤者，AT-Ⅲ可随血浆丢失；DIC 时也可有 AT-Ⅲ消耗增多（见 DIC） | 获得性缺乏：蛋白 C 和蛋白 S 属于维生素 K 依赖性抗凝因子。维生素 K 缺乏或应用维生素 K 拮抗剂、严重肝病、肝硬化等可使其合成障碍，引起蛋白 C 和蛋白 S 缺乏 |

表 14-6　纤溶系统功能异常

| 纤溶系统的激活与抑制 | 纤溶功能亢进引起的出血倾向 | 纤溶功能降低与血栓形成倾向 |
| --- | --- | --- |
| （1）纤溶系统主要包括纤溶酶原激活物、纤溶酶原、纤溶酶、纤溶抑制物等成分；纤溶系统主要功能是使纤维蛋白凝块溶解，保证血流畅通，另外，也参与组织的修复和血管的再生等；<br>（2）纤溶酶原主要在肝脏、骨髓、嗜酸性粒细胞和肾脏合成，可被纤溶酶原激活物水解为纤溶酶。纤溶酶可使纤维蛋白（原）降解为纤维蛋白（原）降解产物，还能水解凝血酶、FV、FⅧ、FⅫ等，参与抗凝作用；<br>（3）纤溶抑制物主要有：纤溶酶原激活物抑制物-1、补体 C1 抑制物、α₂ 抗纤溶酶、α₂-巨球蛋白和凝血酶激活的纤溶抑制物等 | （1）遗传性纤溶功能亢进：见于先天性 α₂ 抗纤溶酶缺乏症和 PAI-1 缺乏症；<br>（2）获得性纤溶功能亢进：可见于下列几种情况：①富含纤溶酶原激活物的器官；②某些恶性肿瘤（如白血病等）也可释放大量组织型纤溶酶原激活物入血，引起纤溶亢进；③肝脏功能严重障碍；④DIC 时可产生继发性纤溶亢进（见 DIC）；⑤溶栓疗法时，溶栓药物等可引起纤溶亢进，甚至引起出血 | （1）遗传性纤溶功能降低：①PAI-1 基因多态性；②先天性纤溶酶原异常症；<br>（2）获得性纤溶功能降低：常见于血栓前状态，动、静脉血栓形成，高脂血症，缺血性卒中及口服避孕药等情况 |

表 14-7　血管的异常

| 血管内皮细胞的抗凝作用 | 血管的异常 |
| --- | --- |
| 血管内皮细胞的抗凝和促进纤溶作用具体表现在：<br>（1）血管内皮细胞正常时不表达组织因子，因而不会激活外源性凝血系统启动凝血；血管内皮细胞可产生 TPI，防止局部凝血扩大化；<br>（2）血管内皮细胞可产生前列腺素、一氧化氮及 ADP 酶等物质，这些物质具有扩张血管、抑制血小板活化和聚集等作用；<br>（3）血管内皮细胞可产生组织型纤溶酶原激活物、尿激酶型纤溶酶原激活物等，促进纤溶过程；<br>（4）血管内皮细胞表面可表达血栓调节蛋白，通过血栓调节蛋白-蛋白 C 系统产生抗凝作用；<br>（5）血管内皮细胞表面可表达肝素样物质，并与 AT-Ⅲ 结合产生抗凝作用；<br>（6）血管内皮细胞可产生 α₂ 巨球蛋白等其他抗凝物质 | 血管内皮细胞损伤：血管内皮细胞是与血液接触的细胞，血液中的各种刺激；<br>（1）机械刺激：压力、切应力、张力等；<br>（2）生化刺激：激素、细胞因子、血小板活化因子、可溶性黏附分子、增殖因子等；<br>（3）免疫学刺激：内毒素、补体、活化的白细胞、体内异物（如氧化变性的低密度脂蛋白、糖化蛋白等）。这些刺激可损伤血管内皮细胞，使凝血、抗凝和纤溶平衡发生紊乱，导致明显的血栓形成倾向<br><br>血管壁结构损伤：<br>（1）先天性血管壁异常；<br>（2）获得性血管损伤 |

表 14-8　血细胞的异常

| 血小板 | 白细胞异常 | 红细胞异常 |
| --- | --- | --- |
| （1）血小板数量异常：①血小板减少：血小板减少可引起出血倾向，常见原因有生成障碍、破坏或消耗增多；分布异常。②血小板增多；<br>（2）血小板功能异常：①遗传性血小板功能异常；②获得性因素 | 各种病因引起白细胞增多时，可使毛细血管血流受阻，导致微循环障碍，诱发微血栓 | 红细胞数量增多可使血液黏滞度增高，同时红细胞释放 ADP 增多，促进血小板的聚集和血栓形成。红细胞大量破坏时（如溶血）也可发生 DIC |

表 14-9　弥散性血管内凝血（DIC）常见病因

| 类型 | 常见疾病 |
| --- | --- |
| 感染性疾病 | 革兰氏阳性或阴性感染、败血症等。病毒性肝炎、流行性出血热、病毒性心肌炎等 |
| 肿瘤性疾病 | 胰腺癌、结肠癌、食管癌、胆囊癌、肝癌、胃癌、肾癌、膀胱癌、前列腺癌、绒毛膜上皮癌、卵巢癌、子宫颈癌、恶性葡萄胎、白血病等 |
| 妇产科疾病 | 流产、不全流产刮宫术、妊娠中毒症、胎盘早期剥离、羊水栓塞、子宫破裂、宫内死胎、剖宫产手术等 |
| 创伤及手术 | 大面积烧伤、严重软组织创伤、挤压综合征、多发性开放性骨折、断肢、肝、脑、肺、胰腺、前列腺等脏器大手术、器官移植、体外循环等 |

表 14-10　弥散性血管内凝血（DIC）发病机制

| 发病机制 | 发病原因 | 发生机制 |
| --- | --- | --- |
| 组织严重损伤 | (1) 细菌、病毒、螺旋体；<br>(2) 抗原-抗体复合物；<br>(3) 创伤或手术；<br>(4) 高热、休克、缺血缺氧；<br>(5) 酸中毒、内毒素 | (1) 组织损伤时，组织因子（TF）从损伤细胞中释放入血，与血液中的$\text{VII}a$因子及$Ca^{2+}$形成复合物，可使$X$因子活化为$Xa$（传统通路），从而启动凝血反应；<br>(2) 组织损伤时，TF与因子$\text{VII}a$及$Ca^{2+}$的复合物激活因子$\text{IX}$（选择通路），启动内源性凝血系统 |
| 血管内皮细胞损伤 | (1) 严重感染；<br>(2) 创伤；<br>(3) 内毒素血症；<br>(4) 酸中毒；<br>(5) 持续性缺血缺氧 | (1) 受损内皮细胞释放TF，可在局部激活外源性凝血系统；<br>(2) VEC损伤可暴露内皮下组织，引起血小板黏附、聚集和释放反应；<br>(3) 受损内皮细胞趋化并激活单核巨噬细胞、中性粒细胞和T淋巴细胞，这些细胞与内皮细胞相互作用，释放TNF、IL-1等，加剧内皮细胞损伤和TF释放；<br>(4) VEC损伤，暴露内皮下带负电荷的胶原纤维，可通过激活因子$\text{XII}$，启动内源性凝血系统 |
| 血细胞大量破坏及血小板被激活 | 异型输血、恶性疟疾等溶血性疾病，红细胞大量破坏 | 红细胞大量破坏可释放ADP和红细胞素。红细胞素具有TF样作用；ADP具有促进血小板聚集和释放血小板第三因子（$PF_3$）和第四因子（$PF_4$）等的作用，可激活凝血系统 |
| | 急性早幼粒细胞白血病放化疗后，大量白细胞破坏 | (1) 大量白细胞破坏，释放组织因子样物质，激活外源性凝血系统；<br>(2) 单核细胞和中性粒细胞受到内毒素作用后，引起组织因子合成增加，当有TF、因子$\text{VII}a$和$Ca^{2+}$存在时，激活因子$X$，触发凝血过程 |
| | VEC损伤引起血小板激活；某些微生物及其代谢产物如病毒、内毒素，引起血小板激活 | VEC损伤，内皮下胶原暴露，血小板膜糖蛋白GPI b通过血管性假血友病因子（vWF）与胶原结合，产生黏附作用；同时血小板被激活，释放功能增强，其释放的促凝物质进一步促进血小板聚集（$PF_3$可加速凝血过程，促进血栓形成。血小板内的血管活性物质如$TXA_2$、ADP、5-羟色胺等可收缩血管，加速血小板激活） |

续表

| 发病机制 | 发病原因 | 发生机制 |
| --- | --- | --- |
| 其他促凝物质的作用 | 恶性肿瘤 | 某些恶性肿瘤细胞不但能表达 TF，而且能分泌其特有的促凝蛋白，可直接激活 X 因子 |
| | 出血性胰腺炎 | 大量胰蛋白酶进入血液循环使凝血酶原直接被激活 |
| | 外源性毒素如蛇毒 | 外源性毒素，如蛇毒直接激活 X 因子，促使凝血酶原转变为凝血酶，或作用于纤维蛋白原使其转变为纤维蛋白而引起凝血 |

表 14-11　影响弥散性血管内凝血（DIC）发生发展的因素

| 影响因素 | 发生机制 |
| --- | --- |
| 单核吞噬细胞系统功能受损 | 单核吞噬细胞系统有防止凝血和避免纤溶亢进的作用，如其功能严重障碍会促进 DIC 发生：<br>（1）在内毒素性休克时，单核吞噬细胞系统可因吞噬大量坏死组织、细菌或内毒素而使其功能被封闭；<br>（2）严重酮症酸中毒时，吞噬细胞可因吞噬大量脂质而封闭其功能，此时内毒素则易诱发 DIC |
| 肝功能严重障碍 | （1）肝功能严重障碍时，凝血、抗凝和纤溶作用失衡，易发生 DIC；<br>（2）肝细胞大量坏死可释放组织因子，启动外源性凝血系统；<br>（3）肝功能障碍时机体处理乳酸的能力下降，酸中毒又可损伤血管内皮细胞和促进血小板聚集等，均可启动凝血过程 |
| 血液的高凝状态 | （1）妊娠期妇女机体表现为高凝血和低纤溶状态，妊娠第 3 周开始，血液中凝血因子和血小板增多，到妊娠末期最为明显；<br>（2）酸中毒可损伤血管内皮细胞，启动内源性和外源性凝血系统，可使肝素抗凝活性减弱，血小板聚集性增高，是严重缺氧时引起血液高凝状态、诱发 DIC 的重要因素 |
| 微循环障碍 | 休克等原因导致的微循环障碍，可导致微血管内缺血或血流缓慢、血液黏度升高、血液淤滞，局部产生酸中毒和血管内皮损伤，或发生白细胞反应并通过释放炎症介质诱导 TF 表达，引起凝血反应 |

表 14-12　弥散性血管内凝血（DIC）的分期

| 类型 | 高凝期 | | 消耗性低凝期 | | 继发性纤溶亢进期 | |
| --- | --- | --- | --- | --- | --- | --- |
| 凝血、纤溶系统 | 凝血系统 | 纤溶系统 | 凝血系统 | 纤溶系统 | 凝血系统 | 纤溶系统 |
| | 激活 | — | 激活 | 激活 | — | 亢进 |
| | 凝血酶↑，微血栓形成 | | 凝血因子和血小板消耗 | | 纤溶系统继发性激活，纤溶酶大量生成；FDP 形成 | |
| 血液凝固性 | 升高 | | 下降 | | 下降 | |

表 14-13    弥散性血管内凝血（DIC）的分型

| | 病因 | 病程 | 临床表现 | 实验室检查 |
|---|---|---|---|---|
| 急性 DIC | 严重感染（特别是 G⁻菌），创伤及异型输血、移植排斥 | 数小时或者 1～2 天 | 临床症状明显，以休克和出血为主 | 凝血因子降低明显，凝血，纤溶系统明显异常 |
| 亚急性 DIC | 恶性肿瘤转移、宫内死胎、胎盘早剥、羊水栓塞等 | 几天到数周内 | 介于急性与慢性之间 | 凝血因子降低较轻 |
| 慢性 DIC | 恶性肿瘤、胶原病、慢性溶血性贫血 | 较长，少见 | 以局部栓塞引起的器官功能不全为主，临床表现不明显 | 不易发现，多在尸检时发现 |

表 14-14    弥散性血管内凝血（DIC）时的功能代谢变化与临床表现

| 表现 | 临床特点 | 发生机制 |
|---|---|---|
| 出血 | (1) 发生率高，约80% DIC 患者以程度不同的出血为最初症状；<br>(2) 出血原因不能用原发病解释；<br>(3) 出血形式多种多样，尤其以皮肤、胃肠道、口腔黏膜、泌尿生殖道、创口及注射针眼处最为常见。出血严重程度轻重不等；<br>(4) 普通止血药物治疗效果不佳 | 大量消耗凝血物质：大量的凝血因子和血小板被消耗；如果消耗过多，肝脏和骨髓代偿不足，凝血因子和血小板水平显著降低，凝血功能障碍<br><br>继发性纤溶激活：<br>(1) 血液中的Ⅻ因子激活成Ⅻa时，激活激肽系统，产生激肽释放酶，纤溶酶原→纤溶酶，激活纤溶系统；<br>(2) 有些组织、器官如子宫、前列腺、肺等含有丰富的纤溶酶原激活物，这些器官的微血管中形成大量微血栓，造成组织缺血、缺氧，引起变性、坏死后，能释放大量纤溶酶原激活物，激活纤溶系统；<br>(3) 内皮细胞损伤时，释放纤溶酶原激活物增多，激活纤溶系统，大量纤溶酶产生。纤溶酶使纤维蛋白降解，还可水解凝血因子 V、Ⅷ、Ⅻa及凝血酶 |
| 休克 | (1) DIC 与休克互为因果，可成恶性循环；<br>(2) DIC 是通过启动休克的 3 个始动环节引起休克 | (1) DIC 时大量微血栓和（或）血小板微聚体阻塞了微循环，使回心血量大为减少；<br>(2) 凝血因子Ⅻ激活后，可以进一步激活激肽系统、补体系统和纤溶系统，从而产生激肽、C3a、C5a 和 FDP 等物质，C3a、C5a 能使嗜碱性粒细胞和肥大细胞产生组胺，组胺和激肽能使微血管平滑肌舒张，通透性增高，使外周阻力降低，回心血量减少，FDP 能加强这一作用；<br>(3) DIC 患者广泛出血引起血容量减少 |

| 表现 | 临床特点 | 发生机制 |
|---|---|---|
| 器官功能障碍 | 主要是由于微循环中微血栓形成导致各系统器官功能障碍 | （1）皮肤黏膜：缺血坏死；<br>（2）心肌微血管：栓塞造成心功能不全；<br>（3）肝血窦或汇管区：微血栓形成可引起黄疸和肝功能不全；<br>（4）胃肠道黏膜及黏膜下小血管：微血栓形成，引起局部胃肠组织溃疡和缺血性坏死；<br>（5）肺微血管：栓塞造成肺部淤血、出血、水肿、透明膜形成和肺不张，出现呼吸困难、发绀和低氧血症等呼吸功能不全症状；<br>（6）肾入球小动脉和毛细血管丛：微血栓形成，严重时可导致双侧皮质坏死和急性肾损伤，出现少尿、无尿、蛋白尿、血尿等，肾功能衰竭常是 DIC 患者死亡的原因；<br>（7）肾上腺皮质：出血性坏死可导致华-佛综合征，累及垂体发生坏死，可致席-汉综合征；<br>（8）脑组织：淤血、出血、水肿、颅内压升高使神经系统受累，出现神志模糊、嗜睡、昏迷、惊厥等 |
| 微血管病性溶血性贫血 | 是在 DIC 时出现的一种特殊类型的贫血，属溶血性贫血：<br>（1）溶血症状：发热、黄疸、血红蛋白尿；<br>（2）贫血症状：面色苍白、全身乏力 | （1）微血管内有纤维蛋白性微血栓形成，纤维蛋白成网状，当循环中的红细胞黏着在网状的纤维蛋白丝以后，由于血流不断冲击，引起红细胞破裂；<br>（2）缺氧、酸中毒使红细胞变形能力降低，红细胞通过纤维蛋白网时更易受到机械性损伤 |

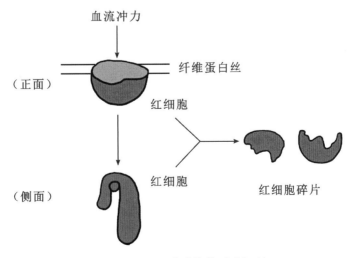

图 14-4　红细胞碎片的形成机制

表 14-15　不同类型的贫血比较

| 贫血类型 | 再生障碍性贫血 | 失血性贫血 | 缺铁性贫血（小细胞性贫血） | 溶血性贫血 |
|---|---|---|---|---|
| 概述 | 有一组多种病因所致的骨髓造血功能下降而引起的 | 由于血容量突然减少及其血液稀释使血液的携氧能力降低而引起的 | 当机体对铁的需求与供给失衡，导致体内贮存铁耗尽，继之红细胞内铁缺乏，最终引起缺铁性贫血 | 由于红细胞破坏率增大，超过骨髓造血的补偿能力而产生的 |
| 病因 | 化学毒物，放射线，病毒感染 | 急性大量出血（如胃和十二指肠溃疡病、食管静脉曲张破裂等） | 慢性消耗性疾病、营养不良、钩虫感染等所致 | 免疫因素，红细胞寿命短 |
| 临床表现 | 贫血，出血 | 昏厥，眩晕，口渴，出汗，呼吸快 | 乏力、易倦、头晕头痛、眼花、耳鸣、心悸等 | 贫血，黄疸，脾大，发热 |
| 诊断 | 据骨髓活组织检查 | 据病史及症状 | 据血象、骨髓象、铁代谢、红细胞内卟啉代谢 | 据红细胞形态是否改变 |
| 治疗 | 骨髓移植、免疫抑制剂及支持治疗 | 输大量血，多吃含铁量高的食物，如富含维生素 C 的水果，蔬菜 | 根治病因，补足贮铁 | 输血，去除病因，脾切除 |

注：再生障碍性贫血受遗传因素影响。

表 14-16　凝血功能相关指标

| 检查项目 | 正常参考值范围 | 单位 |
|---|---|---|
| 凝血酶原时间（PT） | 9～13 | Sec |
| D-二聚体测定（D-Di） | 0～0.8 | mg/L |
| 部分凝血酶原时间（APTT） | 20～40 | mg/L |
| 凝血酶原时间（TT） | 14～21 | mg/L |
| 国际标准化比值（INR） | 0.8～1.24 | INR |

表 14-17　贫血的形态学分类鉴别表

| 贫血形态学分类 | MCV（fl） | MCV 代表红细胞的平均体积（pg） | MCHC（g/L） | 常见病因 |
|---|---|---|---|---|
| 正常细胞性贫血 | 82～95 | 27～31 | 320～360 | 急性失血性贫血，急性溶血性贫血，再生障碍性贫血，白血病等 |
| 大细胞性贫血 | ＞95 | ＞32 | 320～360 | 缺乏叶酸及维生素 $B_{12}$ 引起巨幼细胞性贫血，恶性贫血等 |

续表

| 贫血形态学分类 | MCV（fl） | MCV 代表红细胞的平均体积（pg） | MCHC（g/L） | 常见病因 |
|---|---|---|---|---|
| 单纯小细胞性贫血 | ＜82 | ＜27 | 320～360 | 慢性感染，炎症，尿毒症，恶性肿瘤，风湿性疾病 |
| 小细胞低色素性贫血 | ＜82 | ＜27 | ＜320 | 慢性失血性贫血，缺铁性贫血，地中海性贫血，铁粒幼细胞性贫血等 |

表 14-18　溶血性贫血检查

| 项目名称 | 正常参考值 |
|---|---|
| 红细胞渗透脆性试验（EOFT） | 开始溶血：3.8～4.6 g/L 氯化钠溶液 |
|  | 完全溶血：2.8～3.4 g/L 氯化钠溶液 |
| 自身溶血及纠正试验（ACT） | 正常人红细胞经孵育 48 h 后仅轻微溶血，溶血度＜0.035（＜3.5%） |
|  | 加葡萄糖或 ATP 孵育，溶血明显纠正，溶血度均＜0.01（＜1%） |
| 酸溶血试验（AHT，Ham's） | 阴性 |
| 蔗糖溶血试验（SHT） | 阴性 |
| 抗碱血红蛋白 F 测定（HbF） | 正常人＜0.02（＜2.0%） |
|  | 新生儿 0.70～0.80（70%～80%） |
| 热变性试验（HDT） | 阴性或＜5% |
| 异丙醇沉淀试验（TPT） | 阴性 |
| 抗人球蛋白试验（Coomb's） | 直接或间接试验均为阴性 |
| 冷热溶血试验（D-LT） | 阴性 |
| 血浆游离血红蛋白测定（PHF） | ＜40 mg/L |
| 高铁血红蛋白还原试验（MRT） | 光电比色发：还原率＞0.75（＞75%） |
|  | 细胞化学洗脱法：空影细胞＜0.02（＜2%） |

 **常用医学词汇中英文对照**

详见表 14-19。

表 14-19　常用医学词汇中英文对照表

| 序号 | 英文 | 中文 |
|---|---|---|
| 1 | tissue factor，TF | 组织因子 |
| 2 | tissue factor pathway inhibitor，TFPI | 组织因子途径抑制物 |
| 3 | von Willebrand factor，vWF | 血管性假性血友病因子 |

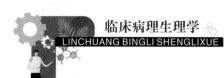

续表

| 序号 | 英文 | 中文 |
|---|---|---|
| 4 | activated protein C resistance，APCR | APC 抵抗 |
| 5 | thrombomodulin，TM | 血栓调节蛋白 |
| 6 | antiphospholipid syndrome，APS | 抗磷脂综合征 |
| 7 | antiphospholipid antibody，APA | 高滴度抗磷脂抗体 |
| 8 | plasminogen activator，PA | 纤溶酶原激活物 |
| 9 | plasminogen activator inhibitor type-1，PIA-1 | 纤溶酶原激活物抑制物-1 |
| 10 | thrombin activatable fibrinolysis inhibitor，TAFI | 凝血酶激活的纤溶抑制物 |
| 11 | disseminated intravascular coagulation，DIC | 弥散性血管内凝血 |
| 12 | fibrin degradation product，FDP | 纤维蛋白降解产物 |
| 13 | plasma protamine paracoagulation test | 血浆鱼精蛋白副凝测试 |
| 14 | D-dimer，DD | D-二聚体 |
| 15 | Sheehan syndrome | 希恩综合征 |
| 16 | Waterhouse-Friderichsen syndrome | 沃-弗综合征 |
| 17 | microangiopathic hemolytic anemia | 微血管病性溶血性贫血 |
| 18 | schistocyte | 裂体细胞 |

 基本概念

1. 弥散性血管内凝血（DIC）：是临床常见的病理过程，其基本特征是在某些致病因子的作用下，机体凝血因子和血小板被激活，大量促凝物质入血，凝血酶增加，进而在微循环中产生大量纤维蛋白构成的微血栓。在这个过程中凝血因子和血小板大量消耗，同时继发性纤维蛋白溶解活性增强，导致机体的凝血功能发生障碍而出现出血、休克、多系统器官功能障碍和微血管病性溶血性贫血等临床表现。

2. 血液高凝状态：是指在某些生理或病理条件下，血液凝固性增高，有利于血栓形成的一种状态。

3. 微血管病性溶血性贫血：是在 DIC 时出现的一种特殊类型的贫血，其特征是外周血涂片可见一些特殊的形态各异的红细胞，这些细胞或碎片脆性极高，极易破裂溶解，因此，这种贫血属溶血性贫血。

4. 裂体细胞：DIC 患者的血涂片可查见一些特殊的形态各异的红细胞，外观呈新月形、盔形、星形等，这些细胞脆性极高，极易破裂溶解，称为裂体细胞。

5. 纤维蛋白（原）降解产物（FDP）：指 DIC 继发性纤溶亢进期时，纤溶系统被激活，纤溶酶大量产生，水解纤维蛋白原和纤维蛋白而产生的各种片段。

6. "3P"实验：是指血浆鱼精蛋白副凝试验，主要检查 FDP（主要为 X 片段）的存在，DIC 患者呈阳性反应。

7. D-二聚体检查：D-二聚体是纤溶酶分解纤维蛋白的产物，可反映继发性纤溶酶的活性，目前被认为是 DIC 诊断的重要指标。

8. 华-佛综合征：是指 DIC 时肾上腺皮质出血性坏死。

9. 席-汉综合征：是指 DIC 时累及垂体发生坏死。

10. APC 抵抗：是指在正常情况下，在血浆中加入 APC，由于 FVa 和 FVⅢa 失活，使 APTT（部分凝血活酶时间）延长。但在一部分静脉血栓形成患者的血浆如想获得同样的 APTT 延长时间，则必须加入更多的 APC。产生 APC 抵抗的原因有：抗 PC 抗体、PS 缺乏和抗磷脂抗体以及 FV 或 FVⅢ 基因突变等。

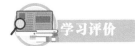

**（一）填空题**

1. 当血管破损引起出血时，局部出现包括_____收缩、_____形成和_____凝固 3 个过程的_____止血，这是机体的重要保护机制之一。

2. 凝血系统包括_____和_____。目前认为，在启动凝血过程中起主要作用的是_____，其激活是从_____释放开始的。

3. 血管外层的_____、_____、_____、_____等与血液不直接接触的细胞_____组织因子，一旦血管壁损伤，即启动凝血过程产生_____作用。

4. 在正常的生理情况下，与血浆直接接触的_____、_____、_____，以及有可能接触血液的_____等_____组织因子。

5. 血液中的 FⅦ 含有_____，组织因子释放后，形成_____，FⅦ 被激活为 FⅦa。

6. 血友病患者由于_____、_____、_____缺乏，_____形成障碍，导致凝血功能异常，产生出血倾向。维生素 K 缺乏可导致_____、_____、_____及_____生成减少，引起出血倾向。

7. 抗凝血酶-Ⅲ（AT-Ⅲ）主要由_____和_____产生，可使凝血因子灭活，AT-Ⅲ 数量不足和（或）功能异常可影响抗凝作用，导致_____倾向。血管内皮细胞表面可表达_____，并与 AT-Ⅲ 结合产生抗凝作用。

8. 蛋白 C 在_____合成，以_____形式存在于血液中，_____可将之活化为激活的蛋白 C。

9. APC 可水解_____、_____，使其灭活，阻碍了由_____和_____组成的 FX 激活物的形成，同时也阻碍了由_____和_____组成的凝血酶原激活物的形成。

10. 白细胞激活后可释放_____，其中_____、_____可损伤血管基底膜和基质等。激活的白细胞可通过自分泌和（或）旁分泌产生很多_____，使内皮细胞、单核细胞等释放大量_____，启动_____。

11. 弥散性血管内凝血（DIC）是指在某些致病因子的作用下，大量促凝物质入血，_____和_____被激活，使_____增多，微循环中形成广泛的_____，继而因凝血因子和血小板被大量消耗，引起_____功能增强，机体出现以止、凝血功能障碍为特征的病理生理过程。

12. DIC 主要临床表现为_____、_____、_____和_____等，是一种危重的综合征。

13. DIC 的发病机制主要包括：_____释放，激活_____，启动凝血过程；_____损伤，凝血、抗凝调控失调；_____大量破坏，_____被激活；_____进入血液。

14. _____是临床上引起 DIC 最常见的原因。此时由于机体_____功能增强，_____和_____功能不足，以及_____、_____激活等，使_____平衡发生紊乱，促进微血栓的形成，导致 DIC 的发生、发展。

15. 影响 DIC 发生发展的因素主要有：_____系统功能受损、肝功能严重障碍、血液_____状态、_____。

16. 根据 DIC 的发展过程，典型的 DIC 可分为 3 期：_____、_____、_____。

17. _____常为 DIC 患者最初的症状，其机制可能与下列因素有关：_____被消耗而减少、_____激活_____产物形成、_____损伤。

18. D-二聚体是_____分解纤维蛋白多聚体的产物，只有在_____时，血液中才会出现 D-二聚体。

19. DIC 患者可出现_____贫血。患者外周血涂片中可见一些特殊的形态各异的红细胞，其外形呈_____、_____、_____等，统称为_____或_____。

20. 防止 DIC 的病理生理基础主要包括：防治_____；改善_____；建立新的_____、_____和_____间的动态平衡。

**（二）单选题**

1. 凝血发生后，凝血酶与内皮细胞的下面哪项结合，导致凝血酶的活性下降，减少纤维蛋白的生成（　　）

A. PC                                    B. AT

C. TM                                    D. PS

E. TFPI

2. DIC 的起始环节是（　　）

A. 凝血系统异常激活                     B. 纤溶异常亢进

C. 大量促凝物质进入循环血液             D. 微血管内广泛微血栓形成

E. 组织器官缺血缺氧

3. 下列疾病是由于血管壁免疫性损伤引起的是（　　）

A. 老年性紫癜                           B. 过敏性紫癜

C. 异常蛋白血症性血管性紫癜             D. 类固醇性紫癜

E. 特发性血小板减少性紫癜

4. 血管内皮细胞可产生以下抗凝物质，但哪项除外（　　）

A. TF                                    B. TFPI

C. PGI$_2$                               D. TM

E. t-PA

5. 血浆中同型半胱氨酸血症增多，可引起（　　）活性下降

A. PC                                    B. AT

C. PS
D. TFPI

E. HC Ⅱ

6. 下列属于纤溶酶抑制物的是（　　　）

A. PAI-1
B. TAFI

C. $\alpha_2$-PI
D. C1 酯酶抑制物

E. 蛋白连接素 Ⅰ

7. DIC 引起的贫血属于（　　　）

A. 再生障碍性贫血
B. 失血性贫血

C. 中毒性贫血
D. 溶血性贫血

E. 营养不良性贫血

8. 血管性假血友病是由于缺乏（　　　）

A. F Ⅷ
B. F Ⅸ

C. vWF
D. F Ⅺ

E. F Ⅹ

9. 激活的蛋白 C（APC）可水解（　　　）

A. F Ⅱ a
B. F Ⅹ a

C. F Ⅴ a
D. F Ⅶ a

E. F Ⅸ a

10. 下列哪种疾病并发 DIC 时，可早期使用抗纤溶药物（　　　）

A. 败血症
B. 急性早幼粒细胞白血病

C. 产科意外
D. 组织创伤

E. 宫内死胎

11. DIC 的基本病理变化是（　　　）

A. 凝血系统激活
B. 纤溶系统亢进

C. 微血管弥散性血栓形成
D. 凝血因子大量消耗

E. 组织器官功能障碍

12. 全身性 Shwartzman 反应促进 DIC 发生的原因是（　　　）

A. 纤溶系统受抑制
B. 血液高凝状态

C. 单核-吞噬细胞系统功能受损
D. 微循环障碍

E. 凝血因子生成减少

13. 纤溶酶水解下列何种凝血因子（　　　）

A. 纤维蛋白原或纤维蛋白
B. F Ⅻ

C. 凝血酶
D. F Ⅴ、F Ⅷ

E. F Ⅷ

14. TF-Ⅶ a 促进凝血酶原激活物的形成是因为激活了（　　　）

A. F Ⅷ
B. F Ⅸ

C. F Ⅹ
D. F Ⅺ

E. F Ⅻ

15. 遗传性血小板无力症的原因是（　　　）

A. GPIb-V-IX 复合物缺乏

B. 血小板膜 GPIIb/IIIa 缺乏

C. 血小板内 α 颗粒缺失

D. 血小板因子 3 缺乏

E. GPIb 生成不足

16. APC 阻碍凝血酶原激活物的形成是由于其灭活了（　　　）

A. FIIa

B. FVa

C. FVIIIa

D. FIXa

E. FXIa

17. DIC 发生后，造成贫血发生的主要因素是（　　　）

A. 微血管内皮细胞大量受损

B. 纤维蛋白丝在微血管内形成细网

C. 小血管内血流淤滞

D. 微血管内大量微血栓形成

E. 骨髓红系增生受到抑制

18. 关于 D-二聚体的表述，哪一项是错误的（　　　）

A. 在继发性纤溶亢进时，血中 D-二聚体增高

B. 在原发性纤溶亢进时，血中 FDP 增高，D-二聚体并不增高

C. D-二聚体是纤溶酶分解纤维蛋白多聚体的产物

D. D-二聚体是纤溶酶分解纤维蛋白原的产物

E. D-二聚体是反映继发性纤溶亢进的重要指标

19. DIC 时，血液凝固性表现为（　　　）

A. 凝固性增高

B. 凝固性降低

C. 凝固性先增高后降低

D. 凝固性先降低后增高

E. 凝固性无明显变化

20. 内源性凝血途径和外源性凝血途径的交合点在于（　　　）

A. FIX 的激活

B. FVII 的激活

C. 凝血酶形成

D. FX 的激活

E. FXI 的激活

21. 凝血因子的主要合成部位（　　　）

A. 肝脏

B. 脾脏

C. 骨髓

D. 肺脏

E. 内皮细胞

22. 急性 DIC 过程中，各种凝血因子均可减少，其中减少量最为突出的是（　　　）

A. 纤维蛋白原

B. 凝血酶原

C. $Ca^{2+}$

D. FX

E. FVII

23. DIC 患者最初常表现为（　　　）

A. 少尿

B. 出血

C. 休克

D. 贫血

E. 微循环障碍

24. DIC 最主要的病理生理学特征是（    ）

A. 大量微血栓形成　　　　　　　B. 凝血功能失常

C. 纤溶过程亢进　　　　　　　　D. 凝血物质大量被消耗

E. 微血管损伤

25. 导致 DIC 发生的关键环节是（    ）

A. FⅫ 的激活　　　　　　　　　B. FⅢ 的大量入血

C. 凝血酶大量生成　　　　　　　D. 纤溶酶原激活物的生成

E. TF 的释放

26. 下列除哪项外，其余凝血因子都存在于血浆中（    ）

A. FⅡ　　　　　　　　　　　　B. FⅢ

C. FⅣ　　　　　　　　　　　　D. FⅤ

E. FⅧ

27. 引起 DIC 最常见的疾病是（    ）

A. 恶性肿瘤　　　　　　　　　　B. 感染性疾病

C. 产科意外　　　　　　　　　　D. 大手术创伤

E. 组织创伤

28. 血小板膜糖蛋白 GPI b/Ⅸ 通过下列哪个因子与胶原结合（    ）

A. TM　　　　　　　　　　　　B. FⅫ

C. TXA₂　　　　　　　　　　　D. vWF

E. ADP

29. 反映外源性凝血途径状况的是（    ）

A. 凝血酶原时间　　　　　　　　B. 活化部分凝血活酶时间

C. 凝血酶时间　　　　　　　　　D. 出血时间

E. 凝血时间

30. 与肝素结合后，抗凝血酶 Ⅲ 的抗凝作用可增强至（    ）

A. 1000 倍　　　　　　　　　　B. 2000 倍

C. 500 倍　　　　　　　　　　　D. 10 倍

E. 100 倍

**（三）多选题**

1. 维生素 K 依赖的凝血因子有（    ）

A. FⅦ　　　　　　　　　　　　B. FⅧ

C. FⅨ　　　　　　　　　　　　D. FⅩ

E. FⅡ

2. 共同凝血途径包括（    ）

A. 凝血酶形成　　　　　　　　　B. Ⅹ 因子活化

C. 纤维蛋白的生成　　　　　　　D. Ⅸ 的活化

E. Ⅺ 因子的活化

3. 引起血小板激活的是（　　　）

A. 凝血酶

B. ADP

C. 血栓素 $A_2$

D. 血小板活化因子

E. 肾上腺素

4. 纤维蛋白（原）降解产物中，具有抗凝血酶作用的片段是（　　　）

A. D 片段

B. E 片段

C. Y 片段

D. X 片段

E. A 片段

5. 产生 APC 抵抗的主要原因有（　　　）

A. PS 缺乏

B. 产生抗蛋白 C 抗体

C. 产生抗磷脂抗体

D. F Ⅴ 基因突变

E. F Ⅷ 基因突变

6. 凝血酶原激活物包括（　　　）

A. F Ⅹ a

B. F Ⅴ a

C. 血小板磷脂

D. $Ca^{2+}$

E. F Ⅷ a

7. F Ⅹ 的激活物包括（　　　）

A. F Ⅸ a

B. F Ⅷ a

C. 组织因子

D. $Ca^{2+}$

E. F Ⅶ a

8. 血友病患者缺乏凝血因子（　　　）

A. F Ⅶ

B. F Ⅷ

C. F Ⅸ

D. F Ⅹ

E. F Ⅺ

9. 下列患者可见纤维蛋白原浓度增高的是（　　　）

A. 肥胖

B. 高血压

C. 糖尿病

D. 吸烟

E. 高脂血症

10. 下列可导致血栓形成的情况是（　　　）

A. Fbg 增多

B. F Ⅻ 因子缺乏

C. PK 缺乏

D. F Ⅷ 分子异常

E. F Ⅴ 基因突变

11. 血管内皮细胞可产生（　　　）

A. TF

B. TAFI

C. PAI-1

D. TFPI

E. AT

12. 可抑制 F Ⅹ a 活性的血浆抗凝因子（　　　）

A. TFPI

B. HC Ⅱ

C. $\alpha_2$-巨球蛋白      D. $\alpha_1$-抗胰蛋白酶

E. C1 酯酶抑制物

13. 既能抑制凝血酶活性又可抑制 FXa 活性的血浆抗凝因子（　　）

A. $\alpha_2$-巨球蛋白      B. HCⅡ

C. 蛋白酶连接素Ⅰ      D. $\alpha_1$-抗胰蛋白酶

E. AT

14. APC 的作用包括（　　）

A. FⅤa 失活      B. 降低 FXa 活性

C. FⅧa 失活      D. 促进 t-PA 释放

E. 激活 PAI-1

15. 促使 DIC 发生发展的影响因素有（　　）

A. 单核-吞噬细胞系统功能受损      B. 严重肝脏疾病

C. 血液高凝状态      D. 微循环障碍

E. 恶性肿瘤

16. 严重肝病诱发 DIC 的机制在于（　　）

A. 凝血系统激活      B. 肝脏合成抗凝物质减少

C. 凝血因子合成减少      D. 坏死的肝细胞释放 TF

E. 凝血因子灭活减少

17. 血液高凝状态常见于（　　）

A. 遗传性 AT 缺乏症      B. 妊娠后期

C. 严重缺氧      D. 遗传性 PC 缺乏症

E. 高龄产妇

18. 初步诊断 DIC，应满足的最基本检查异常包括（　　）

A. 血小板计数进行性下降      B. Fbg 含量明显降低

C. PT 明显延长      D. APTT 明显延长

E. D-二聚体的明显升高

19. 急性 DIC 常见于（　　）

A. 严重感染      B. 组织创伤

C. 恶性肿瘤      D. 宫内死胎

E. 羊水栓塞

20. 产科意外引起的 DIC 属于（　　）

A. 显性 DIC      B. 不可控 DIC

C. 失代偿型 DIC      D. 急性 DIC

E. VEC 损伤轻微

**（四）简答题**

1. 简述 DIC 的常见病因。

2. 简述各种原因使血管内皮细胞损伤引起 DIC 的机制。

3. 简述影响 DIC 发生发展的因素。

4. 简述引起 APC 抵抗的原因及其机制。

5. 简述 DIC 的主要临床表现。

（五）问答题

1. 试述 DIC 的发病机制。

2. 试述严重感染导致 DIC 的机制。

3. 试述 DIC 引起出血的机制。

4. 试述 DIC 引起休克的机制。

### 参考答案

（一）填空题

1. 血管，血小板血栓，血液，生理性

2. 外源性凝血系统，内源性凝血系统，外源性凝血系统，组织因子

3. 平滑肌细胞，成纤维细胞，周细胞，星形细胞，足状突细胞，可恒定表达，止血

4. 血管内皮细胞，血液中的单核细胞，血液中的中性粒细胞，巨噬细胞，不表达

5. $Ca^{2+}$ 结合氨基酸，TF-$Ca^{2+}$-Ⅶ复合物

6. FⅧ，FⅨ，FⅪ，凝血酶原激活物，FⅡ，FⅦ，FⅨ，FⅩ

7. 肝脏，血管内皮细胞，血栓形成，肝素样物质

8. 肝脏，酶原，凝血酶

9. FⅤa，FⅧa，FⅧa，FⅨa，FⅤa，FⅩa

10. 溶酶体酶，弹性蛋白酶，胶原酶，炎性细胞因子，组织因子，凝血系统

11. 凝血因子，血小板，凝血酶，微血栓，继发性纤维蛋白溶解

12. 出血，休克，器官功能障碍，微血管病性溶血性贫血

13. 组织因子，外源性凝血系统，血管内皮细胞，血细胞，血小板，促凝物质

14. 严重感染，凝血，抗凝，纤溶，凝血因子，血小板，凝血-抗凝血

15. 单核-吞噬细胞，高凝，微循环障碍

16. 高凝期，消耗性低凝期，继发性纤溶亢进期

17. 出血，凝血物质，纤溶系统，纤维蛋白（原）降解，微血管

18. 纤溶酶，继发性纤溶亢进

19. 微血管病性溶血性，盔形，星形，新月形，裂体细胞，红细胞碎片

20. 原发病，微循环，凝血，抗凝，纤溶

（二）单选题

| 1 | 2 | 3 | 4 | 5 | 6 | 7 | 8 | 9 | 10 |
|---|---|---|---|---|---|---|---|---|----|
| C | C | B | A | B | C | D | C | C | B |
| 11 | 12 | 13 | 14 | 15 | 16 | 17 | 18 | 19 | 20 |
| C | C | A | C | B | B | B | D | C | D |
| 21 | 22 | 23 | 24 | 25 | 26 | 27 | 28 | 29 | 30 |
| A | A | A | B | A | C | B | B | D | C | A |

（三）多选题

| 1 | 2 | 3 | 4 | 5 | 6 | 7 | 8 | 9 | 10 |
|---|---|---|---|---|---|---|---|---|---|
| ACDE | ABC | ABCDE | BC | ABCDE | ABCD | ABCDE | BCE | ABCDE | ABCDE |
| 11 | 12 | 13 | 14 | 15 | 16 | 17 | 18 | 19 | 20 |
| ABCDE | ACD | ACE | ABCD | ABCDE | ABCDE | ABCDE | ABC | ABE | ACE |

（四）简答题

1. 简述 DIC 的常见病因。

答：常见病因有以下几种。

（1）感染性疾病：革兰氏阴性或阳性菌感染、败血症、病毒性肝炎、流行性出血热、病毒性心肌炎等。

（2）肿瘤性疾病：胰腺癌、结肠癌、食道癌、胆囊癌、肝癌、胃癌、白血病、前列腺癌、肾癌、膀胱癌、绒毛膜上皮癌、卵巢癌、子宫颈癌、恶性葡萄胎等。

（3）妇产科疾病：流产、妊娠中毒症、子痫及先兆子痫、胎盘早期剥离、羊水栓塞、子宫破裂、宫内死胎、腹腔妊娠、剖宫产手术等。

（4）创伤及手术：严重软组织创伤、挤压伤综合征、大面积烧伤，前列腺、肝、脑、肺、胰腺等脏器大手术，器官移植术等。

2. 简述各种原因使血管内皮细胞损伤引起 DIC 的机制。

答：缺氧、酸中毒、抗原-抗体复合物、严重感染、内毒素等原因，可损伤血管内皮细胞，内皮细胞受损可产生如下作用。

（1）促凝作用增强，主要是因为：①损伤的血管内皮细胞可释放 TF，启动凝血系统，促凝作用增强；②带负电荷的胶原暴露后可通过 FⅫa 激活内源性凝血系统。

（2）血管内皮细胞的抗凝作用降低。主要表现在：①TM/PC 和 HS/ATⅢ系统功能降低；②产生的 TFPI 减少。

（3）血管内皮细胞的纤溶活性降低，表现为：血管内皮细胞产生 t-PA 减少，而 PAI-1 产生增多。

（4）血管内皮损伤使 NO、$PGI_2$、ADP 酶等产生减少，抑制血小板黏附、聚集的功能降低，促进血小板黏附、聚集。

（5）胶原的暴露可使 FⅫ激活，可进一步激活激肽系统、补体系统等。激肽和补体产物（C3a、C5a）也可促进 DIC 的发生。

3. 简述影响 DIC 发生发展的因素。

答：影响因素有以下几种。

（1）单核-吞噬细胞系统功能受损：单核-吞噬细胞可吞噬、清除血液中的凝血酶，纤维蛋白等促凝物质，并清除纤溶酶，纤维蛋白降解产物，内毒素等，当其吞噬功能严重障碍或吞噬大量坏死组织或细菌等，使其功能"封闭"，可促使 DIC 发生。

（2）肝功能严重障碍：①蛋白 C、AT-Ⅲ、纤溶酶原等合成减少；②凝血因子灭活障碍；③肝细胞坏死，释放 TF。

（3）血液高凝状态：①妊娠第 3 周开始，血小板、凝血因子增多，抗凝物质减少；②酸中毒时凝血因子酶活性升高，血小板聚集性加强，肝素抗凝活性减弱。

（4）微循环障碍：①休克导致微循环障碍，使红细胞聚集，血小板黏附、聚集；②巨大血管瘤时微血管血流缓慢，并伴有 VEC 损伤；③低血容量时，肝、肾清除凝血物质及纤溶产物功能降低。

4. 简述引起 APC 抵抗的原因及其机制。

答：产生 APC 抵抗的原因和机制主要如下。

（1）抗磷脂综合征：抗磷脂综合征是一种自身免疫性疾病，血清中有高滴度抗磷脂抗体，APA 可抑制蛋白 C 的活化或抑制 APC 的活性及使蛋白 S 减少等作用，因而产生 APC 抵抗。

（2）FV 基因突变产生的 APC 抵抗：现认为，APC 灭活 FVa 的机制是：APC 与 FVa 轻链结合，分解 FVa 重链的 506、306、679 位点上的精氨酸（Arg），而使其灭活。同时，被 APC 分解的 FVa 作为一种辅助因子也参与 APC 对 FⅧa 的分解。因此，FV 具有凝血作用的同时，由于促进了 APC 分解 FⅧa 也发挥着抗凝作用。APC 抵抗可使抗凝活性明显降低，而 FVa、FⅧa 的促凝血活性明显增强，导致血栓形成倾向。

此外，因为蛋白 S 作为 APC 的辅酶，可促进 APC 清除凝血酶原激活物中的 FXa，发挥抗凝作用。蛋白 S 缺乏也可产生 APC 抵抗，而抗 PC 抗体也产生 APC 抵抗。

5. 简述 DIC 的主要临床表现。

答：（1）出血：出血常为 DIC 患者最初的临床表现，具体表现为皮肤瘀斑、紫癜、呕血、黑便、咯血、血尿、鼻出血和阴道出血等。

（2）器官功能障碍：DIC 时，大量微血栓引起微循环障碍，导致缺血性器官功能障碍。临床表现为：①肾脏受累——少尿、蛋白尿、血尿、急性肾功能衰竭；②肺脏受累——呼吸困难、肺出血、呼吸衰竭；③肝脏受累——黄疸、肝功能衰竭；④胃、肠道受累——呕吐、腹泻、消化道出血；⑤肾上腺受累——沃-弗综合征；⑥垂体受累——希恩综合征；⑦神经系统受累——神志模糊、嗜睡、昏迷、惊厥。

（3）休克：DIC 引起休克的机制：① 心肌损伤使心排血量减少（心泵功能障碍）；② 微血栓形成，阻塞微血管，使回心血量减少；广泛出血使血容量减少，（回心血量减少）；③血管活性物质使血管壁通透性增强，回心血量减少，FDP 成分增强组胺、激肽作用，促进微血管扩张。

（五）问答题

1. 试述 DIC 的发病机制。

答：DIC 的发病机制如下。（1）组织损伤，组织因子（TF）释放，外源性凝血系统激活：创伤、烧伤、大手术、产科意外、肿瘤组织坏死、白血病细胞破坏可释入大量的组织因子入血，启动外源性凝血系统。

（2）血管内皮细胞损伤，凝血、抗凝调控失调：①胶原暴露，激活 FⅫ，启动内源性凝血系统，并可激活激肽和补体系统；②损伤的血管内皮细胞（VEC）释放 TF，启动外源性凝血系统；③组织型纤溶酶原激活物（t-PA）产生减少，PAI-1 增多，纤溶活性降低；④NO、PGI$_2$、ADP 酶产生减少，其抑制 PLT 黏附，活化和聚集的功能降低；⑤内皮细胞的抗凝作用降低。

（3）血细胞大量破坏，血小板被激活：①RBC 破坏，释放大量 ADP，促进血小板黏附、聚集；②WBC 破坏，释放 TF 样物质，WBC 受刺激表达 TF；③血小板（PLT）黏附、聚集、激活，促进凝血。

（4）促凝物质释放入血：①急性坏死性胰腺炎，胰蛋白酶入血激活凝血酶原；②蛇毒激活 FV、FX 等，促进 DIC 发生；③肿瘤细胞分泌促凝物质；④羊水中含有 TF 样物质；⑤内毒素刺激 VEC 表达 TF，损伤 VEC。

2. 试述严重感染导致 DIC 的机制。

答：严重的感染引起 DIC 与下列因素有关。①内毒素及严重感染时产生的 TNF-α、LI-1 等细胞因子作用于内皮细胞可使 TF 表达增加；而同时又可使内皮细胞上的 TM、HS 的表达明显减少（可减少到正常的 50% 左右），这样一来，血管内皮细胞表面的原抗凝状态变为促凝状态；②内毒素可损伤血管内皮细胞，暴露胶原，使血小板黏附、活化、聚集，并释放 ADP、TXA$_2$ 等进一步促进血小板的活化、聚集，促进微血栓的形成，此外，内毒素也可通过激活 PAF，促进血小板的活化、聚集；③严重感染时释放的细胞因子可激活白细胞，激活的白细胞可释放蛋白酶和活性氧等炎症介质，损伤血管内皮细胞，并使其抗凝功能降低；④产生的细胞因子可使血管内皮细胞产生 t-PA 减少，而 PAI-1 产生增多。使生成血栓的溶解障碍，也与微血栓的形成有关。总之，严重感染时，由于机体凝血功能增强，抗凝及纤溶功能不足，血小板、白细胞激活等，使凝血与抗凝功能平衡紊乱，促进凝血栓的形成，导致 DIC 的发生、发展。

3. 试述 DIC 引起出血的机制。

答：DIC 导致出血的机制可能与下列因素有关。

（1）凝血物质被消耗而减少：DIC 时，大量微血栓形成过程中，消耗了大量血小板和凝血因子，血液中纤维蛋白原，凝血酶原，FV、FⅧ、FX 等凝血因子及血小板明显减少，使凝血过程障碍，导致出血。

（2）纤溶系统激活：DIC 时纤溶系统亦被激活，激活的原因主要有以下几点：①在 FⅫ 激活的同时，激肽系统也被激活，产生激肽释放酶，激肽释放酶可使纤溶酶原变成纤溶酶，从而激活了纤溶系统；②有些富含纤溶酶原激活的器官，如子宫、前列腺、肺等，由于大量微血栓形成，导致缺血、缺氧、变性坏死时，可释放大量纤溶酶原激活物，激活纤溶系统；③应激时，肾上腺素等作用，血管内皮细胞合成，释放纤溶酶原激活物增多；④缺氧等原因使血管内皮细胞损伤时，内皮细胞释放纤溶酶原激活物也增多，从而激活纤溶系统，纤溶系统的激活可产生大量纤溶酶。纤溶酶是活性较强的蛋白酶，除可使纤维蛋白降解外，尚可水解凝血因子如 FV、FⅧ、凝血酶、FⅫ 等，从而导致出血。

（3）FDP 的形成：纤溶酶产生后，可水解纤维蛋白原（Fbg）及纤维蛋白（Fbn），产生纤维蛋白（原）降解产物（FgDP 或 FDP）这些片段中，X、Y、D 片段均可妨碍纤维蛋白单体聚合。Y、E 片段有抗凝血酶作用。此外，多数碎片可与血小板膜结合，降低血小板的黏附、聚集、释放等功能。这些均使患者出血倾向进一步加重。

（4）血管损伤，微血管壁通透性增高。

4. 试述 DIC 引起休克的机制。

答：DIC 导致休克的机制有以下 5 种。

（1）大量微血栓形成，阻塞微血管，使回心血量明显减少。

（2）广泛出血可使血容量减少。

（3）心肌损伤使心排血量减少。

（4）FⅫ的激活可激活激肽系统、补体系统和纤溶系统，产生一些血管活性物质，如激肽、补体成分（C3a、C5a）。C3a、C5a可使嗜碱性粒细胞和肥大细胞释放组胺等，激肽、组胺均可使微血管平滑肌舒张，管壁通透性增强，外周阻力降低，回心血量减少。

（5）FDP的某些成分可增强组胺、激肽的作用，促进微血管的扩张。这些因素均可导致全身微循环障碍，促进休克的发生、发展。

## 知识拓展和科学前沿

### 第一代抗凝药物——肝素（heparin）

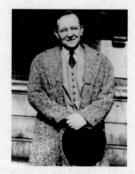

1916年，美国约翰霍普金斯大学的博士生麦克廉（Jay McLean）发现了一种能使小牛患上出血性疾病的物质。在此基础上，麦克廉的导师生理学教授豪维尔（W. H. Howell）最终提炼出可以使凝血时间明显延长的物质，并命名为"肝素"。20世纪30年代，Brinkhous及其同事证实，肝素抗凝活性的激活需要一种血浆辅助因子。1968年，Abildgaard将这种因子命名为抗凝血酶Ⅲ，现在称为抗凝血酶（AT）。20世纪70年代后肝素抗凝的机制逐渐被人们所认识。

麦克廉

肝素是哺乳动物体内含有的一种黏多糖，存在于哺乳动物肥大细胞分泌的颗粒中，是临床上应用最广泛的抗凝药物之一。它与蛋白质结合在一起，存在于肠黏膜、肺、肝等器官内，现临床应用的肝素多数是由从猪小肠黏膜和牛肺组织中分离出来的，因此肝素被称为生物合成品。肝素通过静脉注射后与抗凝血酶结合，形成肝素-抗凝血酶复合物，复合物与多种凝血因子结合，抑制它们的活性（如Ⅱa、Xa、Ia、XIa、Xa等）。

### 抗凝药物华法林的发现与应用

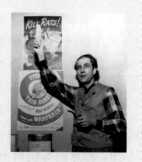

20世纪30年代，美国中西部的一些牧民发现牛吃了发霉的三叶草后，出血不止身亡，造成了经济巨大损失，于是牧民代表跋涉寒冷的冻地来到威斯康星大学找到卡尔·林克（Karl Link）教授求助。

卡尔·林克生于美国印第安纳州的拉波特市，1918—1925年就读于威斯康星大学农业学院，1925年获得了农业化学博士学位。随后，他在美国国家教育委员会的资助下，前往欧洲进行博士后培训，曾在苏格兰和瑞士进行研究，并先后与Fritz Pregl（1923年诺贝尔化学奖得主）和Paul Karrer（1937年诺贝尔化学奖得主）共事。

卡尔·林克

1941年，卡尔·林克从牧民送来的死亡奶牛和发霉的干草中找出了神秘的抗凝物质双香豆素（dicoumarol），双香豆素可干扰维生素K依赖性凝血因子的功能，引起出血。卡尔·林克提炼出了抗凝药物华法林（Warfarin）。1955年，美国总统艾森豪威尔在医生的建议下开始服用华法林。一时之间它成为神药，被媒体称之为"神奇的血液稀释剂"。

## 参考文献

［1］王建枝，钱睿哲．病理生理学［M］．9 版．北京：人民卫生出版社，2018．

［2］田野．病理生理学［M］．北京：人民卫生出版社，2020．

［3］金惠铭，王建枝．病理生理学［M］．7 版．北京：人民卫生出版社，2008．

［4］王庭槐．生理学［M］．9 版．北京：人民卫生出版社，2018．

［5］陈正跃，王建枝．临床病理生理学［M］．北京：人民军医出版社，2004．

［6］苏宁，王世军．病理学［M］．3 版．北京：人民卫生出版社，2021．

［7］ADAM SS，KEY NS，GREENBERG CS. D-dimer antigen：current concepts and future prospects［J］. Blood，2009，113（13）：2878-2887.

［8］HUETHER S E，MCCANCE K L，PARKINSON C F. Study guide for understanding pathophysiology-E-book［M］. Elsevier Health Sciences，2013.

［9］COPSTEAD-KIRKHORN L E C，BANASIK J L. Pathophysiology-E-Book［M］. Elsevier Health Sciences，2014.

［10］GANDO S，SHIRAISHI A，YAMAKAWA K，et al. Role of disseminated intravascular coagulation in severe sepsis［J］. Thromb Res，2019，178：182-188.

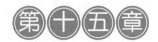

# 第十五章

# 心功能不全

⊙ 赵　昕　康　伊　刘一飞　卢　川

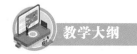

**教学大纲**

1. 掌握心功能不全的概念，心力衰竭的发生机制，心力衰竭时机体的代偿反应及心功能不全时临床表现的病理生理基础。
2. 熟悉心功能不全的分类、病因、诱因及正常心肌舒缩的分子基础。
3. 了解治疗心功能不全的常用药物的作用原理。

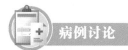

**病例讨论**

**病例1　左心衰竭**

患者，女性，71岁，因发作性胸痛2天，加重3h余急诊入院。2019年12月29日患者因劳累后出现胸部闷痛，伴胸闷、气短，无咳嗽、咳痰，可平卧休息，症状持续约2h，休息后自行缓解，未就医。2020年1月1日患者因用力排便后再发胸部剧烈疼痛，向左肩部放射，持续不缓解，并出现呼吸困难，不能平卧，端坐呼吸，伴大汗、乏力，出现恶心，呕吐胃内容物2次，咳粉红色泡沫痰，无头晕、黑矇，无意识丧失，服用速效救心丸等药物治疗后症状无明显好转。就诊于当地医院，进行心电图及相关化验检查，考虑冠心病、急性心肌梗死，给予相关药物对症治疗（具体不详）后胸痛症状未减轻。患者自发病以来饮食少，睡眠欠佳，不可平卧休息，小便量少，大便干燥、便秘，近期体重无明显变化。

既往史：高血压病史20余年，最高血压180/100 mmHg，平素口服硝苯地平缓释片，血压控制良好。

体格检查：体温36.2℃，脉搏136次/min，呼吸30次/min，血压138/94 mmHg。神志淡漠，急性面容，口唇发绀、大汗，端坐呼吸，频繁咳嗽，咳粉红色泡沫状痰，略烦躁，吸氧状态。双肺呼吸音粗，双肺散在湿啰音。心尖冲动正常，心率快，心率146次/min，心律不齐。心尖部第一心音减弱、可闻及舒张早期第三心音奔马律，肺动脉瓣第二心音亢进。脉律正常，脉搏强弱交替出现。

辅助检查：入院心电图示房颤心律，V1～V5导联S-T段抬高0.1～0.3 mV，T波倒置。心脏彩超示左室内径52 mm，左室射血分数37%，室间隔上部增厚，左室前壁、前间壁及下后壁心肌运动减低。X线示左心增大，双肺纹理增粗，叶间胸膜增厚，肺门阴影增深呈蝶翼状伸延，肺野透光度下降如云雾状。血清磷酸肌酸激酶（CK）＞5000 U/L；血清磷酸肌酸激酶同工酶（CKMB）1199 U/L；高敏肌钙蛋白T（HS-TNT）＞10 ng/mL；N末端B型钠尿肽原

（NT-pro-BNP）11570 pg/mL；动脉血气分析示 pH 值 7.319、$PaO_2$ 84.8 mmHg、$PaCO_2$ 35.4 mmHg、$SaO_2$ 90%、乳酸 5.4 mmol/L。肾功能：血清尿素（UREA）18.70 mmol/L，血清肌酐（CREA）141.40 mmol/L。

2020 年 1 月 1 日行急诊冠脉造影：LM 正常；LAD 近段 100% 闭塞，伴血栓影，血流 TIMI 0 级；LCX 细小，动脉硬化样改变；RCA 近中段 80% 狭窄，粗大，血流 TIMI 3 级。PCI：于 LAD 近中段预扩后植入 GuReater 2.75 mm× 18 mm 冠脉支架 1 枚，血流 TIMI 3 级。

入院诊断：（1）冠状动脉粥样硬化性心脏病（①急性广泛前壁心肌梗死；②急性左心衰竭Ⅲ级；③ 冠状动脉支架介入治疗术后）。

（2）心律失常（阵发性房颤）。

（3）高血压病 3 级（很高危）。

（4）肾功能不全。

【病案问题】

1. 左心衰竭的原因有哪些？

答：（1）原发性缺血性心肌损害。冠状动脉粥样硬化不稳定斑块破裂或糜烂导致冠状动脉内血栓形成，导致冠状动脉急性闭塞，引起急性心肌缺血，心肌大片状坏死或损伤，丧失有效的收缩能力，导致心室肌整体收缩功能显著降低。尤其是广泛前壁心肌梗死，导致左心收缩乏力或左室丧失正常的收缩能力，造成左室排血量严重下降，导致真正意义的泵衰竭。

（2）压力负荷（后负荷）过重。长期严重高血压导致心脏代偿性肥厚以克服增高的阻力，保证左心室射血量。然而久之出现心肌收缩力下降，心腔扩大，心室舒张末期容量增大，心室充盈压和心房压力均增高，肺静脉回流受阻，最终致心肌结构、功能发生改变而失代偿。

2. 左心衰竭的诱因有哪些？

答：（1）过度体力消耗或情绪激动。

①劳累：劳累后常可诱发活动后心率加快，心肌耗氧量增加，由于冠状动脉供血不足引发心肌缺血而致心力衰竭。患者常在剧烈劳动、运动、急走、爬山、上楼、骑车等活动中发作。②便秘：常因大便秘结而用力排便，腹压升高，增加了患者的心脏负荷，心跳加速，心肌耗氧量增加，从而诱发心力衰竭。③情绪激动、暴怒等。

（2）心律失常：心房颤动是器质性心脏病最常见的心律失常之一。也是诱发心力衰竭重要的因素，心房颤动伴心室率增快可进一步减少舒张时间，进而降低舒张功能，使心功能进一步恶化。

3. 左心衰竭的发病机制如何？

答：心力衰竭以原发性心肌损害、心脏负荷过重等原因导致心室充盈和（或）射血功能受损，以 Frank-Starling 机制、肾素-血管紧张素-醛固酮系统（RAAS）激活、交感神经兴奋性增强为主要的代偿机制。通过增强心肌收缩、外周血管收缩、水钠潴留等代偿性维持心脏功能，但任何一种代偿机制均作用有限，最终仍导致不可逆转的失代偿阶段。

（1）血流动力学异常：原发性心肌损害和心脏负荷过重导致左心收缩乏力或左心室丧失正常的收缩能力，造成左室排血量严重下降，心室舒张末期容积增加，机体可通过一些代偿机制来保证相对正常的心排血量。如 Frank-Starling 机制，增加心脏前负荷，使回心血量增加，心室舒张末期容积增加。心腔扩大拉长了心肌纤维，在一定范围内可使心肌收缩加强，增加心搏量，提高心脏做功量，起到代偿作用。但同时，由于舒张末期容积增加心脏做功加强，使得相应的心室、心房及血管的压力也随之增高，达到一定程度时可出现肺循环和（或）体循环淤血。如左室舒张压升高可导致肺毛细血管压升高，从而出现呼吸困难甚至肺水肿。

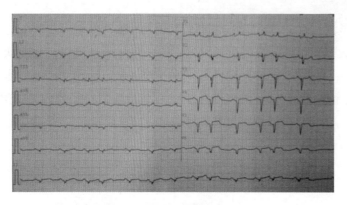

<table>
<tr><td>a. 入院心电图</td><td>b. 心脏彩超</td></tr>
</table>

c. 血气分析        d. 心肌酶谱

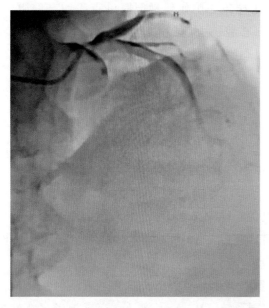 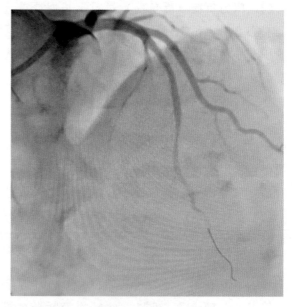

e. 前降支冠脉造影        f. 前降支支架植入术后

**图 15-1　患者的各种辅助检查及结果**

（2）神经体液机制：当心脏排血量不足，心腔压力升高时，机体会启动神经体液机制进行代偿，包括 RAAS 激活，交感神经兴奋性增强。增强心肌收缩力，收缩周围血管维持血压，调节血液再分配，保证心、脑等重要脏器的血供，起到代偿作用。但长期的过度兴奋就会产生不良影响，使多种内源性神经内分泌与细胞因子激活，加重心肌损伤，心功能下降和血流动力学紊乱，这又反过来刺激交感神经系统和 RAAS 的兴奋，形成恶性循环。

（3）心室重塑：心室重塑过程一方面是指心脏功能受损，心腔扩大、心肌肥厚的代偿过程中，心肌细胞凋亡、坏死增生，甚至纤维化；另一方面是指细胞外基质的胶原沉积和纤维化。心室重塑为心肌对心肌损伤及心脏超负荷的一种反应，是心力衰竭发生发展的基本病理基础。病理性心肌重塑时，心肌细胞减少使心肌整体收缩力下降，心肌纤维化又使心肌顺应性下降，心肌收缩不能发挥其应有的射血效应。心室重塑是引起心功能由代偿转向失代偿及心力衰竭的重要原因。

（4）体液因子的改变如下。①利钠肽：包括心房钠尿肽（ANP）、脑钠肽（BNP）、C 利钠肽（CNP）。心力衰竭时血浆中的 ANP、BNP 均升高，其升高程度与心衰严重程度呈正相关，利钠肽是心力衰竭的一种代偿机制，其作用通常经鸟苷酸环化酶实现，促进血管扩张和尿钠排泄，对抗去甲肾上腺素释放和 RAAS 作用，因而被称为反向调节激素。ANP 主要由心房肌细胞分泌，心室肌也有少量表达，具有扩血管、利尿、拮抗神经内分泌激素的多种作用。BNP 主要由心室肌细胞合成和分泌，心室负荷和室壁张力的改变是刺激 BNP 分泌的主要条件。BNP 具有利钠、利尿、舒张血管的作用，与 RAAS 激活呈拮抗作用。CNP 主要位于血管系统内，可能参与或协同 RAAS 的调节作用。②精氨酸升压素（AVP）：AVP 由垂体分泌，具有抗利尿及收缩周围血管的生理作用。心力衰竭时心房牵张感受器敏感性下降，不能抑制 AVP 释放而使血浆中 AVP 水平升高，引起水潴留，同时使周围血管收缩而导致心脏后负荷增加。心衰早期，AVP 有一定的代偿作用，而长期的 AVP 增加将使心衰进一步加重。③内皮素：内皮素（ET）是一类有循环系统内皮细胞释放的多功能生物活性多肽，是目前已知的最强烈的血管收缩因子。包括 3 种异构体 ET-1，ET-2，ET-3 及血管活性肠收缩肽。心力衰竭时，血管活性物质及细胞因子促进内皮素的分泌，血浆 ET 水平升高和心肌 ET 合成与释放增加对心力衰竭有重要的致病作用，并与心衰严重程度成正相关。内皮素还可促进心肌细胞肥大增生，参与心肌重构，以上因素都会进一步加重心力衰竭的发展。④细胞因子：心肌细胞和成纤维细胞等能表达肽类生长因子如转化生长因子-β，在心力衰竭时能诱导心肌细胞、血管平滑肌细胞、内皮细胞、成纤维细胞的生长并调节基因的表达。它们在调节心力衰竭的心肌结构和功能改变中起着重要的作用。

4. 急性左心衰的主要的临床表现？

答：急性左心衰竭的临床表现是以肺淤血以及组织器官低灌注为特征的各种症状及体征。

（1）症状：

①基础心血管疾病的病史和表现：大多数患者有各种心脏病的病史，存在引起急性左心衰竭的各种病因。老年人中的主要病因为冠心病、高血压等老年人常见病。②呼吸困难：a. 劳力性呼吸困难是左心衰竭最早出现的症状，运动使回心血量增加，左心房压力升高，加重肺淤血，引起呼吸困难；b. 端坐呼吸，肺淤血达到一定的程度，平卧时回心血量增多且横膈上抬，呼吸更为困难。高枕卧位、半卧位甚至端坐呼吸症状略有缓解；c. 夜间阵发性呼吸困难：患者入睡后突发憋气而惊醒，被迫取坐位，可伴呼吸急促，阵咳，咯泡沫样痰，可伴有哮鸣音，又称心源性哮喘，其发病机制除平卧休息时血液回流使肺血量增加外，肺活量减少、横膈上抬、睡眠时呼吸中枢对来自肺部传入神经的冲动敏感性减弱及小支气管收缩也是促发因素。③急性肺水肿：是急性左心衰竭最严重的表现，突发严重的呼吸困难，呼吸频率可达每分钟 30～50 次，患者强迫坐位、大汗、发绀，常有烦躁不安、激动焦虑、恐惧和濒死感，频繁咳嗽，咳

出大量泡沫样稀薄痰或粉红色泡沫痰，甚至有血痰从鼻孔中涌出。双肺满布大中水泡音伴哮鸣音。④咳嗽、咳痰、咯血：咳嗽、咳痰是肺泡和支气管黏膜淤血所致，坐位或立位时咳嗽可减轻，白色浆液性泡沫状痰为其特点，急性左心衰发作时可出现粉红色泡沫样痰。⑤急性左心衰竭早期，由于交感神经激活致血管收缩，血压可一过性升高，病情如未缓解，血压可持续下降，严重者可出现心源性休克。⑥心脏排血功能减退，心排血量减少引起脑部缺血，发生短暂的意识丧失、神志模糊等症状。⑦肾功能损害的症状：严重的左心衰竭血液再分配时，肾脏血流量首先减少，可出现少尿，长期可出现肾功能不全的症状。⑧低氧血症，代谢性酸中毒。

（2）体征：

①肺部湿啰音：由于肺毛细血管压增高，液体渗到肺泡而出现湿性啰音，随着病情的加重，啰音可从局限于肺底部弥散至全肺。侧卧位时下垂的一侧啰音较多。②心脏体征：除基础心脏病的固有体征外，一般均有心脏扩大及相对性二尖瓣关闭不全的反流性杂音。心脏听诊心尖部有舒张期奔马律、肺动脉瓣第二心音亢进区，但常被肺部啰音遮盖而致听诊困难。③交替脉：脉搏节律正常但搏动强、弱交替出现的一种病理现象，随着心力衰竭加重，交替脉可在触诊周围动脉时被检出。交替脉为心血管系统疾病的一个重要且严重的体征，是心肌损害的表现，以坐位时明显。其发生机制为：a. 参与心室每搏收缩的心肌纤维数量不同，弱脉时因为部分心肌处于相对不应期，参与心室收缩的心肌纤维少，心肌收缩力较弱。而下次收缩时，全部心肌均处于反应期，参与心室收缩的心肌纤维多，搏出量多，故脉搏强；b. 由于每次心肌舒张程度不等所致。

5. 急性左心衰在临床上有哪些防治原则？

答：急性左心衰竭的治疗目标是稳定血流动力学，纠正低氧，维护脏器灌注和功能；减轻心脏的前后负荷，改善心脏收缩和舒张功能，缓解呼吸困难；积极治疗诱因和病因，识别能进行冠状动脉血管再通治疗的患者；避免复发，改善预后，进行患者及家庭成员的心力衰竭防治教育等。

（1）一般处理：

①体位：应半卧位或者端坐位，双腿下垂以减少回心血量，降低心脏前负荷。②吸氧：立即高流量鼻导管吸氧，严重者可采用无创呼吸机持续加压或双水平气道正压给氧，增加肺泡内压，既可加强气体交换，又可对抗组织液向肺泡内渗透。③救治准备：开放静脉通道，留置导尿管，心电监护及经皮血氧饱和度监测等。④容量管理：严格限制饮水量及静脉输液速度，以减少水钠潴留，缓解症状。肺淤血、体循环淤血及水肿明显者，应严格限制饮水量和静脉输液速度。无明显低血容量因素（大出血、严重脱水、大汗淋漓等），每日摄入液体量一般宜在1500 mL以内，不应超过2000 mL。保持每天出入量负平衡约500 mL，严重肺水肿者水负平衡为1000～2000 mL/d，甚至可达3000～5000 mL/d。

（2）药物治疗：

①镇静：吗啡3～5 mg静脉注射可以缓解患者紧张焦虑的情绪，也可以减少躁动所带来的额外心脏负荷，同时也具有舒张小血管的功能。伴明显和持续的低血压、休克、意识障碍、慢性阻塞性肺疾病等患者禁忌使用吗啡。②利尿剂：通过排钠排水减轻心脏的容量负荷，对缓解淤血症状，减轻水肿效果显著，是心力衰竭治疗中最常用的药物。除利尿作用外，还有静脉扩张作用，有利于肺水肿缓解。首选静脉袢利尿剂，如呋塞米、托拉塞米等药物。需监测患者症

状、尿量、肾功能和电解质，可选择推注或持续静脉输注的方式，根据患者症状和临床状态调整剂量和疗程。有低灌注表现的患者，应在纠正后再使用利尿剂。③血管扩张药：收缩压是评估患者是否适宜应用此类药物的重要指标。收缩压>90 mmHg 的患者可使用，尤其适用于伴有高血压的急性心衰患者；对于收缩压<90 mmHg，或症状性低血压的患者，应禁止使用。有明显二尖瓣或主动脉瓣狭窄的患者应慎用。应用过程中需密切监测血压，根据血压情况调整合适的维持剂量（表 15-1）。④正性肌力药物：可缓解组织低灌注所致的症状，保证重要脏器血液供应，适用于低心排血量综合征，适用于低血压和（或）组织器官低灌注的患者。短期静脉应用正性肌力药物可增加心排血量，缓解组织低灌注，维持重要脏器功能（表 15-2）。⑤洋地黄类药物：可轻度增加心排血量、降低左心室充盈压，改善症状。毛花苷 C 静脉给药最适用于有快速心室率的心房颤动并心室扩大伴左心室收缩功能不全者，首剂 0.4～0.8 mg。2～4 h 后可再用 0.2 mg。急性心肌梗死后 24 h 内应尽量避免使用。⑥血管收缩药：对外周动脉有显著缩血管作用的药物，如去甲肾上腺素、肾上腺素等，适用于应用正性肌力药物后仍出现心源性休克或合并明显低血压状态的患者，升高血压，维持重要脏器的灌注。血管收缩药可能导致心律失常，心肌缺血和其他器官损害，用药过程中应密切监测血压、心律、心率、血流动力学和临床病情变化，当器官灌注恢复和（或）循环淤血减轻时应尽快停用。⑦抗凝药：急性心衰患者，由于活动受限，卧床以及体循环淤血等原因，是静脉血栓栓塞症的高危人群。建议用于深静脉血栓和肺栓塞发生风险较高且无抗凝治疗禁忌证的患者。

表 15-1　血管扩张药

| 药物 | 功效 |
| --- | --- |
| 硝酸酯类药物 | 扩张小静脉，降低回心血量。在不减少每搏输出量和不增加心肌耗氧的情况下能减轻肺淤血，可快速减轻心肌缺血和改善冠状动脉灌注，特别适用于急性冠脉综合征合并心力衰竭的患者。紧急时亦可选择舌下含服硝酸甘油、硝酸酯类药物，持续应用可能发生耐药 |
| 硝普钠 | 为动、静脉血管扩张剂，静脉注射后 2～5 min 起效。适用于严重心力衰竭，原有后负荷增加以及伴肺淤血或肺水肿患者。宜从小剂量 10 μg/min 开始，可酌情逐渐增加剂量至 50～250 μg/min，静脉滴注，疗程不应超过 72 h，停药应逐渐减量，并加用口服血管扩张药，以避免反跳现象。使用过程中应注意避光，密切监测患者血压及肝肾功能 |
| α-受体阻滞剂 | 选择性结合 α-肾上腺素受体，扩张血管，降低外周阻力，减轻心脏后负荷，并降低肺毛细血管压，减轻肺水肿，也有利于改善冠脉供血 |
| 重组人脑利钠肽（rhBNP） | 通过扩张静脉和动脉（包括冠状动脉），有效降低心脏前、后负荷，同时具有排钠利尿作用，抑制肾素－血管紧张素－醛固酮系统（RAAS）和交感神经系统活性。阻止急性心力衰竭演变中的恶性循环，可明显改善患者血流动力学和呼吸困难的相关症状，延缓心肌重构。用法：奈西立肽，先给予负荷剂量 1.5～2.0 μg/kg，缓慢静脉注射，继以 0.01 μg/（kg·min）静脉滴注；也可不用负荷剂量而直接静脉滴注，疗程一般为 3 天，不超过 7 天 |

表 15-2　正性肌力药物

| 药物 | 功效 |
|---|---|
| β受体兴奋剂 | 小剂量［＜3 μg/（kg·min）］应用可以有选择性地扩张肾动脉，促进利尿作用；大剂量［＞5 μg/（kg·min）］应用有正性肌力作用和血管收缩作用；剂量＞10 μg/（kg·min）时可增加左心室后负荷和肺动脉压，对患者不利 |
| 磷酸二酯酶抑制剂 | 兼有正性肌力作用及降低外周血管阻力的作用，适用于对洋地黄、利尿剂、血管扩张剂治疗无效或效果欠佳的急、慢性心力衰竭 |
| 左西孟旦 | 左西孟旦是钙增敏剂，与心肌肌钙蛋白C结合产生正性肌力作用，并通过介导腺苷三磷酸敏感的钾通道，扩张冠状动脉和外周血管，改善顿抑心肌的功能，减轻缺血并纠正血流动力学紊乱。使用时，起始剂量6～12 μg/kg静脉注射（＞10 min），再用0.1 μg/（kg·min）静脉滴注，可酌情减半或加倍。对于收缩压＜100 mmHg的患者，不需负荷剂量，可直接使用维持剂量。为防止发生低血压，应用时需监测血压和心电图，避免血压过低和心律失常的发生 |

（3）非药物治疗：包括主动脉内球囊反搏、机械通气、肾脏替代治疗、经皮心室辅助装置、体外生命支持装置和体外膜肺氧合装置。

（4）针对缺血性心脏病的病因治疗：

①抗血小板治疗：对于合并急性心肌梗死和不稳定性心绞痛的患者，要给予阿司匹林和氯吡格雷等强化抗血小板治疗；而对于无急性心肌梗死和不稳定性心绞痛的患者，口服阿司匹林即可。②抗凝治疗：对于急性心肌梗死和不稳定性心绞痛等患者，可根据相应指南给予低分子肝素或普通肝素等抗凝治疗。③改善心肌供血和减少心肌耗氧的治疗，应给予口服和静脉硝酸酯类药物。④他汀类药物治疗，强化降脂。⑤冠状动脉介入治疗。

（5）急性心力衰竭合并症的处理：心衰患者常合并多种疾病，需尽早识别并进行评估，判断其与心衰预后的相关性，进行合理转诊或遵循相关指南进行治疗。

（6）急性心衰稳定后的后续处理：患者病情稳定后仍需要监测，每天评估心衰相关症状、容量负荷。根据心衰的病因、诱因、合并症，调整治疗方案。应注意避免再次诱发急性心衰，对各种可能的诱因要及早控制。

**病例 2　右心衰竭**

患者，男性，78岁，因右下肢水肿3天，伴胸闷、咯血1天急诊入院。患者1周前始因腰椎间盘突出症急性发作卧床休息，活动量少，未行药物治疗，未就医。3天前患者自觉右下肢肿胀，无疼痛，可见凹陷性水肿，未介意。1天前患者下床活动时突发胸闷、气短、呼吸困难，剧烈咳嗽，伴少量鲜红色咯血1次，伴大汗、心悸、乏力，一过性意识不清，症状持续不缓解。就诊于当地医院，患者呼吸浅快、呼吸频率35次/min，血压90/60 mmHg，心率100次/min，患者烦躁不安、伴濒死感。化验检查：血浆D-二聚体5873 μg/L。肺动脉CTA示主肺动脉、双肺动脉干及所属大部分分支肺动脉栓塞，肺动脉低密度充盈缺损，远端血管不显影；右侧胸腔积液；心包积液。考虑诊为急性肺动脉栓塞，给予相关药物治疗（具体不详）症状无明显缓解，为进一步诊治转诊，自发病以来，患者腹胀、食欲不振，水肿明显、体重增加。

既往史：高血压病史 20 余年，最高血压 200/100 mmHg，平素口服降压药物不详，血压控制良好。糖尿病病史 20 余年，注射甘精胰岛素每晚 22 U，家属代诉血糖控制良好。慢性阻塞性肺疾病病史 30 余年，未规律服用药物治疗。吸烟史 50 余年，每日约 20 支，未戒。腰椎间盘突出症病史 20 余年，未行药物及外科治疗，近期症状明显，已卧床休息 1 周。

体格检查：体温 37.7℃，脉搏 115 次/min，呼吸 36 次/min，血压 95/70 mmHg。患者烦躁不安、伴濒死感，急性面容，呼吸浅快、急促，口唇发绀，颈静脉搏动增强、充盈、怒张。肝颈静脉反流征阳性。双肺可闻及明显干、湿性啰音。叩诊心脏相对浊音界扩大，心前区抬举样搏动，心率 115 次/min，律齐。听诊闻及肺动脉瓣区第二心音亢进、三尖瓣区全收缩期杂音。肝脏肿大，伴压痛。双下肢中度凹陷性肿胀。右下肢皮肤张力较左侧高，伴有腓肠肌压痛，右侧小腿周径比左侧长 1 cm，皮肤呈深紫色。

辅助检查：入院心电图示不完全右束支传导阻滞，窦性心动过速，Ⅰ 导联 S 波加深，Ⅲ 导联出现 Q 波及 T 波倒置。心脏超声示左室射血分数 47%，肺动脉压力 68 mmHg，右房、右室增大，肺动脉增宽，右室壁增厚，左室舒张功能减低，三尖瓣重度返流，心包腔少量积液。肺动脉 CTA 示主肺动脉、双肺动脉干及所属大部分分支肺动脉栓塞，肺动脉低密度充盈缺损，远端血管不显影；右侧胸腔积液；心包积液。右下肢静脉超声提示右下肢深静脉血栓形成。N 端 B 型钠尿肽原（NT-pro-BNP）7570.8 pg/mL；动脉血气分析示 pH 值 7.43、$PaO_2$ 70.10 mmHg、$PaCO_2$ 27.40 mmHg。

入院诊断：①急性肺动脉栓塞；②心功能不全（急性右心衰竭）；③高血压病 3 级（很高危）；④2 型糖尿病；⑤慢性阻塞性肺疾病；⑥腰椎间盘突出症；⑦右下肢深静脉血栓。

【病案问题】

1. 右心衰竭的原因有哪些？

答：压力负荷（后负荷）过重。由于急性肺动脉栓塞，通过机械阻塞作用，加之神经体液因素和低氧所致的肺动脉收缩，导致肺动脉阻力增加，肺动脉压升高；右心室后负荷增加，右心室壁张力增高，右心室扩大，引起右心功能不全。

2. 右心衰竭的诱因有哪些？

答：（1）心律失常。各种类型的快速性心律失常及严重缓慢性心律失常均可诱发心力衰竭。

（2）过度体力消耗或情绪激动。患者情绪激动、烦躁不安，体力消耗增加，心肌耗氧量增加。

（3）并发其他疾病。如合并高血压、慢性阻塞性肺疾病等左、右心室收缩期射血阻力增加的疾病；糖尿病等代谢障碍性疾病。

3. 右心衰竭的发病机制如何？

答：（1）右心室解剖与生理学特征有以下几点。①右心室游离壁薄（2～3 mm），顺应性好。右心室功能取决于全身静脉回流、右心室后负荷、心包约束、右心室游离壁和室间隔收缩力。由于肺循环顺应性高，阻力小，右心室无明显等容收缩期和等容舒张期，所需能耗仅为左心室的 1/6，对容量变化耐受较强，但对压力变化耐受较弱。因此，后负荷是右心室功能的主要决定因素，后负荷的轻微变化即可引起右心室搏出量的较大增加，久之可引起右心肥厚。②左室的冠脉血流灌注主要在舒张期，而右室的冠脉灌注可见于收缩期和舒张期。在右室壁内压力升高和系统动脉压降低的情况下，心肌灌注受到影响，压力超负荷的右室发生心肌缺血的风险增高。

（2）右心功能改变：肺血管阻力突然增加导致右心室压力和容量增加，右心室扩张，使室壁张力增加，肌纤维拉伸，通过 Frank-Starling 机制影响了右心室的收缩性，使右心室收缩时间延长。但这种代偿程度有限，薄壁右心室无法产生 40 mmHg 以上的压力以抵抗增高的肺动脉阻力，最终可发生右心功能不全。右心室壁张力增加使右冠状动脉相对供血不足，同时右心室心肌氧耗增多，可导致心肌缺血，进一步加重右心功能不全。

（3）心室间相互作用：右心室收缩时间延长，室间隔在左心室舒张早期突向左侧，右束支传导阻滞可加重心室间不同步，致左心室舒张早期充盈受损，加之右心功能不全导致左心回心血量减少，使心排血量降低，造成体循环低血压和血液动力学不稳定。

（4）神经内分泌系统过度激活：肺动脉高压患者交感神经系统是处于激活状态的，血清内皮素、心房钠尿肽、血清脑钠肽和去甲肾上腺素浓度均升高。各种活化的神经激素因子作用于心血管系统，引起右心室心肌重构、水钠潴留等，继而导致右心功能不全。

4. 右心衰竭的主要临床表现？

答：临床表现以肺血栓栓塞的症状及急性右心功能衰竭所致体循环静脉淤血及右心排血量降低为主要表现。

（1）症状：

①呼吸困难：活动后明显。右心功能障碍，右心排血量减少，血液氧合减少，血氧饱和度下降，运动耐量降低。继发于左心功能不全的右心衰竭患者，因肺淤血减轻，呼吸困难症状反而有所减轻。②消化道症状：胃肠道及肝淤血引起腹胀、食欲不振、恶心、呕吐等是右心衰竭最常见的症状。③晕厥：无论是否存在血液动力学障碍均可发生，可能是肺血栓栓塞的唯一首发症状。④烦躁不安、惊恐，甚至有濒死感。⑤咯血：常为小量咯血，大量咯血少见。

（2）体征：

①水肿：体静脉压力升高使组织出现水肿，表现为始于身体低垂部位的对称性凹陷性水肿，病情严重者可发展到全身。也可表现为胸腔积液，心包积液、腹水等。②颈静脉征：颈静脉压升高反应右心房压力升高。颈静脉搏动增强、充盈、怒张是右心衰时的主要体征，肝颈静脉反流征阳性更具特征性。③心脏体征：原有心脏疾病的体征。心前区抬举样搏动，心率增快，肺动脉瓣第二心音亢进，可因右心室扩大而出现三尖瓣关闭不全的反流性杂音。④呼吸系统体征：以呼吸急促多见。伴有发绀，肺部哮鸣音和（或）细湿啰音。⑤肝脏肿大：因肝脏淤血可致肝脏肿大并伴有压痛，持续性慢性右心衰竭可致心源性肝硬化。⑥发热：多为低热，少数患者可有 38℃ 以上的发热。

5. 右心衰竭在临床上有哪些防治原则？

答：积极治疗导致右心衰竭的原发疾病，减轻右心前、后负荷和增强心肌收缩力，维持心脏收缩同步性。同时纠正诱发因素，如发热、劳累、情绪激动等。

病因治疗包括：

①一般处理：对于肺血栓栓塞的患者，应进行严密监护，监测呼吸、心率、血压、心电图及血气的变化。卧床休息，保持大便通畅，避免用力，以免深静脉血栓脱落；可适当镇静、止痛、镇咳等相应的对症治疗。采用经鼻导管或面罩吸氧，以纠正低氧血症。②抗凝治疗：为肺血栓栓塞症的基本治疗方法，可以有效地防止血栓再形成和复发。抗凝治疗前应测定基础活化部分凝血酶时间（APTT）、凝血酶原时间及血常规（含血小板计数、血红蛋白）。a. 普通肝素：予 2000～5000 U 或 80 U/kg 静脉注射，继之以 18 U/（kg·h）持续静脉滴注，测定 APTT，根据 APTT 调整剂量，尽快使 APTT 达到并维持于正常值 1.5～2.5 倍。肝素亦可皮下注射给药，一般先给予负荷量 200～5000 U 静脉注射，然后按照 250 U/kg 的剂量每 12 h 皮下注射一次。调整剂量，使注射后 6～8 h 的 APTT 达到治疗水平。b. 低分子肝素：必须根据体重给药，每日 1～2 次，皮下注射。c. 磺达肝癸钠：是一种小分子的合成戊糖，通过与抗凝血酶特异结合，介导对 Xa 因子的一直作用，不会出现肝素诱导的血小板减少症（HIT）。d. 华法林：维生素 K 拮抗剂，通过抑制维生素 K 依赖的凝血因子 Ⅱ、Ⅶ、Ⅸ、Ⅹ 的合成发挥抗凝作用。由于华法林需要数天才能发挥全部作用，因此与肝素类药物需要至少重叠应用 5 天，当国际标准化比值（INR）达到 2.5（标准范围 2.0～3.0），持续至少 24 h，方可停用肝素，单用华法林抗凝治疗，根据 INR 调节剂量，维持 INR 目标值一般为 2.0～3.0。e. 直接口服抗凝药物：直接作用于凝血因子，抗凝活性不依赖于其他辅助因子，包括直接 Ⅱa 抑制剂达比加群酯，直接 Xa 因子抑制剂利伐沙班、阿哌沙班等。f. 其他抗凝药物：包括阿加曲班、比伐芦定等，主要用于发生 HIT 的患者。③溶栓治疗：主要适用于高危肺血栓栓塞症患者（有明显呼吸困难、胸痛、低氧血症等）。对于血压和右心室运动功能均正常的低危病例，不宜溶栓。溶栓的时间窗一般定为 14 天以内。溶栓应在肺血栓栓塞确诊的前提下慎重进行。a. 尿激酶（UK）：2 h 溶栓方案按 20 000 U/kg 剂量，持续静脉滴注 2 h；另可考虑负荷量 4400 U/kg，静脉注射 10 min，随后以 2200 U/（kg·h）持续静脉滴注 12 h。b. 链激酶（SK）：负荷量 250 000 U，静脉注射 30 min，随后以 100 000 U/h 静脉滴注 12～24 h。链激酶具有抗原性，故用药前需肌内注射苯海拉明或地塞米松，以防止过敏反应。链激酶 6 个月内不宜再次使用。c. 重组组织型纤溶酶原激活剂：50 mg 持续静脉滴注 2 h。溶栓治疗后，应 2～4 h 测定一次 APTT，当其水平降至正常值的 2 倍（≤60 s）时，即应启动规范的肝素治疗。④非药物治疗：肺动脉导管碎解和抽吸血栓、肺动脉血栓摘除术、放置腔静脉滤器等。

6. 急性右心衰竭如何治疗？

答：急性右心衰竭治疗原则如下。

（1）一般处理：

①去除诱发因素：针对右心衰竭常见的诱因有感染、发热等因素进行适当控制，去除疾病的诱发因素。②容量管理：右心衰竭最关键的是容量管理。在治疗初期，应确定患者的容量状态，如容量状态不明或血流动力学不稳定，可采用有创血流动力学监测以帮助确定和维持合适的前负荷。③氧疗：氧疗可以改善全身重要脏器的缺氧，降低肺动脉阻力，减轻心脏负荷。

（2）药物治疗：

①利尿剂：右心衰竭可导致体循环体液潴留，加重患者心脏的前负荷，影响胃肠道的吸收和消化功能。利尿剂是唯一能够充分控制右心衰竭液体潴留的药物，可使肺水肿和外周水肿在数小时或数天内消退，有效降低前负荷，为迅速缓解症状的首选药物，除传统利尿剂外，新型利尿剂如托伐普坦也可考虑。患者出现颈静脉充盈、下肢水肿和胸腹水肿时，建议给予利尿剂。使用利尿剂治疗期间必须密切观测血气、电解质，防治患者体内的电解质紊乱和酸碱失衡。②血管活性药物：对于容量超负荷的低血压患者，应采用血管活性药物维持血压，并用利尿剂或肾替代治疗改善淤血。如果心排血量及血压低，回心血量充足，可考虑短期应用正性肌力药物，但不建议长期使用。如没有低血压，可考虑选用半衰期较短的硝酸甘油及硝普钠降低前负荷，可降低包括肺血管在内的全身血管阻力，增加左右心室每搏输出量并减轻体循环和肺循环淤血。a. 硝酸酯类药物和硝普钠，通过扩张静脉和动脉而减轻心脏的前、后负荷，适用于左心收缩和（或）舒张功能不全发展导致的右心衰竭患者。但是对于肺动脉高压导致右心衰竭患者，这两类药物不能选择性扩张肺动脉，反而会因为降低主动脉及外周动脉血压而加重右心缺血、缺氧，增加肺动脉阻力，应避免使用。b. 多巴酚丁胺和多巴胺是治疗重度右心功能衰竭的首选药物。多巴酚丁胺主要是增强心肌收缩力，增加心排血量，不影响心脏前负荷，大剂量时还有血管扩张的作用，对心率影响小。小剂量多巴胺可以扩张肾动脉，改善肾血流，增加尿量，中等剂量多巴胺可以起到正性肌力作用，增强心肌收缩力，随剂量增加还可以收缩动脉，提高血压。③血管紧张素转化酶抑制剂与β受体阻滞剂：ACEI和β受体阻滞剂能改善右心室功能，但对于动脉性肺动脉高压导致的右心衰竭患者，ACEI不能增加其运动耐量，不能改善血流动力学，反而可能因动脉血压下降而使病情恶化；β受体阻滞剂也会使动脉性肺动脉高压患者的运动耐量下降和血流动力学不稳定。对于动脉型肺动脉高压患者导致的右心衰竭不推荐使用。④动脉性肺动脉高压伴发右心衰竭的治疗：利尿剂效果不佳的患者，可考虑短期应用正性肌力药物。避免应用非选择性血管扩张剂。特发性肺动脉高压、遗传性和药物毒物相关性肺动脉高压患者需要进行急性血管反应试验。阳性者可给予大剂量钙通道阻滞剂治疗，通常3～4个月后应再次评估。对钙通道阻滞剂反应不佳者，应予以选择性的肺血管扩张药物，如内皮素受体拮抗、磷酸二酯酶-5抑制剂、磷酸鸟苷环化酶激动剂、前列环素类似物及前列环素受体激动剂。

（3）非药物治疗：对于非药物治疗无效的右心衰患者，应考虑根据发病机制选择合适的机械循环支持装置。对于晚期难治性右心衰患者，应考虑心脏移植。因严重肺血管疾病所致慢性右心衰患者，可考虑行心-肺联合移植或双肺移植。

 **临床检验常用指标**

1. 常规检查：包括血常规、尿常规、肝肾功能、血糖、血脂、电解质等，对于老年及长期服用利尿剂、RAAS抑制剂类药物的患者尤为重要，在接受药物治疗的心衰患者的随访中也需要适当监测。同时还需要密切注意甲状腺功能的检测，因甲亢和甲减均可导致心力衰竭。利钠肽是心衰诊断、患者管理、临床事件风险评估中的重要指标，临床上常用BNP和NT-pro-

BNP。心衰患者检测肌钙蛋白的目的是明确是否存在急性冠状动脉综合征，若肌钙蛋白升高，特别同时伴有利钠肽升高，也是心衰预后的强预测因子。

2. 心电图检查：包括常规心电图、24 小时动态心电图、心电图运动负荷试验、遥测心电图、心室晚电位和心率变异性分析等。

（1）常规心电图：分析内容主要包括心率、节律、传导时间、波形振幅、波形形态等，了解是否存在各种心律失常、心肌缺血/梗死、房室肥大或电解质紊乱等。

（2）运动负荷试验：是目前诊断冠心病最常用的一种辅助手段。通过运动增加心脏负荷面诱发心肌缺血，从而出现缺血性心电图改变的试验方法。常用运动平板试验。

（3）动态心电图：又称 Holter 监测，可连续记录 24～72 h 心电信号，这样可以提高对非持续性心律失常及短暂心肌缺血发作的检出率。最新的设备如植入式循环记录器可以连续记录更长时间（最长 3 年）的心电活动，对风险的评估等有重要的参考价值。

3. 影像学检查：包括超声心动图、X 线检查、心脏磁共振、冠状动脉造影、放射性核素检查等。超声多普勒是临床上最实用的判断舒张功能的方法。心脏彩超是能动态显示心腔结构、心脏搏动及血液流动的仪器。特别对先天性心脏病是首选的检查方法。通过彩超的测量，医生可了解瓣膜病变的程度以决定保守治疗还是手术治疗。

4. 心肌酶谱五项的正常值：（1）乳酸脱氢酶 LDH：100～240 IU/L；（2）谷草转氨酶 AST：0～40 IU/L；（3）磷酸肌酸激酶 CK：24～194 IU/L；（4）磷酸肌酸激酶同工酶 CK-MB：0～25 IU/L；（5）谷丙转氨酶 ALT：0～40 IU/L。

5. 冠状动脉造影：冠状动脉造影是诊断冠状动脉粥样硬化性心脏病（冠心病）的一种常用而且有效的方法，被认为是诊断冠心病的"金标准"。

6. 其他：有创性血流动力学检查、心-肺运动试验。

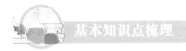 基本知识点梳理

详见表 15-3～表 15-10 和图 15-2～图 15-7。

表 15-3　心力衰竭的病因

| 病因 | | 举例 |
|---|---|---|
| 心肌收缩性降低 | 原发性弥漫性心肌病变 | 心肌炎、心肌梗死；<br>心肌病、心肌纤维化 |
| | 能量代谢障碍 | 冠状动脉粥样硬化、严重贫血、低血压、维生素 $B_1$ 缺乏 |
| 心室负荷过重 | 前负荷过重 | 左心室：主动脉瓣和二尖瓣关闭不全；<br>右心室：肺动脉瓣和三尖瓣关闭不全 |
| | 后负荷过重 | 左心室：高血压，主动脉缩窄和主动脉瓣狭窄；<br>右心室：肺动脉高压和肺动脉瓣狭窄 |

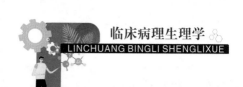

続表

| 病因 | 举例 | |
|---|---|---|
| 心室舒张及充盈受限 | 急性心肌缺血 | 能量依赖性舒张功能异常 |
| | 左心室肥厚、纤维化和限制性心肌病 | 心肌顺应性减退 |
| | 二尖瓣狭窄 | 左心室充盈减少，肺循环淤血和压力升高 |
| | 三尖瓣狭窄 | 右心室充盈减少，体循环淤血 |
| | 心包炎 | 限制心室充盈 |

表 15-4　心力衰竭的诱因

| 诱因 | 举例 | |
|---|---|---|
| 感染，特别是呼吸道感染 | 发热时，代谢增加 | 加重心脏负荷 |
| | 交感神经（＋），心率加快 | 既加剧心肌耗氧，又通过缩短舒张期降低冠脉血液灌流量而减少心肌供血供氧 |
| | 病原微生物及其产物 | 直接损伤心肌细胞 |
| | 若发生肺部感染 | 则进一步减少心肌供氧 |
| 酸碱平衡及电解质代谢紊乱 | 酸中毒 | (1) $H^+$ 与肌钙蛋白结合；(2) 抑制肌浆网释放 $Ca^{2+}$ |
| | 高钾血症 | 干扰心肌兴奋性、传导性和自律性→心律失常 |
| 心律失常 | 房室协调性紊乱 | 导致心室充盈不足，心排血量下降 |
| | 舒张期缩短 | 冠脉血流不足，心肌缺血缺氧 |
| | 心率加快 | 耗氧量增加，加剧缺氧 |
| 妊娠与分娩 | 心率增快，静脉回流增加 | 外周阻力增加，血容量增加，妊娠期血容量可比妊娠前增加 20% 以上 |
| 其他 | 过度劳累、情绪激动、输液输血过多过快、贫血、洋地黄中毒等 | 均可诱发心力衰竭 |

表 15-5　心力衰竭的分类

| 分类 | 类型 | 疾病 |
|---|---|---|
| 按发生部位 | 左心衰、右心衰及全心衰 | 左心衰：冠心病、高血压；右心衰：肺动脉高压；全心衰竭：心肌炎、心肌病 |
| 按左室射血分数 | 分数降低（HFrEF）（＜40%） | 冠心病、心肌病 |
| | 分数中间范围（HFmrEF）（40%～49%） | 冠心病、心肌病 |
| | 分数保留（HFpEF）（≥50%） | 高血压伴左室肥厚和肥厚性心肌炎 |

| 分类 | 类型 | 疾病 |
|---|---|---|
| 按心排血量 | 低输出量性心力衰竭 | 冠心病、高血压、心脏瓣膜性疾病及心肌炎 |
| | 高输出量性心力衰竭 | 严重贫血、妊娠、甲亢、动-静脉瘘、维生素 $B_1$ 缺乏症 |
| 按严重程度 | Ⅰ～Ⅳ级（NYHA） | Ⅰ级：日常活动不受限制，一般活动不引起呼吸困难等心衰症状；<br>Ⅱ级：静息时无症状，体力活动轻度受限，日常活动可引起呼吸困难、疲乏和心悸等症状；<br>Ⅲ级：在静息时无症状，轻度活动即感不适，体力活动明显受限；<br>Ⅳ级：在静息时也有症状，任何活动均严重受限 |
| | A～D 期（ACC/AHA） | A 期：指将来可能发生心力衰竭的高危人群，如冠心病和高血压患者，但目前尚无心脏结构性损伤或心力衰竭症状；<br>B 期：有结构性损伤，如既往有心肌梗死、瓣膜病，但无心力衰竭的症状，相当于 NYHA 心功能Ⅰ级；<br>C 期：已有器质性心脏病，以往或目前有心力衰竭的临床表现，相当于 NYHA 心功能Ⅱ级、Ⅲ级、部分Ⅳ级；<br>D 期：难治性终末期心力衰竭，有进行性器质性心脏病，虽然积极的内科治疗，患者仍表现出心力衰竭的症状 |

\* NYHA：纽约心脏病学会；ACC/AHA：美国心脏病学院/美国心脏学会。

表 15-6　心力衰竭的机体代偿反应

| 神经-体液调节机制 | 心脏代偿反应 | 心外代偿方式 |
|---|---|---|
| 交感-肾上腺髓质系统兴奋；<br>肾素-血管紧张素-醛固酮系统；<br>心率加快：是快速型代偿反应，可提高心排血量 | 心脏紧张源性扩张：心脏病尤其伴前负荷增大时，机体加强心搏出量方式；<br>心肌收缩性增强；<br>心室重塑：心肌细胞重塑；非心肌细胞及细胞外基质的变化 | 血容量增加；<br>血流重新分布；<br>红细胞增多；<br>组织利用氧的能力增强 |

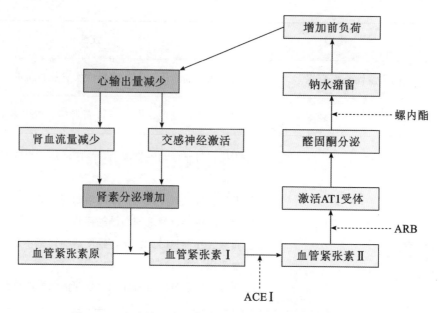

**图 15-2　心功能不全时肾素-血管紧张素-醛固酮系统作用**

┄┄►拮抗作用；ACEI：血管紧张素转换酶抑制剂；ARB：血管紧张素受体拮抗剂。

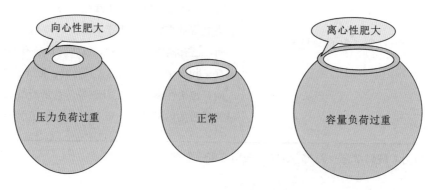

**图 15-3　心肌肥大分类示意图**

　　向心性肥大（concentric hypertrophy）：在长期压力负荷作用下，心肌肌节呈并联性增生；离心性肥大（eccentric hypertrophy）：在长期容量负荷作用下，心肌肌节呈串联性增生。

**表 15-7　正常心肌收缩的分子基础**

| 组成 | | 功能 |
| --- | --- | --- |
| 收缩蛋白 | 肌球蛋白 | 是粗肌丝的主要成分，分子量 500 kD，全长约 150 nm，由尾部（杆状）、颈部（能弯曲）和头部（粗大）组成 | 头部具有 ATP 酶活性，可分解 ATP，提供肌丝滑动所需要的能量；头部含有与肌动蛋白之间形成横桥的位点，在粗细肌丝之间的滑行中起重要作用 |
| | 肌动蛋白 | 是细肌丝的主要成分，分子量 47kD，呈球形 | 互相串联成双螺旋的细长纤维 |

续表

| 组成 | | 功能 | |
|---|---|---|---|
| 调节蛋白 | 向肌球蛋白 | 呈杆状，含有两条多肽链，头尾串联并形成螺旋状细长纤维嵌在肌动蛋白双螺旋的沟槽内 | 主要通过肌钙蛋白与钙离子的可逆性结合改变肌球蛋白的位置，从而调节粗、细肌丝的结合与分离 |
| | 肌钙蛋白 | 由同肌球蛋白亚单位（TnT）、钙结合亚单位（TnC）和抑制亚单位（TnI）构成一个复合体 | |
| 心肌的兴奋-收缩耦联 | 当心肌细胞兴奋时，肌膜去极化 | 细胞膜上的 L 型钙通道开放，细胞外 $Ca^{2+}$ 顺浓度进入细胞，进一步激活肌质网内储存的 $Ca^{2+}$ 释放，使胞质 $Ca^{2+}$ 浓度迅速升高。$Ca^{2+}$ 与肌钙蛋白结合，改变肌球蛋白的位置，从而暴露肌动蛋白上肌球蛋白的作用点，使肌球蛋白与肌动蛋白结合形成横桥。胞质内 $Ca^{2+}$ 浓度的升高可激活 $Ca^{2+}$-$Mg^{2+}$-ATP 酶，水解 ATP 释放能量，引发心肌收缩，完成由化学能向机械能的转化，形成一次兴奋-收缩耦联 | 在此过程中，$Ca^{2+}$ 为兴奋-收缩耦联中的重要调节物质；ATP：为粗细肌丝的滑动提供能量 |
| 心肌的舒张 | 当心肌细胞复极化时 | 肌质网摄取 $Ca^{2+}$，部分 $Ca^{2+}$ 被转运到细胞外，胞浆内 $Ca^{2+}$ 迅速下降，$Ca^{2+}$ 与肌钙蛋白分离，肌钙蛋白复位，肌动蛋白与肌球蛋白形成的横桥解离，细肌丝滑向原位 | 肌动蛋白的作用位点又被掩盖，横桥解除，心肌舒张 |

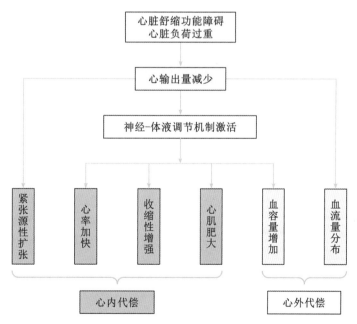

**图 15-4 心功能不全时机体的代偿**

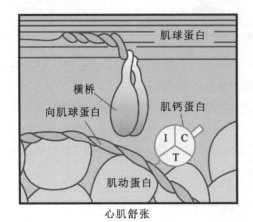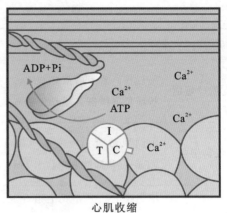

图 15-5　心肌舒缩的分子生物学基础

表 15-8　心力衰竭的发生机制

| 心衰类型 | | | 发生机制 |
|---|---|---|---|
| 心肌收缩性减弱 | 心肌收缩相关蛋白的改变 | 心肌细胞数量减少 | (1) 坏死：缺血、缺氧、感染、锑中毒、阿霉素毒性等→溶酶体破裂→大量蛋白水解酶释放，如急性心肌梗死；<br>(2) 凋亡：老年人心脏心肌细胞数量减少的主要原因 |
| | | 心肌结构改变 | (1) 在分子水平上，肥大的心肌表型改变，胎儿期基因过表达；一些参与细胞代谢和离子转运的蛋白质合成减少；<br>(2) 在细胞水平上，线粒体数目增多，体积增大，肌原纤维增多和细胞核增大；<br>(3) 在器官水平上，代偿期的心腔扩大、心室肥厚；衰竭时的心室表现为心腔扩大而室壁变薄，扩张的心室几何结构发生改变，横径增加使心脏由正常的椭圆形变成球状 |
| | 心肌能量代谢障碍 | 能量生成障碍 | 缺血、缺氧，维生素 B 缺乏→ATP 生成不足 |
| | | 能量储备减少 | 磷酸肌酸肌酶↓→（ATP＋肌酸＝磷酸肌酸↓） |
| | | 能量利用障碍 | 心肌肥大→肌球蛋白头部 $Ca^{2+}$-$Mg^{2+}$-ATP 酶↓ |
| | 心肌兴奋-收缩耦联障碍 | 细胞外 $Ca^{2+}$ 内流受阻 | (1) 去甲肾上腺素（NE）↓；<br>(2) β-肾上腺素受体密度↓，同时对 NE 敏感度↓；<br>(3) 高钾血症阻止 $Ca^{2+}$ 内流 |
| | | 肌质网 $Ca^{2+}$ 转运功能障碍 | (1) 肌质网 $Ca^{2+}$ 摄取能力↓；<br>心肌缺血缺氧，ATP 供应不足，肌质网 $Ca^{2+}$ 泵活性减弱；收缩后的心肌不能充分舒张，影响心室充盈；<br>(2) 肌质网 $Ca^{2+}$ 储存量↓；心力衰竭时线粒体摄取 $Ca^{2+}$ 增多，不利于肌浆网的钙储存，心肌收缩力减弱；<br>(3) 肌质网 $Ca^{2+}$ 释放量↓；<br>心衰时 RyR 蛋白及其 mRNA 均减少 |
| | | 肌钙蛋白与 $Ca^{2+}$ 结合障碍 | (1) 心肌缺血时，$H^+$ 增多；<br>(2) $H^+$ 与肌钙蛋白亲和力较 $Ca^{2+}$ 大；<br>(3) 肌质网中钙结合蛋白对 $Ca^{2+}$ 亲和力增大 |

续表

| 心衰类型 | | | 发生机制 |
|---|---|---|---|
| 心脏舒张功能障碍 | 主动性舒张功能减弱 | 发生于舒张功能障碍早期：心肌缺血 | 产生舒张的首要因素是胞浆内 $Ca^{2+}$ 迅速降至舒张阈值，当心肌缺血缺氧时，ATP 供应不足，不能迅速将 $Ca^{2+}$ 排出胞外，影响舒张 |
| | 被动性舒张功能减弱 | 发生于舒张功能障碍晚期：高血压、心肌肥厚、纤维化 | （1）心室顺应性降低；<br>（2）心室舒张势能降低 |
| 心脏各部舒缩活动不协调 | 左右心之间、房室之间、心室本身各区域 | 舒缩活动不协调 | 心脏泵血功能紊乱→心排血量下降 |

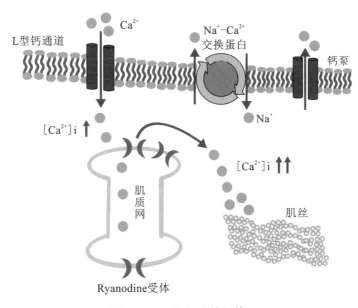

图 15-6 心肌细胞的钙转运

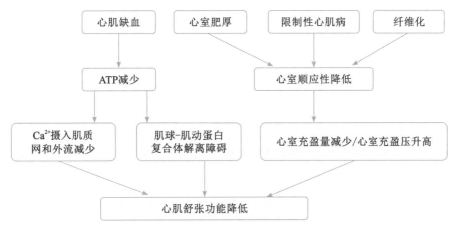

图 15-7 心肌舒张功能障碍的机制

表 15-9　心功能不全时临床表现的病理生理基础

| 心功能不足的临床表现 | | 病理生理基础 |
|---|---|---|
| 心排血量减少 | 心脏泵血功能降低 | (1) 心排血量减少及心脏指数降低；<br>(2) 左室射血分数（ejection fraction，EF）降低；<br>LVEF 是评价左心室射血效率的常用指标，能较好地反映心肌收缩功能的变化；<br>(3) 心室充盈受损：射血分数降低，心室射血后剩余血量增多，心室收缩末容积增多，心室容量负荷增大，心室充盈受限；<br>(4) 心率增快：心率加快的代偿作用的局限性；<br>心悸常是心力衰竭患者最早的和最明显的症状 |
| | 器官血流重新分配 | 动脉血压变化：<br>(1) 急性心力衰竭-动脉血压下降；<br>(2) 慢性心力衰竭-动脉血压正常/升高 |
| | | 器官血流重新分配：<br>(1) 肾血流量减少→尿量减少；<br>(2) 骨骼肌血流量减少→疲乏无力；<br>(3) 脑血流量减少→心源性晕厥、阿斯综合征；<br>(4) 皮肤血流量减少→皮肤苍白或发绀 |
| 静脉淤血 | 体循环淤血 | (1) 静脉淤血和静脉压升高：右心衰竭时因水钠潴留及右室舒张末期压力升高，使上下腔静脉回流受阻，静脉异常充盈，下肢和内脏淤血；<br>(2) 肝肿大及肝功能损害：下腔静脉回流受阻，肝静脉压升高；心源性肝硬化；<br>(3) 胃肠功能改变：慢性心力衰竭时，胃肠道淤血及动脉血液灌流不足；<br>(4) 水肿：是右心衰与左心衰的主要临床表现之一，称为心性水肿 |
| | 肺循环淤血 | (1) 劳力性呼吸困难：轻度心力衰竭患者，仅在体力活动时出现呼吸困难，休息后消失；<br>(2) 端坐呼吸：重症心力衰竭患者，在安静时感到呼吸困难，甚至不能平卧位，故必须采取端坐位或半卧位方可减轻呼吸困难程度；<br>(3) 夜间阵发性呼吸困难：左心衰竭特别是已经发生端坐呼吸的患者，常在入睡后突然感到气闷而惊醒，并立即坐起喘气和咳嗽；<br>(4) 急性肺水肿：咳粉红色泡沫样痰，为急性左心衰竭的主要临床表现 |

表 15-10　心功能不全防治的病理生理基础

| 心功能不全防治 | 病理生理基础 |
|---|---|
| 积极防治原发病，消除病因 | 血管紧张素转化酶抑制剂（ACEI）通过抑制循环和心脏局部的肾素-血管紧张素系统，延缓心室重塑；并可作用于激肽酶Ⅱ，抑制缓激肽的降解，减少胶原沉积，促进一氧化氮和前列环素产生，改善急性心肌梗死后冠状动脉血流。目前 ACEI 已成为治疗慢性心力衰竭的常规药物，可以降低心力衰竭的住院率和病死率 |
| | 不能耐受 ACEI 者，可用血管紧张素受体阻滞剂替代 |
| | 醛固酮拮抗剂螺内酯也有减轻心室重塑的心脏保护作用 |

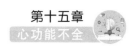
| 心功能不全防治 | 病理生理基础 |
|---|---|
| 减轻心脏的前后负荷 | 调整心脏前负荷：限制钠摄入；利尿剂、ACEI、β-肾上腺素受体阻滞剂、静脉血管扩张剂（硝酸甘油） |
|  | 调整心脏后负荷：ACEI 降低外周阻力 |
| 改善心肌收缩和舒张性能 | 收缩性心力衰竭且心腔扩大明显、心率过快的患者，可选择性应用洋地黄类药物（地高辛） |
|  | 严重心力衰竭特别左心衰竭时，患者可因血流速度减慢或肺换气障碍引起缺氧。吸氧可改善组织缺氧 |
|  | 心肌能量药物如能量合剂、葡萄糖、氯化钾、肌苷等可能具有改善心肌代谢的作用 |
|  | 严重血流动力学障碍的瓣膜狭窄或返流的患者，可做瓣膜置换或修补术 |
|  | 难治性的严重心力衰竭患者可考虑采用人工心脏或心脏移植 |

 **常用医学词汇中英文对照**

详见表 15-11。

表 15-11 常用医学词汇中英文对照表

| 序号 | 英文 | 中文 |
|---|---|---|
| 1 | cardiac output，CO | 心排血量 |
| 2 | stroke volume | 每搏输出量 |
| 3 | heart rate | 心率 |
| 4 | preload | 前负荷 |
| 5 | afterload | 后负荷 |
| 6 | myocardial contractility | 心肌收缩性 |
| 7 | cardiac insufficiency | 心功能不全 |
| 8 | heart failure | 心力衰竭 |
| 9 | congestive heart failure | 充血性心力衰竭 |
| 10 | volume load | 容量负荷 |
| 11 | pressure load | 压力负荷 |
| 12 | chronic obstructive pulmonary disease，COPD | 慢性阻塞性肺疾病 |
| 13 | left heart failure | 左心衰竭 |
| 14 | right heart failure | 右心衰竭 |
| 15 | whole heart failure | 全心衰竭 |

| 序号 | 英文 | 中文 |
|---|---|---|
| 16 | systolic heart failure | 收缩性心力衰竭 |
| 17 | diastolic heart failure | 舒张性心力衰竭 |
| 18 | heart failure with reduced ejection fraction，HFrEF | 射血分数降低性心衰 |
| 19 | low output heart failure | 低输出量性心力衰竭 |
| 20 | high output heart failure | 高输出量性心力衰竭 |
| 21 | New York Heart Association，NYHA | 纽约心脏病学会 |
| 22 | American college of cardiology，ACC | 美国心脏病学院 |
| 23 | American Heart Association，AHA | 美国心脏学会 |
| 24 | angiotensin Ⅱ，Ang Ⅱ | 血管紧张素Ⅱ |
| 25 | renin-angiotensin-aldosterone system，RAAS | 肾素-血管紧张素-醛固酮系统 |
| 26 | atrial natriuretic peptide，ANP | 心房钠尿肽 |
| 27 | B-type natriuretic peptide，BNP | B 型钠尿肽 |
| 28 | N-terminal pro B-type natriuretic peptide，NT-pro-BNP | N 末端 B 型钠尿肽原 |
| 29 | ventricular remodeling | 心室重塑 |
| 30 | extracellular matrix | 细胞外基质 |
| 31 | myocardial hypertrophy | 心肌肥大 |
| 32 | phenotype | 细胞表型 |
| 33 | ventricular hypertrophy | 心室肥厚 |
| 34 | reactive hypertrophy | 反应性心肌肥大 |
| 35 | overloading hypertrophy | 超负荷性心肌肥大 |
| 36 | concentric hypertrophy | 向心性心肌肥大 |
| 37 | eccentric hypertrophy | 离心性心肌肥大 |
| 38 | β-myosin heavy chain，β-MHC | β-肌球蛋白重链 |
| 39 | antidiuretic hormone，ADH | 抗利尿激素 |
| 40 | erythropoietin，EPO | 促红细胞生成素 |
| 41 | myosin | 肌球蛋白 |
| 42 | cross-bridge | 横桥 |
| 43 | actin | 肌动蛋白 |
| 44 | tropomyosin | 向肌球蛋白 |
| 45 | troponin | 肌钙蛋白 |

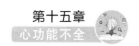

| 序号 | 英文 | 中文 |
|---|---|---|
| 46 | necrosis | 坏死 |
| 47 | apoptosis | 凋亡 |
| 48 | creatine phosphate，CP | 磷酸肌酸 |
| 49 | creatine phosphate kinase | 磷酸肌酸激酶 |
| 50 | myosin light chain，MLC-1 | 肌球蛋白轻链-1 |
| 51 | ventricular stiffness | 心室僵硬度 |
| 52 | ventricular compliance | 心室顺应性 |
| 53 | cardiac reserve | 心力储备 |
| 54 | forward failure | 前向衰竭 |
| 55 | cardiac index，CI | 心脏指数 |
| 56 | left ventricular ejection fraction，LVEF | 左室射血分数 |
| 57 | ventricular end diastolic volume，VEDV | 左心室舒张末容积 |
| 58 | pulmonary capillary wedge pressure，PCWP | 肺毛细血管楔压 |
| 59 | left ventricular end diastolic pressure，LVEDP | 左心室舒张末压 |
| 60 | right ventricular end diastolic pressure，RVEDP | 右心室舒张末压 |
| 61 | central venous pressure，CVP | 中心静脉压 |
| 62 | ventricular end systolic volume，VESV | 心室收缩末容积 |
| 63 | fatigue | 疲劳 |
| 64 | exercise intolerance | 耐受力降低 |
| 65 | cardiogenic syncope | 心源性晕厥 |
| 66 | Adams-Stokes syndrome | 阿斯综合征 |
| 67 | backward failure | 后向衰竭 |
| 68 | engorgement of neck vein | 颈静脉充盈 |
| 69 | abdominal-jugular reflux | 肝颈静脉反流征 |
| 70 | pulmonary edema | 肺水肿 |
| 71 | dyspnea | 呼吸困难 |
| 72 | juxtacapillary J receptor | 肺毛细血管旁 J 受体 |
| 73 | dyspnea on exertion | 劳力性呼吸困难 |
| 74 | paroxysmal nocturnal dyspnea | 夜间阵发性呼吸困难 |

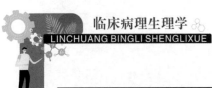

续表

| 序号 | 英文 | 中文 |
|------|------|------|
| 75 | cardiac asthma | 心性哮喘 |
| 76 | orthopnea | 端坐呼吸 |
| 77 | angiotensin receptor blockers，ARB | 血管紧张素受体阻滞剂 |
| 78 | angiotensin converting enzyme inhibitor，ACEI | 血管紧张素转换酶抑制剂 |

 **基本概念**

1. 心力衰竭：指当心脏的结构和功能异常，使心室泵血量和（或）充盈功能低下，以至不能满足组织代谢需要的病理生理过程，在临床上表现为静脉淤血和心排血量减少的综合征。心功能不全包括心脏泵血功能受损后由完全代偿直至失代偿的全过程，而心力衰竭是指心功能不全的失代偿阶段。

2. 射血分数：是每搏输出量占心室舒张末容积的百分比，是评价心室射血效率的常用指标，能较好地反映心肌收缩能力的变化。

3. 心脏后负荷：是指心室射血时所要克服的阻力，又称压力负荷。测量左心收缩期室壁张力可以准确反映左心后负荷的大小，但通常用动脉血压代替。

4. 心肌收缩性：是指不依赖于心脏前负荷与后负荷变化的心肌本身的收缩特性，主要受神经-体液因素的调节。

5. 心室重塑：是心肌损伤或负荷增加时，通过改变心室的结构、代谢和功能而发生的慢性综合性代偿适应性反应。

6. 离心性肥大：是指心脏在长期过度的前负荷作用下，舒张期室壁张力持续增加，心肌肌节呈串联性增生，心肌纤维长度增加，心腔容积扩大。而心腔增大又使收缩期室壁应力增大，进而刺激肌节并联性增生，使室壁有所增厚。其特征是心腔容积显著增大与室壁轻度增厚并存，室壁厚度与心腔半径之比基本保持正常，常见于二尖瓣或主动脉瓣关闭不全。

7. 向心性肥大：是指心脏在长期过度的后负荷作用下，收缩期室壁张力持续增加，心肌肌节并联性增生，心肌纤维增粗。其特征是心室壁显著增厚而心腔容积正常甚至减小，使室壁厚度与心腔半径之比增大，常见于高血压性心脏病及主动脉瓣狭窄。

8. 劳力性呼吸困难：是指左心衰竭患者伴随着体力活动而出现的呼吸困难，休息后消失，为左心衰竭最早的表现。

9. 心性哮喘：左心衰竭患者夜间入睡后因突感气闷、气急而惊醒，在坐起咳嗽和喘气后有所缓解。若患者在气促咳嗽的同时伴有哮鸣音，称为心性哮喘。

10. 端坐呼吸：是指左心衰竭患者在静息情况下已出现呼吸困难，平卧位时加重，故需采取端坐位或半卧位以减轻呼吸困难的程度，端坐呼吸是左心衰竭造成严重肺淤血的表现。

11. 夜间阵发性呼吸困难：是指左心衰竭患者夜间入睡后因突感气闷气急而惊醒，被迫坐起，可伴有咳嗽或泡沫样痰，发作较轻者在坐起后有所缓解，经一段时间后自行消失。严重者可持续发作，咳粉红色泡沫样痰，甚至发展为急性肺水肿。

12. 急性肺水肿：是指急性左心衰竭患者由于突发左心室排血减少，引起肺静脉和肺毛细血管压力急剧升高，毛细血管壁通透性增大，血浆渗出到肺间质与肺泡而引起的临床综合征。患者可出现发绀、气促、端坐呼吸、咳嗽、咳粉红色（或无色）泡沫样痰等症状和体征。

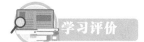学习评价

（一）填空题

1. 心力衰竭可归因于心脏本身＿＿＿＿功能障碍，也可由心脏＿＿＿＿所致。

2. 心肌的收缩蛋白主要由＿＿＿＿和＿＿＿＿组成。

3. 酸中毒时 $H^+$ 竞争性抑制 $Ca^{2+}$ 与心肌＿＿＿＿的结合，抑制 $Ca^{2+}$ 内流和肌质网的 $Ca^{2+}$ 释放，使心肌收缩力＿＿＿＿。

4. 急性心力衰竭起病急，发展迅速，常见于急性＿＿＿＿和严重的＿＿＿＿等。

5. ＿＿＿＿是心肌舒缩的基本单位，主要由粗、细两种肌丝组成，粗肌丝的主要成分是＿＿＿＿。

6. 心肌的调节蛋白主要由＿＿＿＿和＿＿＿＿组成。

7. ＿＿＿＿在把心肌兴奋的电信号转化为＿＿＿＿的过程中发挥了极为重要的中介作用。

8. 心肌在肌膜动作电位的触发下产生张力和缩短的能力称为＿＿＿＿，是决定心脏的＿＿＿＿的最关键因素。

9. 通过 $Ca^{2+}$ 泵被摄入肌质网的 $Ca^{2+}$ 与＿＿＿＿结合，以结合钙的形式被储存在肌质网的＿＿＿＿内。

10. 心室在单位压力变化下所引起的容积改变称为心室＿＿＿＿，其倒数称为心室＿＿＿＿。

11. 破坏心脏舒缩活动协调性最常见的原因是＿＿＿＿，舒缩活动不协调出现后最终导致＿＿＿＿下降。

12. 心力衰竭时心脏的扩张分两种类型：一种是起代偿作用的扩张，即＿＿＿＿；另一种是代偿失调后出现的扩张，即＿＿＿＿。

13. 由于长期过度的后负荷作用下，心肌纤维呈＿＿＿＿增生，肌纤维变粗，心室壁厚度增加，心腔＿＿＿＿，称为＿＿＿＿。

14. 由于长期过度的前负荷作用下，心肌纤维呈＿＿＿＿增生，肌纤维长度增加，心腔＿＿＿＿，称为＿＿＿＿。

15. 心衰时心脏本身的代偿反应主要有＿＿＿＿、＿＿＿＿、＿＿＿＿、＿＿＿＿。

16. 心衰时心外代偿反应主要有＿＿＿＿、＿＿＿＿、＿＿＿＿、＿＿＿＿。

17. 从血流动力学角度来看，心力衰竭的临床表现大致可以分为三大类即＿＿＿＿、＿＿＿＿和心排血量不足。

18. 急性肺水肿是急性_____衰竭最严重的表现，其主要发病机制是毛细血管压升高和_____。

19. _____和_____是心性水肿最主要的发病因素。

20. 左心衰主要表现为_____，同时有不同程度的心排血量不足；慢性右心衰则主要表现为_____。

21. 在心力衰竭治疗药物中，静脉血管扩张剂可减少回心血量，减轻心脏的_____；血管紧张素转换酶抑制剂（ACEI）可以降低外周阻力，不仅可以降低心脏的_____；还可以使_____增加。

22. 洋地黄制剂通过抑制细胞膜_____酶，使细胞内_____升高，促进_____交换，提高细胞内_____浓度，从而发挥_____作用。

23. 心肌能量药物如能量合剂、_____、_____、肌酐等具有改善_____的作用。

（二）单选题

1. 心力衰竭最具特征性的血流动力学变化是（　　）

A. 肺动脉循环充血 　　　　　　　　B. 动脉血压下降

C. 心排血量降低 　　　　　　　　　D. 毛细血管前阻力增大

E. 体循环静脉淤血

2. 以下哪种疾病可以引起左心室后负荷增加（　　）

A. 主动脉瓣狭窄 　　　　　　　　　B. 左心室肥厚

C. 房间隔缺损 　　　　　　　　　　D. 严重贫血

E. 甲状腺功能亢进

3. 下列哪种情况可引起右心室前负荷增大（　　）

A. 肺动脉高压 　　　　　　　　　　B. 肺动脉栓塞

C. 室间隔缺损 　　　　　　　　　　D. 心肌炎

E. 肺动脉瓣狭窄

4. 下列不属于导致心肌收缩性降低的原因的是（　　）

A. 心肌缺血或梗死 　　　　　　　　B. 心肌炎

C. 扩张性心肌病 　　　　　　　　　D. 药物毒性

E. 瓣膜关闭不全

5. 以下哪一项是心力衰竭的诱因（　　）

A. 严重的心肌炎 　　　　　　　　　B. 心肌梗死

C. 肺动脉高压 　　　　　　　　　　D. 心律失常

E. 冠状动脉粥样硬化

6. 下列哪种疾病可引起低输出量性心力衰竭（　　）

A. 甲状腺功能亢进 　　　　　　　　B. 严重贫血

C. 心肌梗死 　　　　　　　　　　　D. 脚气病（维生素 $B_1$ 缺乏）

E. 动-静脉瘘

7. 以下哪一项不会引起高输出量性心力衰竭（　　）

A. 严重贫血 　　　　　　　　　　　B. 妊娠

C. 甲状腺功能亢进

D. 维生素 $B_1$ 缺乏症

E. 冠心病

8. 下列哪项是心肌向心性肥大的特征（　　）

A. 肌纤维长度增加

B. 心肌纤维呈并联性增生

C. 心腔扩大

D. 室壁增厚不明显

E. 室腔直径与室壁厚度比值大于正常

9. 当肌节长度达到多少时，粗、细肌丝处于最佳重叠状态，心肌收缩力最大（　　）

A. 1.7 $\mu m$

B. 1.9 $\mu m$

C. 2.2 $\mu m$

D. 1.8 $\mu m$

E. 2.3 $\mu m$

10. 心力衰竭时，血液灌注量减少最明显的器官是（　　）

A. 肝脏

B. 骨骼肌

C. 肾脏

D. 皮肤

E. 心脏

11. 下列心脏活动中，哪一项对心功能不全没有代偿意义（　　）

A. 心率加快

B. 心脏肌源性扩张

C. 心肌收缩性增强

D. 心脏紧张源性扩张

E. 心室重塑

12. 心力衰竭时心肌收缩性减弱与下列哪项因素无关（　　）

A. ATP 供给不足

B. 心肌细胞坏死

C. 维生素 $B_1$ 缺乏

D. 肌浆网 $Ca^{2+}$ 摄取能力下降

E. 肌钙蛋白活性下降

13. 心脏紧张源性扩张的特点是（　　）

A. 心肌拉长不伴有收缩力增强

B. 容量减小并伴有收缩力增强

C. 容量增大并伴有收缩力增强

D. 是一种失代偿后出现的扩张

E. 肌节长度达到 3.65 $\mu m$

14. 心脏肌源性扩张的特点是（　　）

A. 容量减小伴有收缩力增强

B. 容量加大伴有收缩力增强

C. 肌节长度小于 2.2 $\mu m$

D. 肌节长度正处于 2.2 $\mu m$

E. 心肌拉长不伴有收缩力增强

15. 下列哪项因素与心室舒张功能障碍无关（　　）

A. 心肌炎症

B. 心室舒张势能减弱

C. 心肌顺应性降低

D. 心室僵硬度加大

E. 肌浆网 $Ca^{2+}$ 释放能力下降

16. 下列哪项变化在急性心力衰竭时不会发生（　　）

A. 心率加快

B. 肺水肿

C. 心肌肥大

D. 血压下降

E. 皮肤苍白

17. 下列哪种情况可引起心肌向心性肥大（　　）

A. 心肌梗死　　　　　　　　　　　　B. 主动脉瓣关闭不全

C. 脚气病　　　　　　　　　　　　　D. 高血压病

E. 严重贫血

18. 心功能不全时，通过增加血容量起代偿作用的主要器官是（　　）

A. 心　　　　　　　　　　　　　　　B. 肝

C. 脾　　　　　　　　　　　　　　　D. 肺

E. 肾

19. 下列哪项因素与心肌兴奋-收缩耦联障碍无关（　　）

A. 肌钙蛋白活性下降　　　　　　　　B. 肌球蛋白 ATP 酶活性下降

C. 肌浆网 $Ca^{2+}$ 释放能力下降　　　　D. 肌浆网 $Ca^{2+}$ 储存量下降

E. $Ca^{2+}$ 内流障碍

20. 心肌离心性肥大的最基本特性是（　　）

A. 心肌肌纤维变粗　　　　　　　　　B. 心肌细胞体积增大

C. 心肌细胞重量增加　　　　　　　　D. 心肌纤维呈串联性增生

E. 心肌纤维呈并联性增生

21. 下列哪项不是心脏向心性肥大的特点（　　）

A. 肌纤维变粗　　　　　　　　　　　B. 室壁增厚

C. 心腔无明显扩大　　　　　　　　　D. 心肌纤维呈串联性增大

E. 室壁厚度与心腔半径之比增大

22. 下列哪种疾病引起的心力衰竭不属于低输出量性心力衰竭（　　）

A. 冠心病　　　　　　　　　　　　　B. 心肌炎

C. 二尖瓣狭窄　　　　　　　　　　　D. 甲状腺功能亢进

E. 主动脉瓣狭窄

23. 下列哪项属于心力衰竭时肺循环淤血的表现（　　）

A. 肝颈静脉返流征阳性　　　　　　　B. 夜间阵发性呼吸困难

C. 下肢水肿　　　　　　　　　　　　D. 肝肿大压痛

E. 颈静脉怒张

24. 下述哪一因素不是慢性心衰时引起血容量增加的原因（　　）

A. 交感神经兴奋　　　　　　　　　　B. 肾素分泌增多

C. 血管紧张素Ⅱ增多　　　　　　　　D. $PGE_2$ 产生增多

E. ADH 释放增多

25. 下列哪项不是心力衰竭时心排血量减少的表现（　　）

A. 皮肤苍白　　　　　　　　　　　　B. 脉压变小

C. 端坐呼吸　　　　　　　　　　　　D. 尿少

E. 嗜睡

26. 心力衰竭患者使用静脉扩张剂可以（　　）

A. 增强心肌收缩功能　　　　　　　　B. 改善心肌舒张功能

C. 降低心脏后负荷      D. 降低心脏前负荷

E. 控制水肿

27. 心力衰竭时，下列哪项代偿反应主要由肾脏引起（   ）

A. 红细胞增多      B. 血流重分布

C. 紧张源性扩张      D. 肌红蛋白增加

E. 细胞线粒体数量增多

28. 下列哪项不属于心力衰竭的发生机制（   ）

A. 心室顺应性增加      B. 心肌收缩力下降

C. 心肌能量代谢障碍      D. 肌质网钙转运功能障碍

E. 细胞外钙离子内流障碍

29. 心肌细胞中线粒体产生的高能磷酸键的能量暂时储存在哪种物质中（   ）

A. 磷酸肌醇      B. 磷酸肌醛

C. 磷酸肌酸      D. 磷酸肌酐

E. 磷酸甘油

30. 下列哪种离子在心肌兴奋-收缩耦联过程中，发挥重要的中介作用（   ）

A. 钠离子      B. 钾离子

C. 钙离子      D. 硫离子

E. 铁离子

31. 下列关于心肌兴奋-收缩耦联障碍的机制描述错误的是（   ）

A. 肌质网钙释放蛋白含量或活性降低

B. 肌质网 $Ca^{2+}$-ATP 酶含量或活性降低，肌质网摄取钙离子减少

C. 心肌内去甲肾上腺素含量升高

D. β肾上腺素受体的密度相对减少

E. 酸中毒时，胞外 $K^+$ 竞争性抑制 $Ca^{2+}$ 内流

32. 心室在单位压力变化下所引起的容积改变（dV/dp）的倒数指的是（   ）

A. 心室顺应性      B. 心脏指数

C. 心室僵硬度      D. 心力储备

E. 心排血量

33. 右心衰竭患者不易出现的临床表现是（   ）

A. 食欲缺乏，恶心呕吐      B. 下肢水肿

C. 少尿      D. 肝肿大

E. 心性哮喘

34. 引起心肌离心性肥大的原因是（   ）

A. 主动脉瓣闭锁不全      B. 肺动脉高压

C. 高血压      D. 主动脉瓣狭窄

E. 肺源性心脏病

35. 心肌收缩完毕后，产生正常舒张的首要因素是（   ）

A. 胞浆 $Ca^{2+}$ 浓度迅速下降      B. 胞浆 $Ca^{2+}$ 浓度迅速上升

C. 细胞外 $Ca^{2+}$ 迅速内流      D. 肌钙蛋白与 $Ca^{2+}$ 迅速结合

E. 肌钙蛋白与 $Ca^{2+}$ 迅速解离

36. 心室顺应性是指（　　　）

A. 心室单位容积变化所出现的压力改变

B. 心室在单位压力变化下所引起的容积改变

C. 心室在单位压力变化下所引起的心肌长度改变

D. 心室在单位压力变化下所引起的心肌体积改变

E. 心室在单位压力变化下所引起的心脏大小改变

37. 破坏心脏舒缩活动协调性最常见的原因是（　　　）

A. 各类心律失常      B. 心室顺应性降低

C. 心室舒张势能减少      D. 心肌能量代谢紊乱

E. 心肌肥大的不平衡生长

38. 左心衰引起呼吸困难的病理生理基础是（　　　）

A. 肺淤血、肺水肿      B. 肺顺应性增强

C. 肺泡敏感性增加      D. 肺静脉回流增多

E. 肺动脉高压

39. 心衰患者出现端坐呼吸的机制是（　　　）

A. 端坐体位迷走神经兴奋性增高      B. 端坐时回心血量增多

C. 端坐时机体缺氧加剧      D. 端坐时减轻肺淤血

E. 端坐时膈肌位置相应上移

40. 心衰患者出现夜间阵发性呼吸困难，其产生的主要机制是（　　　）

A. 夜间周围血管紧张性增高      B. 神经反射的敏感性增高

C. 迷走神经相对抑制      D. 平卧时水肿液吸收入血减少

E. 肺淤血、肺水肿导致肺顺应性降低

（三）多选题

1. 直接反应心排血量改变的指标是（　　　）

A. 射血分数      B. 心排血量

C. 心脏指数      D. 心室舒张末期压力

E. 肺毛细血管血压

2. 心肌收缩功能降低时，能引起心肌收缩相关蛋白改变的有（　　　）

A. 心肌细胞凋亡

B. 心肌细胞坏死

C. 在分子水平上可见肥大心肌表型改变，胎儿期基因过表达

D. 在细胞水平上可见线粒体数目增多、表面积增大

E. 在器官水平上，心脏由椭圆形变为球形

3. 下列能导致心室舒张及充盈障碍的有（　　　）

A. 左心室肥大      B. 心室纤维化

C. 限制性心肌病      D. 肺动脉栓塞

E. 肾衰竭

4. 心功能不全时，机体的代偿反应的神经-体液调节机制中，最为重要的是哪些系统的激活（　　）

A. 交感-肾上腺髓质系统      B. 交感-肾上腺皮质系统

C. 蓝斑-交感-肾上腺髓质系统      D. 肾素-血管紧张素-醛固酮系统

E. 下丘脑-垂体-肾上腺皮质激素系统

5. 心功能不全时机体的代偿反应中，由神经-体液调节机制激活的有（　　）

A. 骨骼肌血流量增加      B. 心率加快

C. 外周阻力增大      D. 肾血流量减少

E. 血容量增加

6. 心功能不全的患者由于器官血流重新分布可能表现出的临床症状有（　　）

A. 动脉血压升高      B. 尿量减少

C. 运动耐受力降低      D. 记忆力减退

E. 烦躁不安

7. 右心衰竭的患者主要临床症状有（　　）

A. 静脉淤血和静脉压升高      B. 肝肿大

C. 胃肠功能改变      D. 心性水肿

E. 呼吸困难

8. 左心衰竭患者呼吸困难发生的基本机制是（　　）

A. 肺淤血、肺水肿导致肺顺应性降低

B. 支气管黏膜充血、肿胀及气道内分泌物导致气道阻力增大

C. 肺毛细血管压增高

D. 肺间质水肿

E. 肺间质压力增高

9. 左心衰竭患者的临床表现有（　　）

A. 劳力性呼吸困难      B. 端坐呼吸

C. 夜间阵发性呼吸困难      D. 急性肺水肿

E. 心性哮喘

10. 下列哪些是引起心肌兴奋-收缩耦联障碍的机制（　　）

A. 高钾血症阻止胞外钙离子内流      B. β肾上腺素受体的密度相对增加

C. 钙离子与肌钙蛋白结合减少      D. 肌质网释放钙离子减少

E. 钙离子与钙结合蛋白的亲和力降低

11. 引起左心室压力负荷过重的因素有（　　）

A. 主动脉瓣狭窄      B. 肺动脉瓣狭窄

C. 肺动脉高压      D. 慢性阻塞性肺疾患

E. 高血压

12. 引起右心室压力负荷过重的因素有（　　）

A. 肺动脉高压      B. 主动脉瓣狭窄

C. 肺动脉瓣狭窄      D. 肺栓塞

E. 慢性阻塞性肺疾患

13. 引起心脏容量负荷过重的原因有（    ）

A. 主动脉瓣关闭不全      B. 肺动脉瓣关闭不全

C. 二尖瓣关闭不全      D. 三尖瓣关闭不全

E. 高动力循环状态

14. 心力衰竭的诱因有（    ）

A. 全身感染      B. 酸碱平衡紊乱

C. 电解质代谢紊乱      D. 阿霉素中毒

E. 妊娠与分娩

15. 左心衰竭呼吸困难可能的表现形式有（    ）

A. 劳力性呼吸困难      B. 夜间阵发性呼吸困难

C. 端坐呼吸      D. 反射性深慢呼吸

E. 急性肺水肿

16. 引起心肌兴奋-收缩耦联障碍的因素有（    ）

A. 肌质网 $Ca^{2+}$ 摄取能力减弱      B. 肌质网 $Ca^{2+}$ 储存量减少

C. 肌质网 $Ca^{2+}$ 释放量下降      D. 胞外 $Ca^{2+}$ 内流障碍

E. 肌钙蛋白与 $Ca^{2+}$ 结合障碍

17. 心功能不全防治的病理生理基础有（    ）

A. 调整神经-体液系统失衡      B. 干预心室重塑

C. 减轻心脏的前负荷      D. 减少心脏的后负荷

E. 改善心肌的收缩和舒张性能

18. 心衰患者出现劳力性呼吸困难的机制是（    ）

A. 体力活动时需氧量增加

B. 体力活动时心率加快，加剧心肌缺氧

C. 体力活动时迷走神经相对兴奋

D. 体力活动时中枢神经系统相对抑制

E. 体力活动时回心血量增多，加重肺淤血

19. 心衰患者端坐体位可减轻肺淤血的机制是（    ）

A. 端坐时迷走神经相对兴奋

B. 端坐时部分血流因重力关系转移到躯体下半部

C. 端坐时膈肌位置相对下移

D. 端坐位可减少水肿液的吸收

E. 端坐时中枢神经系统相对抑制

20. 心衰时能使细胞利用氧的能力增强的因素有（    ）

A. 血氧含量增加      B. 细胞线粒体数量增多

C. 细胞色素氧化酶活性增强      D. 肌红蛋白含量增多

E. 磷酸果糖激酶活性减弱

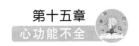

**（四）简答题**

1. 简述心力衰竭的常见病因。

2. 简述心力衰竭发生常见的诱因。

3. 呼吸道感染为什么容易发生心力衰竭？

4. 简述长期高血压引起心力衰竭的发病机制。

5. 试述心肌梗死引起心力衰竭的发病机制。

6. 简述心脏本身及心外的代偿反应。

7. 试述左心衰竭患者临床上主要出现哪些症状？

8. 左心衰竭患者为什么会出现端坐呼吸？

9. 左心衰竭时呼吸困难发生的基本机制？

**（五）问答题**

1. 心功能损伤时，心率为什么加快？

2. 试述心力衰竭的发生机制。

3. 试述心力衰竭的防治原则。

**参考答案**

**（一）填空题**

1. 舒缩，负荷过重

2. 肌球蛋白，肌动蛋白

3. 肌钙蛋白，减弱

4. 心肌梗死，心肌炎

5. 肌节，肌球蛋白

6. 向肌球蛋白，肌钙蛋白

7. $Ca^{2+}$，机械收缩

8. 收缩性，心排血量

9. 肌钙蛋白，钙池

10. 顺应性，僵硬度

11. 心律失常，心排血量

12. 紧张源性扩张，肌源性扩张

13. 并联性，无明显扩大，向心性肥大

14. 串联性，明显扩大，离心性肥大

15. 心率加快，心脏紧张源性扩张，心肌收缩性增强，心室重塑

16. 增加血容量，血流重新分布，红细胞增多，细胞利用氧的能力增强

17. 肺循环淤血，体循环淤血

18. 左心，毛细血管通透性增加

19. 水钠潴留，毛细血管压升高

20. 肺循环淤血，体循环静脉淤血

21. 前负荷，后负荷，心搏出量

22. $Na^+$-$K^+$-ATP，$Na^+$，$Na^+$-$Ca^{2+}$，$Ca^{2+}$，正性肌力

23. 葡萄糖，氯化钾，心肌代谢

### （二）单选题

| 1 | 2 | 3 | 4 | 5 | 6 | 7 | 8 | 9 | 10 |
|---|---|---|---|---|---|---|---|---|----|
| C | A | C | E | D | C | E | B | C | C |
| 11 | 12 | 13 | 14 | 15 | 16 | 17 | 18 | 19 | 20 |
| B | D | C | E | E | C | D | E | B | D |
| 21 | 22 | 23 | 24 | 25 | 26 | 27 | 28 | 29 | 30 |
| D | D | B | D | C | D | A | A | C | C |
| 31 | 32 | 33 | 34 | 35 | 36 | 37 | 38 | 39 | 40 |
| C | C | E | A | A | B | A | A | D | E |

### （三）多选题

| 1 | 2 | 3 | 4 | 5 | 6 | 7 | 8 | 9 | 10 |
|---|---|---|---|---|---|---|---|---|----|
| ABC | ABCDE | ABC | AD | BCDE | ABCDE | ABCD | ABCDE | ABCDE | ACD |
| 11 | 12 | 13 | 14 | 15 | 16 | 17 | 18 | 19 | 20 |
| AE | ACDE | ABCDE | ABCE | ABCE | ABCDE | ABCDE | ABE | BCD | BCD |

### （四）简答题

1. 简述心力衰竭的常见病因。

答：（1）心肌收缩性降低，包括①心肌缺血或梗死；②心肌炎；③扩张性心肌病；④药物毒性。

（2）心室前负荷过重：①瓣膜关闭不全；②房室间隔缺损。

（3）心室后负荷过重：①高血压；②主动脉缩窄；③主动脉瓣狭窄；④肺动脉高压；⑤肺源性心脏病。

（4）心室舒张及充盈受限：①左心室肥厚；②限制性心肌病；③心室纤维化。

2. 简述心力衰竭发生常见的诱因。

答：心力衰竭发生的诱因常见的有①感染；②酸碱平衡及电解质代谢紊乱；③心律失常；④妊娠与分娩等。

3. 呼吸道感染为什么容易发生心力衰竭？

答：①致病微生物及其产物可以直接损伤心肌；②感染引起的发热可导致交感神经兴奋，增加心率和心肌耗氧量；③如果合并呼吸道病变，如支气管痉挛、黏膜充血和水肿等，还会使肺循环阻力增加，加重右心室负荷。

4. 简述长期高血压引起心力衰竭的发病机制。

答：长期高血压引起心力衰竭的发病机制主要是由于压力负荷过重引起的心肌肥大。过度

的心肌肥大使之处于不平衡的生长状态，可由代偿转变为失代偿。①心肌交感神经分布密度下降，心肌去甲肾上腺素含量下降；②心肌线粒体数目增加不足，心肌线粒体氧化磷酸化水平下降；③心肌毛细血管数增加不足，微循环灌流不良；④心肌肌球蛋白 ATP 酶活性下降；⑤胞外 $Ca^{2+}$ 内流和肌浆网 $Ca^{2+}$ 释放异常。

5. 试述心肌梗死引起心力衰竭的发病机制。

答：心肌梗死引起心力衰竭的发病机制主要有①收缩相关蛋白破坏，包括坏死与凋亡；②能量代谢紊乱，包括能量生成、储存和利用障碍；③兴奋-收缩耦联障碍，包括肌浆网对 $Ca^{2+}$ 摄取、储存、释放障碍，胞外 $Ca^{2+}$ 内流障碍和肌钙蛋白与 $Ca^{2+}$ 结合障碍；④心室舒张功能异常，包括 $Ca^{2+}$ 复位延缓，肌球-肌动蛋白复合体解离障碍，心室舒张势能减少。

6. 简述心脏本身及心外的代偿反应。

答：（1）心脏本身的代偿。

①心率加快；②心脏紧张源性扩张；③心脏收缩性增强；④心室重塑（向心性肥大和离心性肥大）：心肌细胞重塑；非心肌细胞及细胞外基质的变化。

（2）心脏外的代偿。①增加血容量；②血流重新分布。

7. 试述左心衰竭患者临床上主要出现哪些症状？

答：①劳力性呼吸困难；②端坐呼吸；③夜间阵发性呼吸困难；④急性肺水肿；⑤少尿；⑥苍白；⑦晕厥；⑧疲乏。

8. 左心衰竭患者为什么会出现端坐呼吸？

答：端坐呼吸指左心衰竭患者在安静情况下也感到呼吸困难，平卧位时尤为明显，故须被迫采取端坐位或半坐位以减轻呼吸困难的程度，其机制是端坐位时，①因重力关系下肢血液回流减少，减轻肺水肿和肺淤血；②膈肌下移使胸腔容积变大，肺容易扩张；③下肢水肿液吸收入血减少，使血容量降低，减轻肺淤血。

9. 左心衰竭时呼吸困难发生的基本机制？

答：（1）肺淤血，肺水肿导致肺顺应性降低，要吸入同样量的空气，需要增加呼吸肌做功，消耗更多的能量，故患者感到呼吸费力。

（2）支气管黏膜充血、肿胀及气管内分泌物导致气管阻力增大。

（3）肺毛细血管压增高和间质水肿使间质压力增高，刺激肺毛细血管旁 J 受体，引起反射性浅快呼吸。

（五）问答题

1. 心功能损伤时，心率为什么加快？

答：（1）压力感受器的调控。心排血量减少引起动脉血压下降时，颈动脉窦和主动脉弓上的压力感受器的传入冲动减少，压力感受性反射活动减弱，心脏迷走神经紧张性减弱，心脏交感神经紧张性增强，心率加快。

（2）容量感受器的调控。心力衰竭时，心室舒张末期容积增大，心房淤血，压力上升，刺激"容量感受器"引起迷走神经抑制、交感神经兴奋，心率加快。

（3）化学感受器的调控。如果合并缺氧，可刺激主动脉体和颈动脉体化学感受器，反射性引起心率加快。

2. 试述心力衰竭的发生机制。

（参考表 15-8 心力衰竭的发生机制）

答：（1）心肌收缩性减弱。①心肌收缩相关蛋白的改变，心肌细胞数量减少（坏死和凋亡）、心肌结构改变（分子、细胞和器官水平）。②心肌能量代谢障碍：能量生成障碍、能量储备减少和能量利用障碍。③心肌兴奋-收缩耦联障碍：细胞外 $Ca^{2+}$ 内流受阻、肌浆网 $Ca^{2+}$ 转运功能障碍和肌钙蛋白与 $Ca^{2+}$ 结合障碍。

（2）心脏舒张功能障碍：舒张早期的主动性舒张功能减弱和舒张晚期的被动性舒张功能减弱。

（3）心脏各部舒缩活动不协调：左右心室之间、房室之间和心室本身各区域之间舒缩活动不协调，导致心脏泵血功能紊乱从而引起心排血量下降。

**3. 试述心力衰竭的防治原则。**

答：参考表 15-10 心功能不全防治的病理生理基础。

### 知识拓展和科学前沿

**中国心血管健康与疾病**

随着人们生活方式的变化，以及人口老龄化及城镇化进程的加速，居民不健康生活方式日益突出，中国心血管疾病患病率处于持续上升阶段。据《中国心血管健康与疾病报告2020》显示，2020 年，中国心血管疾病死亡仍位居城乡居民总死亡原因的首位，在农村死亡率为 46.66％，在城市死亡率为 43.81％，前者从 2009 年起超过并持续高于后者水平。

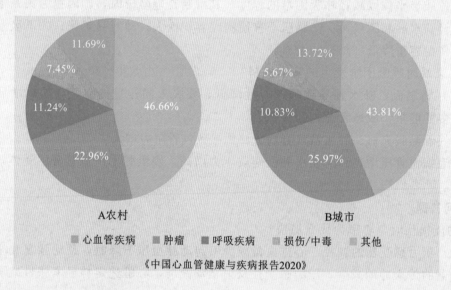

《中国心血管健康与疾病报告2020》

报告指出，由于不健康饮食、身体活动不足、吸烟等影响生活方式危险因素的广泛流行，我国患有高血压、血脂异常、糖尿病和肥胖的绝对人数还在不断攀升，这将进一步推高我国心血管病的发病率和死亡率。心血管疾病给居民和社会带来的经济负担日渐加重，已成为重大的公共卫生问题。目前治疗心功能不全的主要药物有 ACEI、利尿药、β 肾上腺素受体阻断药、强心苷类药物等，其中沙库必曲/缬沙坦是过去 10 年心功能不全领域中最重要的研究进展之一。

## 参考文献

[1] KOBIRUMAKI-SHIMOZAWA F，INOUE T，SHINTANI S A，et al. Cardiac thin filament regulation and the Frank-Starling mechanism [J]. J Physiol Sci，2014，64：221-32.

[2] YANCY C W，JESSUP M，BOZKURT B，et al. 2017 ACC/AHA/HFSA Focused Update of the 2013 ACCF/AHA Guideline for the Management of Heart Failure：A Report of the American College of Cardiology/American Heart Association Task Force on Clinical Practice Guidelines and the Heart Failure Society of America [J]. J. Am. Coll. Cardiol.，2017，70：776-803.

[3] EZEKOWITZ J A，O'MEARA E，MCDONALD M A，et al. 2017 Comprehensive Update of the Canadian Cardiovascular Society Guidelines for the Management of Heart Failure [J]. Can J Cardiol，2017，33：1342-1433.

[4] 中华医学会心血管病学分会心力衰竭学组，中国医师协会心力衰竭专业委员会，中华心血管病杂志编辑委员会. 中国心力衰竭诊断和治疗指南 2018 [J]. 中华心血管病杂志，2018，46（10）：760.

[5] LIANG K V，WILLIAMS A W，GREENE E L，et al. Acute decompensated heart failure and the cardiorenal syndrome [J]. Crit. Care Med.，2008，36：S75-88.

[6] CHEN D，ASSAD-KOTTNER C，ORREGO C，et al. Cytokines and acute heart failure [J]. Crit. Care Med.，2008，36：S9-16.

[7] COHN J N，FERRARI R，SHARPE N. Cardiac remodeling—concepts and clinical implications：a consensus paper from an international forum on cardiac remodeling. Behalf of an International Forum on Cardiac Remodeling [J]. J. Am. Coll. Cardiol.，2000，35：569-82.

[8] ROBERTS E，LUDMAN A J，DWORZYNSKI K，et al. The diagnostic accuracy of the natriuretic peptides in heart failure：systematic review and diagnostic meta-analysis in the acute care setting [J]. BMJ，2015，350：910.

[9] KIRKPATRICK J N，VANNAN M A，NARULA J，et al. Echocardiography in heart failure：applications，utility，and new horizons [J]. J. Am. Coll. Cardiol.，2007，50：381-96.

[10] NIELSEN S，CHOU C L，MARPLES D，et al. Vasopressin increases water permeability of kidney collecting duct by inducing translocation of aquaporin-CD water channels to plasma membrane [J]. Proc. Natl. Acad. Sci. U. S. A.，1995，92：1013-7.

[11] VISHRAM-NIELSEN J K，GUSTAFSSON F. Vasopressin and Vasopressin Antagonists in Heart Failure [J]. Handb Exp Pharmacol，2017，243：307-328.

[12] JANKOWSKA E A，FILIPPASTOS G S，et al. Identification of chronic heart failure patients with a high 12-month mortality risk using biomarkers including plasma C-terminal pro-endothelin-1 [J]. PLoS ONE，2011，6：e14506.

[13] TANAKA T，KANDA T，TAKAHASHI T，et al. Interleukin-6-induced reciprocal expression of SERCA and natriuretic peptides mRNA in cultured rat ventricular myocytes [J]. J. Int. Med. Res.，2004，32：57-61.

[14] IRITA J，OKURA T，MANABE S，et al. Plasma osteopontin levels are higher in patients with primary aldosteronism than in patients with essential hypertension [J]. Am. J. Hypertens.，2006，19：293-7.

[15] KONSTAM M A，KIERNAN M S，BERNSTEIN D，et al. Evaluation and Management of Right-Sided Heart Failure：A Scientific Statement From the American Heart Association [J]. Circulation，2018，137：e578-e622.

［16］ 中华医学会心血管病学分会肺血管病学组. 急性肺栓塞诊断与治疗中国专家共识（2015）［J］. 中华心血管病杂志，2016，44（3）：197-211.

［17］ 中华医学会呼吸病学分会肺栓塞与肺血管病学组，中国医师协会呼吸医师分会肺栓塞与肺血管病工作委员会，全国肺栓塞与肺血管病防治协作组. 肺血栓栓塞症诊治与预防指南［J］. 中华医学杂志，2018，98（14）：1060-1087.

［18］ VCIARKA A，DOAN V，VELEZ-ROA S，et al. Prognostic significance of sympathetic nervous system activation in pulmonary arterial hypertension ［J］. Am. J. Respir. Crit. Care Med.，2010，181：1269-75.

［19］ NOOTENS M，KAUFMANN E，RECTOR T，et al. Neurohormonal activation in patients with right ventricular failure from pulmonary hypertension：relation to hemodynamic variables and endothelin levels ［J］. J. Am. Coll. Cardiol.，1995，26：1581-1585.

［20］ 陈灏珠，钟南山，陆再英. 内科学 ［M］. 9 版. 北京：人民卫生出版社，2019.

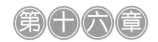

# 第十六章

# 肺功能不全

李琳琳　杨巧红　常静侠　金　贺

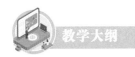

**教学大纲**

1. 掌握呼吸衰竭、Ⅰ型呼吸衰竭、Ⅱ型呼吸衰竭、肺性脑病的概念及呼吸衰竭的发病机制、Ⅱ型呼吸衰竭的防治原则。
2. 熟悉呼吸衰竭的常见病因及分类，慢性阻塞性肺疾病及急性呼吸窘迫综合征的概念、发病机制及病理变化、临床表现及防治原则。
3. 了解急、慢性呼吸衰竭的临床表现、实验室检查及治疗原则。

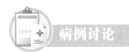

**病例讨论**

**病例 1**

患者，男性，60岁，以咳嗽、咳痰40余年，活动后胸闷10年，再发加重1周为主诉入院。40年前无明显诱因出现咳嗽、咳痰、白黏痰，偶黄脓痰，无发热、咯血、痰中带血、盗汗、乏力等，未予诊治。此后症状间断出现，性质同前，多发于冬季，晨起明显，活动、劳累、受凉后加剧。10年前出现活动后胸闷，进行性加重，无双下肢水肿、胸痛、心慌、心悸等。就诊于当地医院，查胸部 X 线示双肺多发条索状及蜂窝状影。给予输液等治疗（具体不详），效欠佳。2个月前无明显诱因出现咳嗽、咳痰量增多，偶黄脓痰，稍活动即感呼吸困难、喘息、乏力，无发热、胸痛、咯血、心慌等。先后就诊于呼吸睡眠科等，完善相关检查，未见自身免疫病、肿瘤等继发病因，诊断为特发性肺间质纤维化，给予强的松25 mg qd，吡非尼酮600 mg tid治疗，长期使用制氧机吸氧，强的松逐渐减量至5 mg qd维持。1周前无明显诱因胸闷较前加重，咳白痰较前增加，无发热，测 $SpO_2$ 85%左右，呼吸频率30～40 次/min，稍活动后 $SpO_2$ 下降至70%左右，现入院诊治。吸烟10余年，20 支/d，已戒30年，饮酒40年，250 mL/d，未戒。无家族性遗传病史。查体：体温36.5℃，心率106 次/min，呼吸35 次/min，血压100/60 mmHg，急性病容，意识不清，烦躁，全身皮肤黏膜无黄染。呼吸费力，双肺呼吸音粗，双下肺可闻及较多 velcro 啰音，心律齐，各瓣膜听诊区未闻及病理性杂音。腹软，无压痛、反跳痛，双下肢无水肿。辅助检查：血常规示白细胞 $17.10×10^9/L$；中性粒细胞百分数92.8%；血沉60.00 mm/h；CRP＞100.00 mg/L；降钙素原6.168 ng/mL；真菌葡聚糖272.31 pg/mL；GM实验正常。血凝、传染病筛查、尿常规等未见明显异常。胸部 CT 示双肺布满斑片、网格、蜂窝状影，中下肺显著。动脉血气分析：pH 值7.18，$PaO_2$ 32 mmHg，$PaCO_2$ 79.0 mmHg，钾5.4 mmol/L，lac 3.8 mmol/L，$cHCO_3^-$ st 21.1 mmol/L，剩余碱

5.7 mmol/L，氧饱和度 75.7%，细胞外剩余碱 8.4 mmol/L，实际碳酸氢盐 26.7 mmol/L，标准碳酸氢盐 23.7 mmol/L。

【病案问题】

1. 患者发生了哪一类型的呼吸衰竭？诊断依据是什么？病因是什么？

答：患者发生了 II 型呼吸衰竭。诊断依据是血气分析：$PaO_2$ 低于 60 mmHg 且 $PaCO_2$ 高于 50 mmHg。该患者发生呼吸衰竭的病因是特发性肺间质纤维化和重症肺炎。

2. 患者诊断为特发性肺间质纤维化的依据是什么？

答：慢性病程，主要表现为胸闷、咳嗽、咳白黏痰，且进行性加重，胸片示双肺多发网格、斑片、条索状及蜂窝状影。听诊有 velcro 啰音。

3. 患者肺组织可能发生哪些病理改变？

答：各种致病因素导致肺泡上皮损伤和上皮下基底膜破坏，启动成纤维细胞的募集、分化增生，致使胶原和细胞外基质过度生成。损伤的肺泡上皮和炎性浸润的白细胞共同分泌 TNF-α 促进肺纤维化过程。镜下同一低倍镜视野可见正常、间质炎症、纤维增生和蜂窝肺的变化。肺泡壁增厚，伴有胶原沉积，细胞外基质增加和单核细胞浸润。

4. 患者是否有中枢神经系统受损？

答：有。主要表现为神志不清，烦躁，诊断为肺性脑病。

5. 该患者能否诊断为重症肺炎？重症肺炎诊断标准是什么？

答：能。根据美国 IDSA 制定的重症肺炎诊断标准，符合下列 1 项主要标准或大于 3 项次要标准即可诊断。

（1）主要标准：①需要有创机械通气；②脓毒性休克积极体液支持后仍需血管活性药物。

（2）次要标准：①呼吸频率≥30 次/min；②氧合指数（$PaO_2/FiO_2$）≤250 mmHg；③多肺叶浸润；④精神障碍和（或）定向障碍；⑤血尿素氮≥20 mg/dL；⑥白细胞计数<4.0×$10^9$/L；⑦血小板减少症，血小板计数≤100×$10^9$/L；⑧低体温（体温<36℃）；⑨低血压需要液体复苏。该患者需要机械通气，呼吸频率大于 30 次/min，多肺叶浸润，精神异常，因此可诊断为重症肺炎。

6. 该患者出现了哪一类型的酸碱平衡失调？依据是什么？

答：呼吸性酸中毒。根据动脉血气分析中 pH 值下降，$PaCO_2$ 升高，AB（实际碳酸氢盐）>SB（标准碳酸氢盐）可判断。

7. 根据患者的病情，目前诊断有哪些？

答：①特发性肺间质纤维化急性加重期；②重症肺炎，呼吸衰竭；③肺性脑病；④酸碱平衡紊乱。

**病例 2**

患者，女性，75 岁，以反复咳嗽、咳痰 50 余年，再发 5 天为主诉入院。50 余年前无明显诱因出现咳痰，咳黄色黏稠痰，伴喘息、胸闷，偶有发热，无咯血、腹痛、腹泻等。50 余年来多次因受凉、季节交替时出现上述症状，进行性加重，多次输液治疗后好转。1 年前因症状再发就诊。CT 示：双肺支气管扩张并感染，左肺肺气肿。痰培养示：白色念珠菌（＋）。给予抗感染、化痰平喘等对症治疗，症状好转后出院。5 天前再次出现胸闷，伴双下肢水肿、纳差、反酸、烧心，无咳嗽、咳痰、发热，为诊治收入院。8 年前发作 1 次心肌梗死，无吸烟、饮酒史。查体：体温 37.1℃；心率 78 次/min；呼吸 22 次/min；血压 130/85 mmHg，神志清，全身皮肤黏膜无黄染。指脉氧 98%（鼻导管吸氧），双下肺呼吸音粗，可闻及散在湿啰音，心律齐，心脏各瓣膜听诊区未闻及病理性杂音。腹软，无压痛、反跳痛。双下肢中度凹陷性水肿。辅助检查：血常规示白细胞 $6.92×10^9$/L，血红蛋白 112.0 g/L，中性粒细胞百分数 62.9%；血沉 15.00 mm/h；CRP 19.53 mg/L；降钙素原 0.089 ng/mL；真菌葡聚糖＜37.5 pg/mL；人半乳甘露聚糖 0.624 μg/L。B 型钠尿肽前体 1578 pg/mL，肌钙蛋白 T＜0.01 ng/mL，心肌酶、凝血功能、肝肾功能、尿常规未见明显异常。ECG：窦性心动过速，下壁、前间壁、心尖部呈缺血性改变；陈旧性前间壁心肌梗死；Q-T 间期延长。胸部 CT：右肺中下叶及左下肺支气管扩张，呈多发小囊状透亮影，两肺见斑点状、条索状高密度影，边缘不清，双侧胸膜增厚。肺功能示：$FEV_1$ 预测值 2.71 L，实际值 1.30 L，$FEV_1$/FVC 预测值 76.95%，实际值 60.86%。诊断为重度阻塞性为主的混合性通气功能障碍。

【病案问题】

1. 根据病情描述，该患者基础病是什么？1 年前再发病的诱因是什么？

答：该患者基础病是慢性阻塞性肺疾病，依据是病史长，表现为胸闷、慢性咳嗽、咳脓痰，CT 示支气管扩张和肺气肿改变，肺功能表现为重度阻塞性通气功能障碍。1 年前诱因是肺部感染，依据是痰培养结果阳性。

2. 患者肺组织可见哪些病理改变？

答：主要病理表现为慢性支气管炎和肺气肿。支气管黏膜上皮细胞变性、坏死、溃疡形成。纤毛倒伏、变短、脱落。杯状细胞数目增多肥大，分泌亢进、腔内分泌物潴留。各级支气管壁有炎症细胞浸润，急性期有大量中性粒细胞，黏膜充血水肿、变性坏死，炎症导致支气管壁损伤-修复反复发生，进而引起气管结构重塑、瘢痕形成，导致气流受限。基底膜变厚坏死，支气管腺体增生肥大。肺泡壁变薄，肺泡腔扩大、破裂或形成大疱。

3. 患者 5 天前发病累及哪些肺外系统？有哪些表现？

答：主要累及循环系统，发生肺源性心脏病，表现是胸闷、双下肢水肿，BNP 增高，ECG 提示缺血样改变。另外，患者消化系统也受损，表现为反酸、纳差、烧心。

4. 患者检查结果中有哪些感染指标？

答：评价感染的指标有血常规（白细胞计数，中性粒细胞百分比），血沉、CRP、降钙素原（往往提示细菌感染）、真菌葡聚糖（真菌感染指标）、人半乳甘露聚糖（真菌感染指标）。

5. 根据 COPD 严重程度分级，该患者属哪种程度？

答：属于重度慢性阻塞性肺疾病。$FEV_1$/FVC＝60.86%＜70%；$FEV_1$%预计值＝1.30/2.71＝48%＜预计值 50%。

6. 该患者氧疗以多大流量为宜？为何？

答：应低浓度（25%～29%）、低流量（1～2L/min）持续给氧。COPD 患者易发生 Ⅱ 型呼吸衰竭，因 $PaCO_2$ 过高而抑制呼吸中枢，所以此时呼吸中枢应靠低氧兴奋，使氧气上升到 55 mmHg 即可，过高会抑制呼吸。

7. 患者病情进一步发展会如何？

答：进一步发展会发生呼吸衰竭，心力衰竭。

**临床检验常用指标**

1. 一般检测内容：血常规，血凝，尿常规，肝肾功能。

2. 炎症指标：血沉，CRP，降钙素原，真菌葡聚糖，人半乳甘露聚糖，痰培养，血培养。

3. 动脉血气分析：酸碱度（pH 值），二氧化碳分压（$PaCO_2$），氧分压（$PaO_2$），总血红蛋白，氧饱和度（$SaO_2$），氧合血红蛋白，钾、钠、氯、离子钙、标准离子钙、葡萄糖、乳酸（lac），标准剩余碱，全血总二氧化碳，红细胞比容，碱剩余（BE），实际碳酸氢盐（AB），标准碳酸氢盐（SB），标准状态下 pH 值，阴离子间隙（AG）。

4. 肺功能检测：潮气容积（VT），补呼气容积（ERV），肺活量（VC），功能残气量（FRC），残气容积（RV），肺总量（TLC），最大自主通气量（MVV），用力肺活量（FVC），最大呼气中期流量（MMEF），肺泡通气量（$V_A$），呼气流量峰值（PEF），第 1 秒用力呼气容积（$FEV_1$），第 1 秒钟用力呼气容积与用力肺活量的比值 [$FEV_1/FVC$（%）]，残气量/肺总量比值 [RV/TLC（%）]，一氧化碳弥散量（DLCO），在 25%、50%、75% 用力肺活量的用力呼气流量（FEF25，FEF50，FEF75），支气管激发试验。

5. 影像学检测：胸部 X 线、CT、B 超、MRI。

6. 纤维支气管镜检查：用作组织活检病理诊断、支气管肺泡灌洗、呼吸衰竭严重时床旁吸痰等治疗。

7. 肺源性心脏病检测：心电图，心脏彩超，B 型钠尿肽（BNP），肌钙蛋白、心肌酶：天门冬氨酸氨基转移酶（AST）、乳酸脱氢酶（LDH）、肌酸激酶（CK）及同工酶（CK-MB）、α-羟丁酸脱氢酶（α-HBDH）等。

8. 肺结核特殊检查项目：结核分枝杆菌检测（痰培养、痰涂片、肺泡灌洗液），T-SPOT、结核菌素试验、胸腔积液生化、胸腔积液常规。

**基本知识点梳理**

详见表 16-1～表 16-9 和图 16-1～图 16-5。

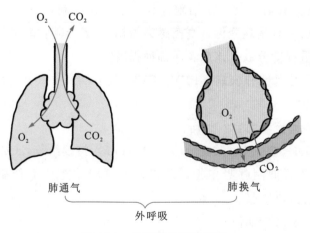

**图 16-1　外呼吸功能示意图**

表 16-1　呼吸衰竭的分类

| 根据血气特点 | 按发病机制 | 按病变部位 | 按发生快慢和持续时间 |
|---|---|---|---|
| Ⅰ型呼吸衰竭，即低氧血症型呼吸衰竭，血气特点为 $PaO_2 < 60\ mmHg$，$PaCO_2$ 降低或正常；Ⅱ型呼吸衰竭，即伴有高碳酸血症型呼吸衰竭，血气特点为 $PaO_2 < 60\ mmHg$，同时伴有 $PaCO_2 > 50\ mmHg$ | 通气性呼吸衰竭；换气性呼吸衰竭 | 中枢性呼吸衰竭；外周性呼吸衰竭 | 急性呼吸衰竭；慢性呼吸衰竭 |

表 16-2　肺通气功能障碍

| 分类 | 病因 | 发病机制 |
|---|---|---|
| 限制性通气不足 | 呼吸肌活动障碍 | 中枢或周围神经器质性病变、呼吸中枢抑制、呼吸肌本身的收缩功能障碍、呼吸肌无力等均可累及呼吸肌收缩功能而引起限制性通气不足 |
| | 胸廓的顺应性降低 | 严重的胸廓畸形、胸膜纤维化等可限制胸部的扩张 |
| | 肺的顺应性降低 | 严重的肺纤维化或肺泡表面活性物质减少可降低肺的顺应性使肺泡的弹性阻力增大而导致限制性通气不足 |
| | 胸腔积液和气胸 | 胸腔大量积液或张力性气胸压迫肺，使肺扩张受限 |
| 阻塞性通气不足 | 气道阻力构成及其影响因素 | 成人气道阻力正常为 $0.75 \sim 2.25\ mmHg \cdot s/L$，呼气时略高于吸气时。影响气道阻力的因素有：气道内径、长度和形态、气流速度和形式等，其中最主要的是气道内径 |
| | 阻塞性通气不足病因 | 气管痉挛、管腔被黏液、渗出物、异物等阻塞，肺组织弹性降低以致对气道管壁的牵引力减弱等，均可使气道内径变窄或不规则而增加气流阻力，从而引起阻塞性通气不足 |
| | 中央性气道阻塞 | 阻塞若位于胸外，吸气时气体流经病灶引起的压力降低，可使气道内压明显低于大气压，导致气道狭窄加重；呼气时则因气道内压大于大气压而使阻塞减轻，故患者表现为吸气性呼吸困难 |
| | | 阻塞若位于中央气道的胸内部位，吸气时由于胸膜腔内压降低使气道内压大于胸膜腔内压，故使阻塞减轻；呼气时由于胸膜腔内压升高而压迫气道，使气道狭窄加重，患者表现为呼气性呼吸困难 |
| | 外周性气道阻塞 | 内径小于 2 mm 的小支气管阻塞。常见于慢性支气管炎、肺气肿。呼气→肺泡缩小，对小气道的牵拉↓→气道受压，内径变小→呼气性呼吸困难。吸气→肺泡扩张，细支气管内径变大→气道阻力下降 |
| 血气变化 | 总肺泡通气量不足会使肺泡气氧分压下降和肺泡气二氧化碳分压升高，因而 $PaO_2$ 降低和 $PaCO_2$ 升高，导致Ⅱ型呼吸衰竭 | $PaCO_2$ 是反映总肺泡通气量变化的最佳指标 |

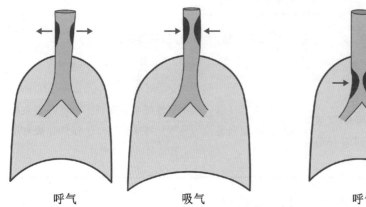

呼气　　　　　　吸气　　　　　　　呼气　　　　　　吸气

图 16-2　不同部位气道阻塞呼吸困难的特征

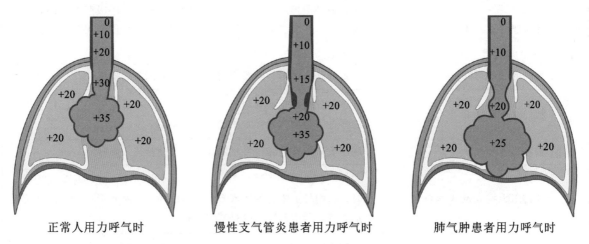

正常人用力呼气时　　　慢性支气管炎患者用力呼气时　　　肺气肿患者用力呼气时

图 16-3　气道等压点及等压点上移与气道闭合（单位：$cmH_2O$）

表 16-3　肺换气功能障碍

| 分类 | 病因 | 正常生理 | 发病机制 | 气血变化 |
|---|---|---|---|---|
| 弥散障碍 | 肺泡膜面积减少 | 正常成人肺泡总面积约为 80 $m^2$；静息时参与换气的面积为 35～40 $m^2$，运动时增大 | 由于储备量大，只有当肺泡膜面积减少一半以上时，才会发生换气功能障碍。常见于肺实变、肺不张、肺叶切除等 | 肺泡膜病变加上肺血流增快只会引起 $PaO_2$ 降低，不会使 $PaCO_2$ 增高。如果存在代偿性通气过度，则可使 $PaO_2$ 与 $PaCO_2$ 低于正常 |
| | 肺泡膜厚度增加 | 肺泡膜的薄区，为气体交换的部位，其厚度不到 1 $\mu m$。虽然气体从肺泡腔到达红细胞还需经过肺泡表面的液体层、血管内血浆和红细胞膜，但总厚度不到 5 $\mu m$，故正常气体交换很快 | 当肺水肿、肺泡透明膜形成、肺纤维化及肺泡毛细血管扩张等导致肺泡膜变厚时，可因弥漫距离增宽使弥漫速度减慢 | |

续表

| 分类 | 病因 | 正常生理 | 发病机制 | 气血变化 |
|---|---|---|---|---|
| 肺泡通气与血流比例失调 | 部分肺泡通气不足 | 正常人在静息状态下,静息每分钟通气量约为 4 L,每分钟肺血流量约为 5 L,两者比约为 0.8;健康人肺各部分通气与血流分布也是不均匀的。直立位时,由于重力的作用,胸腔内负压上部比下部大,故肺尖部的肺泡扩张的程度较大,肺泡顺应性较低,因而吸气时流向上肺肺泡的气量较少,使肺泡通气量自上而下递增。重力对血流的影响更大,上肺与下肺血流量的差别比通气量的差别更明显,故使肺部 $\dot{V}_A/\dot{Q}$ 自上而下递减。正常青年人肺尖部 $\dot{V}_A/\dot{Q}$ 可高达 3.0,而肺底部仅有 0.6,随年龄增长,差别更大 | 限制性通气障碍的分布往往是不均匀的,病变重的部分肺泡通气明显减少,而血流未相应减少,使 $\dot{V}_A/\dot{Q}$ 比值降低,导致流经该处的静脉血未获充分氧合便掺入动脉血内,称功能性分流,又称静脉血掺杂 | 见表 16-4 |
| | 部分肺泡血流不足 | | 肺动脉栓塞、DIC、肺动脉炎、肺毛细血管床减少等可使部分肺泡血流少而通气多,$\dot{V}_A/\dot{Q}$ 显著高于正常,肺泡通气不能充分被利用,称为"无效腔样通气" | 见表 16-5 |

**表 16-4　功能性分流时肺动脉血的血气变化**

| 项目 | 病变肺区 | 健康肺区 | 全肺 | | |
|---|---|---|---|---|---|
| $\dot{V}_A/\dot{Q}$ | $<0.8$ | $>0.8$ | $=0.8$ | $>0.8$ | $<0.8$ |
| $PaO_2$ | ↓↓ | ↑↑ | ↓ | ↓ | ↓ |
| $CaO_2$ | ↓↓ | ↑ | ↓ | ↓ | ↓ |
| $PaCO_2$ | ↑↑ | ↓↓ | N | ↓ | ↑ |
| $CaCO_2$ | ↑↑ | ↓↓ | N | ↓ | ↑ |

**表 16-5　无效腔样通气时肺动脉血的血气变化**

| 病变肺区 | 病变肺区 | 健康肺区 | 全肺 | | |
|---|---|---|---|---|---|
| $\dot{V}_A/\dot{Q}$ | $>0.8$ | $<0.8$ | $=0.8$ | $>0.8$ | $<0.8$ |
| $PaO_2$ | ↑↑ | ↓↓ | ↓ | ↓ | ↓ |
| $CaO_2$ | ↑ | ↓↓ | ↓ | ↓ | ↓ |
| $PaCO_2$ | ↓↓ | ↑↑ | N | ↓ | ↑ |
| $CaCO_2$ | ↓↓ | ↑↑ | N | ↓ | ↑ |

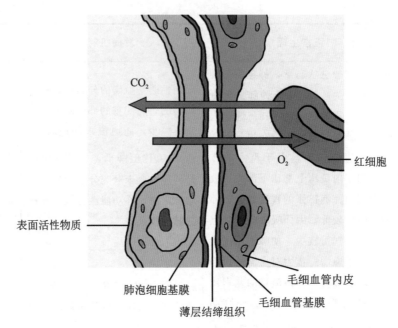

图 16-4　肺泡-毛细血管膜结构示意图

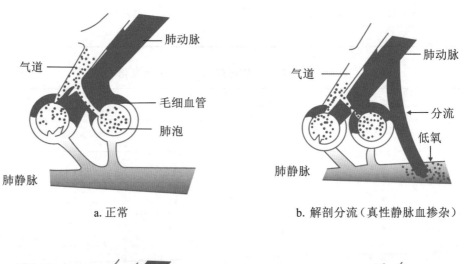

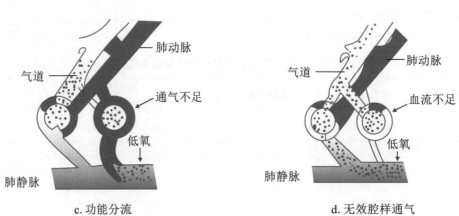

图 16-5　肺泡通气与血流关系的模式图

表 16-6　常见呼吸系统疾病导致呼吸衰竭的机制

| 呼吸系统疾病 | 引起呼吸衰竭的机制 |
|---|---|
| 急性肺损伤（ALI） | 由于肺泡-毛细血管膜的损伤及炎症介质的作用使肺泡上皮和毛细血管内皮通透性增高，引起渗透性肺水肿，致肺弥漫性功能障碍 |
| | 肺不张、肺水肿以及炎症介质引起的支气管痉挛均可引起肺泡通气量降低，导致肺内功能性分流增加 |
| | 肺内 DIC 及炎症介质引起的肺血管收缩，可导致无效腔样通气增加 |
| | 上述机制均使 $PaO_2$ 降低，由于 $PaO_2$ 降低对血管化学感受器的刺激和肺充血、肺水肿对肺泡毛细血管旁 J 感受器的刺激，使呼吸加深加快，导致呼吸窘迫和 $PaCO_2$ 降低，故 ARDS 患者通常发生 Ⅰ 型呼吸衰竭。极端严重者，由于肺部病变广泛，肺总通气量减少，引起 $PaCO_2$ 升高，从而加重为 Ⅱ 型呼吸衰竭 |
| 慢性阻塞性肺疾病（COPD） | 阻塞性通气障碍：炎细胞浸润、充血、水肿、黏液腺及杯状细胞增殖、肉芽组织增生引起的支气管壁肿胀；气道高反应性、炎症介质作用引起的支气管痉挛；黏液分泌多、纤毛细胞损伤引起的支气管腔堵塞、小气道阻塞、肺泡弹性回缩力降低引起的气道等压点上移 |
| | 限制性通气障碍：Ⅱ 型上皮细胞受损及表面活性物质消耗过多引起的肺泡表面活性物质减少；营养不良、缺氧、酸中毒、呼吸肌疲劳引起的呼吸衰竭 |
| | 弥散功能障碍：肺泡壁损伤引起的肺泡弥散面积减少和肺泡膜炎性增厚 |
| | 肺泡通气与血流比例失衡：气道阻塞不均引起的部分肺泡低通气；微血栓形成引起的部分肺泡低血流量 |

表 16-7　临床常用肺通气功能评价指标

| 评价指标 | 定义 | 含义 |
|---|---|---|
| 静息每分钟通气量（VE） | 在安静状态下，测定的静息每分钟通气量 | 反映肺通气储备功能，VE 降低说明肺通气功能损伤严重 |
| 每分钟肺泡通气量（$V_A$） | 每分钟肺泡交换气体的体积 | 可以直接反应有效通气量 |
| 用力肺活量（FVC） | 深吸气后，用力以最快速度所呼出的气体容积，正常在 3 s 内全部呼出 | $FEV_1 = FEV_1/FVC \times 100\%$，$FEV_1$ 反映气道阻力 |
| 第 1 秒用力呼气容积（$FEV_1$） | 深吸气后，用力以最快速度在第 1 秒呼出的气体容积 | |
| 最大通气量（MVV） | 每分钟最大和最快深呼吸所测定的通气总量 | 反映气道的动态功能 |
| 最大呼气中期流量（MMEF） | 将用力呼出的气体容积分成四等份，其中间呼出气体（即 MMEF 25%～75%）的容积除以呼气所需的时间 | 比较准确地反映气道的阻塞程度，是小气道功能评价的最佳标准 |

**表 16-8　呼吸衰竭时机体主要的功能代谢变化**

| 功能代谢变化 | | 机制 | |
|---|---|---|---|
| 酸碱平衡及电解质紊乱 | 代谢性酸中毒 | 严重缺氧时无氧代谢加强，乳酸等酸性产物增多，可引起代谢性酸中毒。此外，呼吸衰竭时可能出现功能性肾功能不全，肾小管排酸保碱功能降低，以及引起呼吸衰竭的原发疾病或病理过程，如感染、休克等均可引起代谢性酸中毒 | 血清钾浓度增高：由于酸中毒可使细胞内 $K^+$ 外移及肾小管排 $K^+$ 减少，导致高血钾 |
| | | | 血清氯浓度增高：代谢性酸中毒时由于 $HCO_3^-$ 降低，可使肾排 $Cl^-$ 减少，故血氯常增高 |
| | 呼吸性酸中毒 | Ⅱ型呼吸衰竭时，大量二氧化碳潴留可引起呼吸性酸中毒，此时可有高血钾和低血氯 | 高碳酸血症使红细胞中 $HCO_3^-$ 生成增多，后者与细胞外 $Cl^-$ 交换使 $Cl^-$ 转移入细胞；酸中毒时肾小管上皮细胞产生 $NH_3$ 增多，$NaHCO_3$ 重吸收增多，使尿中 $NH_4Cl$ 和 $NaCl$ 的排出增加，均使血清 $Cl^-$ 降低 |
| | 呼吸性碱中毒 | Ⅰ型呼吸衰竭时，因缺氧引起肺过度通气，可发生呼吸性碱中毒 | (1) 低钾血症；<br>(2) 高氯血症 |
| 呼吸系统变化 | | 低氧血症（$PaO_2$↓），$PaO_2$ 低于 60 mmHg——刺激颈动脉体和主动脉体化学感受器，引起反射性呼吸加深加快，$PaO_2$ 低于 30 mmHg，直接抑制呼吸中枢 | |
| | | 高碳酸血症（$PaCO_2$↑）——作用于中枢化学感受器，引起呼吸运动增强，当 $PaCO_2$ 大于 80 mmHg 时，出现中枢 $CO_2$ 麻醉 | |
| | 原发病对呼吸功能的影响 | 阻塞性通气不足呼吸深而慢：上呼吸道阻塞，位于胸外时，出现吸气性呼吸困难，外周性气道阻塞，出现呼气性呼吸困难 | |
| | | 肺顺应性降低所致限制性通气障碍的疾病，因牵张感受器或 J 感受器受到刺激而反射性引起呼吸浅而快 | |
| | | 中枢性呼吸衰竭和严重缺氧，呼吸中枢兴奋性降低，则见呼吸浅而慢，呼吸节律紊乱，可出现潮式呼吸、间歇呼吸、抽泣样呼吸或叹气样呼吸 | |
| 循环系统变化 | 对心脏和血管的影响 | 脑血管和冠状血管扩张：血液重新分布，有利于保证心、脑的血液供应；<br>严重缺氧和 $CO_2$ 潴留：直接抑制和损害心血管中枢，抑制心脏活动，扩张血管，导致心肌收缩力减弱，血压下降，心律失常等严重后果 | |
| | 肺源性心脏病 | 肺泡缺氧或 $CO_2$ 潴留，导致血液 $H^+$ 浓度过高，可引起肺小动脉收缩，使肺动脉压升高，增加了右心后负荷 | |
| | | 肺小动脉长期收缩或缺氧的直接作用，可引起无肌型肺微动脉肌化、肺血管平滑肌细胞和成纤维细胞的肥大与增生，胶原蛋白和弹性蛋白合成增加，导致肺血管壁增厚和硬化，使管腔狭窄，由此形成持久稳定的慢性肺动脉高压 | |
| | | 肺部炎症或肺气肿等病变，使肺毛细血管床减少，肺小动脉壁炎症增厚或纤维化等，增加了肺循环阻力，导致肺动脉高压 | |
| | | 长期缺氧引起代偿性红细胞增多症，增加了血液的黏度，加重肺血流阻力和右心负荷 | |
| | | 呼吸困难时：<br>用力呼气：胸膜腔内压异常升高，心脏受压，影响心脏的舒张功能；<br>用力吸气：胸膜腔内压异常降低，即心脏外面的负压增大，可增加右心收缩的负荷，促使右心衰竭 | |
| | | 缺氧和 $CO_2$ 潴留，酸中毒和电解质紊乱使心肌受损 | |

| 功能代谢变化 | | 机制 |
|---|---|---|
| 中枢神经系统变化 | 二氧化碳麻醉 | $CO_2$ 潴留使 $PaCO_2 > 80$ mmHg 时,可引起头痛、头晕、烦躁不安、扑翼样震颤、呼吸抑制,称为二氧化碳麻醉 |
| | 肺性脑病 | 由呼吸衰竭引起的以中枢神经系统功能障碍为主要表现的综合征。发生机制:$PaO_2 \downarrow$、$PaCO_2 \uparrow$ 及酸中毒对脑血管的作用和脑细胞的作用 |
| 肾功能变化 | 轻者 | 蛋白尿、RBC、WBC 及管型尿 |
| | 重者 | 急性肾衰竭、少尿、氮质血症和代谢性酸中毒 |
| 胃肠功能变化 | | 严重缺氧造成胃壁血管收缩,降低胃黏膜的屏障作用;二氧化碳潴留可增强胃壁细胞碳酸酐酶活性,使胃酸分泌增多,呼吸衰竭时可出现胃肠黏膜糜烂、坏死、出血与溃疡形成等病变 |

**表 16-9 呼吸衰竭防治的病理生理基础**

| 条件 | 病理生理基础 | |
|---|---|---|
| 防止与去除呼吸衰竭的原因 | 如慢性阻塞性肺疾病的患者发生感冒与急性支气管炎,可诱发呼吸衰竭和右心衰竭,故应注意防范,一旦发生呼吸道感染应积极进行抗感染治疗 | |
| 提高 $PaO_2$ (提高 50 mmHg 以上) | Ⅰ型呼吸衰竭患者只有缺氧而无 $CO_2$ 潴留,可吸入较高浓度的氧(一般不超过 50%) | 严重缺氧及高碳酸血症抑制中枢化学感受器,呼吸来自缺氧对外周化学感受器的刺激。临床上对这类患者不能给予高浓度氧。要采用控制性氧疗,吸入 30% 的氧气,因为高浓度氧能迅速缓解低氧血症,解除了低氧血症对外周感受器的刺激作用,呼吸停止;另外由于血氧饱和度回升,能使 $CO_2$ 解离增多,$PaCO_2 \uparrow$,加重高碳酸血症→恶化病情 |
| | Ⅱ型呼吸衰竭患者的吸氧浓度不宜超过 30%,并控制流速,使 $PaO_2$ 上升到 $50 \sim 60$ mmHg 即可 | |
| 增加肺通气,降低 $PaCO_2$ | 解除呼吸道阻塞 | 如用抗生素治疗气道炎症,用平喘药扩张支气管,用体位引流、必要时行气管插管以清除分泌物 |
| | 增强呼吸动力 | 对原发于呼吸中枢抑制所致限制性通气障碍可用呼吸中枢兴奋剂尼可刹米等,但对一般慢性呼吸衰竭患者用中枢兴奋剂反而得不偿失 |
| | 人工辅助通气 | 用人工呼吸维持必需的肺通气量,使呼吸肌得以休息,有利于呼吸肌功能的恢复,这也是治疗呼吸肌疲劳的主要方法 |
| | 补充营养 | 慢性呼吸衰竭患者由于呼吸困难影响进食量和胃肠道消化及吸收功能差,常有营养不良,导致体重和膈肌重量减轻。腹肌萎缩,更易发生呼吸肌疲劳 |
| 改善内环境及保护重要器官的功能 | 纠正酸碱平衡及电解质紊乱,保护心、脑、肝和肾等重要器官的功能,预防与治疗严重并发症,如肺源性心脏病与肺性脑病等 | |

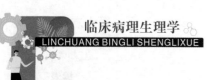

常用医学词汇中英文对照

详见表 16-10。

表 16-10　常用医学词汇中英文对照表

| 序号 | 英文 | 中文 |
|---|---|---|
| 1 | non-respiratory function | 非呼吸功能 |
| 2 | respiratory failure | 呼吸衰竭 |
| 3 | fraction of inspiration oxygen，$FiO_2$ | 吸入气氧分数 |
| 4 | respiratory failure index，RFI | 呼吸衰竭指数 |
| 5 | hypoxemic respiratory failure | 低氧血症型呼吸衰竭 |
| 6 | hypercapnic respiratory failure | 高碳酸血症型呼吸衰竭 |
| 7 | restrictive hypoventilation | 限制性通气不足 |
| 8 | obstructive hypoventilation | 阻塞性通气不足 |
| 9 | inspiratory dyspnea | 吸气性呼吸困难 |
| 10 | expiratory dyspnea | 呼气性呼吸困难 |
| 11 | equal pressure point | 等压点 |
| 12 | alveolar attachments | 肺泡附着点 |
| 13 | respiratory quotient，RQ | 呼吸商 |
| 14 | carbon dioxide production | 二氧化碳产生量 |
| 15 | diffusion impairment | 弥散障碍 |
| 16 | ventilation-perfusion imbalance | 血流比例失调 |
| 17 | functional shunt | 功能性分流 |
| 18 | venous admixture | 静脉血渗杂 |
| 19 | dead space ventilation | 无效腔样通气 |
| 20 | physiological dead space，VD | 生理无效腔 |
| 21 | functional dead space，VDF | 功能性无效腔 |
| 22 | tidal volume，VT | 潮气量 |
| 23 | anatomic shunt | 解剖分流 |
| 24 | acute respiratory distress syndrome，ARDS | 急性呼吸窘迫综合征 |
| 25 | chronic obstructive pulmonary disease，COPD | 慢性阻塞性肺疾病 |
| 26 | chronic respiratory failure | 慢性呼吸衰竭 |
| 27 | minute ventilation at rest，VE | 静息每分钟通气量 |

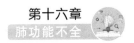

| 序号 | 英文 | 中文 |
|---|---|---|
| 28 | minute alveolar ventilation，$\dot{V}_A$ | 每分钟肺泡通气量 |
| 29 | forced vital capacity，FVC | 用力肺活量 |
| 30 | forced expiratory volume in one second，$FEV_1$ | 第1秒用力呼气容积 |
| 31 | maximal voluntary ventilation，MVV | 最大通气量 |
| 32 | maximal mid-expiratory flow，MMEF | 最大呼气中期流量 |
| 33 | juxtapulmonary capillary receptor | 肺毛细血管旁感受器 |
| 34 | carbon dioxide narcosis | 二氧化碳麻醉 |
| 35 | pulmonary encephalopathy | 肺性脑病 |
| 36 | acute lung injury，ALI | 急性肺损伤 |
| 37 | community-acquired pneumonia，CAP | 社区获得性肺炎 |
| 38 | hospital-acquired pneumonia，HAP | 医院获得性肺炎 |
| 39 | lung abscess | 肺脓肿 |
| 40 | pulmonary ventilation | 肺通气 |
| 41 | gas exchange in lungs | 肺换气 |
| 42 | pulmonary volume | 肺容积 |
| 43 | respiratory membrane | 呼吸膜 |
| 44 | positive end expiratory pressure，PEEP | 呼气末正压 |
| 45 | pneumothorax | 气胸 |
| 46 | pleural effusion | 胸腔积液 |
| 47 | idiopathic pulmonary fibrosis，IPF | 特发性肺纤维化 |
| 48 | cor pulmonale | 肺源性心脏病 |
| 49 | pulmonary hypertension | 肺动脉高压 |
| 50 | pulmonary thromboembolism，PTE | 肺血栓栓塞症 |
| 51 | bronchial asthma | 支气管哮喘 |
| 52 | pulmonary tuberculosis | 肺结核 |
| 53 | bronchiectasis | 支气管扩张症 |
| 54 | pneumonia | 肺炎 |
| 55 | erythrocyte sedimentation rate，ESR | 血沉 |

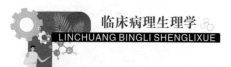

续表

| 序号 | 英文 | 中文 |
| --- | --- | --- |
| 56 | c-reaction protein，CRP | C 反应蛋白 |
| 57 | procalcitonin，PCT | 降钙素原 |
| 58 | fibro-bronchoscopic examination | 纤维支气管镜检查 |
| 59 | human B-type natriuretic peptide | B 型钠尿肽 |
| 60 | troponin | 肌钙蛋白 |
| 61 | aspartate aminotransferase，AST | 天门冬氨酸氨基转移酶 |
| 62 | lactate dehydrogenase，LDH | 乳酸脱氢酶 |
| 63 | creatine kinase，CK | 肌酸激酶 |
| 64 | a-Hydroxybutyrate Dehydrogenase，α-HBDH | α-羟丁酸脱氢酶 |

 **基本概念**

1. 呼吸衰竭：指由于各种原因引起肺通气和（或）换气功能严重障碍，以致在静息呼吸状态，吸入空气时，出现低氧血症（$PaO_2$ 降低）伴有或不伴有二氧化碳潴留（$PaCO_2$ 增高），从而引起机体一系列病理生理改变和临床表现的综合征。

2. 呼吸衰竭指数：又称氧合指数，指动脉血氧分压与吸入氧气浓度的比值。反映外呼吸效率。

$$RFI = PaO_2/FiO_2 = （80～100）/0.2 （即正常值为 400～500）。$$

当 $FiO_2 < 20\%$ 时，$RFI \leqslant 300$，为呼吸衰竭。

3. Ⅰ型呼吸衰竭：指外呼吸功能严重障碍，引起 $PaO_2$ 低于 60 mmHg 且 $PaCO_2$ 不高于 50 mmHg 的呼吸衰竭，又称为低氧血症型呼吸衰竭。

4. Ⅱ型呼吸衰竭：指外呼吸功能严重障碍，引起 $PaO_2$ 低于 60 mmHg 且 $PaCO_2$ 高于 50 mmHg 的呼吸衰竭，又称为高碳酸血症型呼吸衰竭。

5. 限制型通气不足：指吸气时肺泡的扩张受限引起的肺泡通气不足。

6. 阻塞型通气不足：指气道狭窄或阻塞所致的通气障碍。

7. 等压点：呼气时，气道内压是正压，压力由小气道至中央气道逐渐下降，在呼出的气道中必然有一部分气道内压与胸膜腔内压相等，该处称为等压点。

8. 弥散障碍：指由肺泡膜面积减少或肺泡膜异常增厚和弥散时间缩短引起的气体交换障碍。

9. 功能性分流：部分肺泡通气明显减少，而血流未相应减少，使通气血流比例显著降低，以致流经这部分肺泡的静脉血未经充分动脉化便掺入动脉血内，这种情况类似动-静脉短路，故称功能性分流，又称静脉血掺杂。

10. 无效腔样通气：肺动脉栓塞、弥散性血管内凝血、肺动脉炎、肺血管收缩等都可使部分肺泡血流减少，通气血流比例可显著大于正常，患部肺泡血流少而通气多，肺泡通气不能充分被利用，称为无效腔样通气。

11. 解剖（真性）分流：解剖分流即一部分静脉血经过支气管静脉和极少的肺内动-静脉交通支直接流入肺静脉。解剖分流的血液完全未经气体交换过程，故称为真性分流。

12. 急性呼吸窘迫综合征（ARDS）：在多种原发病过程中，因急性肺损伤（ALI）引起的急性呼吸衰竭，以进行性呼吸困难和顽固性低氧血症为特征，又称肺休克。ARDS（RFI＜200）是 ALI 的终末阶段（RFI＜300）。ALI 和 ARDS 是全身炎症反应综合征（SIRS）在肺部的突出表现。

13. 慢性阻塞性肺疾病（COPD）：是发生于支气管黏膜及其周围组织的慢性非特异性炎症，以气流受限为特征，气流受限不完全可逆，呈进行性发展。

14. 静息每分钟通气量：指在安静状态下，测定的每分钟通气量。该指标可以反映肺通气储备功能，每分通气量降低说明肺通气功能损伤严重。

15. 每分钟肺泡通气量：指每分钟肺泡交换气体的体积。每分钟肺泡通气量＝（潮气容积－无效腔容积）×呼吸频率，可以直接反映有效通气量。

16. 用力肺活量：指深吸气后，用力以最快速度所呼出的气体容积，正常在 3s 内全部呼出。

17. 第 1 秒用力呼气容积：指深吸气后，用力以最快速度在第 1 秒呼出的气体容积。临床上常用其反映气道阻力。

18. 最大通气量：指每分钟最大和最快深呼吸所测定的通气总量。最大通气量可以反映气道的动态功能。

19. 最大呼气中期流量：指将用力呼出的气体容积分成四等份，其中间呼出气体（即25%～75%）的容积除以呼气所需的时间。可以比较准确地反映气道的阻塞程度，是小气道功能评价的最佳指标。

20. 潮式呼吸：是一种呼吸由浅慢逐渐变为深快，然后再由深快转为浅慢，再经一段呼吸暂停（5～20s），又开始重复以上过程的周期性变化，其形态犹如潮水起伏，周期可达 30 s～2 min。

21. $CO_2$ 麻醉：$CO_2$ 潴留使 $PaCO_2$＞80mmHg 时，可引起头痛、头晕、烦躁不安、扑翼样震颤、呼吸抑制，称为 $CO_2$ 麻醉。

22. 肺性脑病：由呼吸衰竭引起的脑功能障碍称为肺性脑病。

23. 肺泡表面活性物质：是一种脂蛋白，由 II 型肺泡上皮细胞产生，能降低肺泡内壁液体的表面张力。肺泡表面张力低则可增大肺顺应性使肺易于扩张，因而胸内负压也较低，不易发生肺水肿。肺泡表面活性物质减少使肺泡表面张力增加，可导致肺不张，主要见于呼吸窘迫综合征。

24. 社区获得性肺炎：在医院外罹患的感染性肺实质炎症，包括具有明确潜伏期的病原体感染而在入院后平均潜伏期内发病的肺炎。

25. 医院获得性肺炎：亦称医院内肺炎，指患者入院时不存在，也不处于潜伏期，而于入院 48 h 后在医院（包括老年护理院、康复院）内发生的肺炎，包括呼吸机相关性肺炎（VAP）和卫生保健相关性肺炎（HCAP）。

26. 肺脓肿：是肺组织坏死形成脓腔所表现的一组临床症状，临床特征是高热、咳嗽和咳大量脓臭痰。

27. velcro啰音：指弥漫性肺间质纤维化患者吸气后期出现的细湿啰音，音调高，近耳颇似撕开尼龙扣带时发出的声音，是湿性啰音的一种。

**学习评价**

**（一）填空题**

1. 呼吸衰竭指由各种原因引起肺_____和（或）_____功能严重障碍，以致在静息状态，吸入空气时，出现低氧血症（_____降低）伴有或不伴有二氧化碳潴留（_____增高），从而引起机体一系列病理生理改变和临床表现的综合征。

2. 呼吸衰竭的主要判断依据是：在海平面、静息状态、呼吸空气的条件下，$PaO_2$_____，伴有或不伴有$PaCO_2$_____。

3. 当吸入气的氧浓度（$FiO_2$）不足20%时，用_____作为诊断呼吸衰竭的指标。

4. 关于呼吸衰竭的分类，根据动脉血气特点，呼吸衰竭可以分为_____和_____；根据发病机制特点，可以分为_____和_____；根据原发病变部位特点，可以分为_____和_____；根据发病的缓急，可以分为_____和_____。

5. 肺通气功能障碍包括_____和_____。

6. 影响气道阻力的主要因素是_____。生理情况下气道阻力80%以上在_____，慢性阻塞性肺疾病患者气道阻力主要在_____。

7. 中央性气道阻塞发生在胸内的患者其呼吸困难表现为_____，气道阻塞发生在胸外的患者表现为_____。

8. 在呼出气道上，压力由小气道至中央气道逐渐下降，通常将_____与_____相等的气道部位称为"等压点"。

9. 慢性支气管炎时，等压点由_____上移至_____，以致在用力呼气时可使气道阻塞加重，甚至使小气道闭合。

10. 总肺泡通气量不足会使_____下降和_____升高，因而流经肺泡毛细血管的血液不能被充分动脉化，导致$PaO_2$降低和$PaCO_2$升高，最终出现_____。

11. 肺换气功能障碍包括_____、_____以及_____。

12. 弥散障碍是指由_____或_____和_____引起的气体交换障碍。

13. 支气管扩张症可伴有_____和_____，使_____增加，静脉血掺杂异常增多，而导致呼吸衰竭。

14. 肺动脉栓塞、_____、_____、_____等，可使患部肺泡血流量_____，但通气_____，导致$\dot{V}_A/\dot{Q}$_____，使患部肺泡通气不能充分被利用，称为_____。

15. _____可有效地提高功能性分流的$PaO_2$，而对真性分流的$PaO_2$则无明显作用。

16. 急性呼吸窘迫综合征（ARDS）是由不同病因引起的具有明显特征性的急性肺损伤，其损伤特点为_____，特征性病理改变包括肺泡上皮、血管内皮损伤、肺泡膜通透性增加、大量中性粒细胞浸润、肺泡内透明膜形成，是以_____和_____为主要临床表现的临床综合征。

17. 慢性阻塞性肺疾病的共同特征是_____，其呼吸衰竭的发生机制是_____、_____、_____和_____。

18. Ⅱ型呼吸衰竭时，大量二氧化碳潴留可引起_____，此时可出现_____和_____。

19. Ⅰ型呼吸衰竭时，因缺氧引起肺过度通气，可发生_____。此时患者可出现_____，_____。

20. $PaO_2$ 降低作用于_____与_____化学感受器，反射性增强呼吸运动。此反应要在 $PaO_2$ 低于_____才明显，$PaO_2$ 为_____时肺通气最大。

21. 慢性呼吸衰竭 $CO_2$ 潴留和缺氧都可引起中枢神经的损伤，特别是当 $PaCO_2$ 超过_____时，可引起头痛、头晕、烦躁不安、言语不清、扑翼样震颤、精神错乱、嗜睡、抽搐、呼吸抑制等，即所谓_____。由呼吸衰竭引起的脑功能障碍称为_____。

22. $PaCO_2$ 增高是由肺总通气量减少所致，应通过增加肺泡通气量以降低 $PaCO_2$。增加肺通气的方法包括_____、_____、_____、_____。

**（二）单选题**

1. 呼吸衰竭是指（　　　）

A. 由内呼吸功能障碍引起的病理过程　　　B. 由外呼吸功能严重障碍引起的病理过程

C. 有 $PaO_2$ 下降的病理过程　　　D. 有 $PaCO_2$ 升高的病理过程

E. 肺部发生严重病变引起的病理过程

2. 当吸入气的氧浓度（$FiO_2$）不足 20％时，诊断呼吸衰竭的指标是（　　　）

A. $PaO_2$　　　B. $PaCO_2$

C. $PvO_2$　　　D. $PvCO_2$

E. RFI

3. 为什么临床以 $PaO_2$ 低于 60 mmHg 作为诊断呼吸衰竭的标准（　　　）

A. 根据氧离曲线特性，当 $PaO_2$ 低于 60 mmHg 时，$SaO_2$ 显著下降，组织将出现严重缺氧

B. 此时可因缺氧出现外周化学感受器兴奋

C. 此时会引起酸中毒

D. 此时会出现二氧化碳麻醉

E. 临床经验的总结

4. $PaCO_2$ 发生什么样的变化时，会引起 pH 值低于正常水平，出现高碳酸血症（　　　）

A. 没有变化　　　B. 高于 50 mmHg

C. 低于 50 mmHg　　　D. 等于 50 mmHg

E. 低于 40 mmHg

5. 下列引起限制性通气不足的原因正确的是（　　　）

A. 气管痉挛、管壁肿胀或纤维化　　　B. 肺组织对气道管壁的牵引力减弱

C. 声带麻痹、水肿　　　D. 小气道管壁炎细胞浸润

E. 呼吸肌收缩功能障碍

6. 下列关于限制性通气不足的叙述，哪一项是错误的（　　　）

A. 指吸气时肺泡的扩张受限引起的肺泡通气不足

B. 导致 $PaO_2$ 降低和 $PaCO_2$ 升高，最终出现Ⅰ型呼吸衰竭

C. 可因胸廓的顺应性降低引起

D. 可由胸腔积液和气胸引起

E. 可以导致呼吸衰竭

7. 下列哪项不是引起限制性通气功能障碍的原因 （　　）

A. 胸膜纤维性增厚　　　　　　　　B. 肺纤维化

C. 气管狭窄　　　　　　　　　　　D. 呼吸中枢损伤

E. 重症肌无力

8. 中央性气道阻塞位于胸内时，呼吸困难表现为 （　　）

A. 吸气性呼吸困难　　　　　　　　B. 呼气性呼吸困难

C. 陈-施呼吸　　　　　　　　　　　D. 比-奥呼吸

E. 混合性呼吸困难

9. 下列疾病患者表现为呼气性呼吸困难的是 （　　）

A. 声带水肿　　　　　　　　　　　B. 胸腔积液

C. 肺纤维化　　　　　　　　　　　D. 慢性支气管炎

E. 咽白喉

10. 下列关于"等压点"的论述，错误的是 （　　）

A. 正常人气道的"等压点"位于有软骨环支撑的大气道

B. 在呼出气道上，压力由小气道至中央气道逐渐下降，通常将气道内压与胸膜腔内压相等的气道部位称为"等压点"

C. "等压点"上移至小气道，用力呼气引起小气道闭合而出现吸气性呼吸困难

D. "等压点"上移至小气道，用力呼气引起小气道闭合而出现呼气性呼吸困难

E. 肺气肿患者的"等压点"上移至无软骨支撑的小气道

11. 反映总肺泡通气量变化的最佳指标是 （　　）

A. $PaO_2$　　　　　　　　　　　　B. $PaCO_2$

C. $PvO_2$　　　　　　　　　　　　D. $PvCO_2$

E. RFI

12. 肺泡通气不足时的血气变化的特点为 （　　）

A. $PaO_2$ 下降　　　　　　　　　　B. $PaO_2$ 降低，$PaCO_2$ 升高

C. $PaO_2$ 下降，$PaCO_2$ 下降　　　D. $PaO_2$ 正常，$PaCO_2$ 升高

E. $PaO_2$ 降低，$PaCO_2$ 正常

13. 肺泡膜的薄区——气体的交换部位是由什么构成的 （　　）

A. 肺泡上皮、毛细血管内皮

B. 肺泡表面的液体层、红细胞膜、基底层

C. 肺泡上皮、红细胞膜、基底膜

D. 肺泡上皮、毛细血管内皮及两者共有的基底膜

E. 肺泡表面的液体层、毛细血管内皮、基底膜

14. 下列哪项不是弥散障碍的特点 （　　）

A. 可因肺泡膜面积减少引起　　　　B. 可因肺泡膜厚度增加引起

C. 可因弥散时间缩短引起　　　　　D. 可引起低氧血症

E. 可引起高碳酸血症

15. 正常人在静息状态下，肺泡静息每分钟通气量与每分钟肺血流量的比率（$\dot{V}_A/\dot{Q}$）约为（  ）

A. 0.8  B. 0.4

C. 8.0  D. 5.0

E. 3.0

16. 下列哪一项不属于弥散障碍时肺泡膜厚度增加的原因（  ）

A. 肺水肿  B. 肺泡透明膜形成

C. 肺纤维化  D. 肺泡毛细血管扩张

E. 肺实变

17. 关于肺泡通气与血流比例失调的描述，下列哪项不正确（  ）

A. 可以是部分肺泡通气不足

B. 可以是部分肺泡血流不足

C. 是肺部病变引起呼吸衰竭的最重要机制，此时总肺泡通气量可不减少

D. 常引起 $PaO_2$ 降低而 $PaCO_2$ 不升高

E. 可见于气管阻塞，总肺泡通气量减少而肺血流量未减少时

18. 以下哪些原因不是引起静脉血掺杂的主要原因（  ）

A. 支气管哮喘  B. 肺血管收缩

C. 慢性支气管炎  D. 阻塞性肺气肿

E. 肺纤维化

19. 下列关于功能性分流的描述不正确的是（  ）

A. 这种情况类似动-静脉短路

B. 部分肺泡通气明显减少而血流并未相应减少

C. 病变部位肺泡 $\dot{V}_A/\dot{Q}$ 比值大于 0.8

D. 又称静脉血掺杂

E. 正常成人功能性分流约占肺血流量的 3%

20. 下列哪一项不是引起无效腔样通气的常见原因（  ）

A. 肺动脉栓塞  B. 弥散性血管内凝血

C. 支气管哮喘  D. 肺动脉炎

E. 肺血管收缩

21. 下列关于无效腔样通气的描述不正确的是（  ）

A. 部分肺泡血流明显减少而通气并未相应减少

B. 病变部位肺泡 $\dot{V}_A/\dot{Q}$ 比值显著大于正常

C. 正常人的生理无效腔约占潮气量的 30%

D. 疾病时功能性无效腔可显著增多，VD/VT 高达 60%～70%，从而导致呼吸衰竭

E. 正常人的肺不会出现无效腔样通气

22. 关于解剖分流，下列说法不正确的是（  ）

A. 是指一部分静脉血经支气管静脉和极少的肺内动-静脉交通支直接流入肺静脉

B. 生理情况下，肺内也存在少量的解剖分流

C. 解剖分流的血液未经充分动脉化

D. 支气管扩张症伴有解剖分流量增加

E. 吸入纯氧是鉴别功能性分流和真性分流的方法

23. 关于急性呼吸窘迫综合征（ARDS），下列不正确的是（　　）

A. 是一种急性呼吸衰竭，ARDS 患者通常发生 I 型呼吸衰竭

B. 主要为弥散性肺泡损伤

C. 急性肺泡-毛细血管膜损伤是急性肺损伤引起呼吸衰竭的原因

D. 临床主要表现为低氧血症和呼吸窘迫

E. ARDS 一般不发生于儿童

24. II 型呼吸衰竭时常发生的酸碱平衡紊乱是（　　）

A. 呼吸性酸中毒 　　　　　　　　B. 呼吸性碱中毒

C. 代谢性酸中毒 　　　　　　　　D. 代谢性碱中毒

E. 代谢性碱中毒合并代谢性酸中毒

25. 呼吸衰竭时机体各系统对缺氧最敏感者为（　　）

A. 呼吸系统 　　　　　　　　　　B. 心血管系统

C. 中枢神经系统 　　　　　　　　D. 泌尿系统

E. 内分泌系统

26. 呼吸衰竭引起的缺氧类型是（　　）

A. 循环性缺氧 　　　　　　　　　B. 低张性缺氧

C. 组织性缺氧 　　　　　　　　　D. 血液性缺氧

E. 等张性缺氧

27. $PaO_2$ 降为多少时，肺通气最大（　　）

A. 30 mmHg 　　　　　　　　　　B. 50 mmHg

C. 60 mmHg 　　　　　　　　　　D. 70 mmHg

E. 80 mmHg

28. 中枢性呼吸衰竭时最常见的呼吸节律紊乱是（　　）

A. 潮式呼吸 　　　　　　　　　　B. 间歇呼吸

C. 抽泣样呼吸 　　　　　　　　　D. 叹气样呼吸

E. 浅慢呼吸

29. 外周气道阻塞引起呼气性呼吸困难的机制是（　　）

A. 呼气时，胸膜腔内压增高引起小气道受压

B. 呼气时，胸膜腔内压下降使小气道受压

C. 呼气时，气道内压上升使肺泡受压

D. 呼气时，胸膜腔内压和气道内压均上升使中央气道受压

E. 呼气时，等压点上移至咽部

30. II 型呼吸衰竭的给氧原则正确的是（　　）

A. 持续、高浓度、高流量 　　　　B. 间断、低浓度、低流量

C. 持续、高浓度、低流量 　　　　D. 持续、低浓度、低流量

E. 间断、高浓度、高流量

## (三) 多选题

1. 下列关于限制性通气不足的叙述正确的是 （    ）

A. 指吸气时肺泡的扩张受限引起的肺泡通气不足

B. 导致 $PaO_2$ 降低和 $PaCO_2$ 升高，最终出现Ⅰ型呼吸衰竭

C. 因胸廓的顺应性降低引起

D. 由胸腔积液和气胸引起

E. 导致 $PaO_2$ 降低和 $PaCO_2$ 升高，最终出现Ⅱ型呼吸衰竭

2. 以下哪项是呼吸肌活动障碍引起限制性通气不足的原因 （    ）

A. 脑外伤                B. 脑血管意外

C. 脊髓灰质炎          D. 脑炎

E. 多发性神经根炎

3. 下列疾病患者表现为吸气性呼吸困难的有 （    ）

A. 慢性支气管炎        B. 肺气肿

C. 声带麻痹             D. 气胸

E. 肺纤维化

4. 引起肺顺应性降低的因素有 （    ）

A. 肺纤维化             B. 胸膜纤维性增厚

C. 肺泡表面活性物质减少    D. 声带麻痹

E. 肺水肿

5. 下列哪些因素导致阻塞性通气不足 （    ）

A. 声带麻痹             B. 肺水肿

C. 肺叶切除             D. 支气管哮喘

E. 大叶性肺炎

6. 关于阻塞性通气不足的描述正确的是 （    ）

A. 影响气道阻力最主要的因素是气道内径

B. 气道阻塞可以分为中央性和外周性

C. 阻塞位于胸外，呼气时因胸膜腔内压升高压迫气道，患者表现为呼气性呼吸困难

D. 外周性气道阻塞主要发生于内径小于 $1\,mm$ 的小支气管

E. 阻塞性通气不足引起的是Ⅰ型呼吸衰竭

7. 气体从肺泡腔到达红细胞内需要经过 （    ）

A. 肺泡上皮             B. 毛细血管内皮

C. 肺泡表面的液体层      D. 血浆

E. 红细胞膜

8. 肺换气功能障碍的主要发生机制为 （    ）

A. 弥散障碍             B. 肺泡通气与血流比例失调

C. 解剖分流增加        D. 酸中毒

E. 缺氧

9. 下列哪些疾病会造成肺泡膜面积减少 （    ）

A. 肺实变　　　　　　　　　　　　　B. 肺不张

C. 肺叶切除　　　　　　　　　　　　D. 肺水肿

E. 肺纤维化

10. 急性呼吸窘迫综合征的特征性病理改变包括（　　　）

A. 肺泡上皮损伤　　　　　　　　　　B. 血管内皮损伤

C. 肺泡膜通透性增加　　　　　　　　D. 大量中性粒细胞浸润

E. 肺泡内透明膜形成

11. COPD 引起慢性呼吸衰竭的发生机制涉及（　　　）

A. 阻塞性通气障碍　　　　　　　　　B. 限制性通气障碍

C. 弥散功能障碍　　　　　　　　　　D. 肺泡通气与血流比例失调

E. 解剖分流增加

12. 临床常用的肺通气功能评价指标有（　　　）

A. 静息每分钟通气量　　　　　　　　B. 每分钟肺泡通气量

C. 用力肺活量　　　　　　　　　　　D. 最大通气量

E. 最大呼气中期流量

13. 呼吸衰竭时关于循环系统的变化，下列描述正确的是（　　　）

A. 急性低氧血症可引起外周血管收缩

B. 长期慢性低氧血症可引起代偿性红细胞增多症

C. 低氧伴高碳酸血症可引起肺血管收缩

D. 低氧伴高碳酸血症可引起肺血管扩张

E. 急性呼吸窘迫综合征可引起的肺毛细血管通透性增加

14. Ⅱ型呼吸衰竭可引起的酸碱及电解质紊乱是（　　　）

A. 高血钾　　　　　　　　　　　　　B. 低血氯

C. 高血钙　　　　　　　　　　　　　D. 低血钠

E. 高血氨

15. 呼吸衰竭时各种代偿性功能变化和功能障碍发生最基本的原因是（　　　）

A. 中枢神经系统功能障碍　　　　　　B. 低氧血症

C. 电解质代谢变化　　　　　　　　　D. 高碳酸血症

E. 右心衰竭

16. 肺性脑病发病的机制有（　　　）

A. $CO_2$ 升高引起脑血管扩张和脑细胞水肿都使颅内压升高

B. $PaCO_2$ 降低使中枢兴奋性降低

C. 神经细胞内酸中毒，γ-氨基丁酸增多

D. 肺源性心脏病导致心排血量减少、脑血流减少

E. 脑细胞缺氧，ATP 生成减少

17. 当 $PaCO_2$ 超过 80 mmHg 时，可引起（　　　）

A. 头痛、头晕　　　　　　　　　　　B. 烦躁不安

C. 言语不清　　　　　　　　　　　　D. 扑翼样震颤

E. 嗜睡

18. 呼吸衰竭时下列关于肾功能变化正确的是（　　）

A. 少尿　　　　　　　　　　　　　　B. 氮质血症

C. 尿中出现蛋白　　　　　　　　　　D. 尿中出现红细胞、白细胞

E. 管型尿

19. 呼吸衰竭时产生胃溃疡、胃出血的机制有（　　）

A. 胃黏膜屏障作用降低　　　　　　　B. 胃壁血管收缩

C. 胃壁细胞碳酸酐酶活性减弱　　　　D. 胃酸分泌增多

E. 合并 DIC、休克等

20. 下列关于呼吸衰竭防治的病理生理基础，正确的是（　　）

A. 积极治疗呼吸道感染　　　　　　　B. 提高氧分压（PaO₂）

C. 降低二氧化碳分压（PaCO₂）　　　 D. 改善内环境，纠正酸碱平衡及电解质紊乱

E. 预防肺心病及肺性脑病

## （四）简答题

1. 简述限制性通气不足引起呼吸衰竭的原因。

2. 呼吸衰竭时阻塞性通气不足会引起哪些呼吸困难？

3. 肺气肿患者用力呼吸时呼吸困难的机制是怎样的？

4. 无效腔样通气和功能性分流哪一个更容易通过呼吸运动增强代偿？为什么？

5. 呼吸衰竭患者可出现哪些酸碱平衡紊乱？为什么？

6. Ⅰ型和Ⅱ型呼吸衰竭的给氧原则有何区别？

7. 如何鉴别功能性分流和真性分流？

## （五）问答题

1. 何谓肺性脑病？其发生机制如何？

2. 试述急性呼吸窘迫综合征的发生机制及其血气变化的特点。

3. 试述肺源性心脏病的发病机制。

4. 试述肺换气功能障碍引起呼吸衰竭的发生机制。

### 参考答案

## （一）填空题

1. 通气，换气，PaO₂，PaCO₂

2. 低于 60 mmHg，高于 50 mmHg

3. 呼吸衰竭指数（RFI）

4. Ⅰ型呼吸衰竭，Ⅱ型呼吸衰竭，通气性呼吸衰竭，换气性呼吸衰竭，中枢性呼吸衰竭，外周性呼吸衰竭，急性呼吸衰竭，慢性呼吸衰竭

5. 限制性通气不足，阻塞性通气不足

6. 气道内径，直径大于 2 mm 的支气管与气管，直径小于 2 mm 的外周小气道

7. 呼气性呼吸困难，吸气性呼吸困难

8. 气道内压，胸膜腔内压

9. 大气道，无软骨支撑的小气道

10. 肺泡气氧分压，肺泡气二氧化碳分压，Ⅱ型呼吸衰竭

11. 弥散障碍，肺泡通气与血流比例失调，解剖分流增加

12. 肺泡膜面积减少，肺泡膜异常增厚，弥散时间缩短

13. 支气管血管扩张，肺内动-静脉短路开放，解剖分流量

14. 弥散性血管内凝血，肺动脉炎，肺血管收缩，减少，未相应减少甚至增多，显著大于正常，无效腔样通气

15. 吸入纯氧

16. 弥散性肺泡损伤，低氧血症，呼吸窘迫

17. 管径小于 2 mm 的小气道阻塞和阻力增高，阻塞性通气障碍，限制性通气障碍，弥散功能障碍，肺泡通气与血流比例失调

18. 呼吸性酸中毒，高血钾，低血氯

19. 呼吸性碱中毒，血钾降低，血氯增高

20. 颈动脉体，主动脉体，60 mmHg，30 mmHg

21. 80 mmHg，$CO_2$ 麻醉，肺性脑病

22. 解除呼吸道阻塞，增强呼吸动力，人工辅助通气，补充营养

（二）单选题

| 1 | 2 | 3 | 4 | 5 | 6 | 7 | 8 | 9 | 10 |
|---|---|---|---|---|---|---|---|---|---|
| B | E | A | B | E | B | C | B | D | C |
| 11 | 12 | 13 | 14 | 15 | 16 | 17 | 18 | 19 | 20 |
| B | B | D | E | A | E | E | B | C | C |
| 21 | 22 | 23 | 24 | 25 | 26 | 27 | 28 | 29 | 30 |
| E | C | E | A | C | B | A | A | A | D |

（三）多选题

| 1 | 2 | 3 | 4 | 5 | 6 | 7 | 8 | 9 | 10 |
|---|---|---|---|---|---|---|---|---|---|
| ACDE | ABCDE | ACDE | ACE | AD | AB | ABCDE | ABC | ABC | ABCDE |
| 11 | 12 | 13 | 14 | 15 | 16 | 17 | 18 | 19 | 20 |
| ABCD | ABCDE | ABCE | AB | BD | ACE | ABCDE | ABCDE | ABDE | ABCDE |

（四）简答题

1. 简述限制性通气不足引起呼吸衰竭的原因。

答：（1）呼吸肌活动障碍。①中枢或周围神经的器质性病变如脑外伤、脑血管意外、脊髓灰质炎、脑炎、多发性神经根炎等；②过量安眠药、镇静药和麻醉药抑制呼吸中枢；③呼吸肌本身收缩功能障碍，长时间呼吸困难和呼吸运动增强所致的呼吸肌疲劳，营养不良所致的呼吸肌萎缩等；④低钾、缺氧、酸中毒等所致的呼吸肌无力。

（2）胸廓的顺应性降低：严重的胸廓畸形及胸膜纤维性增厚、胸壁外伤。

（3）肺的顺应性降低：呼吸窘迫综合征、肺过度通气或肺水肿，使肺泡表面活性物质大量消耗、稀释和破坏。

（4）胸腔积液和气胸：胸腔大量积液或张力性气胸（胸膜腔内压升高）。

2. 呼吸衰竭时阻塞性通气不足会引起哪些呼吸困难？

答：（1）中央性气道阻塞，若位于胸外，吸气时气体流经病灶引起的压力降低，可使气道内压明显低于大气压，导致气道狭窄加重；呼气时则因气道内压大于大气压而使阻塞减轻，故患者表现为吸气性呼吸困难。

（2）中央性气道阻塞，若位于胸内，吸气时由于胸膜腔内压降低使气道内压大于胸膜腔内压，故使阻塞减轻；呼气时由于胸膜腔内压升高而压迫气道，使气道狭窄加重，患者表现为呼气性呼吸困难。

（3）外周性气道阻塞的患者用力呼气时可引起小气道闭合，从而导致严重的呼气性呼吸困难。

3. 肺气肿患者用力呼吸时呼吸困难的机制是怎样的？

答：（1）肺气肿存在炎症细胞释放的蛋白酶过多或抗胰蛋白酶不足，可导致细支气管与肺泡壁中弹性组织降解，肺泡弹性回缩力下降，当胸内负压降低（即胸膜腔内压升高）时，可压迫小气道导致阻塞。

（2）肺气肿患者肺泡间隔断裂，肺泡融合扩大而数量减少，使细支气管壁上肺泡的附着点减少，对支气管壁的牵拉作用减弱，使细支气管变形，口径缩小，导致气道阻塞。

（3）当肺气肿患者用力呼气时，由于气道阻塞，使等压点上移至无软骨支撑的小气道，在压力的作用下小气道闭合而出现呼气性呼吸困难。

4. 无效腔样通气和功能性分流哪一个更容易通过呼吸运动增强代偿？为什么？

答：无效腔样通气更容易代偿。因为病变肺组织血流减少，流经健肺的血液增加，不能充分氧合，通过呼吸运动增强，提高肺泡的通气量可以有效增加血液的氧合效率缓解缺氧。而发生功能性分流的肺泡由于限制和（或）阻塞作用使通气量减少，呼吸运动增强也无法改善，肺内的血流量是正常的，增加肺泡通气也不能明显提高流经健肺的血氧含量，因而不易代偿。

5. 呼吸衰竭患者可出现哪些酸碱平衡紊乱？为什么？

答：呼吸衰竭的患者均有低氧血症，严重缺氧使体内无氧代谢增强，乳酸等酸性产物显著增多引起代谢性酸中毒；Ⅱ型呼吸衰竭时血中 $CO_2$ 潴留，因此合并有呼吸性酸中毒；ARDS 患者代偿性呼吸加深加快或呼吸衰竭患者应用人工呼吸机导致 $CO_2$ 过量排出时可合并呼吸性碱中毒；呼吸衰竭患者过量应用利尿剂或 $NaHCO_3$ 等，则会因肾脏排 $H^+$、摄入碱性物质过多引起医源性代谢性碱中毒。一般而言，呼吸衰竭时常发生混合性酸碱平衡紊乱。

6. Ⅰ型和Ⅱ型呼吸衰竭的给氧原则有何区别？

答：Ⅰ型呼吸衰竭只有缺氧而无 $CO_2$ 潴留，可吸入较高浓度的氧（一般不超过 50％）。Ⅱ型呼吸衰竭患者应持续性给予低浓度、低流量的氧（吸氧浓度不宜超过 30％，鼻导管给氧，流量为 1～2 L/min ），使 $PaO_2$ 上升到 50～60 mmHg，$SaO_2$ 达 80％以上即可。原因：Ⅱ型呼吸衰竭伴有长期 $CO_2$ 潴留，当 $PaCO_2$ 超过 80 mmHg 时会直接抑制呼吸中枢，此时呼吸的兴奋主要依靠低氧血症对外周化学感受器的刺激。避免缺氧完全纠正后，由高碳酸血症引起的呼吸抑制，进而加重高碳酸血症而使病情更加恶化，甚至引发呼吸停止。

7. 如何鉴别功能性分流和真性分流？

答：吸入纯氧可有效提高功能性分流的 $PaO_2$，而对真性分流的 $PaO_2$ 则无明显作用，用这种方法可对两者进行鉴别。

**（五）问答题**

1. 何谓肺性脑病？其发生机制如何？

答：（1）肺性脑病是由呼吸衰竭引起的脑功能障碍。

其主要临床表现为一系列神经精神症状，包括：严重缺氧时出现的头痛、不安、定向与记忆障碍、精神错乱、嗜睡，甚至惊厥和昏迷；慢性呼吸衰竭时 $CO_2$ 潴留和缺氧都可引起中枢神经的损伤，尤其 $PaCO_2$ 超过 80 mmHg 时，可引起头痛、头晕、烦躁不安、言语不清、扑翼样震颤、精神错乱、嗜睡、抽搐、呼吸抑制等 $CO_2$ 麻醉表现。

（2）肺性脑病的发病机制有以下几种。①酸中毒和缺氧对脑血管的作用：酸中毒和缺氧既能使脑血管扩张充血，也能损伤血管内皮使其通透性增高，进而导致脑间质水肿。缺氧使细胞 ATP 生成减少，影响 $Na^+$-$K^+$ 泵功能，可引起细胞内 $Na^+$ 及水增多，形成脑细胞水肿。脑间质、细胞水肿使颅内压增高，压迫脑血管，再加上脑血管内皮损伤引发血管内凝血阻塞血流，使脑供血障碍。严重的颅内高压还可导致脑疝形成。②酸中毒对脑细胞的作用：呼吸衰竭时脑脊液的 pH 值变化比血液更为明显。脑脊液酸中毒可抑制脑电活动。神经细胞内酸中毒一方面可增加脑谷氨酸脱羧酶活性，使 γ-氨基丁酸生成增多，导致中枢抑制；另一方面可增强磷脂酶活性，使溶酶体水解酶释放，引起神经细胞和组织的损伤。③部分肺性脑病患者表现为神经兴奋、躁动，可能因发生代谢性碱中毒所致。然而，酸中毒的患者也有 1/3 表现为神经兴奋，其机制尚不清楚。

2. 试述急性呼吸窘迫综合征的发生机制及其血气变化的特点。

答：（1）弥散障碍。由于肺泡毛细血管膜受损及炎症介质的作用使微血管内皮与肺泡上皮的通透性增高，引起肺间质和肺泡水肿及肺透明膜形成。

（2）通气与血流比例失调。①无效腔样通气增加：肺内 DIC 及炎症介质导致的肺血管收缩使部分肺泡有通气而无血液灌注或少灌注。②功能性分流增加：炎性分泌物和水肿液堵塞小气道，以及炎性介质使支气管痉挛，通气阻力增加；肺泡Ⅱ型上皮的损伤，水肿液的稀释，以及肺泡过度通气消耗过多，使肺泡表面活性物质减少，肺顺应性降低，造成肺萎陷、肺不张，从而导致部分肺泡通气量减少，流经此处的静脉血无法充分氧合。

（3）ARDS 时的血气变化为：早期因过度通气，主要表现为 $PaO_2$ 的降低与 $PaCO_2$ 的下降，甚至出现呼吸性碱中毒；重度 ARDS 的晚期，因广泛的肺部病变，肺总通气量降低，可出现 $PaO_2$ 降低伴有 $PaCO_2$ 升高。

3. 试述肺源性心脏病的发病机制。

答：（1）肺泡缺氧、高碳酸血症和酸中毒导致血液中氢离子浓度增高，使肺小动脉收缩，导致肺动脉压升高从而加重右心后负荷。

（2）缺氧、酸中毒和细胞内外离子分布异常（如高血钾）均可直接损害心肌，增加心脏负荷，降低心肌舒缩功能。

（3）肺小动脉长期收缩和缺氧可导致血管改建，血管壁增厚，管腔变小，肺循环阻力增加，形成持久稳定的慢性肺动脉高压。

（4）长期缺氧引起代偿性红细胞增多症使血液黏滞度增高，增加肺血流阻力和右心负荷。

（5）肺部病变引起的肺小动脉炎，肺毛细血管内皮细胞肿胀，微血栓形成，以及肺毛细血管床大量破坏和减少，使肺血管阻力增加。

（6）呼吸困难时，用力吸气使胸膜腔内压降低，限制右心收缩，而用力呼气则使胸膜腔内压升高，使心室扩张受限制，妨碍心脏的舒张。

4. 试述肺换气功能障碍引起呼吸衰竭的发生机制。

答：包括弥散障碍、肺泡通气与血流比例失调，以及解剖分流增加。

（1）弥散障碍：① 弥散面积减少，主要见于肺不张、肺实变、肺叶切除等；②弥散膜厚度增加，主要见于肺水肿、肺泡透明膜形成、肺纤维化、肺泡毛细血管扩张等；③弥散时间缩短，主要见于心排血量增加、肺血流加快导致弥散时间过短。

（2）肺泡通气与血流比例失调：①慢性阻塞性肺疾病、肺实变、肺纤维化和肺不张、肺水肿等疾病引起部分肺泡通气不足，但血流量并不相应减少，使$\dot{V}_A/\dot{Q}$比值降低，导致流经该处的静脉血未获充分氧合便掺入动脉血内，称功能性分流，又称静脉血掺杂；②肺动脉栓塞、DIC、肺动脉炎、肺毛细血管床减少等可使部分肺泡血流少而通气多，$\dot{V}_A/\dot{Q}$显著高于正常，肺泡通气不能被充分利用，称为"无效腔样通气"。

（3）解剖分流增加：肺动脉内一部分静脉血经支气管静脉和极少的肺内动-静脉交通支直接流入肺静脉，称为解剖分流。正常情况下解剖分流的血流量占心排血量的2%～3%。支气管扩张症可伴有支气管血管扩张和肺内动-静脉短路开放，使解剖分流增加，静脉血掺杂异常增多，而导致呼吸衰竭。解剖分流的血液完全未经气体交换过程，故又称真性分流。

 知识拓展和科学前沿

　　钱桂生（1945年12月—2022年5月29日），男，上海市奉贤人。1968年7月毕业于第二军医大学军医系，1981年12月在第三军医大学获呼吸内科硕士学位，陆军军医大学第二附属医院全军呼吸内科研究所原所长、一级教授。钱桂生先生是我国呼吸医学传奇，是深受病患爱戴、桃李满天下的我国呼吸医学界著名专家，曾创立"钱氏公式"，攻克急性呼吸窘迫综合征，为我国呼吸医学的发展做出了重要贡献。

　　1978年，钱桂生选择了当时国外刚引进到国内的动脉血气分析作为研究课题。该技术在国外也是20世纪70年代才刚运用于临床的新技术，在国内尚属空白。经过一次次失败后的不懈努力，钱桂生的动脉血气分析研究取得重大突破，在国内首次推算出慢性呼酸的公式，使酸碱失衡的判断由定性变为定量，提高了危重病人酸碱失衡的救治水平。

在对动脉血气的研究取得初步成效的同时，钱桂生又将下一个目标瞄向攻克"战争幽灵"急性呼吸窘迫综合征（ARDS）。陆军军医大学第二附属医院全军呼吸内科研究所内至今还保留着他当年关于ARDS发病机制的记录：打击创伤→损伤机体释放炎性因子→损伤肺泡上皮及毛细血管上皮→毛细血管通透性增强→血管内液渗入肺泡→导致进入肺泡内的氧气减少，且无法弥散入血，血里的二氧化碳排出受阻→出现急性呼吸衰竭。这份看似非常简单的记录，花费了钱桂生和导师两年的心血。他们经过大量的动物试验，通过观察相关病理学的改变，探讨出导致ARDS的一系列重要因素，建立了当时国际上最先进的多种ARDS动物模型，这也为国人攻克"战争幽灵"带来了一线曙光。在钱桂生团队的不懈努力下，国内ARDS病死率由65.8%下降到了45%左右，他还根据中国国情制定了相应的诊断标准。

2022年5月29日，钱桂生先生因突发疾病，医治无效在渝逝世，享年77岁。

## 参考文献

[1] 王建枝，钱睿哲. 病理生理学 [M]. 9版. 北京：人民卫生出版社，2018.

[2] 金惠铭，陈思锋. 高级临床病理生理学 [M]. 上海：复旦大学出版社，2010.

[3] 田野. 病理生理学 [M]. 北京：人民卫生出版社，2020.

[4] 肖海鹏. 临床病理生理学 [M]. 北京：人民卫生出版社，2009.

[5] 李桂源. 病理生理学 [M]. 2版. 北京：人民卫生出版社，2010.

[6] 杨岚，沈华浩. 呼吸系统疾病 [M]. 北京：人民卫生出版社，2015.

[7] MATTHAY MA，ZEMANS RL，ZIMMERMAN GA，et al. Acute respiratory distress syndrome [J]. Nat Rev Dis Primers，2019，3（14）：18.

[8] BARNES PJ，BURNEY PG，SILVERMAN EK，et al. Chronic obstructive pulmonary disease [J]. Nat Rev Dis Primers. 2015，12（3）：15076.

[9] SAMUDRALA PK，KUMAR P，CHOUDHARY K，et al. Virology，pathogenesis，diagnosis and in-line treatment of COVID-19 [J]. Eur J Pharmacol，2020，（9）15，883：173375.

[10] 77岁呼吸医学界专家钱桂生逝世，系攻克"战争幽灵"第一人 [EB/OL]. https：//baijiahao. baidu. com/s？id＝1734240309947086791&wfr＝spider&for＝pc.

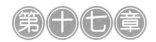

# 第十七章

# 肝功能不全

→ 项凤梅　杨巧红　林传权　吕依扬

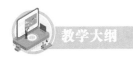

**教学大纲**

1. 掌握肝功能不全的概念及肝功能衰竭的概念。
2. 了解肝功能不全的常见病因及分类。
3. 了解肝功能障碍的主要表现及机制；熟悉肝性腹水的发生机制及电解质紊乱的类型。
4. 掌握肝性脑病的概念及发病机制，了解肝性脑病的防治原则。
5. 掌握肝肾综合征的概念并熟悉其发病机制。

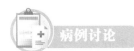

**病例讨论**

**病例 1**

　　患者，男性，32 岁，因反复乏力纳差 5 年，伴全身黄染 1 周入院。症见：乏力，纳差，目黄，身黄，小便黄，夜寐正常，不伴恶心呕吐，无胃脘痛，无腹痛腹泻，无便秘。舌质红苔黄腻，脉弦。有乙肝大三阳病史 10 年，未进行抗病毒治疗，肝功能检查反复异常，曾进行护肝、退黄等治疗。其他病史无特殊。查体：体温 36.5℃ ，心率 65 次/min，呼吸 20 次/min ，血压 110/70 mmHg。精神欠佳，对答正常，全身皮肤黏膜轻度黄染，无瘀斑及蜘蛛痣，腹部平软，无腹壁静脉曲张，无压痛和反跳痛，无肝区触痛，无脾大。移动性浊音阴性。扑翼症阴性。双下肢水肿阴性。辅助检查：血常规结果正常，肝功能 ALT 320 U/L，AST 150 U/L，TBIL 80 mmol/L，DBIL 48 mmol/L，IBIL 32 mmol/L，γ-GT 451 U/L，电解质、血脂、血糖等结果正常。B 超：肝光点增粗，胆囊壁毛糙，胆结石，胰腺和脾无明显异常。

　　【病案问题】

　　1. 根据患者的病情，患者肝脏属什么变化？

　　答：患者肝脏属慢性炎症改变。肝脏细胞表现为炎症、变性、坏死等改变。患者的肝功能显示患者处于中至重度慢性病毒性肝炎。

　　2. 该病患者病情若进一步发展，可出现的病理改变有哪些？

　　答：肝脏可出现大面积坏死，并进一步发生肝功能衰竭，引发凝血障碍，导致皮肤黏膜出血，消化道出血；合成白蛋白功能下降引起低白蛋白血症；解毒功能下降引起肝昏迷；胆道循环受阻，引起的黄疸进一步加深；以及门脉循环受阻，腹水，下肢水肿。代谢紊乱可引起血脂降低，电解质紊乱等。

3. 病案中引起肝功能不全的原因是什么？

答：乙肝病毒感染。

**病例 2**

患者，男性，45 岁，因身目黄染进行性加重 5 天，伴神志欠清 1 天就诊。入院症见：嗜睡，唤之能应。皮肤黏膜黄染如橘，隐约可见瘀斑，腹胀腹痛，纳少，大便涩而不畅，小便短赤。舌质红绛，苔黄，脉细数无力。查体：体温 37.1℃，心率 90 次/min，呼吸 22 次/min，血压 90/60 mmHg。神迷嗜睡，对答欠佳，扶入病房，身目重度黄染，皮肤隐约有瘀斑，无蜘蛛痣及肝掌。无胸闷气短及咳嗽，心悸心慌，无静脉怒张，腹部左、右下侧有压痛，无反跳痛。肝脾肋下未触及。移动性浊音阳性。双下肢水肿阳性。扑翼症阳性。辅助检查：血常规：WBC $2.5 \times 10^9$/L，中性粒细胞 90%，RBC $3.7 \times 10^{12}$/L，PLT $250 \times 10^9$/L；肝功能 ALT 70 U/L，AST 50 U/L，TBIL 450 mmol/L，DBIL 250 mmol/L，IBIL 200 mmol/L，γ-GT 451 U/L，$K^+$ 3.4 mmol/L，$Na^+$ 130 mmol/L，$Cl^-$ 101 mmol/L，CHOL 4.5 mmol/L，TG 1.2 mmol/L，LDL 2.4 mmol/L，GLU 4.0 mmol/L，PT 45s。腹部彩超：肝脏缩小，胆囊壁毛糙，胰腺和脾未见明显异常，中量腹水。胸部 X 线示右侧胸腔少量积液。

【病案问题】

1. 分析病案中肝功能衰竭引起的并发症有哪些？

答：肝萎缩；胆红素代谢障碍引起重度黄疸；凝血功能障碍引起出血和瘀斑；肝解毒功能下降引起肝昏迷；自发性腹膜炎；门静脉循环障碍引起的腹水、胸腔积液和水肿。

2. 肝昏迷在本病案中有哪些表现？

答：神迷嗜睡，对答欠佳，扑翼症阳性。

3. 凝血功能障碍在本案中有哪些表现？

答：皮肤隐约可见瘀斑，PT 45s。

4. 肝功能衰竭要监测哪些指标？

答：要注意观察神志、生命体征、皮肤黏膜及二便出血情况、黄疸、腹部体征以及扑翼症等情况。实验室检查要监测肝功能中黄疸指数、电解质、血脂血糖、凝血功能等情况。影像学要密切观察肝脏形态大小、腹水等变化。

 **临床检验常用指标**

1. 肝功能：包括谷丙转氨酶（ALT），谷草转氨酶（AST），总胆红素（TBIL），直接胆红素（DBIL），间接胆红素（IBIL），碱性磷酸酶（ALP），谷氨酰转肽酶（γ-GT），总蛋白（TP），白蛋白（ALB），球蛋白（GLO），白蛋白/球蛋白（A/B）。

2. 肝纤系列：透明质酸（HA），层粘连蛋白（LN），Ⅲ型前胶原（PCⅢ），Ⅳ型胶原（ⅣC）。

3. 病毒检测系列：

（1）乙肝六项：乙肝表面抗原（HBsAg），乙肝表面抗体（HBsAb），乙肝表面 e 抗原（HBeAg），乙肝表面 e 抗体（HBeAb），乙肝表面核心抗体（HBcAb），乙肝前 Sl 抗原（PreSl）。

（2）丙肝：丙肝抗体（抗 HCV）。

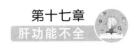

（3）甲肝：甲肝抗体 HAVAb-IgG 或 HAV-IgM。

（4）戊肝：HEVAb-IgG 或 HEV-IgM。

4. 血吸虫及肝吸虫检测：血吸虫抗体及肝吸虫抗体检测、粪便虫卵检测等。

5. 自身免疫性指标：抗核抗体、抗肝细胞胞浆抗体等。

6. 病毒滴度检测：HBVDNA，HCVRNA。

7. 影像学检测：B 超，CT，MRI。

（1）B 超：肝包膜光滑而连续，肝实质均匀，呈稍低的细小光点。肝脏各叶，三支肝静脉，门静脉左、右分支，左右肝管及胆囊等结构正常。肝右叶最大斜径 12～14 cm，前后径 8～10 cm；肝左叶厚径不超过 6 cm，肝左叶长径不超过 9 cm；门静脉主干宽度（内径）1.0～1.2 cm，胆总管宽度（内径）0.4～0.6 cm。

（2）CT：①肝脏形态大小正常，轮廓光滑、整齐，各叶比例正常，肝实质密度均匀，CT 值 40～60 Hu，胆管 CT 值 10～30 Hu，高于脾、胰、肾。②位于肝门附近的静脉、胆管、肝动脉因粗大易显示，肝门和肝裂（韧带裂）由于较多纤维组织及脂肪，显示为低密度。CT 增强：肝实质密度均匀增高，不同时相肝实质密度不同。

（3）MRI：T1WI 上肝脏信号高于脾脏，T2WI 上则相反。门静脉等大血管一般无信号，胆管 T1WI 呈低信号，T2WI 呈高信号，肝内部分血管 T2WI 亦呈高信号，胆汁信号取决于其浓度。胰腺信号与肝脏相似，在抑脂 T1WI 上显示清楚。动态增强表现与 CT 一致。

8. 肝脏病理学检测及免疫组化：用来区分炎症程度、硬化程度以及自身免疫性疾病，病毒感染等情况。

9. 肝功能衰竭需监测指标（除了上述一般指标外，肝功能衰竭还需要监测以下指标）。（表 17-1～表 17-6）

（1）PT 系列：主要检测凝血功能。

（2）电解质和血脂、血糖检测：反映肝功能衰竭状态下的代谢紊乱指标。

（3）血氨：反映肝昏迷的指标。

（4）内毒素：反映肝功能不全或衰竭后内毒素在体内的积累情况。

（5）甲胎蛋白、CA199：反映肝细胞再生指标。

（6）血常规：反映脾功能亢进，自发性腹膜炎。

表 17-1　肝功能检查项目

| 检查项目 | 正常参考值范围 | 单位 |
| --- | --- | --- |
| 丙转氨酶（ALT） | ≤50 | U/L |
| 谷草转氨酶（AST） | ≤50 | U/L |
| 总胆红素（TBIL） | 2～22 | nmol/L |
| 直接胆红素（DBIL） | ≤8 | nmol/L |
| 间接胆红素（IBIL） | ≤14 | nmol/L |

| 检查项目 | 正常参考值范围 | 单位 |
|---|---|---|
| 碱性磷酸酶（ALP） | 40～150 | U/L |
| 谷氨酰转肽酶（γ-GT） | 5～50 | U/L |
| 总蛋白（TP） | 60～83 | g/L |
| 白蛋白（ALB） | 35～55 | g/L |
| 球蛋白（GLO） | 20～30 | g/L |
| 白蛋白/球蛋白（A/B） | 1.5～2.5 | |

表 17-2　肝纤系列检查项目

| 检查项目 | 正常参考值范围 | 单位 |
|---|---|---|
| 透明质酸（HA） | 0～100 | ng/mL |
| 层粘连蛋白（LN） | 0.51～50 | ng/mL |
| Ⅲ型前胶原（PCⅢ） | 0.021～30 | ng/mL |
| Ⅳ型胶原（ⅣC） | 0.021～30 | ng/mL |

表 17-3　病毒检测项目

| 检查项目 | 正常参考值范围 | 单位 |
|---|---|---|
| 乙肝表面抗原（HBsAg） | 阴性（≤0.2） | ng/mL |
| 乙肝表面抗体（HBsAb） | 阴性（＜10） | mIU/mL |
| 乙肝表面 e 抗原（HBeAg） | 阴性（≤0.6） | NCU/mL |
| 乙肝表面 e 抗体（HBeAb） | 阴性（≤2） | NCU/mL |
| 乙肝表面核心抗体（HBcAb） | 阴性（≤0.6） | S/CO |
| 乙肝前 Sl 抗原（PreSl） | 阴性 | |
| 丙肝抗体（抗 HCV） | 阴性（＜0.05） | IU/mL |
| 甲肝抗体 HAVAb-IgM 或 HAV-IgM | 阴性 | |
| HEVAb-IgM 或 HEV-IgM | 阴性 | |
| HEVAb-IgG 或 HEV-IgG | 阴性 | |

表 17-4 血吸虫及肝吸虫检测

| 检查项目 | 正常参考值范围（单位） |
| --- | --- |
| 血吸虫抗体 | 皮内试验：阴性；<br>环卵沉淀试验：阴性；<br>尾蚴膜反应试验：阴性；<br>间接血凝试验：小于 1∶10；阴性；<br>酶联免疫吸附试验：P/N 小于 2.1 |
| 肝吸虫抗体 | 阴性 |
| 粪便虫卵检测 | 阴性 |

表 17-5 自身免疫性指标检测

| 检查项目 | 正常参考值范围（单位） |
| --- | --- |
| 抗核抗体（ANAY） | 阴性 |
| 抗肝细胞胞浆抗体（LC-1） | 阴性 |
| 抗着丝点抗体（HX6） | 阴性 |
| 抗双链 DNA 抗体（ds-DNA） | 阴性 |
| 抗组蛋白抗体（Histone） | 阴性 |
| 抗 dsDNA 抗体（ds-DNA） | 阴性 |

表 17-6 病毒滴度检测

| 检查项目 | 正常参考值范围 | 单位 |
| --- | --- | --- |
| HBV-DNA | ≤500 | IU/mL |
| HCV-RNA | ≤80 | IU/mL |

 基本知识点梳理

详见表 17-7～表 17-14 和图 17-1～图 17-4。

表 17-7 肝功能不全的常见病因

| 病因 | 举例 |
| --- | --- |
| 生物性因素 | 肝炎病毒（以乙型肝炎病毒为主）、细菌、阿米巴滋养体、寄生虫病（肝吸虫、血吸虫） |
| 药物及肝毒性物质 | 酒精、黄曲霉素、亚硝酸盐、毒蕈等 |
| 免疫性因素 | 免疫因素在慢性活动性肝炎等的发生发展过程中起重要作用 |
| 营养性因素 | 饥饿时，肝糖原、谷胱甘肽等减少，可降低肝脏解毒功能，促进肝病发展 |
| 遗传性因素 | 某些遗传性代谢缺陷及分子病引起，如肝豆状核变性时，过量铜在肝脏沉积，可致肝硬化 |

表 17-8　肝功能不全分类

| 分类 | 进程 |
|---|---|
| 急性肝功能不全 | 起病急，进展迅速，发病数小时后出现黄疸，很快进入昏迷状态，具有明显的出血倾向，常伴发肾功能衰竭 |
| 慢性肝功能不全 | 病程较长，进展缓慢，呈迁延性过程。临床上常因上消化道出血、感染、碱中毒、服用镇静剂等诱因的作用使病情突然恶化，进而发生昏迷 |

表 17-9　肝功能不全时机体功能、代谢变化

| 肝功能衰竭 | | 主要机制 | 主要临床表现 |
|---|---|---|---|
| 物质代谢障碍 | 糖代谢障碍 | （1）肝细胞大量死亡导致肝糖原储备明显减少；受损肝细胞内质网葡萄糖-6-磷酸酶活性降低，肝糖原转化为葡萄糖过程障碍；<br>（2）肝细胞灭活胰岛素功能降低，使血中胰岛素含量增加，出现低血糖 | 低血糖症 |
| | 脂类代谢障碍 | （1）肝内脂肪蓄积。机制为：肝功能障碍时，磷脂及脂蛋白的合成减少可造成肝内脂肪蓄积；<br>（2）血浆胆固醇升高。机制为：肝功能不全时，胆固醇酯化障碍、转运能力降低，以及胆固醇转化为胆汁酸的能力下降，导致血浆胆固醇升高 | 脂肪肝高或低脂血症 |
| | 蛋白质代谢障碍 | 肝脏是合成蛋白质的主要场所、合成白蛋白的唯一场所：<br>（1）血浆蛋白（尤其是白蛋白）合成减少，血浆胶体渗透压降低；<br>（2）球蛋白因继发感染合成增加；<br>（3）多种运载蛋白（如运铁蛋白）合成降低 | 低蛋白血症、腹水、白/球蛋白倒置 |
| | 水、电解质代谢障碍 | （1）肝性腹水。机制为：①门脉高压，使得肠系膜毛细血管压增高，液体漏入腹腔增多，形成腹水；②血浆胶体渗透压降低，促进液体漏入腹腔增多；③淋巴循环障碍，血浆成分进入肝组织间隙，从肝表面漏入腹腔，形成腹水；④钠、水潴留，门脉高压导致循环血量减少，肾血流量减少，激活 RAAS 系统，ADH 分泌增高，促进水、钠重吸收，促进腹水形成；<br>（2）低钾血症。机制：肝硬化晚期，醛固酮过多使肾排钾增多，导致低钾血症；<br>（3）低钠血症。机制：ADH 分泌增加，肝脏灭活 ADH 减少，肾小管重吸收水增多，造成稀释性低钠血症 | 肝性腹水；低钾血症；低钠血症 |

续表

| 肝功能衰竭 | | 主要机制 | 主要临床表现 |
|---|---|---|---|
| 胆汁分泌和排泄障碍 | | （1）高胆红素血症或黄疸。机制：嗜肝病毒、药物、毒物等原因导致肝细胞对胆红素的摄取、运载、酯化和排泄等某一环节发生障碍，引起高胆红素血症或黄疸；<br>（2）肝内胆汁淤滞。机制：某些药物如秋水仙碱、氯丙嗪等，可影响肝细胞载体对胆汁酸的摄入、运载或排泄，导致肝内胆汁瘀滞 | 高胆红素血症或黄疸 |
| 凝血功能障碍 | | 凝血与抗凝平衡紊乱，严重时可诱发 DIC。机制：大部分凝血因子由肝细胞合成，重要的抗凝物质如蛋白 C、抗凝血酶-3 等也由肝细胞合成，同时肝细胞还合成纤溶酶原等，因此肝功能障碍可导致凝血与抗凝平衡紊乱，严重时可诱发 DIC | 出血、DIC |
| 生物转化功能障碍 | 药物代谢障碍 | 机制：受损肝细胞对药物代谢能力降低，体内药物的分布、代谢及排泄等发生变化 | 易发生药物中毒 |
| | 解毒功能障碍 | 机制：肝细胞损害，药物经过侧支循环绕过肝脏，直接进入体循环，导致药物毒副作用增强 | 可发生肝性脑病 |
| | 激素灭活功能减弱 | 机制：肝细胞损害，导致激素灭活功能障碍。出现水、钠潴留，蜘蛛痣，肝掌等临床症状 | 女性月经失调、男性乳房发育、睾丸萎缩、肝掌、蜘蛛痣、电解质紊乱等 |
| 免疫功能障碍 | 免疫功能下降 | 库普弗细胞功能严重障碍。机制：①严重肝病时，导致肠黏膜屏障功能障碍，使内毒素被吸收入血增多，导致库普弗细胞功能障碍；②肝内胆汁酸、胆红素瘀滞，使得库普弗细胞功能受抑，对内毒素等清除不足 | 感染、菌血症、肠源性内毒素血症 |

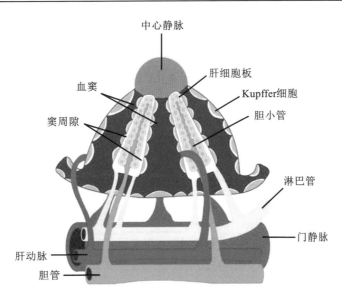

图 17-1　肝脏淋巴液生成示意图

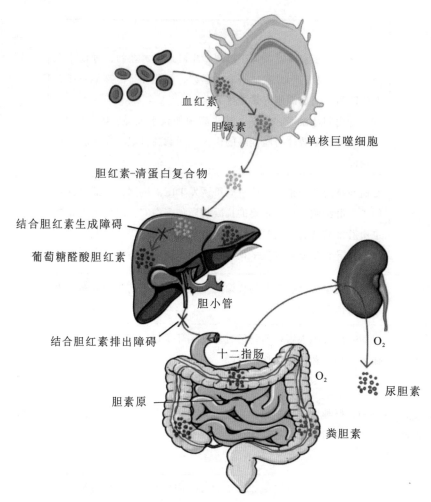

图 17-2　胆红素在肝脏的代谢障碍

表 17-10　肝性脑病的临床分期与主要临床表现

| 肝性脑病 | | 主要临床表现 |
|---|---|---|
| 临床分期 | 一期（前驱期） | 轻微的神经精神症状为主，可表现为轻度知觉障碍、欣快或焦虑、精神集中时间缩短等，轻微扑翼样震颤 |
| | 二期（昏迷前期） | 一期症状加重，出现嗜睡、淡漠、轻度时间及空间感知障碍、言语不清、明显的人格障碍及行为失常，明显的扑翼样震颤 |
| | 三期（昏睡期） | 有明显的精神错乱、时间和空间定向障碍、健忘、言语混乱等症状，表现为昏睡但能唤醒 |
| | 四期（昏迷期） | 昏迷，不能唤醒，对疼痛刺激无反应，无扑翼样震颤 |

表 17-11　肝性脑病的发病机制

| 发病机制 | | | 具体过程 |
|---|---|---|---|
| 氨中毒学说 | 血氨升高的原因 | 氨清除不足 | 体内产生的氨一般在肝脏进入鸟氨酸循环，合成尿素而解毒。肝功能严重障碍时，导致鸟氨酸循环障碍，最终使得由氨合成的尿素明显减少，导致血氨升高 |
| | | 氨产生增多 | 肝功能严重障碍时，①门脉血流受阻，肠蠕动减弱及胆汁分泌减少，消化吸收功能下降，肠道细菌活跃，使细菌释放的氨基酸氧化酶和尿素酶增多。②未经消化吸收的蛋白成分在肠道潴留。③肝硬化晚期合并肾功能障碍，尿素从肾排出减少，弥散入肠道的尿素增加。④肾脏也可产生少量氨。⑤肝性脑病患者昏迷前，出现震颤等肌肉活动增强的表现，也使肌肉产氨增加 |
| | 氨对脑的毒性作用 | 氨使脑内神经递质发生改变 | 脑内血氨增高，与谷氨酸结合生成谷氨酰胺（近似于中枢抑制性递质）增多，使中枢兴奋性递质谷氨酸减少。同时乙酰胆碱等兴奋性递质减少，而谷氨酰胺、GABA 等抑制性递质活动增强，脑内神经递质平衡失调，导致中枢神经系统功能紊乱 |
| | | 氨干扰脑细胞能量代谢 | 进入脑内的氨增多，通过抑制丙酮酸脱氢酶的活性、抑制 α-酮戊二酸脱氢酶活性、消耗大量 NADH 及 ATP，干扰脑细胞的能量代谢，导致脑细胞完成各种功能所需的能量严重不足，从而不能维持中枢神经系统的兴奋活动。同时可抑制细胞质及线粒体谷草转氨酶和线粒体苹果酸脱氢酶活性，使细胞内谷氨酸水平明显降低，从而破坏苹果酸-天冬氨酸穿梭过程，导致能量生成障碍 |
| | | 氨对神经细胞膜的影响 | 氨增高可干扰神经细胞膜 $Na^+$-$K^+$-ATP 酶活性，与钾离子竞争入胞，导致细胞外钾离子浓度增高，直接影响膜电位、细胞的兴奋性及传导等活动；氨增高可导致线粒体内膜的膜通透转换孔开放，线粒体肿胀，能量代谢障碍及大量氧自由基生成，也参与了肝性脑病的发生发展 |
| 假性神经递质学说 | | | 肝功能严重障碍时，苯乙胺和酪胺血中浓度增加，入脑增加，在神经细胞内，在 β-羟化酶作用下，生成苯乙醇胺和羟苯乙醇胺，两者在化学结构上，分别与去甲肾上腺素和多巴胺相似，但生理效应极弱，被称为假性神经递质。当假性神经递质增多时，可取代去甲肾上腺素和多巴胺被神经元摄取，储存在囊泡中，但被释放后产生的生理效应远不及去甲肾上腺素和多巴胺，脑干网状结构唤醒功能不能维持，从而发生昏迷 |
| 氨基酸失衡学说 | | | 血中芳香族氨基酸含量增高，支链氨基酸减少，芳香族氨基酸苯丙氨酸和酪氨酸进入脑内增多，使脑内产生大量假性神经递质（苯乙醇胺、羟苯乙醇胺），抑制正常神经递质的合成及作用，最终导致昏迷 |
| GABA 学说 | | | GABA 属于抑制性神经递质，血氨升高可增强 GABA 能神经活动。第一，氨促使 GABA-A 受体复合物与其配体 GABA、内源性苯二氮䓬类物质结合能力增强；第二，氨使星形胶质细胞对 GABA 的摄取降低、释放增加，突触间隙 GABA 水平升高，促使 GABA-A 受体活性增强；二者共同使中枢抑制性作用增强，GABA 学说建立的基础是因 GABA 能神经元抑制性活动增强 |

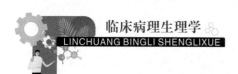
续表

| 发病机制 | 具体过程 |
|---|---|
| 其他神经毒质在肝性脑病发病中的作用 | 锰中毒可导致星形胶质细胞病变,影响谷氨酸摄取及能量代谢;含硫的蛋氨酸,经肠道细菌作用后,可产生毒性较强的一些含硫化合物;硫醇可抑制尿素合成而干扰氨的解毒;脂肪代谢障碍,导致血中短链脂肪酸增加,抑制脑能量代谢及氨的分解代谢 |

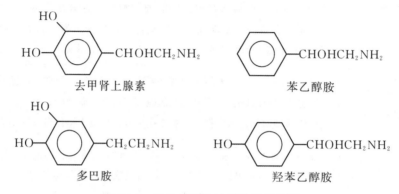

图 17-3 正常与假性神经递质示意图

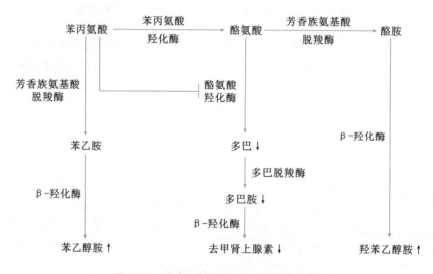

图 17-4 脑内假性神经递质的产生过程

表 17-12 肝性脑病的诱因

| 原因 | 内容 |
|---|---|
| 氨的负荷增加 | 如上消化道出血、过量蛋白饮食、输血等外源性氮负荷过度,可促进血氨增高而诱发肝性脑病 |
| 血脑屏障通透性增强 | 细胞因子水平增高、能量代谢障碍等可使血脑屏障通透性增高,神经毒质入脑增多,参与肝性脑病的发病过程 |
| 脑敏感性增高 | 某些毒性物质、感染、缺氧、电解质紊乱等,可增强脑对毒性物质的敏感性而诱发肝性脑病 |

表 17-13　肝性脑病的防治

| 诱因 | 内容 |
|---|---|
| 防止诱因 | （1）减少氮负荷，严格控制蛋白摄入量，减少组织蛋白质的分解；<br>（2）防止上消化道出血；<br>（3）防止便秘，减少肠道有毒物质进入体内；<br>（4）同时预防因利尿、放腹水、低血钾等情况诱发肝性脑病；<br>（5）防止用药诱发肝性脑病 |
| 降低血氨 | （1）口服乳果糖等使肠道 pH 降低，减少肠道产氨和利于氨的排出；<br>（2）应用门冬氨酸鸟氨酸制剂减低血氨；<br>（3）纠正水、电解质和酸碱平衡紊乱，特别注意纠正碱中毒；<br>（4）口服新霉素等抑制肠道产氨 |
| 其他治疗措施 | 口服或静注以支链氨基酸为主的氨基酸混合液，纠正氨基酸的不平衡 |
| 肝移植 | 应结合患者具体情况，采取综合性治疗措施进行防治 |

表 17-14　肝肾综合征

| 病因 | 分型 | 发病机制 |
|---|---|---|
| 各类型的肝硬化重症病毒性肝炎、暴发性肝衰竭、肝癌等 | Ⅰ型，起病急，2 周内肾功能急剧下降，肝功能亦急剧下降，出现黄疸和肝性脑病；<br>Ⅱ型，病情相对稳定，出现顽固性腹水 | 急慢性肝疾病导致门脉高压，血液回流受阻，有效循环血量下降，RAAS、交感神经系统、ADH 等激活，内脏动脉血管因局部扩血管物质存在并不发生动脉收缩，但肾动脉明显收缩，肾血流和肾小球滤过率明显下降，出现少尿、无尿等肾功能衰竭症状 |

 常用医学词汇中英文对照

详见表 17-15。

表 17-15　常用医学词汇中英文对照表

| 序号 | 英文 | 中文 |
|---|---|---|
| 1 | hepatic insufficiency | 肝功能不全 |
| 2 | hepatic failure | 肝功能衰竭 |
| 3 | hyperbilirubinemia | 高胆红素血症 |
| 4 | jaundice or icterus | 黄疸 |
| 5 | hepatic encephalopathy，HE | 肝性脑病 |
| 6 | hepatic coma | 肝昏迷 |

续表

| 序号 | 英文 | 中文 |
|---|---|---|
| 7 | asterixis | 扑翼样震颤 |
| 8 | gamma aminobutyric acid，GABA | γ-氨基丁酸 |
| 9 | ammonia intoxication hypothesis | 氨中毒学说 |
| 10 | false neurotransmitter hypothesis | 假性神经递质学说 |
| 11 | phenylethanolamine | 苯乙醇胺 |
| 12 | octopamine | 羟苯乙醇胺 |
| 13 | false neurotransmitter | 假性神经递质 |
| 14 | amino acid imbalance hypothesis | 氨基酸失衡学说 |
| 15 | aromatic amino acids，AAA | 芳香族氨基酸 |
| 16 | branched chain amino acids，BCAA | 支链氨基酸 |
| 17 | GABA hypothesis | GABA 学说 |
| 18 | hepatorenal syndrome，HRS | 肝肾综合征 |

 **基本概念**

1. 肝功能不全：各种肝损伤因素损害肝脏细胞，使其代谢、合成、解毒、分泌、生物转化及免疫功能严重障碍，可使机体出现黄疸、出血、感染、肾功能障碍及肝性脑病等临床综合征，称为肝功能不全。

2. 肝功能衰竭：肝功能不全进展到晚期时称作肝功能衰竭。

3. 急性肝功能衰竭：急性肝功能衰竭患者病情凶险，发病 12～24 h 后发生黄疸，2～4 天后即由嗜睡进入昏迷状态，并有明显的出血倾向。因起病急骤，故又称暴发性肝功能衰竭。其原因主要是严重而广泛的肝细胞变性（主要为脂肪变性）或坏死。常见于急性重型肝炎、对乙酰氨基酚中毒、氟烷麻醉中毒、妊娠期急性脂肪肝和 Reye 综合征等。

4. 慢性肝功能衰竭：患者病情进展缓慢，病程较长，往往在某些诱因（如上消化道出血、感染、服用镇静剂、麻醉剂，电解质和酸碱平衡紊乱、氮质血症等）作用下病情突然加剧，进而发生昏迷。慢性肝功能衰竭多见于各种类型肝硬化的失代偿期和部分肝癌的晚期。

5. 肝性腹水：正常人体腹腔内有少量的游离腹水以维持脏器间润滑，通常量为 50 mL，当腹腔内出现过多游离液体时，称为腹水。通常在肝硬化等肝病晚期出现。

6. 肝性脑病：肝性脑病是指在排除其他已知脑疾病的前提下，继发于肝功能衰竭的一系列严重的神经精神综合征。

7. 门-体分流：肝硬化门脉高压时，侧支循环形成，部分门静脉血流不经肝脏直接进入体循环，称为门-体分流。

8. 假性神经递质：指肝性脑病患者脑内产生的苯乙醇胺和羟苯乙醇胺在化学结构上与正常神经递质-去甲肾上腺素和多巴胺相似，可竞争性与正常递质的受体结合，但不能完成真性神经

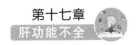

递质的功能，称为假性神经递质。

9. 氨基酸失衡：指肝性脑病患者芳香族氨基酸增多，而支链氨基酸减少。支链氨基酸/芳香族氨基酸的比值可由正常的 3.0～3.5 下降至 0.6～1.2。

10. 肝肾综合征：指肝硬化代偿期或急性重症肝炎时，继发于肝功能衰竭基础上的可逆性功能性肾衰竭，故属于肝性功能性肾衰竭，急性重症肝炎有时可引起急性肾小管坏死，也属于肝肾综合征。

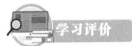 **学习评价**

**（一）填空题**

1. 各种致肝损伤的因素损害肝脏细胞，使其_____、_____、_____、_____、_____及_____等功能障碍，机体可出现_____、_____、_____、_____及_____等临床综合征，称为肝功能不全。

2. 肝功能不全常见的原因分类有：_____、_____、_____、_____、_____。

3. 急性肝功能不全起病急骤，进展迅速，发病数小时后出现_____，很快进入_____，具有明显的出血倾向，常伴发_____。

4. 肝功能不全会影响糖代谢，导致低血糖，其机制主要是：①肝细胞大量死亡使_____；②受损肝细胞内质网葡萄糖-6-磷酸酶活性降低，_____；③肝细胞_____，血中胰岛素含量增加。

5. 当肝功能障碍时，由于磷脂及脂蛋白的合成不足可造成_____，胆固醇代谢障碍导致_____。

6. 肝细胞受损会影响蛋白质代谢，导致白蛋白_____，表现为_____。

7. 肝性腹水的发生机制有：_____、_____、_____和_____。

8. 肝硬化晚期，造成低钾血症的原因是_____过多；造成低钠血症的原因是对肝脏灭活_____不足。

9. 肝脏对胆红素的摄取、运载、酯化和排泄等环节发生障碍时，可导致_____或_____。

10. 肝功能障碍可导致机体_____紊乱，严重时可诱发 DIC。

11. 肝功能不全时造成机体生物转化功能障碍体现在：_____、_____、_____。

12. 肝功能不全时，_____功能障碍及_____水平下降常伴有_____，易发生肠道细菌移位及感染。

13. 库普弗细胞功能严重障碍时可导致_____，其主要原因为_____和_____。

14. 肝性脑病的前期症状主要包括：_____、_____、_____等，晚期发生不可逆性_____，甚至死亡。

15. 肝性脑病一期表现为轻微的神经精神症状和轻微_____，二期出现嗜睡、淡漠、言语不清、明显的扑翼样震颤，三期出现明显的_____、_____，四期昏迷且不能唤醒，对_____无反应，无扑翼样震颤。

16. 解释肝性脑病发病机制的学说主要有：_____、_____、_____、_____。肝性脑病发病机制的中心学说是_____。

17. 苯丙氨酸和酪氨酸在肠道经细菌释放的_____的作用可产生_____和_____。

18. _____和_____进入脑内增多使脑内产生大量假性神经递质。

19. _____是清除血中芳香族氨基酸的主要器官；_____是清除血中支链氨基酸的主要器官。

20. 高血氨可使胰高血糖素_____，促使_____，_____使支链氨基酸减少。

21. 肝性脑病脑组织主要受累细胞是_____。氨中毒学说的基础是_____。

22. 肝性脑病的诱因：_____、_____、_____。

23. 急性重症肝炎引起的急性肾小管坏死，属于_____。

24. 肝肾综合征的典型特征为_____，_____，_____。

## (二) 单选题

1. 下列哪一种属于肝实质细胞 （　　　）

A. 库普弗细胞　　　　　　　　　　B. 红细胞

C. 肝细胞　　　　　　　　　　　　D. 星形胶质细胞

E. 肝血窦内皮细胞

2. 肝功能障碍不包括 （　　　）

A. 代谢和生化转化障碍　　　　　　B. 胆汁分泌、排泄障碍

C. 凝血障碍　　　　　　　　　　　D. 免疫功能障碍

E. 胃泌素灭活障碍

3. 肝性脑病的正确概念应是 （　　　）

A. 严重肝病并发脑水肿　　　　　　B. 严重肝病所致的昏迷

C. 严重肝病所致的神经症状　　　　D. 严重肝病所致的精神紊乱性疾病

E. 严重肝病所致的精神神经综合征

4. 有关肝性脑病的神经精神症状的描述错误的是 （　　　）

A. 轻微性格和行为改变　　　　　　B. 睡眠障碍和行为失常

C. 精神错乱　　　　　　　　　　　D. 最后阶段可出现昏迷

E. 发病早期就出现昏迷表现，故临床上常称肝昏迷

5. 解释肝性脑病的发生机制的中心环节的学说是 （　　　）

A. 氨中毒学说　　　　　　　　　　B. 假性神经递质学说

C. 综合学说　　　　　　　　　　　D. γ-氨基丁酸学说

E. 血浆氨基酸失衡学说

6. 肝硬化患者血氨增高的常见诱因是 （　　　）

A. 胃肠运动增强　　　　　　　　　B. 胃肠道出血

C. 肠道内细菌活动减弱　　　　　　D. 脂肪摄入减少

E. 糖类摄入增多

7. 严重肝病时氨清除不足的主要原因是 （　　　）

A. 谷氨酰胺合成障碍　　　　　　　B. 尿素合成障碍

C. 乙酰胆碱合成障碍　　　　　　　D. 谷氨酸合成障碍

E. γ-氨基丁酸合成障碍

8. 氨对脑组织的毒性作用是 （　　　）

A. 干扰脑组织的能量代谢　　　　　　　B. 使兴奋性神经递质增多

C. 使抑制性神经递质减少　　　　　　　D. 刺激神经细胞膜兴奋

E. 使 NADH 增加

9. 正常人血氨浓度一般不超过 （　　　）

A. 56 μmol/L　　　　　　　　　　　　B. 57 μmol/L

C. 58 μmol/L　　　　　　　　　　　　D. 59 μmol/L

E. 60 μmol/L

10. 血氨升高引起肝性脑病的主要机制是 （　　　）

A. 影响大脑皮质的兴奋传导过程　　　　B. 使乙酰胆碱产生过多

C. 干扰脑组织的能量代谢　　　　　　　D. 使脑干网状结构不能正常活动

E. 使去甲肾上腺素作用减弱

11. 氨中毒患者脑内能量产生减少的主要机制是 （　　　）

A. 鸟氨酸循环障碍　　　　　　　　　　B. 三羧酸循环障碍

C. 磷酸肌酸分解障碍　　　　　　　　　D. 脂肪氧化障碍

E. 氧化磷酸化障碍

12. 氨对脑能量代谢的影响中，使还原型辅酶 I（NADH）消耗增多的是 （　　　）

A. 氨与 α-酮戊二酸结合形成谷氨酸　　　B. 谷氨酸与氨结合形成谷氨酰胺

C. 糖酵解增强　　　　　　　　　　　　D. 丙酮酸氧化脱羧

E. 乙酰辅酶 A 与胆碱合成乙酰胆碱

13. 脑组织内氨增多可使脑内神经递质不发生 （　　　）

A. 谷氨酸减少　　　　　　　　　　　　B. 乙酰胆碱减少

C. γ-氨基丁酸增多　　　　　　　　　　D. 谷氨酰胺增多

E. 5-羟色胺减少

14. 氨对神经细胞膜离子转运的影响是造成 （　　　）

A. 细胞内钾增多　　　　　　　　　　　B. 细胞内钾缺乏

C. 细胞内钠增多　　　　　　　　　　　D. 细胞内钙减少

E. 细胞内钙增多

15. 下列哪一种不是中枢神经系统内的真性神经递质 （　　　）

A. 去甲肾上腺素　　　　　　　　　　　B. 多巴胺

C. 苯乙醇胺　　　　　　　　　　　　　D. 谷氨酸

E. γ-氨基丁酸

16. 肝性脑病的假性神经递质学说中的假性神经递质是指 （　　　）

A. 苯乙胺和酪胺　　　　　　　　　　　B. 苯乙胺和苯乙醇胺

C. 酪胺和羟苯乙醇胺　　　　　　　　　D. 多巴胺和苯乙醇胺

E. 苯乙醇胺和羟苯乙醇胺

17. 假性神经递质羟苯乙醇胺与下列哪种神经递质化学结构相似（　　）

A. 谷氨酸

B. 乙酰胆碱

C. 去甲肾上腺素

D. γ-氨基丁酸

E. 谷氨酰胺

18. 假性神经递质的毒性作用是（　　）

A. 对抗乙酰胆碱

B. 干扰去甲肾上腺素和多巴胺的功能

C. 阻碍三羧酸循环

D. 抑制糖酵解

E. 引起碱中毒

19. 假性神经递质的作用部位在（　　）

A. 大脑皮质

B. 小脑

C. 丘脑

D. 间脑

E. 脑干网状结构

20. 5-羟色胺在肝性脑病发病中的作用是（　　）

A. 对抗乙酰胆碱

B. 对抗多巴胺

C. 对抗去甲肾上腺素

D. 替代多巴胺

E. 替代去甲肾上腺素

21. 肝性脑病患者血液中支链氨基酸浓度降低的机制是（　　）

A. 支链氨基酸合成蛋白质

B. 支链氨基酸经肠道排出

C. 支链氨基酸经肾脏排出

D. 肌肉等组织摄取、分解、利用支链氨基酸增多

E. 支链氨基酸进入中枢神经系统

22. 肝功能严重损害时血浆芳香族氨基酸含量增加的机制是（　　）

A. 芳香族氨基酸合成加速

B. 芳香族氨基酸异生减少

C. 芳香族氨基酸排出减少

D. 芳香族氨基酸分解减少

E. 芳香族氨基酸利用减少

23. 肝性脑病患者血液中的芳香族氨基酸含量增多的毒性影响是使（　　）

A. 支链氨基酸浓度减少

B. 支链氨基酸浓度增加

C. ATP 减少

D. 假性神经递质增多

E. 真性神经递质增多

24. 羟苯乙醇胺的生成过程是（　　）

A. 酪氨酸经过羧化

B. 酪氨酸经过脱羧

C. 酪氨酸先经过羧化，再经脱羧

D. 苯丙氨酸先经过脱羧，再经羟化

E. 酪氨酸先经过脱羧，再经羟化

25. 肝性脑病时血浆内 γ-氨基丁酸（GABA）水平升高的机制是（　　）

A. 突触前神经元囊泡释放 GABA 增多

B. 肝脏清除 GABA 减少

C. GABA 不能穿过血脑屏障

D. 脑内 GABA 储存减少

E. 来自肠道的 GABA 增多

26. 下述哪一物质不是促进肝性脑病发生的神经毒质（　　）

A. 硫醇 　　　　　　　　　　　　　　　B. 胺类

C. 短链脂肪酸 　　　　　　　　　　　　D. 酚类

E. 多巴胺

27. 肝性肾衰竭的发生机制中下列哪一项不存在（　　）

A. 肾血管收缩 　　　　　　　　　　　　B. 肾血栓形成

C. 肾血流减少 　　　　　　　　　　　　D. 肾小管坏死

E. 肾小球滤过率下降

28. GABA 发挥突触前抑制作用的机制是（　　）

A. $Na^+$ 由轴突外流向轴突内 　　　　　B. $Cl^-$ 由轴突外流向轴突内

C. $Cl^-$ 由轴突内流向轴突外 　　　　　D. $Na^+$ 由轴突内流向轴突外

E. $K^+$ 由轴突内流向轴突外

29. 肝性脑病患者血浆氨基酸比例失调可表现为（　　）

A. 芳香氨基酸和支链氨基酸均↑ 　　　　B. 芳香氨基酸↓，支链氨基酸↑

C. 芳香氨基酸↑，支链氨基酸↓ 　　　　D. 芳香氨基酸正常，支链氨基酸↑

E. 芳香氨基酸和支链氨基酸均↓

## （三）多选题

1. 下列属于肝非实质细胞的是（　　）

A. 肝窦内皮细胞 　　　　　　　　　　　B. 肝星形细胞

C. 肝细胞 　　　　　　　　　　　　　　D. 库普弗细胞

E. 肝脏相关淋巴细胞

2. 引起肝功能不全的病因是（　　）

A. 醛固酮增多 　　　　　　　　　　　　B. 血吸虫病

C. 摄入黄曲霉素 　　　　　　　　　　　D. 营养缺乏

E. 低蛋白血症

3. 引起肝性腹水的发生机制包括（　　）

A. 门脉高压 　　　　　　　　　　　　　B. 肾小球滤过率降低

C. 淋巴循环障碍 　　　　　　　　　　　D. 心房钠尿肽减少

E. 低蛋白血症

4. 肝功能障碍时常出现的电解质紊乱是（　　）

A. 低钾血症 　　　　　　　　　　　　　B. 低钠血症

C. 高磷血症 　　　　　　　　　　　　　D. 高钙血症

E. 低钙血症

5. 肝功能严重损害时激素代谢紊乱表现为（　　）

A. 雌激素增多 　　　　　　　　　　　　B. 胰岛素减少

C. 醛固酮增多 　　　　　　　　　　　　D. 抗利尿激素减少

E. 雌激素减少

6. 肝功能不全时机体的主要代谢障碍表现为（    ）

A. 出现高血糖             B. 血浆胆固醇升高

C. 出现腹水               D. 出现低钠血症

E. 出现低蛋白血症

7. 肝性腹水的发生机制包括（    ）

A. 门脉高压              B. 淋巴循环障碍

C. 水钠潴留              D. 脂类代谢障碍

E. 血浆胶体渗透压降低

8. 肝性脑病时脑组织主要受累细胞不包括（    ）

A. 少突胶质细胞         B. 神经元细胞

C. 星形胶质细胞         D. 小胶质细胞

E. 室管膜细胞

9. 氨基酸失衡学说中血浆氨基酸失衡的原因（    ）

A. 胰高血糖素和胰岛素灭活减少      B. 胰岛素升高更显著

C. 肝脏糖异生途径障碍         D. 支链氨基酸进入肌肉组织增多

E. 血氨增高增强支链氨基酸代谢

10. 有关氨中毒学说与其他学说联系正确的是（    ）

A. 血氨增高可导致血浆氨基酸失衡

B. 高血氨诱导芳香族氨基酸入脑增多，参与假性神经递质形成

C. 高血氨下调外周型苯二氮䓬受体

D. 高血氨增强 GABA-A 受体与其配体结合能力

E. 高血氨可诱导突触间隙 GABA 水平增高

11. 肝性脑病时关于 GABA 学说的描述正确的是（    ）

A. GABA 学说建立的基础是因 GABA 能神经元抑制性活动增加

B. GABA 是中枢神经系统主要的抑制性神经递质

C. GABA 介导突触前及突触后神经抑制

D. 星形胶质细胞摄入 GABA 增多

E. 苯二氮䓬类物质与其受体结合能力降低

12. 下列治疗肝性脑病的措施正确的是（    ）

A. 服用新霉素           B. 应用门冬氨酸鸟氨酸制剂

C. 给予碱性药物         D. 左旋多巴促进患者清醒

E. 口服乳果糖

13. 下列关于肝肾综合征患者的肾血管收缩可能与哪些因素有关（    ）

A. 肾交感神经张力增高       B. RAAS 激活

C. 内皮素增高           D. 内毒素水平增高

E. ADH 释放

14. 肝性脑病患者可以出现（　　）

A. 精神错乱 　　　　　　　　　　　B. 嗜睡

C. 扑翼样震颤 　　　　　　　　　　D. 昏迷

E. 癫狂

15. 氨中毒使脑组织能量代谢产生障碍的机制是（　　）

A. 乙酰辅酶 A 生成不足 　　　　　　B. α-酮戊二酸减少

C. NADH 消耗过多 　　　　　　　　D. ATP 消耗过多

E. ATP 消耗过少

16. 严重肝病时出现肠源性内毒素血症的原因是（　　）

A. 肠道吸收内毒素绕过肝脏直接进入体循环

B. 库普弗细胞功能受抑制

C. 肠黏膜屏障功能障碍，内毒素吸收入血增多

D. 肠壁水肿使漏入肠腔内的内毒素增多

E. 由于血氨升高导致内毒素增多

17. 以下症状属于肝功能障碍的是（　　）

A. 低血糖 　　　　　　　　　　　　B. 肝性腹水

C. 高脂血症 　　　　　　　　　　　D. 黄疸

E. 高蛋白血症

18. 关于 GABA 的叙述正确的是（　　）

A. 血中 GABA 主要由肠道细菌作用于肠内容物而产生

B. GABA 可在肝脏代谢

C. GABA 不能通过血脑屏障进入脑内

D. GABA 可产生突触前抑制作用

E. GABA 可产生突触前促进作用

19. 血中芳香族氨基酸增多可引起脑内（　　）

A. 乙酰胆碱增多 　　　　　　　　　B. 羟苯乙醇胺增多

C. 5-羟色胺增多 　　　　　　　　　D. 苯乙醇胺增多

E. 5-羟色胺减少

20. 下述促进肝性脑病发生的神经毒质是（　　）

A. 硫酸 　　　　　　　　　　　　　B. 胺

C. 短链脂肪酸 　　　　　　　　　　D. 酚类

E. 多巴胺

（四）简答题

1. 简述肝功能不全的常见病因。

2. 简述肝功能不全时的代谢障碍。

3. 肝功能不全时可以引起哪些水、电解质代谢紊乱？

4. 简述肝硬化等肝病晚期出现腹水的机制。

5. 简述肝功能不全时生物转化功能障碍。

6. 简述肝性脑病的临床分期。

7. 什么情况下容易诱发肝性脑病？

8. 简述降低血氨的措施。

9. 简述肝肾综合征肾交感神经张力增高的机制。

## （五）问答题

1. 试述肝性脑病时血氨升高的原因和机制。

2. 试述高血氨对脑内神经传递的影响。

3. 试述假性神经递质的形成过程和引起肝性脑病的机制。

4. GABA 学说的主要内容有哪些。

5. 试述血浆氨基酸失衡的原因及机制。

6. 氨中毒在临床上有哪些治疗手段？

------

### 参考答案

### （一）填空题

1. 合成，降解，解毒，贮存，分泌，免疫，黄疸，出血，感染，肾功能障碍，肝性脑病

2. 生物因素，药物及肝毒性物质，免疫因素，营养性因素，遗传性因素

3. 黄疸，昏迷状态，肾衰竭

4. 肝糖原贮备明显减少，肝糖原转化为葡萄糖过程障碍，灭活胰岛素功能降低

5. 肝内脂肪蓄积，血浆胆固醇升高

6. 合成不足，低白蛋白血症

7. 门脉高压，血浆胶体渗透压降低，淋巴回流不足，钠、水潴留

8. 醛固酮，抗利尿激素

9. 高胆红素血症，黄疸

10. 凝血与抗凝血平衡

11. 解毒功能障碍，药物代谢障碍，激素灭活功能障碍

12. 库普弗细胞，补体，免疫功能低下

13. 肠源性内毒素血症，内毒素入血增加，内毒素清除不足

14. 人格改变，智力减弱，意识障碍，肝昏迷

15. 扑翼样震颤，精神错乱，时间感知及空间定向障碍，疼痛刺激

16. 氨中毒学说，γ-氨基丁酸学说，假性神经递质学说，血浆氨基酸失衡学说，氨中毒学说

17. 脱羧酶，苯乙胺，酪胺

18. 苯丙氨酸，酪氨酸

19. 肝脏，肌肉组织

20. 增多，血中芳香族氨基酸含量增高，胰岛素增加及氨的解毒作用

21. 星形胶质细胞，星形胶质细胞受损参与肝性脑病的发生发展过程

22. 氨的负荷增加，血脑屏障通透性增强，脑敏感性增高

23. 肝肾综合征

24. 外周动脉扩张，肾血管收缩及血流减少，肾小球滤过率明显降低

**(二) 单选题**

| 1 | 2 | 3 | 4 | 5 | 6 | 7 | 8 | 9 | 10 |
|---|---|---|---|---|---|---|---|---|----|
| C | E | E | E | C | B | B | A | D | C |
| 11 | 12 | 13 | 14 | 15 | 16 | 17 | 18 | 19 | 20 |
| B | A | E | B | C | E | C | B | E | E |
| 21 | 22 | 23 | 24 | 25 | 26 | 27 | 28 | 29 | |
| D | D | D | E | B | E | B | C | C | |

**(三) 多选题**

| 1 | 2 | 3 | 4 | 5 | 6 | 7 | 8 | 9 | 10 |
|---|---|---|---|---|---|---|---|---|----|
| ABDE | BCD | ABCDE | AB | AC | BCDE | ABCE | ABDE | ACDE | ABDE |
| 11 | 12 | 13 | 14 | 15 | 16 | 17 | 18 | 19 | 20 |
| ABC | ABDE | ABCDE | ABCD | ABCD | ABCD | ABCD | ABD | BCD | ABCD |

**(四) 简答题**

1. 简述肝功能不全的常见病因。

答：答案参考表 17-7 肝功能不全的常见病因。

2. 简述肝功能不全时的代谢障碍。

答：主要有以下几种。

(1) 糖代谢障碍：主要表现为低血糖，其发生机制与下列因素有关：①肝细胞大量死亡使肝糖原储备减少；②受损肝细胞内质网葡萄糖-6-磷酸酶活性降低，肝糖原转化为葡萄糖过程障碍；③肝细胞灭活胰岛素功能降低，血中胰岛素含量增加。

(2) 脂类代谢障碍：①肝功能障碍时，磷脂及脂蛋白的合成不足可造成肝内脂肪蓄积。②肝功能不全时胆固醇酯化障碍，转运能力降低，以及胆固醇转化为胆汁酸的能力下降，导致血浆胆固醇升高。

(3) 蛋白质代谢障碍：近 31 种血浆蛋白在肝脏合成，肝细胞受损导致白蛋白合成减少，多种运载蛋白合成障碍，如运铁蛋白、铜蓝蛋白等。

3. 肝功能不全时可以引起哪些水、电解质代谢紊乱？

答：主要有以下几种。

(1) 肝性腹水：①门脉高压；②血浆胶体渗透压降低；③淋巴循环障碍；④钠、水潴留 (GFR 降低，RAAS＋，醛固酮增多，ANP 减少)。

(2) 低钾血症：肝硬化晚期，醛固酮 (保钠排钾) 过多使肾排钾增加导致。

(3) 低钠血症：①有效循环血量减少引起 ADH 分泌增加，肾小管重吸收水增多；②肝脏

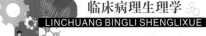
灭活 ADH 不足，肾小管重吸收水增多；③体内原有钠、水潴留。

4. 简述肝硬化等肝病晚期出现腹水的机制。

答：主要有以下几种。

（1）门脉高压：肝内纤维组织增生和肝细胞结节状再生，压迫门静脉分支，使门静脉压增高；肝内肝动脉-门静脉间异常吻合支的形成，使肝静脉血流入门静脉，门静脉压增高。

（2）血浆胶体渗透压降低：肝功能降低，白蛋白合成减少。

（3）淋巴循环障碍：肝静脉受挤压发生扭曲、闭塞，引起肝窦内压增高，包括蛋白在内的血浆成分经肝窦壁进入肝组织间隙，从肝表面漏入腹腔，形成腹水。

（4）钠、水潴留：肝脏损害及门脉高压等原因使血液淤积在脾、胃、肠等脏器，有效循环血量减少，肾血流量减少。

5. 简述肝功能不全时生物转化功能障碍。

答：主要有以下几种。

（1）解毒功能障碍：肠道毒物入血增多。

（2）药物代谢功能障碍：肝细胞受损，体内药物的分布、转化及排泄等发生变化，易发生药物中毒。

（3）激素灭活功能障碍：对胰岛素，醛固酮，ADH、雌激素等灭活不足。

6. 简述肝性脑病的临床分期。

答：参考表 17-10。

7. 什么情况下容易诱发肝性脑病？

答：主要有以下几种情况。

（1）氮负荷增加：①外源性氮负荷过度：高蛋白摄入、消化道出血、输血；②内源性氮负荷过重：肝肾综合征、肾功能不全所致的氮质血症、低钾性碱中毒或呼吸性碱中毒、便秘、感染等。

（2）血脑屏障通透性增强：①细胞因子水平增高；能量代谢障碍；②严重肝病患者合并的高碳酸血症、脂肪酸以及饮酒等。二者均引起血脑屏障通透性增强，神经毒质入脑增多。

（3）脑敏感性增强：①镇静剂，麻醉剂，止痛剂、氯化铵等；②感染、缺氧、电解质紊乱。

8. 简述降低血氨的措施。

答：（1）口服乳果糖等使肠道 pH 值降低，减少肠道产氨和利于氨的排出。

（2）应用门冬氨酸鸟氨酸制剂降血氨。

（3）纠正水、电解质和酸碱平衡紊乱，特别是要注意纠正碱中毒。

（4）口服新霉素等抑制肠道细菌产氨。

9. 简述肝肾综合征肾交感神经张力增高的机制。

答：（1）肝硬化晚期大量腹水形成或放腹水；或因消化道大出血、大量利尿剂应用等可使有效循环血量减少，交感-肾上腺髓质系统兴奋。

（2）肝硬化晚期，由于周围血管扩张以及门脉高压所致的大量血液淤滞在门脉系统的血管床内，使有效循环血量减少，交感-肾上腺髓质系统兴奋。

（五）问答题

1. 试述肝性脑病时血氨升高的原因和机制。

答：（1）尿素合成减少，氨清除不足。体内产生的氨一般均在肝脏进入鸟氨酸循环，合成尿素而解毒。肝功能严重障碍时鸟氨酸循环障碍：①由于代谢障碍，供给鸟氨酸循环的 ATP 不足；②鸟氨酸循环的酶系统严重受损；③鸟氨酸循环的各种底物缺失等均可使由氨合成尿素明显减少，导致血氨增高。

（2）氨的产生增多：血氨主要来源于肠道产氨。①肝脏功能严重障碍时，门脉血流受阻使消化吸收功能降低，肠道细菌活跃，可使细菌释放的氨基酸氧化酶和尿素酶增多；同时未经吸收的蛋白成分在肠道潴留，使肠内氨基酸产生增多。②肝硬化晚期合并肾功能障碍，尿素排出减少，可是弥散入肠道的尿素增加，使肠道产氨增加。③如果合并上消化道出血，则由于肠道内血液蛋白质的增多，也可经细菌分解产氨增多。④肝性脑病患者昏迷前出现明显的躁动不安，震颤等肌肉活动增强的症状，肌肉的腺苷酸分解代谢增强，使肌肉产氨增多。⑤肾脏也可产生少量氨，如果患者由于呼吸性碱中毒或应用了碳酸酐酶抑制剂利尿，肾脏泌 $H^+$、泌 $NH_4^+$ 减少，而 $NH_3$ 入血增加。⑥肠道 pH 升高使氨的吸收入血增加。

2. 试述高血氨对脑内神经传递的影响。

答：（1）对谷氨酸能神经传递的作用。肝性脑病早期，一定范围内氨水平升高，抑制 $\alpha$-酮戊二酸脱氢酶活性，造成 $\alpha$-酮戊二酸蓄积，谷氨酸生成增多，谷氨酸能神经元兴奋性增强。肝性脑病晚期，当脑内氨水平极度增高时，丙酮酸脱氢酶及 $\alpha$-酮戊二酸脱氢酶活性均受到抑制，三羧酸循环过程受到抑制，谷氨酸生成减少；而谷氨酸与氨生成谷氨酰胺的解毒作用使谷氨酸消耗，神经传递障碍。同时由于氨解毒过程使脑内谷氨酰胺累积增多，发挥近似于抑制性神经递质作用。

（2）氨水平增高可介导抑制性神经元活动增强，如 GABA、甘氨酸等神经活动增强。

（3）对其他神经递质的影响：在肝性脑病晚期，中枢兴奋性神经递质乙酰胆碱减少。脑内多巴胺、去甲肾上腺素等神经递质水平发生变化也与肝性脑病的发生发展相关。

3. 试述假性神经递质的形成过程和引起肝性脑病的机制。

答：消化道中蛋白质水解产生的芳香族氨基酸-苯丙氨酸和酪氨酸，在肠道被分解为苯乙胺和酪胺。当肝功能严重障碍时，由于肝脏的解毒功能低下，或经侧支循环绕过肝脏直接进入体循环，使其血中浓度增高，入脑增多。在脑干网状结构的神经细胞内，苯乙胺和酪胺分别在 $\beta$-羟化酶作用下，生成苯乙醇胺和羟苯乙醇胺，其化学结构与正常神经递质相似，但不能完成真性神经递质的功能，被称为假性神经递质。当假性神经递质增多时，可取代去甲肾上腺素和多巴胺被肾上腺素能神经元所摄取，并贮存在突触小体的囊泡中。但其被释放后的生理效应远较去甲肾上腺素和多巴胺弱。因而脑干网状结构上行激动系统的唤醒功能不能维持，从而发生昏迷。

4. GABA 学说的主要内容有哪些。

答：GABA 属于抑制性神经递质，介导突触后及突触前神经抑制。肝性脑病时 GABA 能神经元抑制性活动增强主要与以下几个方面有关。

（1）氨促使 GABA-A 受体复合物与其配体结合能力增强，即与 GABA、内源性苯二氮䓬类物质结合能力增强，氨对脑内中枢抑制性递质介导的中枢功能抑制具有协同作用

（2）氨可降低星形胶质细胞 GABA 的摄入并增强 GABA 的释放，虽然全脑 GABA 水平不

变，但突触间隙 GABA 水平增高，促使 GABA-A 受体活性增强。

（3）脑内氨增高，可明显上调位于线粒体外膜的外周型苯二氮䓬受体（PTBR）水平，而 PTBR 的上调及活化可促使主要的神经类固醇类物质如四氢孕烯醇酮（THP）和四氢脱氧皮质酮（THDOC）水平增高，而二者作为 GABA 受体的强激动剂可变构调节 GABA-A 受体活性，增强 GABA-A 受体复合物内源性配体的作用，因而中枢抑制作用加强。

5. 试述血浆氨基酸失衡的原因及机制。

答：（1）肝脏功能严重障碍时肝细胞灭活胰岛素和胰高血糖素的功能降低，但胰高血糖素的增多更显著，血中胰岛素/胰高血糖素比值降低，使组织的蛋白分解代谢加强，致使大量芳香族氨基酸由肝和肌肉释放入血。芳香族氨基酸主要在肝脏降解，肝功能严重障碍，芳香族氨基酸的降解能力降低；同时由于肝脏的糖异生作用障碍，使芳香族氨基酸转为糖的能力降低，使血中芳香族氨基酸含量增高。

（2）肝功能严重障碍，血中胰岛素水平增高，支链氨基酸进入肌肉组织增多，血中含量减少。此外，血氨水平升高时，支链氨基酸的氨基通过转氨基作用与 α-酮戊二酸结合生成谷氨酸，大量支链氨基酸由于提供氨基而转化为相应的酮酸，造成支链氨基酸水平降低。

6. 氨中毒在临床上有哪些治疗手段？

答：（1）减少假性神经递质。①左旋多巴为多巴胺的前体，可以通过血脑屏障，形成多巴胺，使脑内多巴胺增多，可以取代假性递质，使神经传导功能恢复正常，肝性脑病得到改善。直接使用多巴胺或去甲肾上腺素则无治疗作用，因为它们不能通过血脑屏障。②溴隐亭（溴麦亭、溴麦角隐亭、溴麦角环肽）为多巴胺受体激动剂，作用时间较长，使神经传导加强。

（2）抑制肠内细菌减少氨的形成。新霉素是临床最常应用的，也可选用卡那霉素、巴龙霉素、氨苄西林，其他对抗肠内细菌的药物还有以下几种。①乳果糖：口服后经结肠被细菌分解成为乳酸以及醋酸，使得肠内呈酸性状态，这样即可减少氨的形成和吸收，并且还有轻度的导泻作用，对肾功能不全的患者切忌使用新霉素者或者是需要长期治疗者尤其注意。②乳山梨醇：是与乳果糖类似的双糖，容易保存，其疗效也与乳果糖相似，降低血氨。③谷氨酸钾、谷氨酸钠：在尿少的时候需慎用钾剂。④精氨酸：可以促进氨合成尿素，降低血氨。⑤鸟氨酸与门冬氨酸复合制剂：有显著降氨作用，有助于肝性脑病的恢复。

（3）抑制肠内细菌减少氨的形成。纠正氨基酸代谢紊乱：用以纠正氨基酸代谢的失衡，包括纠正水、电解质代谢和酸碱平衡失调，保护呼吸道通畅，保持脑细胞功能，防治脑水肿，控制细菌感染等综合治疗。

**知识拓展和科学前沿**

### 肝脏中发现新型"肥胖因子"

武汉大学生命科学学院宋保亮教授团队发现，肝脏分泌的 GPNMB 蛋白，是一个新的"肥胖因子"，它通过上调脂肪组织的脂质合成基因、抑制机体产热，最终引起肥胖及胰岛素抵抗，而利用抗体中和血液 GPNMB 对肥胖和糖尿病有良好治疗效果。

近日，《自然》子刊《自然·代谢》在线发表了这项研究成果。同期杂志也发表预告对此进行了专题报道。论文题为《肝脏分泌的 GPNMB 蛋白促进白色脂肪组织脂质合成、加剧肥胖和胰岛素抵抗》。

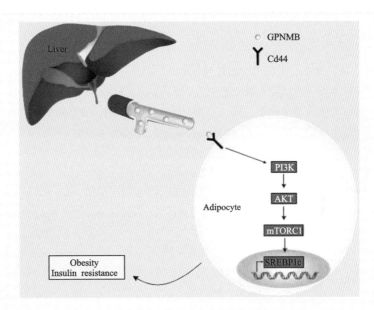

根据世界卫生组织统计，2016 年，18 岁及以上的成年人中逾 19 亿人超重，其中超过 6.5 亿人肥胖。肥胖可受遗传和环境等多因素影响，它不光影响体型，还是糖尿病、脂肪肝和心脑血管等疾病的重要危险因素。生命体作为一个有机整体，其脂质代谢过程除了在细胞内受到严格的调控之外，各个组织器官之间也存在多种形式的相互作用。

宋保亮前期研究发现，在肝脏中特异敲除泛素连接酶 gp78 （L-gp78-/-） 可导致 SREBP 通路抑制。有趣的是，研究人员发现在肝脏合成脂质能力下降的同时，脂肪组织脂质合成能力会代偿性上调，这表明肝脏分泌某种 "肥胖因子"，促进脂肪组织脂质合成。

从这个现象出发，研究人员发现了肝脏分泌的 GPNMB 蛋白能显著加重肥胖程度，增加脂肪组织脂质合成能力，抑制机体产热，降低能量消耗，加重胰岛素抵抗。而 GPNMB 中和抗体能有效逆转肥胖小鼠的表型，减少脂肪组织重量，降低脂肪组织脂质合成基因的表达，促进脂肪组织产热，并减轻胰岛素抵抗。该研究成果表明，GPNMB 就是一个新型 "肥胖因子"，并证明靶向 GPNMB 可有效治疗肥胖和糖尿病。

**科学家的故事**

宋保亮，1975 年 1 月 19 日出生于河南省林州市。1997 年于南京大学获学士学位，2002 年于中国科学院上海生命科学研究院生物化学与细胞生物学研究所获博士学位，其后在美国西南医学中心进行博士后研究。2021 年 11 月 18 日，中国科学院院士增选名单公告出炉，46 岁的武汉大学教授宋保亮当选。20 多年来，宋保亮一直从事胆固醇代谢研究，已取得一系列引领该领域的原创性成果：2015 年发现细胞内胆固醇运输的新通路；2017 年发现胆固醇可以共价修饰蛋白；2018 年发现高血脂的 "保护基因" …… 这些研究发现，为预防和治疗过氧化物酶体紊乱疾病、肝癌和心脑血管疾病等提供了新的可能和路径。

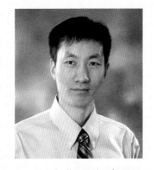

## 参考文献

[1] 田野. 病理生理学 [M]. 北京：人民卫生出版社，2020.

[2] 王建枝，钱睿哲. 病理生理学 [M]. 9 版. 北京：人民卫生出版社，2018.

[3] 金惠铭，陈思锋. 高级临床病理生理学 [M]. 上海. 复旦大学出版社，2010.

[4] 王建枝，殷莲华. 病理生理学 [M]. 8 版. 北京：人民卫生出版社，2013.

[5] 肖海鹏. 临床病理生理学 [M]. 北京：人民卫生出版社，2009.

[6] 李桂源. 病理生理学 [M]. 2 版. 北京：人民卫生出版社，2010

[7] LIM AKH，CRNOBRNJA L，METLAPALLI M，et al. Observational study of the relative efficacy of insulin-glucose treatment for hyperkalaemia in patients with liver cirrhosis [J]. BMJ Open，2021，11，22；11 (10)：e051201.

[8] KHANAM A，KOTTILIL S. Acute-on-Chronic Liver Failure：Pathophysiological Mechanisms and Management [J]. Front Med (Lausanne)，2021，11，8；752-875.

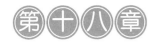

# 第十八章

# 肾功能不全

印明柱　裴诗瑶　张新江　李先承

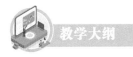

1. 掌握肾功能不全、急性肾损伤、慢性肾衰竭、尿毒症和肾性骨营养不良的概念。
2. 掌握 ATN 引起的少尿型急性肾损伤的发生机制及功能代谢变化。
3. 掌握慢性肾衰竭时机体的功能和代谢变化及其机制（如肾性高血压、肾性贫血、出血倾向、肾性骨营养不良）。
4. 熟悉肾功能不全的基本发病环节、慢性肾衰竭的发病机制、尿毒症时的功能和代谢变化。

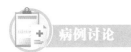

### 病例 1　急性肾损伤

患者，男性，77 岁，以腹泻、呕吐 2 天，晕厥 1 次为主诉入院。患者 2 天前因食海鲜后出现排便 7 次，呈米泔水样，总量约 2000 mL，腹胀、胸闷，无腹痛，无里急后重，无黏液脓血便，并呕吐数次，非喷射状，呕吐物为稀水样胃内容物，总量约 500 mL，无咖啡色物质，无鲜血，伴头晕、乏力、出冷汗，且 20 h 尿量约 150 mL，无畏寒、发热，就诊于门诊。查生化：Scr 113.2 $\mu$mol/L，BUN 8.76 mmol/L，UA 435 $\mu$mol/L、$K^+$ 3.5 mmol/L。予抗感染、止泻、补液等治疗，于昨日 20：00 头晕、乏力、出冷汗加剧，并晕厥 1 次，持续 1min，自行苏醒，当时血压 116/80 mmHg，神志淡漠，眼窝凹陷，查血常规：WBC 22.3$\times10^9$/L，N 72.8%，Hb 176 g/L，HCT 54.6%。查生化：Scr 237 $\mu$mol/L，BUN 11.83 mmol/L，UA 463.6 $\mu$mol/L，$K^+$ 3.3 mmol/L。粪 $O_2$ 培养：未检出霍乱弧菌。即予快速大量补液以纠正低血容量后，头晕、乏力改善。今日仍腹泻数次，呈黄色水样便，总量约 1500 mL，伴呕吐 3 次，呕吐物为稀水样胃内容物，18 h 尿量约 300 mL，复查生化：Scr 318.7 $\mu$mol/L，BUN 15.97 mmol/L，UA 214.7 $\mu$mol/L，$K^+$ 4.1 mol/L；为进一步诊治，拟按感染性腹泻急性肾损伤收住 ICU。

查体：体温 36.4℃，心率 72 次/min，呼吸 22 次/min，血压 134/81 mmHg，神清，全身皮肤黏膜干，弹性稍差，四肢温暖，口唇干燥，双肺呼吸音清，双肺未闻及干湿性啰音，律齐，各瓣膜区未闻及杂音。腹平坦，中上腹正中可见一长约 13 cm 陈旧性手术疤痕，右下腹麦氏点处可见一长约 4 cm 陈旧性手术疤痕，腹肌软，无压痛及反跳痛，肝脾肋下未触及，肝肾区无叩击痛，移动性浊音阴性，肠鸣音 8 次/min，双下肢无浮肿。

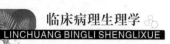

【病案问题】

1. 请给出患者最可能的诊断？

答：初步诊断为①急性肾损伤（肾前性）；②内环境紊乱：高钾血症；③腹泻原因待查（感染性腹泻）；④胃大部切除术后；⑤阑尾切除术后。

2. 急性肾损伤的病因有哪些？

答：根据病因发生的解剖部位（发病环节）可分为肾前性、肾性和肾后性三大类。

（1）肾前性急性肾损伤指各种原因引起肾实质血流灌注减少，导致肾小球滤过减少和 GFR 降低，约占急性肾损伤的 55%。常见病因包括：①有效血容量不足，包括大量出血、胃肠道液体丢失、肾脏液体丢失、皮肤黏膜体液丢失和向细胞外液转移等；②心排血量降低，见于心脏疾病、肺动脉高压、肺栓塞、正压机械通气等；③全身血管扩张，多由药物、脓毒血症、肝硬化失代偿期、变态反应等引起；④肾动脉收缩，常由药物、高钙血症、脓毒血症等所致；⑤肾血流自主调节反应受损，多由血管紧张素转换酶抑制剂、血管紧张素Ⅱ受体阻滞剂、非甾体消炎药、环孢素和他克莫司等引起。

（2）肾性急性肾损伤指出现肾实质损伤，以肾缺血和肾毒性药物或毒素导致的急性肾小管坏死最为常见，其他还包括急性间质性肾炎、肾小球疾病、肾血管疾病和肾移植排斥反应等，约占急性肾损伤的 40%。

（3）肾后性急性肾损伤系急性尿路梗阻所致，梗阻可发生在从肾盂到尿道的尿路中任何部位，约占急性肾损伤的 5%。常见病因包括双侧尿路梗阻或孤立肾患者单侧尿路梗阻时发生肾后性急性肾损伤。尿路功能性梗阻主要是指神经源性膀胱等。此外，双侧肾结石、肾乳头坏死、血凝块、膀胱癌等可引起尿路腔内梗阻，而腹膜后纤维化、结肠癌、淋巴瘤等可引起尿路腔外梗阻。尿酸盐、草酸盐、阿昔洛韦、磺胺类、氨甲蝶呤及骨髓瘤轻链蛋白等可在肾小管内形成结晶，导致肾小管梗阻。

3. 急性肾损伤的发病机制？

答：（1）肾前性急性肾损伤。由肾脏血流灌注不足所致，见于细胞外液容量减少，或虽然细胞外液容量正常，但有效循环血量下降的某些疾病，或某些药物引起的肾小球毛细血管灌注压降低。早期，肾血流自我调节机制通过调节肾小球出球和入球小动脉血管张力，维持肾小球滤过率和肾血流量，使肾功能维持正常。如不早期干预，肾实质缺血加重，引起肾小管细胞损伤，进而发展为肾性急性肾损伤。

（2）肾性急性肾损伤：从肾前性急性肾损伤进展至急性肾小管坏死一般经历 4 个阶段，即起始期、进展期、持续期、恢复期。

①起始期（持续数小时至数周）：肾血流量下降，肾小管上皮细胞坏死脱落，导致肾小球滤过率下降。②进展期（持续数天至数周）：肾内微血管充血明显，伴持续组织缺氧和炎症反应，GFR 进行性下降。③持续期（持续 1~2 周）：GFR 仍保持在低水平，尿量减少，出现尿毒症并发症。但肾小管细胞不断修复、迁移增殖，以重建细胞和肾小管的完整性，此期全身血流动力学改善，但 GFR 持续低下。④恢复期（持续数天至数个月）：肾小管上皮细胞逐渐修复、再生，肾功能逐步恢复，GFR 开始改善。

（3）肾后性急性肾损伤：由尿路梗阻所致的急性肾损伤占急性肾损伤总数的 5% 以下。因为一侧肾即足以清除机体所产生的代谢废物，所以只有双侧尿路梗阻，或一侧尿路梗阻且对侧输尿管痉挛或肾功能丧失才引起肾后性急性肾损伤。膀胱及尿道的梗阻可由骨盆肿瘤、膀胱功能障碍或前列腺肥大、前列腺癌等引起。肾后性急性肾损伤的早期并无肾实质的器质性损害，及时解除梗阻，肾泌尿功能可迅速恢复。否则，梗阻持续过久，压迫肾内血管，肾血液灌注减少，发生缺血缺氧损伤，可发展为肾性急性肾小管坏死。

4. 急性肾损伤患者有哪些临床表现？

答：（1）起始期患者常遭受一些已知或未知急性肾小管坏死病因的打击，如低血压、缺血、脓毒症和肾毒素等，但尚未发生明显肾实质损伤。随着肾小管上皮损伤加重，GFR 逐渐下降，进入进展期。

（2）进展期和维持期一般持续 7～14 天，但也可短至数天或长至 4～6 周。GFR 进行性下降并维持在低水平。部分患者可出现少尿（＜400 mL/d）和无尿（＜100 mL/d），但也有些患者尿量在 400～500 mL/d 或以上，后者称为非少尿型急性肾损伤，一般认为是病情较轻的表现。临床表现如下。①消化系统：食欲减退、恶心、呕吐、腹胀、腹泻等，严重者可发生消化道出血。②呼吸系统：可有急性肺水肿，表现为呼吸困难、咳嗽、憋气。③循环系统：高血压、心力衰竭、各种心律失常、心肌病变。④神经系统：意识障碍、躁动、谵妄、抽搐、昏迷等尿毒症脑病症状。⑤血液系统：出血倾向、轻度贫血。⑥水、电解质：水过多、代谢性酸中毒、高钾血症、低钠血症、低钙血症、高磷血症。

（3）恢复期：GFR 逐渐升高，并恢复正常或接近正常。少尿型患者开始出现尿量增多，继而出现多尿，再逐渐恢复正常。与 GFR 相比，肾小管上皮细胞功能恢复相对延迟，常需数个月后才能恢复。部分患者最终遗留不同程度的肾脏结构和功能损伤。

5. 急性肾损伤的防治原则有哪些？

答：治疗原则是尽早识别并纠正可逆病因，及时采取干预措施，避免肾脏受到进一步损伤，维持水、电解质和酸碱平衡，适当营养支持，积极防治并发症，适时进行肾脏替代治疗。

（1）早期病因干预治疗：①肾前性急性肾损伤包括扩容、维持血流动力学稳定、改善低蛋白血症、降低后负荷、改善心排血量、停用影响肾灌注的药物、调节外周血管阻力至正常范围。②肾性急性肾损伤继发于肾小球肾炎、小血管炎的急性肾损伤，常需应用糖皮质激素、免疫抑制剂治疗。③肾后性急性肾损伤尽早解除尿路梗阻，如前列腺肥大、肿瘤压迫输尿管的处理。

（2）营养支持治疗：优先通过胃肠道提供营养，酌情限制水分、钠盐和钾盐摄入。急性肾损伤任何阶段总能量摄入为 20～30 kcal/（kg·d），能量供给包括糖类 3～5 g（最高 7 g）/（kg·d）、脂肪 0.8～1.0 g/(kg·d)，蛋白质或氨基酸摄入量 0.8～1.0 g（kg·d），高分解代谢、接受肾脏替代疗法、连续性肾脏替代治疗患者蛋白质或氨基酸摄入量酌情增加。静脉补充脂肪乳剂以中、长链混合液为宜，氨基酸补充则包括必需和非必需氨基酸，危重病患者应低于 8.3 mmol/L（150 mg/dL）。

（3）并发症治疗：

①高钾血症：当血钾＞6 mmol/L 时，应紧急处理，措施包括以下几种。a. 停用一切含钾药物和（或）食物。b. 对抗 $K^+$ 的心肌毒性：10% 葡萄糖酸钙 10～20 mL 稀释后缓慢静推。

c. 转移 $K^+$ 至细胞内：50％葡萄糖 50～100 mL＋胰岛素 6～12 U 缓慢静注。d. 纠酸：5％碳酸氢钠 250 mL 静滴，以纠正酸中毒，并可促进钾离子向细胞内流动。e. 清除 $K^+$：离子交换树脂口服或灌肠；使用袢利尿剂，可增加尿量，促进钾离子排泄；透析是最有效的治疗方法，血钾＞6.5 mmol/L 为肾透析的指征。②代谢性酸中毒的处理：严重酸中毒患者，如静脉血 $HCO_3^-$＜12 mmol/L 或动脉血 pH＜7.15～7.20 时，应静滴 5％碳酸氢钠 125～250 mL 纠酸，同时紧急透析治疗。③治疗感染：应尽早使用抗生素，但不提倡预防使用抗生素，宜选用肾毒性小的药物。

（4）肾脏替代治疗：

①透析指征：严重代谢性酸中毒（动脉血 pH＜7.2）；高钾血症（$K^+$＞6.5 mmol/L）；利尿剂治疗无效的严重肺水肿；出现严重尿毒症症状，如脑病、心包炎、癫痫发作。②常用方法包括腹膜透析、间歇性血液透析、连续性肾脏替代治疗等。a. 腹膜透析：无须抗凝，很少发生心血管并发症，适用于血流动力学不稳定的患者，但透析效率较低，且有发生腹膜炎的风险，重症患者很少采用。b. 血液透析：代谢废物的清除率高，治疗时间短，但易有心血管功能不稳定、症状性低血压，且需要应用抗凝药物，对有出血倾向的患者会增加治疗的风险。c. 连续性肾脏替代治疗：包括连续性静-静脉血液滤过、连续性静-静脉血液透析、连续性静-静脉血液透析滤过等，对血流动力学影响较小，适用于多器官衰竭患者。

（5）恢复期治疗：注意维持水、电解质和酸碱平衡，控制氮质血症，治疗原发病，防止各种并发症。

**病例 2　慢性肾衰竭**

患者，男性，30 岁。发现血压升高 1 年，发热伴咳嗽 1 周，恶心、呕吐 3 天。

患者 1 年前查体时发现血压升高，达 160/100 mmHg，未规律服用降压药物。半年前出现夜尿增多，每夜 2～3 次，不伴尿色改变。1 周前患者受凉后出现发热，体温最高 38℃，伴咳嗽、咳黄白色黏液。就诊于附近卫生所，给予阿奇霉素口服 3 天，症状无明显缓解。近 3 天患者出现恶心、呕吐、食欲明显下降，伴乏力、头晕。发病以来睡眠稍差，大便正常，体重无明显变化。

既往史：10 余年前因水肿于当地医院查尿蛋白阳性（具体不详），服中药治疗半年后水肿消退，此后未再复查。否认传染病接触史，无遗传病家族史。

查体：体温 37.8℃，心率 100 次/min，呼吸 20 次/min，血压 165/100 mmHg。神志清楚，贫血貌，浅表淋巴结未触及肿大，睑结膜略苍白。双肺呼吸音粗，右下肺可闻及中量细湿啰音。心界不大，律齐，各瓣听诊区未闻及杂音。腹平软，无压痛，肝脾肋下未触及。双下肢轻度凹陷性水肿。

实验室检查：血常规示 Hb 91 g/L，RBC $3.01×10^{12}$/L，MCV 88fl，WBC $11.2×10^9$/L，N 85％，PLT $300×10^9$/L。尿常规示比重 1.010，蛋白（＋＋），RBC 15～20/HP。血生化示 TP 68 g/L，ALB 34 g/L，Scr 565 μmol/L，BUN 24.3 mmol/L，钙 1.67 mmol/L，磷 2.31 mmol/L，估算肾小球滤过率 10 mL/（min·1.73 $m^2$）。

【病案问题】

1. 请给出患者最可能的诊断？

答：初步诊断为①CKD5 期；②慢性肾小球肾炎；③右下肺炎。

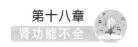
2. 慢性肾衰竭有哪些病因？

答：慢性肾衰竭病因主要包括糖尿病肾病、高血压肾小动脉硬化、原发性与继发性肾小球肾炎、肾小管间质疾病（慢性间质性肾炎、慢性肾盂肾炎、尿酸性肾病、梗阻性肾病等）、肾血管疾病、遗传性肾病（多囊肾病、遗传性肾炎）等。在发达国家，糖尿病肾病、高血压肾小动脉硬化是慢性肾衰竭的主要病因；在中国等发展中国家，慢性肾衰竭的最常见病因仍是原发性肾小球肾炎，近年来糖尿病肾病导致的慢性肾衰竭明显增加，有可能将成为导致我国慢性肾衰竭的首要病因。

3. 慢性肾衰竭进展的危险因素有哪些？

答：慢性肾衰竭进展有以下危险因素。

（1）慢性肾衰竭渐进性发展的危险因素包括高血糖、高血压、蛋白尿（包括微量白蛋白尿）、低蛋白血症、吸烟等。此外，贫血、高脂血症、高同型半胱氨酸血症、老年人、营养不良、尿毒症毒素（如甲基胍、甲状旁腺激素、酚类）蓄积等，在慢性肾衰竭病程进展中也起一定作用。

（2）慢性肾衰竭急性加重、恶化的危险因素主要有：①累及肾脏的疾病（原发性或继发性肾小球肾炎、高血压、糖尿病、缺血性肾病等）复发或加重；②有效血容量不足（低血压、脱水、大出血或休克等）；③肾脏局部血供急剧减少（如肾动脉狭窄患者应用 ACEI、ARB 等药物）；④严重高血压未能控制；⑤肾毒性药物：非甾体抗炎药氨基苷类抗生素、造影剂、含有马兜铃酸的中草药；⑥泌尿道梗阻；⑦严重感染、高钙血症、肝衰竭、心力衰竭等。

4. 慢性肾衰竭的发病机制？

答：慢性肾衰竭有以下发病机制。

（1）肾的解剖与生理学特征：人体每个肾含有 80 万～100 万个肾单位，且肾脏不能再生新的肾单位，在肾脏损伤、疾病或正常衰老的情况下，肾单位的数量将逐渐减少。此外，正常成人安静状态下，流经两肾的血流量约为 1200 mL/min，相当于心排血量的 20%～25%。因此，在慢性肾疾病时，肾单位不断破坏而丧失功能，残余肾单位的血流动力学发生改变，表现为肾小球毛细血管血压和血流量增加，使得肾单位出现高灌注、高滤过。

（2）肾单位高灌注、高滤过：研究认为慢性肾衰竭时残余肾单位肾小球出现高灌注和高滤过状态是导致肾小球硬化和残余肾单位功能进一步下降的重要原因。高灌注和高滤过刺激肾小球系膜细胞和基质增加，损伤内皮细胞和增加血小板聚集，导致微动脉瘤形成，并引起炎症细胞浸润、系膜细胞凋亡增加等，肾小球硬化不断发展，肾单位进行性丧失。

（3）肾单位高代谢：慢性肾衰竭时残余肾单位肾小管高代谢状况，是肾小管萎缩、间质纤维化和肾单位进行性损害的重要原因之一。高代谢引起肾小管氧消耗增加和氧自由基增多，小管内液 $Fe^{2+}$ 的生成和代谢性酸中毒引起补体旁路途径激活和膜攻击复合物（C5b-9）的形成，均可造成肾小管及间质损伤。

（4）肾组织上皮细胞表型转化的作用：在某些生长因子（如 $TGF\beta_1$）或炎症因子的诱导下，肾小管上皮细胞、肾小球上皮细胞（如包曼囊上皮细胞或足细胞）、肾间质成纤维细胞等均可转分化为肌成纤维细胞，在肾间质纤维化、局灶节段性或球性肾小球硬化过程中起重要作用。

（5）细胞因子和生长因子促纤维化的作用：慢性肾衰竭肾组织内一些细胞因子和生长因子（如 $TGF\beta_1$、白细胞介素-1、单个核细胞趋化蛋白-1、血管紧张素Ⅱ、内皮素-1 等）参与了肾小球和肾小管间质的损伤过程，并对细胞外基质的产生起重要促进作用；某些疾病细胞外基质的蛋白酶如基质金属蛋白酶表达下调，金属蛋白酶组织抑制物、纤溶酶原激活抑制物等表达上调，在肾小球硬化和肾间质纤维化过程中也起重要作用。

（6）其他：在多种慢性肾病动物模型中，均发现肾脏固有细胞凋亡增多与肾小球硬化、小管萎缩、间质纤维化有密切关系，提示细胞凋亡可能在慢性肾衰竭进展中起某种作用；此外，醛固酮增多也参与肾小球硬化和间质纤维化的过程。

**5. 慢性肾衰竭有哪些临床表现？**

答：慢性肾衰竭有以下一些临床表现。

（1）水、电解质代谢紊乱：高钾、代谢性酸中毒、低钠、低钙、高磷、高镁、活性维生素 D 缺乏。

（2）蛋白质代谢紊乱：氮质血症、白蛋白下降、必需氨基酸下降、蛋白质分解代谢增加、合成减少、负氮平衡。

（3）糖代谢异常：糖耐量减低、低血糖。

（4）脂代谢紊乱：高脂血症，甘油三酯、极低密度脂蛋白、脂蛋白 α 水平升高，高密度脂蛋白水平降低，胆固醇轻度增高。

（5）维生素代谢紊乱：血清维生素 A 水平增高，维生素 $B_6$ 及叶酸缺乏。

（6）心血管系统表现：

①高血压：是水钠潴留、肾素-血管紧张素增高、某些舒张血管因子产生不足而致；高血压导致左室肥厚；贫血、血液透析、动-静脉内瘘的使用可加重左室负荷和左室肥厚。②心力衰竭：原因为水钠潴留、高血压、尿毒症心肌病变；心力衰竭是尿毒症最常见的死亡原因。③尿毒症性心肌病：原因为代谢废物的潴留、贫血，部分患者可伴有冠心病。④心包病变：与尿毒症毒素蓄积、低蛋白血症、心衰、感染、出血等有关；分为尿毒症性和透析相关性两种；多发生在透析不充分时，多为血性心包积液。⑤血管钙化：与高磷血症、钙分布异常、血管保护性蛋白（胎球蛋白 A）缺乏有关。⑥动脉粥样硬化：病情进展迅速，血液透析后病变程度加重；冠状动脉、脑动脉、全身周围动脉均可受累。

（7）呼吸系统症状：Kussmaul 呼吸，体液过多或心功能不全可引起肺水肿或胸腔积液，尿毒症肺水肿患者肺部 X 线检查可出现"蝴蝶翼"征。

（8）胃肠道症状：消化系统症状是慢性肾脏病最早的表现，包括食欲不振、恶心呕吐、口腔有尿味，消化道出血。

（9）血液系统表现：

①贫血：多为轻、中度贫血，与 EPO 减少（主因）、缺铁、营养不良、红细胞寿命缩短有关。②出血倾向：晚期有出血倾向，与血小板功能降低有关，部分患者可有 FⅧ 缺乏。③血栓形成倾向：是指透析患者动静脉瘘容易阻塞，可能与抗凝血酶Ⅲ活性下降、纤维溶解不足有关。

（10）神经系统症状：

①中枢系统：乏力、失眠、注意力不集中，性格改变，淡漠，谵妄，惊厥，昏迷，精神异常。②周围系统：以感觉障碍为著，最常见的是肢端袜套样分布的感觉丧失，也可有肢体麻

木、神经肌肉兴奋性增高（肌肉震颤、痉挛、不宁腿综合征）、肌萎缩、肌无力。

（11）内分泌失调：EPO、1，25-（OH）$_2$-D$_3$水平降低，肾内肾素-血管紧张素Ⅱ、催乳素、促黑色素激素、促黄体生成激素、促卵泡激素、促肾上腺皮质激素水平、PTH等水平增高。

（12）肾性骨营养不良：指慢性肾脏病出现骨矿化和代谢异常，包括高转化性骨病、低转化性骨病和混合性骨病。

6. 慢性肾衰竭有哪些早期防治的对策和措施？

答：早期防治对策和措施是早期诊断、有效治疗原发病、去除病因，是慢性肾衰竭防治的基础，其防治目标如表18-1。

表18-1　慢性肾衰竭的防治目标

| 项目 | | 目标 |
|---|---|---|
| 血压 | CKD1～5期（尿白蛋白/肌酐≥30 mg/g） | ＜130/80 mmHg |
| | CKD1～5期（尿白蛋白/肌酐＜30 mg/g） | ＜140/90 mmHg |
| 血糖（糖尿病患者） | | 空腹5.0～7.2 mmol/L，睡前6.1～8.3 mmol/L |
| HbA1c（糖尿病患者） | | ＜7% |
| 蛋白尿 | | ＜0.5 g/24 h |
| GFR下降速度 | | ＜4 mL/（min·a） |
| Scr升高速度 | | ＜50 μmol/（L·a） |

7. 慢性肾衰竭的营养治疗？

答：限制蛋白饮食可减少含氮代谢产物生成，减轻症状及相关并发症，延缓病情进展。①CKD 1～2期患者无论有无糖尿病，推荐蛋白摄入量0.8～1.0 g/（kg·d）。②从CKD3期起至没有进行透析治疗的患者，推荐蛋白摄入量0.6～0.8 g/（kg·d）。③进行血液透析和腹膜透析患者，蛋白质摄入量为1.0～1.2 g/（kg·d）。④在低蛋白饮食中，约50%的蛋白质应为高生物价蛋白，如蛋、瘦肉、鱼、牛奶等。如有条件，在低蛋白饮食的基础上，可同时补充适量α-酮酸制剂。无论何种饮食治疗方案，都必须摄入足够热量，一般为30～35 kcal/（kg·d），此外还需补充维生素、叶酸及控制钾、磷的摄入。磷摄入量应＜800 mg/d。

8. 慢性肾衰竭及其并发症的药物治疗？

答：（1）纠正酸中毒和水、电解质代谢紊乱。

①纠正代谢性酸中毒：主要为口服碳酸氢钠，轻者1.5～3.0 g/d即可；中、重度患者3～15 g/d，必要时可静脉输入。可将纠正酸中毒所需碳酸氢钠总量分3～6次给予，在48～72 h或更长时间后基本纠正酸中毒。对有明显心力衰竭的患者，要防止碳酸氢钠输入量过多，输入速度宜慢，以免心脏负荷加重。②水、钠紊乱的防治：为防止出现水钠潴留，需适当限制钠摄入量，指南推荐钠摄入量不应超过6～8 g/d。有明显水肿、高血压者，钠摄入量限制在2～3 g/d

（氯化钠摄入量 5～7 g/d），个别严重病例可限制为 1～2 g/d（氯化钠 2.5～5.0 g/d）。也可根据需要应用祥利尿剂（呋塞米、布美他尼等，呋塞米每次 20～200 mg，2～3 次/d）；噻嗪类利尿剂及潴钾利尿剂对中、重度慢性肾衰竭患者避免应用。对严重肺水肿、急性左心衰竭者，常需及时给予血液透析或连续性肾脏替代治疗，以免延误治疗时机。③高钾血症的防治：首先应积极预防高钾血症的发生。CKD3 期以上的患者应适当限制钾摄入。当 GFR＜10 mL/min 或血清钾水平＞5.5 mmol/L 时，则应更严格地限制钾摄入。

（2）高血压治疗：一般非透析患者应控制血压在 130/80 mmHg 以下，维持透析患者血压不超过 140/90 mmHg。ACEI、ARB、钙通道阻滞剂、祥利尿剂、β受体拮抗剂、血管扩张剂等均可应用，以 ACEI、ARB、CCB 应用较为广泛。ACEI 及 ARB 均可显著降低患者肾衰竭的发生率，ACEI 还可以降低患者全因死亡率，因此，慢性肾脏病合并高血压首选 ACEI/ARB。

（3）贫血的治疗：重组人促红细胞生成素治疗贫血疗效显著，应同时补充铁剂。如排除失血、造血原料缺乏等因素，透析患者若血红蛋白（Hb）＜100 g/L 可考虑开始应用重组人促红细胞生成素治疗，避免 Hb 下降至 90 g/L 以下；非透析患者若＜100 g/L，建议基于 Hb 下降率、评估相关风险后，决定是否开始使用重组人促红细胞生成素治疗。一般开始用量为每周 80～120 U/kg，分 2～3 次（或每次 2000～3000 U，每周 2～3 次），皮下或静脉注射，并根据患者血红蛋白的水平、升高速率等调整剂量；以皮下注射更为理想，既可达到较好疗效，又可节约用量的 1/4～1/3。对非透析患者，目前趋向于小剂量重组人促红细胞生成素疗法（2000～3000 U，每周 1～2 次），疗效佳，副作用小。Hb 上升至 110～120 g/L 即达标，不建议维持 Hb＞130 g/L。在维持达标的前提下，每个月调整用量 1 次，适当减少重组人促红细胞生成素用量。

（4）低钙血症、高磷血症和肾性骨营养不良的治疗：对明显低钙血症患者，可口服 1,25-$(OH)_2$-$D_3$（骨化三醇）0.25 $\mu$g/d，连服 2～4 周；如血钙和症状无改善，可将用量增加至 0.5 $\mu$g/d；血钙纠正后，非透析患者不推荐常规使用骨化三醇。当 GFR＜30 mL/min 时，除限制磷摄入外，可应用磷结合剂口服，如碳酸钙（含钙 40%）、醋酸钙（含钙 25%）、司维拉姆、碳酸镧等，应在餐中服用效果最好。

（5）防治感染：抗生素的选择和应用原则与一般感染相同，但剂量需要根据 GFR 水平调整。

（6）高脂血症的治疗：对于 50 岁以上的非透析慢性肾脏病患者，即使血脂正常，仍可考虑服用他汀类药物预防心血管疾病。对维持透析的患者，高脂血症的标准宜放宽，血胆固醇水平保持在 6.5～7.8 mmol/L、血甘油三酯水平保持在 1.7～2.3 mmoL 为宜。对于透析治疗的患者，一般不建议预防性服用他汀类药物。

（7）口服吸附疗法和导泻疗法：口服氧化淀粉、活性炭制剂或大黄制剂等，均是应用胃肠道途径增加尿毒症毒素的排出。这些疗法主要应用于非透析患者。

（8）其他：①糖尿病肾衰竭患者随着 GFR 下降，因胰岛素灭活减少，需相应调整胰岛素用量，一般应逐渐减少；②高尿酸血症，有研究显示别嘌醇治疗高尿酸血症有助于延缓肾功能恶化，并减少心血管疾病风险；③皮肤瘙痒，口服抗组胺药物，控制高磷血症及强化透析，对部分患者有效。

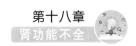

9. 慢性肾衰竭患者何时进行肾脏替代治疗？

答：①对于 CKD4 期以上或预计 6 个月内需要接受透析治疗的患者，建议进行肾脏替代治疗准备。②通常对于非糖尿病肾病患者，当 GFR<10 mL/min 并有明显尿毒症症状和体征，则应进行肾脏替代治疗。③对糖尿病肾病患者，可适当提前至 GFR<15 mL/min 时安排肾脏替代治疗。④肾脏替代治疗包括血液透析、腹膜透析和肾脏移植。血液透析和腹膜透析疗效相近，各有优缺点，临床上可互为补充。

 **临床检验常用指标**

1. 血清钾正常值：3.5～5.5 mmol/L。

2. 无尿：24 h 尿量少于 100 mL。

3. 少尿：24 h 尿量少于 400 mL。

4. 多尿：24 h 尿量多于 2500 mL。

5. 肾小球滤过率：指单位时间（通常为 1 min）内两肾生成滤液的量，正常成人约为 125 mL/min，是衡量肾功能的重要指标。

6. 滤过分数：指肾小球滤过率与肾血浆流量的比值，据测定 FF 为 125/660×100%＝19%，是衡量肾功能的重要指标。

7. 血清肌酐正常值：男 54～106 μmol/L；女 44～97 μmol/L；小儿 24.9～69.7 μmol/L。

8. 急性肾损伤诊断标准：按照最新国际急性肾损伤临床实践指南，符合以下情况之一者即可临床诊断急性肾损伤：①48 h 内 Scr 升高 0.3 mg/d（≥26.5 μmol/L）；②确认或推测 7 天内 Scr 较基础值升高≥50%；③尿量减少 ［<0.5 mL（kg·h），持续≥6 h］。

 **基本知识点梳理**

详见表 18-2～表 18-20 和图 18-1～图 18-8。

表 18-2　肾功能不全的基本环节

| 肾功能不全 | 基本环节 |
| --- | --- |
| 肾小球滤过功能障碍 | 肾小球滤过率低：<br>(1) 肾血流量减少：休克、心力衰竭；<br>(2) 肾小球有效滤过压降低：大量失血、严重脱水、尿路梗阻、肾小管阻塞、肾间质水肿；<br>(3) 肾小球滤过面积减少：肾单位大量进行性破坏肾小球滤过膜通透性的改变：炎症、损伤和免疫复合物的破坏，出现蛋白尿和血尿 |
| 肾小管功能障碍 | (1) 近曲小管功能障碍：肾性糖尿、氨基酸尿、水钠潴留、肾小管性酸中毒；<br>(2) 髓袢功能障碍：原尿浓缩障碍、出现多尿、低渗尿、等渗尿；<br>(3) 远曲小管和集合管功能障碍：钠、钾代谢障碍和酸碱平衡失调、出现尿崩症 |

续表

| 肾功能不全 | 基本环节 |
| --- | --- |
| 肾脏内分泌<br>功能障碍 | （1）肾素分泌增多：高血压、水钠潴留；<br>（2）肾激肽释放酶-激肽系统功能障碍：高血压；<br>（3）前列腺素合成不足：高血压；<br>（4）促红细胞生成素合成减少：出现肾性贫血；<br>（5）1，25-（OH)$_2$-D$_3$ 减少：出现肾性骨营养不良 |

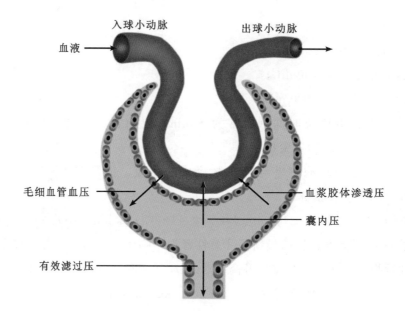

图 18-1　肾小球有效滤过压示意图

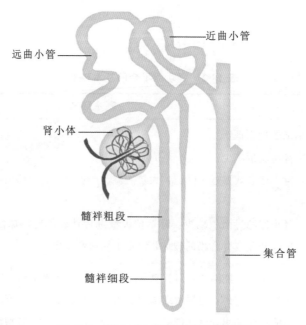

图 18-2　肾小球与肾小管结构示意图

表 18-3  肾脏内分泌激素、分泌部位及生理功能

| 肾脏内分泌激素 | 分泌部位 | 生理功能 | 举例 |
|---|---|---|---|
| 肾素 | 肾小球球旁细胞 | 是一种蛋白水解酶，能催化血浆的血管紧张素原生成血管紧张素Ⅰ，再经肺等部位的转化酶作用而生成血管紧张素Ⅱ，后者具有促进血管收缩与增加醛固酮分泌的作用 | 在全身平均动脉压降低、脱水、肾动脉狭窄、低钠血症、交感神经紧张性增高等情况下，均可引起肾素释放增多，激活肾素-血管紧张素-醛固酮系统（RAAS），从而可提高平均动脉血压和促进水钠潴留 |
| 肾激肽释放酶-激肽系统 | 90%来自皮质近曲小管细胞 | 肾脏分泌的激肽释放酶可以催化激肽原生成激肽。激肽可以对抗血管紧张素的作用，扩张小动脉，使血压下降，同时还可作用于肾髓质乳头部的间质细胞，引起前列腺素释放 | 如果肾激肽释放酶-激肽系统发生障碍，则易促进高血压发生 |
| 前列腺素（PG） | 肾内的 PG 主要由肾髓质间质细胞和髓质集合管上皮细胞合成 | 作用于平滑肌，增加细胞 cAMP 浓度，抑制结合钙转变为游离钙，从而抑制平滑肌收缩，使血管扩张，外周阻力降低。此外，它可抑制交感神经末梢释放儿茶酚胺，降低平滑肌对缩血管物质的反应性，间接使血管舒张，外周阻力降低；抑制抗利尿激素（ADH）对集合管的作用，减少集合管对水的重吸收，促进水的排泄。此外，PG 通过 cAMP 可以抑制近曲小管对钠的重吸收，从而促进钠的排出。因此，这两种 PG 具有强大的降压作用 | 肾脏功能障碍、肾脏受损时可使 PG 合成不足，这可能是肾性高血压的另一个重要发病环节 |
| 促红细胞生成素（EPO） | 主要来自肾脏，少量来自肝脏 | EPO 能促进红系祖细胞的增殖与分化，并促进骨髓内网织红细胞释放入血，使红细胞生成增多 | 慢性肾病患者，由于肾组织进行性破坏，EPO 生成明显减少，导致红细胞生成减少，进而可出现肾性贫血 |
| 1，25-二羟基维生素 $D_3$ ［1，25-$(OH)_2$-$D_3$］ | 肾脏（唯一） | （1）促进小肠对钙磷的吸收；通过加强肠道的钙磷吸收，加快钙磷通过成骨细胞膜进入骨组织的速度，加强成骨细胞的活动，从而促进骨盐沉积和骨形成；<br>（2）在动员骨钙和使骨盐沉积方面都起重要作用，是骨更新、重建的重要调节因素；<br>（3）血钙下降时，它又促使骨间叶细胞向破骨细胞转化，动员骨钙入血以维持血钙稳态 | 肾器质损害时，由于 1α-羟化酶生成障碍，可使 1，25-$(OH)_2$-$D_3$ 生成减少，从而诱发肾性骨营养不良 |

表 18-4　急性肾损伤的分类、病因

| 分类 | 病因 |
|---|---|
| 肾前性急性肾损伤 | 指肾脏血液灌流急剧减少所致的急性肾损伤，又称功能性肾功能衰竭或肾前性氮质血症。常见于各型休克早期 |
| 肾性急性肾损伤 | （1）肾小球、肾间质和肾血管疾病；<br>（2）急性肾小管坏死（ATN）；<br>原因：①肾缺血和再灌注损伤。②肾中毒，外源性毒物有药物、有机溶剂、重金属、生物毒素；内源性毒物有血红蛋白、肌红蛋白、尿酸 |
| 肾后性急性肾损伤 | 由肾以下尿路梗阻引起的肾功能急剧下降，又称肾后性氮质血症。常见于双侧输尿管结石、盆腔肿瘤和前列腺肥大等引起的尿路梗阻 |

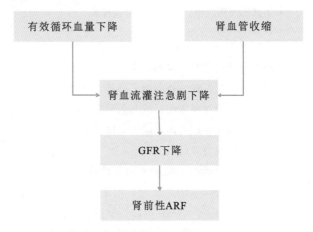

图 18-3　肾前性急性肾损伤机制

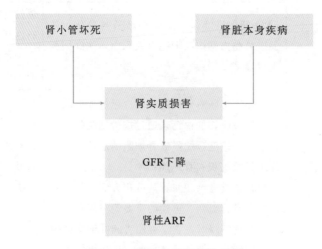

图 18-4　肾性急性肾损伤机制

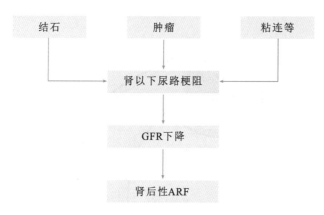

图 18-5　肾后性急性肾损伤机制

表 18-5　急性肾损伤的分期标准

| 分期 | 血清肌酐标准 | 尿量标准 |
| --- | --- | --- |
| 1 期 | 绝对值升高≥0.3 mg/d（≥26.5 $\mu$mol/L）；<br>或较基础值相对升高≥50%，但<100% | <0.5 mL/（kg·h）（≥6 h，但<12 h） |
| 2 期 | 相对升高≥100%，但<200% | <5 mL/（kg·h）（≥12 h，但<24 h） |
| 3 期 | 升高至≥4.0 mg/dL（≥353.6 pmol/L）；<br>或相对升高≥200%；<br>或开始肾脏替代治疗；<br>或<18 岁患者估算肾小球滤过率下降至<35 mL/（min·<br>1.73 m$^2$） | <0.3 mL/（kg·h）（≥24 h）；<br>或无尿≥12 h |

表 18-6　ATN 导致急性肾损伤的机制

| 机制 | 因素 |
| --- | --- |
| 肾血管及血流动力学异常 | （1）肾灌注压降低；<br>（2）肾血管收缩：①交感-肾上腺髓质系统兴奋；②肾素-血管紧张素系统激活；③肾内收缩及舒张因子释放失衡；<br>（3）肾毛细血管内皮细胞肿胀；<br>（4）肾血管内凝血 |
| 肾小管损伤 | （1）肾小管阻塞；<br>（2）原尿回漏；<br>（3）管-球反馈机制失调 |
| 肾小球滤过系数降低 | （1）肾小球毛细血管内皮细胞肿胀；<br>（2）足细胞足突结构变化；<br>（3）滤过膜上窗孔大小及密度减少 |

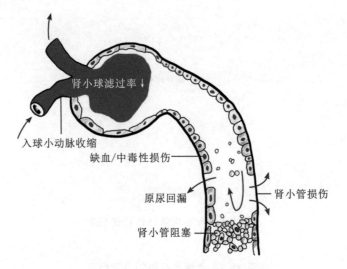

**图 18-6　导致急性肾损伤的机制示意图**

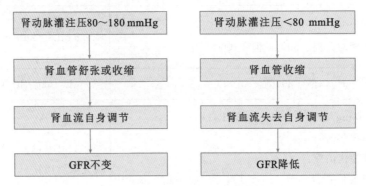

**图 18-7　肾血流量的自身调节**

**表 18-7　少尿型急性肾损伤的发病过程及功能代谢变化**

| 发病过程 | 功能代谢变化 |
|---|---|
| 少尿期 | 少尿期为病情最危重阶段：<br>（1）尿的变化：①少尿（<400 mL/d）或无尿（<100 mL/d）；②低比重尿；③尿钠高；④血尿、蛋白尿、管型尿；<br>（2）水中毒：引起水肿；<br>（3）高钾血症：最危险的变化；<br>（4）代谢性酸中毒：有进行性、不易纠正的特点；<br>（5）氮质血症：血中尿素、肌酐、尿酸等非蛋白氮含量显著升高 |
| 移行期 | 移行期是肾功能开始好转的信号。尿量>400 mL，氮质血症、高钾血症、酸中毒等内环境紊乱且不能立即改善 |
| 多尿期 | 多尿期肾血流量和肾小球滤过功能逐渐恢复正常，肾小管上皮细胞开始再生修复、肾间质水肿消退、代谢产物经肾小球大量滤出；尿量>3000 mL，易发生脱水、低钾血症和低钠血症 |
| 恢复期 | 血尿素氮和血肌酐基本恢复正常，水、电解质和酸碱平衡紊乱得以纠正，肾功能显著改善 |

表 18-8　功能性与器质性 AKI 尿液变化的区别

| 项目 | 功能性 AKI（肾前性肾衰竭） | 器质性 AKI（ATN 少尿期） |
|---|---|---|
| 尿比重 | >1.020 | <1.015 |
| 渗透压（mM） | >500 | <350 |
| 尿钠（mmol·L$^{-1}$） | <20 | >40 |
| 尿/血肌酐比 | >40∶1 | <20∶1 |
| 尿蛋白 | 阴性或微量 | （＋）～（＋＋＋＋） |
| 尿沉渣镜检 | 轻微 | 显著，褐色颗粒管型，红白细胞及变形上皮细胞 |
| 甘露醇利尿效应 | 良 | 差 |

表 18-9　急性肾损伤和慢性肾衰竭钾代谢的区别

| 急性肾损伤钾代谢 | 慢性肾衰竭钾代谢 |
|---|---|
| 急性肾损伤少尿期可出现高钾血症，原因为：①钾排出减少；②组织分解代谢增强，钾从细胞内释出；③酸中毒使钾从细胞内向细胞外转移；④低血钠时，肾小球滤过液中钠减少，致使远曲小管中钾与钠交换减少 | 慢性肾功能衰竭患者，只要尿量不减少，血钾可长期维持正常，尿中排钾量固定与摄入量无关，因此当摄入量超过排泄速度可出现高钾血症 |
| 急性肾损伤多尿期，由于尿量增多，肾浓缩功能尚未恢复，钾丢失过多，常出现低钾状态 | 慢性肾衰竭患者进食甚少或有腹泻，则可出现严重的低钾血症 |

表 18-10　急性肾损伤防治的病理生理基础

| 防治原则 | 具体措施 |
|---|---|
| 积极治疗原发病或控制致病因素 | 消除病因，合理用药 |
| 纠正内环境紊乱 | （1）纠正水和电解质紊乱：少尿期控制体液输入量，多尿期补充水和电解质；<br>（2）处理高钾血症：①限制含钾丰富的食物及药物；②静注葡萄糖和胰岛素；③缓慢静注葡萄糖酸钙；④用钠型阳离子交换树脂；⑤透析疗法；<br>（3）纠正代谢性酸中毒；<br>（4）控制氮质血症：①滴注葡萄糖；②静脉内缓慢滴注必需氨基酸；③透析疗法；<br>（5）透析疗法 |
| 抗感染和营养支持 | 抗感染治疗，饮食与营养 |
| 针对发生机制用药 | 自由基清除剂、RAAS 阻断剂、钙通道阻断剂、能量合剂、膜稳定剂 |

表 18-11 肾脏病预后质量倡议对慢性肾脏病的分期及建议

| 分期 | 特征 | GFR mL/（min·1.73 m²） | 防治目标—措施 |
|---|---|---|---|
| 1 | GFR 正常或升高 | ≥90 | 慢性肾脏病病因诊治，缓解症状；保护肾功能，延缓慢性肾脏病进展 |
| 2 | GFR 轻度降低 | 60～89 | 评估、延缓慢性肾脏病进展；降低 CVD（心血管病）风险 |
| 3a | GFR 轻到中度降低 | 45～59 | 延缓慢性肾脏病进展；评估、治疗并发症 |
| 3b | GFR 中到重度降低 | 30～44 | |
| 4 | GFR 重度降低 | 15～29 | 综合治疗；肾脏替代治疗准备 |
| 5 | 终末期肾脏病 | <15 或透析 | 适时肾脏替代治疗 |

表 18-12 急性肾损伤和慢性肾衰竭产生多尿的机制

| 急性肾损伤 | 慢性肾衰竭 |
|---|---|
| 新生的肾小管上皮细胞的浓缩功能未恢复 | 由于多数肾单位遭到破坏，流经残留的肥大的肾小球的血量呈代偿性增加，滤出的尿量超过正常量 |
| 蓄积的大量尿素经肾小球滤出而导致渗透性利尿 | 同时原尿中溶质多，流速快，通过肾小球时未能及时重吸收，从而出现多尿 |
| 肾间质水肿消退，肾小管阻塞解除 | 当肾小管髓袢受损时，髓质的高渗环境破坏，尿浓缩障碍 |

表 18-13 慢性肾功能衰竭的病因

| 病因 | 相关疾病 |
|---|---|
| 原发性肾脏疾患 | 慢性肾小球肾炎、肾小动脉硬化症、慢性肾盂肾炎、肾结核等 |
| 继发性肾脏疾患 | 糖尿病肾病、高血压性肾损害、过敏性紫癜肾炎、狼疮性肾炎等 |

表 18-14 慢性肾功能衰竭的发展过程

| 发病过程 | GFR | 临床表现 |
|---|---|---|
| 肾脏损伤、GFR 正常或上升 | >90 mL/（min·1.73 m²） | 代偿，无肾功能不全 |
| 肾脏损伤、GFR 轻度下降 | 60～80 mL/（min·1.73 m²） | 血（或）尿成分异常，无明显症状；感染、创伤、失血及滥用肾血管收缩药易诱发 GFR 进一步下降 |

| 发病过程 | GFR | 临床表现 |
|---|---|---|
| 肾功能不全、GFR 中度下降 | 30~59 mL/（min·1.73 m²） | 轻度氮质血症和代谢性酸中毒；可有夜尿和多尿；轻度贫血、乏力和食欲减退等 |
| 肾衰竭、GFR 严重下降 | 15~29 mL/（min·1.73 m²） | 明显氮质血症、代谢性酸中毒、高磷血症、低钙血症、高氯及低钠血症 |
| 肾衰竭、ESRD | <15 mL/（min·1.73 m²） | 全身性严重中毒症状，并出现继发性甲状旁腺功能亢进症，有明显水、电解质和酸碱平衡紊乱，肾毒性脑病、多器官功能障碍和物质代谢紊乱 |

表 18-15　慢性肾功能衰竭的发病机制

| 发病机制 | 具体环节 |
|---|---|
| 原发病的作用 | （1）炎症反应：慢性肾小球肾炎、慢性肾盂肾炎、肾结核；<br>（2）缺血：肾小动脉硬化症、结节性动脉周围炎；<br>（3）免疫反应：膜性肾小球肾炎、肾毒性血清性肾炎、系统性红斑狼疮；<br>（4）尿路梗阻：尿路结石、前列腺肥大；<br>（5）大分子沉积：淀粉样变性 |
| 继发性进行性肾小球硬化 | 健存肾单位血流动力学的改变：健存肾单位学说、三高学说、肾小管细胞和间质细胞损伤学说；<br>系膜细胞增殖和细胞外基质产生增多 |
| 肾小管-间质损伤 | 慢性炎症：单核-巨噬细胞浸润是肾小管-间质病变的重要病理表现；<br>慢性缺氧：慢性缺氧致肾小管间质损伤是终末期肾脏疾病的最后共同通路；<br>肾小管高代谢：代谢亢进、耗氧量增加、氧自由基增多；钙离子内流增加 |

表 18-16　慢性肾功能衰竭的功能代谢变化

| 慢性肾衰竭 | 功能代谢变化 |
|---|---|
| 尿的变化 | （1）尿量改变：①早期时夜尿；②多尿，24 h 总尿量超过 2500mL；③晚期时少尿，24 h 总尿量少于 400 mL；<br>（2）尿渗透压的变化：①低渗尿；②等渗尿；<br>（3）尿成分的变化：①蛋白尿；②血尿；③管型尿 |
| 氮质血症 | 血浆尿素氮：正常人血中尿素氮 2.9~8.2 mmol/L，患者血浆 BUN 的浓度与 GFR 的变化密切相关，但不呈线性关系；<br>血浆肌酐：正常人血肌酐为 44~133 μmol/L，血浆肌酐含量与蛋白质摄入量无关，主要与肌肉中磷酸肌酸分解产生的肌酐量和肾排泄肌酐的功能有关；<br>血浆尿酸氮：升高较尿素、肌酐为轻 |

| 慢性肾衰竭 | 功能代谢变化 |
|---|---|
| 水、电解质和酸碱平衡紊乱 | (1) 水钠代谢障碍；<br>(2) 钾代谢障碍：低钾血症见于①摄钾不足；②呕吐、腹泻使钾丢失过多；③长期应用排钾利尿剂。高钾血症见于①尿量减少而排钾减少；②长期应用保钾类利尿剂；③酸中毒；④分解代谢增强；⑤溶血；⑥钾摄入过多；<br>(3) 镁代谢障碍：高镁血症常现为恶心、呕吐、血和扩张、全身乏力、中枢神经系统抑制等；<br>(4) 钙磷代谢障碍：①高磷血症；②低钙血症；<br>(5) 代谢性酸中毒 |
| 肾性骨营养不良 | (1) 继发性甲状旁腺功能亢进；<br>(2) 维生素 $D_3$ 活化障碍；<br>(3) 酸中毒；<br>(4) 铝积聚 |
| 肾性高血压 | (1) 水钠潴留；<br>(2) 肾素分泌增多；<br>(3) 肾脏降压物质生成减少 |
| 出血倾向 | (1) 血小板第Ⅲ因子释放受到抑制；<br>(2) 血小板黏着和聚集功能减弱 |
| 肾性贫血 | (1) 促红细胞生成素生成减少；<br>(2) 体内蓄积的毒性物质抑制骨髓造血功能；<br>(3) 毒性物质抑制血小板功能；<br>(4) 毒性物质使红细胞破坏增加；<br>(5) 肾毒物引起肠道对铁和叶酸等造血原料吸收减少或利用障碍 |

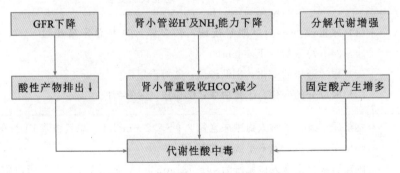

图 18-8　代谢性酸中毒发生机制

表 18-17  钾代谢紊乱对机体的影响

| 影响 | 低钾血症 | 高钾血症 |
|---|---|---|
| 对神经肌肉的影响 | 肌肉软弱、无力、呼吸肌麻痹 | 肌肉震颤、肌痛、肌肉软弱、弛缓性麻痹 |
| 心肌自律性 | 增高 | 降低 |
| 心肌兴奋性 | 增高 | 降低 |
| 心肌传导性 | 降低 | 降低 |
| 心肌收缩性 | 轻度→增强；严重或慢性→减弱 | 降低 |
| 心电图特征 | P-Q 间期延长；QRS 综合波增宽；S-T 段压低；T 波低平，U 波明显；Q-T 间期延长 | P 波低、宽；P-R 间期延长；QRS 波增宽；S-T 段抬高；高 T 波；Q-T 间期缩短或正常 |
| 对心脏的影响 | 窦性心动过速、期前收缩；阵发性心动过速 | 心律失常（包括心室纤维颤动）或心脏停搏 |
| 酸碱平衡 | 继发代谢性碱中毒（反常性酸性尿） | 继发代谢性酸中毒（反常性碱性尿） |
| 消化道 | 肠蠕动减弱、腹胀、麻痹性肠梗阻 | 肠绞痛、腹泻 |
| 防治原则 | 治疗原发病、口服补钾、纠正水和其他电解质代谢紊乱 | 治疗原发病、用透析等降低体内总钾量、给胰岛素、葡萄糖降血钾、注射 $Na^+$ 和 $Ca^{2+}$ 拮抗高钾的心肌毒性、纠正高镁血症 |

表 18-18  尿毒症毒素

| 毒素来源 | 毒素分类 | 常见毒素 |
|---|---|---|
| 正常代谢物在体内蓄积；外源性毒物未经机体解毒、排泄；毒性物质经机体代谢又产生新的毒性物质；正常生理活性物质浓度持续升高 | 小分子毒素：分子量小于 0.5 kD，如尿素、胺类；中分子毒素：分子量 0.5～5 kD，多为细胞和细菌裂解产物；大分子毒素：血中浓度异常升高的某些激素 | 甲状旁腺激素；胍类化合物；尿素；多胺；中分子量物质 |

表 18-19  尿毒症的功能代谢变化

| 各系统 | 功能代谢变化 |
|---|---|
| 神经系统 | (1) 中枢神经系统功能障碍：称为尿毒症性脑病；<br>(2) 周围神经病变：表现为足部发麻、腱反射减弱或消失、远侧肌肉麻痹等 |
| 消化系统 | 是最早出现和最突出的症状，早期为厌食，后出现恶心、呕吐、腹泻、口腔黏膜溃疡、消化道出血 |

续表

| 各系统 | 功能代谢变化 |
|---|---|
| 心血管系统 | 表现为充血性心力衰竭和心律失常,晚期出现尿毒症心包炎 |
| 呼吸系统 | 引起呼吸加深加快,严重时出现深大呼吸甚至潮式呼吸 |
| 免疫系统 | 细胞免疫反应受到明显抑制,体液免疫反应正常或稍减弱 |
| 皮肤变化 | 出现皮肤瘙痒、干燥、脱屑和色素沉着,皮肤有细小白色结晶的尿素霜 |
| 物质代谢紊乱 | (1) 糖代谢紊乱:①胰岛素分泌减少;②生长激素分泌增多;③胰岛素与靶细胞受体结合障碍;④肝糖原合成酶活性降低;<br>(2) 蛋白质代谢紊乱:①摄入减少;②毒性物质使组织蛋白分解加强;③随尿丢失蛋白质;④出血丢失蛋白质;⑤合并感染导致蛋白分解增强;<br>(3) 脂肪代谢紊乱:出现高脂血症 |
| 其他 | (1) 水电解质、酸碱平衡紊乱;<br>(2) 贫血;<br>(3) 出血倾向;<br>(4) 高血压 |

表 18-20　慢性肾功能衰竭和尿毒症防治的病理生理基础

| 防治原则 | 具体措施 |
|---|---|
| 治疗原发病 | 防止肾实质继续破坏 |
| 消除加重肾损伤的因素 | 控制感染、高血压、心力衰竭,及时纠正水电解质和酸碱平衡紊乱 |
| 饮食控制与营养疗法 | 是非透析治疗最基本、有效的措施。采取优质低蛋白高热量饮食,减少蛋白质分解 |
| 透析疗法 | (1) 血液透析疗法(人工肾);<br>(2) 腹膜透析 |
| 肾移植 | 治疗尿毒症最根本的方法 |

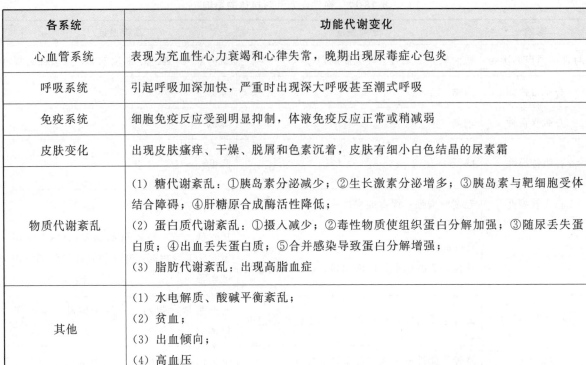 常用医学词汇中英文对照

详见表 18-21。

表 18-21　常用医学词汇中英文对照表

| 序号 | 英文 | 中文 |
|---|---|---|
| 1 | renal insufficiency | 肾功能不全 |
| 2 | renal failure | 肾功能衰竭 |

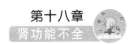

| 序号 | 英文 | 中文 |
|------|------|------|
| 3 | acute renal failure，ARF | 急性肾功能衰竭 |
| 4 | chronic renal failure，CRF | 慢性肾功能衰竭 |
| 5 | uremia | 尿毒症 |
| 6 | glomerular filtration rate，GFR | 肾小球滤过率 |
| 7 | renal tubular acidosis | 肾小管性酸中毒 |
| 8 | renin | 肾素 |
| 9 | juxtaglomerular cell | 肾小球球旁细胞 |
| 10 | renin-angiotensin-aldosterone system，RAAS | 肾素-血管紧张素-醛固酮系统 |
| 11 | renal kallikrein kinin system，RKKS | 肾激肽释放酶-激肽系统 |
| 12 | kallikrein | 激肽释放酶 |
| 13 | kininogen | 激肽原 |
| 14 | kinin | 激肽 |
| 15 | prostaglandin，PG | 前列腺素 |
| 16 | antidiuretic hormone，ADH | 抗利尿激素 |
| 17 | 1，25-dihydroxycholecalciferol，1，25-（OH）$_2$-D$_3$ | 1，25-二羟基维生素 D$_3$ |
| 18 | acute renal failure，AKI | 急性肾损伤 |
| 19 | oliguric ARF | 少尿型 ARF |
| 20 | nonoliguric ARF | 非少尿型 ARF |
| 21 | prerenal failure | 肾前性肾功能衰竭 |
| 22 | functional renal failure | 功能性肾功能衰竭 |
| 23 | prerenal azotemia | 肾前性氮质血症 |
| 24 | intrarenal failure | 肾性肾功能衰竭 |
| 25 | parenchymal renal failure | 器质性肾功能衰竭 |
| 26 | acurt tubular necrosis，ATN | 急性肾小管坏死 |
| 27 | postrenal failure | 肾后性急性肾损伤 |
| 28 | postrenal azotemia | 肾后性氮质血症 |
| 29 | angiotensin Ⅱ，Ang Ⅱ | 血管紧张素 Ⅱ |
| 30 | endothelin，ET | 内皮素 |
| 31 | necrotic lesion | 坏死性损伤 |
| 32 | apoptotic lesion | 凋亡性损伤 |

| 序号 | 英文 | 中文 |
|---|---|---|
| 33 | tubuloglomerular feedback，TGF | 管-球反馈 |
| 34 | filtration coefficient，$K_f$ | 肾小球滤过系数 |
| 35 | thromboxane $A_2$ | 血栓素 $A_2$ |
| 36 | non protein nitrogen，NPN | 非蛋白氮 |
| 37 | azotemia | 氮质血症 |
| 38 | chronic renal failure，CRF | 慢性肾功能衰竭 |
| 39 | clearance rate of endogenous creatinine | 内生肌酐清除率 |
| 40 | intact nephron hypothesis | 肾单位假说 |
| 41 | trade-off hypothesis | 矫枉失衡学说 |
| 42 | glomerular hyperfiltration hypothesis | 肾小球过度滤过假说 |
| 43 | tubular and interstitial cells lesion hypothesis | 肾小管和间质细胞损伤假说 |
| 44 | transforming growth factor β，TGFβ | 转化生长因子 β |
| 45 | end-stage renal disease，ESRD | 终末期肾脏疾病 |
| 46 | epithelial mesenchymal transition，EMT | 上皮间质转化 |
| 47 | monocyte chemoattractant Protein-1，MCP-1 | 单核细胞趋化蛋白-1 |
| 48 | nocturia | 夜尿 |
| 49 | polyuria | 多尿 |
| 50 | hyposthenuria | 低渗尿 |
| 51 | isosthenuria | 等渗尿 |
| 52 | blood urea nitrogen，BUN | 血浆尿素氮 |
| 53 | renal osteodystrophy | 肾性骨营养不良 |
| 54 | renal hypertension | 肾性高血压 |
| 55 | sodium-dependent hypertension | 钠依赖性高血压 |
| 56 | rennin-dependent hypertension | 肾素依赖性高血压 |
| 57 | renal anemia | 肾性贫血 |
| 58 | end-stage renal failure，ESRF | 终末期肾功能衰竭 |
| 59 | uremia toxin | 尿毒症毒素 |
| 60 | methylguangidine | 甲基胍 |
| 61 | guanidinosuccinic acid | 胍基琥珀酸 |

续表

| 序号 | 英文 | 中文 |
|------|------|------|
| 62 | cyanate | 氰酸盐 |
| 63 | middle molecular substance，MMS | 中分子量物质 |
| 64 | uremic encephalopthy | 尿毒症性脑病 |
| 65 | kussmaul | 深大呼吸 |
| 66 | urea cream | 尿素霜 |
| 67 | urea | 尿素 |
| 68 | uric acid | 尿酸 |
| 69 | creatine | 肌酸 |
| 70 | creatinine | 肌酐 |
| 71 | intact nephron | 健存肾单位 |
| 72 | aldosterone | 醛固酮 |
| 73 | parathyroid hormone，PTH | 甲状旁腺激素 |
| 74 | erythropoietin，EPO | 促红细胞生成素 |
| 75 | acute kidney injury，AKI | 急性肾损伤 |
| 76 | renalreplacement therapy，RRT | 肾脏代替疗法 |
| 77 | chronic kidney disease，CKD | 慢性肾脏病 |
| 78 | hemodialysis，HD | 血液透析 |
| 79 | peritoneal dialysis，PD | 腹膜透析 |
| 80 | serum creatinine，Scr | 血清肌酐 |

### 基本概念

1. 肾功能不全：当各种病因引起肾功能严重障碍时，会出现多种代谢产物、药物和毒物在体内蓄积，水、电解质和酸碱平衡紊乱，以及肾脏内分泌功能障碍，从而出现一系列症状和体征的临床综合征。

2. 急性肾损伤：是指各种原因引起肾小球滤过率在短期内急剧下降，表现为双肾泌尿功能明显障碍，伴有氮质产物如肌酐、尿素氮等潴留，水、电解质和酸碱平衡紊乱、高钾血症以及代谢性酸中毒等，并由此发生机体内环境出现严重紊乱的临床综合征。

3. 肾前性急性肾损伤：是指肾脏血液灌流量急剧减少所致的急性肾损伤，又称功能性肾功能衰竭或肾前性氮质血症。

4. 肾性急性肾损伤：各种原因引起肾实质病变而产生的急性肾损伤，又称器质性肾功能衰竭。

5. 氮质血症：血中尿素、肌酐、尿酸等非蛋白氮含量显著升高。

6. 慢性肾功能衰竭：各种慢性肾脏疾病引起肾单位慢性进行性、不可逆性破坏，以致残存的肾单位不足以充分排除代谢废物和维持内环境恒定，导致代谢废物和毒物在体内积聚，水、电解质和酸碱平衡紊乱，以及肾内分泌功能障碍，伴有一系列临床症状的病理过程。

7. 肾小球滤过率：单位时间内（每分钟）两侧肾生成的超滤液量，称为肾小球滤过率，是衡量肾功能的重要指标之一。参考值：男性 $125\pm15$ mL/min，女性比男性低 $10\%$。

8. 蛋白尿：每日尿蛋白持续超过 150 mg。

9. 血尿：尿沉渣镜检每高倍镜视野红细胞超过 3 个。

10. 尿毒症：指急性和慢性肾功能衰竭发展到最严重阶段，由于肾单位被大量破坏，除存在水电解质、酸碱平衡紊乱和肾脏内分泌功能失调外，还有代谢终末产物和毒性物质在体内大量潴留，从而引起一系列自体中毒症状的综合征。

11. 尿素霜：尿素随汗液排出，在汗腺开口处形成的细小白色结晶。

12. 急性肾小管坏死：是指因肾缺血（再灌注损伤）、肾毒物和严重体液因素异常所引起的以肾小管细胞坏死性损伤为主的病理过程，属于器质性急性肾损伤。

13. 矫枉失衡假说：是指慢性肾功能衰竭时机体产生的某种代偿机制，在发挥维持某种溶质平衡的适应性反应的同时，对其他系统产生有害作用，导致机体内环境紊乱。

14. 健存肾单位假说：是指慢性肾脏疾病时，肾功能由那些未受损的残余肾单位（健存肾单位）来承担，随着疾病发展，肾单位不断遭受损害，当健存肾单位少到不足以维持正常的泌尿功能时，机体就出现内环境紊乱。

15. 肾小球过度滤过假说：是指慢性肾脏疾病时，健存肾单位因过度滤过而肥厚、纤维化和硬化，致使健存肾单位/受损肾单位的比值逐渐变小，机体就出现内环境紊乱。

16. 少尿：是指 24 h 尿量小于 400 mL。

17. 夜尿：是指夜间排尿增多的现象，它是慢性肾衰竭早期的临床表现之一，夜间尿量和白天尿量相近，甚至超过白天尿量，这种情况称之为夜尿。

18. 多尿：是指成人 24 h 尿量超过 2500 mL。

19. 非少尿型 ARF：指患者在进行性氮质血症期内每日尿量持续在 400 mL 以上，甚至可达 $1000\sim2000$ mL。

20. 等渗尿：CRF 晚期，肾浓缩功能和稀释功能均丧失，以致尿比重常固定在 $1.008\sim1.012$，尿渗透压为 $260\sim300$ mmol/L，接近于血浆晶体渗透压，称为等渗尿。

21. 肾性骨营养不良：是指 CRF 时，由于钙磷及维生素 D 代谢障碍，继发性甲状旁腺功能亢进、酸中毒和铝积聚等所引起的骨病，包括儿童的肾性佝偻病和成人的骨质软化，纤维性骨炎、骨质疏松和骨囊性纤维化等。

22. 肾性高血压：因肾实质病变引起的高血压称为肾性高血压，为继发性高血压中最常见的一种类型。

23. 尿毒症性脑病：尿毒症患者可出现中枢神经系统功能障碍，表现为不安，思维不集中，记忆力减退，失眠等，严重者嗜睡甚至惊厥、昏迷，称之为尿毒症性脑病。

**学习评价**

**（一）填空题**

1. 肾小球滤过膜由_____、_____和_____组成。

2. 无尿是指 24 h 尿量_____；少尿是指 24 h 尿量_____；多尿是指 24 h 尿量_____。

3. 以肾小球损害为主的疾病是_____；以肾小管损害为主的疾病是_____。

4. 少尿型急性肾损伤患者最常见的水平衡紊乱是_____；患者最常见的电解质紊乱是_____；患者最常见的酸碱平衡紊乱是_____。

5. 慢性肾功能衰竭最常见的病因是_____；慢性肾功能衰竭患者较早出现的症状是_____。

6. 肾性高血压的发生机制有_____、_____和_____。

7. 休克早期可引起_____急性肾损伤；晚期则可引起_____急性肾损伤。

8. 急、慢性肾功能衰竭患者最危险的并发症是_____。

9. 引起急性肾小管坏死的主要原因是_____和_____。

10. 慢性肾功能衰竭的发展过程可分为：_____、_____、_____和_____ 4 个时期。

11. 关于慢性肾功能衰竭的发病机制，目前比较公认的学说有_____、_____、_____。

12. 根据发病原因，通常将急性肾损伤分为_____、_____和_____。

13. 少尿型急性肾损伤的发病过程可以分为_____、_____、_____和_____ 4 个时期。

14. 慢性肾功能衰竭患者，肾浓缩功能减退稀释功能正常则出现_____尿，随病情发展，肾浓缩和稀释功能均丧失，则出现_____尿。

15. 急性肾损伤少尿患者由于少尿而代谢产物蓄积可出现_____、_____、_____、_____。

16. ARF 的发病机制有_____、_____和_____。

17. 急性肾小管坏死时，血 BUN_____；尿钠_____；尿比重_____。

18. 功能性急性肾损伤时，尿量_____；尿钠_____；尿比重_____。

19. 慢性肾功能衰竭晚期，血钙_____；血磷_____。

20. 严重肾功能衰竭晚期时，血中 BUN_____；促红细胞生成素_____；PG_____；PTH_____。

21. 肾脏分泌的激素有_____、_____、_____。

22. 在急性肾损伤中，发生持续性肾缺血的原因包括_____、_____和_____。

23. 体内非蛋白氮中最常见的有_____、_____、_____。

24. 肾小球滤过率降低的主要原因有_____、_____、_____。

（二）单选题

1. 下列哪种疾病不能引起尿毒症（　　）

A. SLE

B. DM

C. 缺铁性贫血

D. 高血压病

E. 脑出血

2. 肾性贫血最主要的病因是（　　）

A. EPO 减少

B. 铁缺乏

C. 叶酸缺乏

D. 维生素 $B_2$ 缺乏

E. 蛋白质摄入不足

3. 下列哪种心血管症状在尿毒症患者中不常见（　　）

A. 高血压

B. 心力衰竭

C. 动脉粥样硬化

D. 心肌梗死

E. 心律失常

4. 纤维性骨炎的主要病因是（　　）

A. 代谢性酸中毒

B. 继发性甲旁亢

C. 铝中毒

D. 铁负荷过重

E. 活性维生素合成障碍

5. 尿毒症性软骨病的病因是（　　）

A. 代谢性酸中毒

B. 继发性甲旁亢

C. 活性维生素 $D_3$ 不足

D. 铝中毒和铁负荷过重

E. 铁负荷过重

6. 肾性骨质疏松症的主要病因（　　）

A. 代谢性酸中毒

B. 继发性甲旁亢

C. 铝中毒

D. 铁负荷过重

E. 活性维生素 $D_3$ 不足

7. 下列哪种激素不在肾脏降解（　　）

A. 胰岛素

B. 胰高血糖素

C. 甲状旁腺激素

D. 胃泌素

E. 甲状腺激素

8. 尿毒症最常见的酸碱平衡失调是（　　）

A. 呼吸性酸中毒

B. 代谢性酸中毒

C. 呼吸性碱中毒

D. 代谢性碱中毒

E. 混合性酸中毒

9. 尿毒症患者饮食治疗不正确的是（　　）

A. 限制蛋白饮食

B. 低热量摄入

C. 低钠摄入

D. 必需氨基酸疗法

E. 低磷摄入

10. EPO 最主要的副作用是（　　　　）

A. 高血压　　　　　　　　　　　　　B. 头痛

C. 癫痫发作　　　　　　　　　　　　D. 过敏

E. 高血糖

11. 引起肾前性急性肾损伤的病因是（　　　　）

A. 汞中毒　　　　　　　　　　　　　B. 急性肾炎

C. 肾血栓形成　　　　　　　　　　　D. 休克

E. 尿路梗阻

12. 肾功能不全的发生机制中原尿 "漏回" 是由于（　　　　）

A. 肾小管阻塞　　　　　　　　　　　B. 原尿流速过慢

C. 肾小管上皮细胞坏死脱落　　　　　D. 肾间质水肿

E. 肾小球滤过率下降

13. 下列哪项不是因原尿回漏所引起的（　　　　）

A. 少尿　　　　　　　　　　　　　　B. 肾间质水肿

C. 肾小球滤过率下降　　　　　　　　D. 渗透性利尿

E. 原尿流速缓慢

14. 判断肾功能不全程度的最可靠的指标是（　　　　）

A. NPN　　　　　　　　　　　　　　B. BUN

C. 电解质紊乱情况　　　　　　　　　D. 代谢性酸中毒

E. 内生肌酐清除率

15. 急性肾损伤少尿期，输入大量水分可导致（　　　　）

A. 低渗性脱水　　　　　　　　　　　B. 高渗性脱水

C. 等渗性脱水　　　　　　　　　　　D. 黏液性水肿

E. 水中毒

16. 下列哪项不是急性肾损伤的临床表现（　　　　）

A. 高钙血症　　　　　　　　　　　　B. 高钾血症

C. 代谢性酸中毒　　　　　　　　　　D. 氮质血症

E. 少尿

17. 下列哪项不是引起肾小管功能障碍的主要原因（　　　　）

A. 严重休克　　　　　　　　　　　　B. 汞中毒

C. 严重挤压伤　　　　　　　　　　　D. 免疫复合物

E. 严重溶血

18. 慢性肾功能衰竭时，继发性 PTH 分泌过多的始动原因是（　　　　）

A. 低钙血症　　　　　　　　　　　　B. 骨营养不良

C. 1，25-（OH)$_2$-D$_3$ 生成减少　　　　D. 肠吸收钙减少

E. 高磷血症

19. 下列尿的变化指标中哪项表示慢性肾功能衰竭更严重（　　　）

A. 夜尿增多 　　　　　　　　　　　B. 尿蛋白阳性

C. 高渗尿 　　　　　　　　　　　　D. 低渗尿

E. 等渗尿

20. 急性肾损伤少尿期中，对患者危害最大的变化是（　　　）

A. 水中毒 　　　　　　　　　　　　B. 少尿

C. 高钾血症 　　　　　　　　　　　D. 代谢性酸中毒

E. 氮质血症

21. 下列哪一项不是肾性高血压的发生机制（　　　）

A. 水钠潴留 　　　　　　　　　B. 肾脏产生促红细胞生成素增加

C. 肾素-血管紧张素系统活性增加 　D. 肾脏分泌 $PGE_2$ 减少

E. 肾脏分泌 $PGA_2$ 减少

22. 无尿的概念是指 24 h 的尿量少于（　　　）

A. 500 mL 　　　　　　　　　　　B. 400 mL

C. 200 mL 　　　　　　　　　　　D. 100 mL

E. 50 mL

23. 引起肾后性肾功能不全的病因是（　　　）

A. 急性肾小球肾炎 　　　　　　　B. 汞中毒

C. 急性间质性肾炎 　　　　　　　D. 输尿管结石

E. 肾结核

24. 各种慢性肾脏疾病产生慢性肾功能不全的共同发病环节是（　　　）

A. 肾缺血 　　　　　　　　　　　B. 肾血管梗塞

C. 肾单位广泛破坏 　　　　　　　D. 肾小管阻塞

E. GFR 减少

25. 功能性急性肾损伤时尿改变的特征（　　　）

A. 尿比重高，尿钠含量低 　　　　B. 尿比重高，尿钠含量高

C. 尿比重低，尿钠含量低 　　　　D. 尿比重低，尿钠含量高

E. 尿比重正常，尿钠含量低

26. 急性肾小管坏死患者哪方面的肾功能恢复得最慢（　　　）

A. 肾小球滤过功能 　　　　　　　B. 肾血流量

C. 肾小管分泌功能 　　　　　　　D. 肾小管浓缩功能

E. 集合管分泌功能

27. 慢性肾功能不全患者出现等渗尿标志着（　　　）

A. 健存肾单位极度减少 　　　　　B. 肾血流量明显降低

C. 肾小管重吸收钠减少 　　　　　D. 肾小管泌钾减少

E. 肾小管浓缩和稀释功能均丧失

28. 尿毒症患者最早出现、最突出的临床表现是（　　）

A. 周围神经炎

B. 心律失常

C. 胃肠道症状

D. 水电解质失调

E. 酸碱平衡紊乱

29. 下述哪种物质不属于尿毒症的常见毒素（　　）

A. 尿素

B. 肌酐

C. PTH

D. 甲状腺激素

E. 中分子物质

30. 慢性肾功能不全进行性发展的最主要原因是（　　）

A. 原始病因持续存在

B. 肾小管进行性损伤

C. 健存肾单位进行性减少

D. GFR 进行性降低

E. 肾血流量进行性减少

31. 尿毒症毒素中，毒性最强的小分子物质是（　　）

A. 甲状旁腺激素

B. 甲基胍

C. 胍基琥珀酸

D. 尿素

E. 胍乙酸

32. 慢性肾功能不全患者在快速纠正酸中毒后会发生手足搐搦是由于（　　）

A. 促进肠道形成磷酸钙

B. 肠道黏膜损害，钙吸收减少

C. 促进血磷浓度升高

D. 血浆游离钙降低

E. 抑制骨骼脱钙

33. 慢性肾功能衰竭时患者有出血倾向的主要原因是（　　）

A. 血小板数量下降

B. 血小板寿命缩短

C. 骨髓造血功能障碍

D. 肾性高血压促进血管破裂

E. 血小板功能障碍

34. 目前认为影响尿素毒性的主要因素是（　　）

A. 血中氰酸盐浓度

B. 血尿素浓度

C. 血氨浓度

D. 血液浓度

E. 血液 $Mg^{2+}$ 浓度

35. 尿毒症脑病的发病原因是（　　）

A. 水、电解质平衡失调

B. 代谢性酸中毒

C. 血液中尿毒症毒素蓄积

D. 脑血液循环和脑代谢障碍

E. 以上多种因素共同作用

36. 有关急性肾损伤的描述，下列错误的一项是（　　）

A. 功能性肾功能不全患者尿钠含量显著少于肾小管坏死性肾功能不全患者

B. 水潴留常超过钠潴留，故易发生稀释性低钠血症

C. 高钾血症是急性肾损伤最危险的并发症

D. 多尿期尿量增多可很快纠正少尿期造成的氮质血症

E. 非少尿型急性肾功能不全以肾小管浓缩功能障碍为主

37. 近年的研究资料表明，下述哪两种疾病是慢性进行性肾脏疾病发病率增加的主要原因（　　）

A. 慢性肾小球肾炎和慢性肾盂肾炎　　　　B. 肾小动脉硬化症和肾结核

C. 肾肿瘤和多囊肾　　　　　　　　　　　D. 糖尿病肾病和高血压病

E. 全身性红斑狼疮和尿路结石

38. 急性肾损伤时肾小管细胞损伤和功能障碍的机制不包括（　　）

A. ATP 合成减少和离子泵失灵　　　　　B. 自由基增多

C. 还原型谷胱甘肽增多　　　　　　　　　D. 磷脂活性增高

E. 细胞骨架结构改变

39. 下述哪点不是急性肾损伤时肾小管破裂性损伤的特点（　　）

A. 肾小管上皮细胞坏死、脱落　　　　　　B. 基底膜完整

C. 病变累及肾小管各段　　　　　　　　　D. 病变呈异质性

E. 可见于肾中毒和肾持续缺血

40. 根据最新研究进展，下列哪些激素或生物活性物质被看作是心血管疾病终末器官损伤的重要独立风险因子（　　）

A. 醛固酮　　　　　　　　　　　　　　　B. 糖皮质激素

C. TNF　　　　　　　　　　　　　　　　D. 上皮生长因子

E. SOD

（三）多选题

1. 慢性肾功能衰竭时的贫血可能与哪些因素有关（　　）

A. 促红细胞生成素减少　　　　　　　　　B. 骨髓造血功能受抑制

C. 肠道对铁的吸收增多　　　　　　　　　D. 溶血

E. 出血倾向

2. 急性肾损伤时持续性肾缺血的可能机制有（　　）

A. 肾内肾素-血管紧张素增多

B. 肾内前列腺素（特别是 $PGE_2$）合成增加

C. 肾内微血栓形成

D. 肾血管内皮细胞肿胀

E. 肾灌注压下降

3. 尿毒症时心脏可出现（　　）

A. 心力衰竭　　　　　　　　　　　　　　B. 心律失常

C. 心肌受损　　　　　　　　　　　　　　D. 纤维素性心包炎

E. 心包积液

4. 慢性肾功能衰竭时，钙磷代谢障碍表现为（　　）

A. 血磷升高　　　　　　　　　　　　　　B. 血钙升高

C. 血钙降低　　　　　　　　　　　　　　D. 血磷降低

E. 血钙血磷无变化

5. 能引起急性肾小管坏死的肾毒物有 （　　　）

A. 重金属
B. 庆大霉素
C. 四氯化碳
D. 蛇毒
E. 万古霉素

6. 慢性肾功能衰竭时产生高血压的机制有 （　　　）

A. 水钠潴留
B. 抗利尿激素减少
C. 肾素-血管紧张素系统活性增强
D. 肾脏产生的前列腺素减少
E. 乳酸增加

7. 尿毒症时皮肤可出现 （　　　）

A. 瘙痒
B. 干燥
C. 呈黄褐色
D. 尿素霜
E. 脱屑

8. 慢性肾功能衰竭时出现多尿的原因是 （　　　）

A. 渗透性利尿
B. 肾小管上皮细胞对 ADH 的反应减弱
C. 肾脏浓缩尿的功能降低
D. 残存肾小球滤过率升高
E. 体内内生水产生过多

9. 早期慢性肾功能衰竭患者的排尿特点为 （　　　）

A. 少尿
B. 多尿
C. 夜尿
D. 等渗尿
E. 无尿

10. 慢性肾功能衰竭时尿液浓缩功能减退而稀释功能正常表现为 （　　　）

A. 夜尿
B. 蛋白尿
C. 等渗尿
D. 低渗尿
E. 低比重尿

11. 肾脏作为内分泌和代谢器官，可灭活 （　　　）

A. 肾素
B. 胃泌素
C. 前列腺素
D. 甲状旁腺激素
E. 促红细胞生成素

12. 肾前性急性肾损伤常见的原因有 （　　　）

A. 前列腺肥大
B. 大失血
C. 急性汞中毒
D. 剧烈呕吐腹泻
E. 大面积烧伤

13. 甲状旁腺激素作为主要尿毒症毒素可引起 （　　　）

A. 肾性骨营养不良
B. 血脑屏障破坏
C. 皮肤瘙痒
D. 胃泌素分泌增加
E. 高脂血症和贫血

14. 肾性骨营养不良包括（　　　）

A. 骨软化 　　　　　　　　　　　　B. 骨质疏松

C. 骨囊性纤维化 　　　　　　　　　D. 肾性佝偻

E. 骨硬化症

15. 肾性骨营养不良的发生机制包括（　　　）

A. 高磷血症 　　　　　　　　　　　B. 酸中毒

C. 1，25-（OH)$_2$-D$_3$ 不足 　　　　D. 甲状旁腺激素分泌增多

E. 以上均是

16. 近曲小管重吸收钠水增加的机制是（　　　）

A. 肾小球滤过分数增多 　　　　　　B. ADH 增多

C. 利钠激素分泌减少 　　　　　　　D. 醛固酮增多

E. 醛固酮减少

17. 急性肾小管坏死时肾小管重吸收功能丧失，但患者反而出现少尿的机制是（　　　）

A. GFR 降低 　　　　　　　　　　　B. 大量肾单位破坏

C. 肾小管堵塞、原尿回漏 　　　　　D. 肾小球血栓形成

E. 肾小球滤过率升高

18. 急性肾损伤时内皮细胞受损的特征主要有（　　　）

A. 内皮细胞肿胀 　　　　　　　　　B. 内皮细胞受损

C. 肾小球内皮细胞窗变大 　　　　　D. 释放舒血管因子减少

E. 释放的缩血管物质减少

### （四）简答题

1. 肾功能不全的基本发病环节是什么？与哪些因素有关？

2. 简述少尿型急性肾损伤少尿期的主要功能代谢变化。

3. 肾功能不全时内分泌激素发生了哪些变化？

4. 简述急性肾损伤的发病机制。

5. 简述尿毒症的功能代谢变化。

### （五）问答题

1. 试述肾性急性肾损伤的病因。

2. 慢性肾功能衰竭的发病机制有哪些？

3. 慢性肾功能衰竭的功能代谢变化主要表现在哪些方面？

参考答案

### （一）填空题

1. 血管内皮细胞，基底膜，肾球囊上皮细胞

2. 小于 100 mL，小于 400 mL，多于 2500 mL

3. 急性肾小球肾炎，急性中毒性肾小管坏死

4. 水中毒，高钾血症，代谢性酸中毒

5. 慢性肾小球肾炎，夜尿

6. 水钠潴留，肾素分泌增加，肾脏降压物质生成减少

7. 功能性，器质性

8. 高钾血症

9. 持续性肾缺血，肾毒物中毒

10. 肾功能不全代偿期，肾功能不全失代偿期，肾功能衰竭期，尿毒症期

11. 健全肾单位学说，矫枉失衡学说，肾小球过度滤过学说

12. 肾前性，肾性，肾后性

13. 少尿期，移行期，多尿期，恢复期

14. 低渗，等渗

15. 高钾血症，氮质血症，水中毒，代谢性酸中毒

16. 肾血管及血流动力学异常，肾小管损伤，肾小球滤过系数降低

17. 升高，升高，降低

18. 降低，降低，升高

19. 降低，升高

20. 升高，降低，降低，升高

21. 肾素，促红细胞生成素，前列腺素

22. 肾素-血管紧张素增多，肾内合成前列腺素减少（交感神经兴奋），肾血管阻塞（肾内 DIC）

23. 尿素，尿酸，肌酐

24. 肾血流量减少，肾小球有效滤过压降低，肾小球滤过面积减小

**(二) 单选题**

| 1 | 2 | 3 | 4 | 5 | 6 | 7 | 8 | 9 | 10 |
|---|---|---|---|---|---|---|---|---|---|
| C | A | D | B | C | A | E | B | B | A |
| 11 | 12 | 13 | 14 | 15 | 16 | 17 | 18 | 19 | 20 |
| D | C | D | E | E | A | D | A | E | C |
| 21 | 22 | 23 | 24 | 25 | 26 | 27 | 28 | 29 | 30 |
| B | D | D | C | A | D | E | C | D | C |
| 31 | 32 | 33 | 34 | 35 | 36 | 37 | 38 | 39 | 40 |
| B | D | E | A | E | D | D | C | B | A |

**(三) 多选题**

| 1 | 2 | 3 | 4 | 5 | 6 | 7 | 8 | 9 | 10 |
|---|---|---|---|---|---|---|---|---|---|
| ABDE | ACDE | ABCDE | AC | ABCDE | ACD | ABCDE | ACD | BC | DE |
| 11 | 12 | 13 | 14 | 15 | 16 | 17 | 18 | | |
| BD | BDE | ABCD | ABCDE | ABCDE | AC | AC | ABD | | |

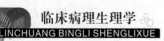

**（四）简答题**

1. 肾功能不全的基本发病环节是什么？与哪些因素有关？

答：肾功能不全的基本发病环节有以下 3 种。

（1）肾小球滤过功能障碍。因素有①肾小球滤过率降低：肾血流量减少、肾小球有效滤过压降低、肾小球滤过面积减少；②肾小球滤过膜通透性改变。

（2）肾小管功能障碍。因素：①近曲小管功能障碍；②髓袢功能障碍；③远曲小管和集合管功能障碍。

（3）肾脏内分泌功能障碍。因素：①肾素分泌增多；②肾激肽释放酶-激肽系统功能障碍；③前列腺素合成不足；④促红细胞生成素合成减少；⑤1，25-（OH)$_2$-D$_3$ 减少。

2. 简述少尿型急性肾损伤少尿期的主要功能代谢变化。

答：主要功能代谢变化如下。

（1）尿的变化：①少尿（＜400 mL/d）或无尿（＜100 mL/d）；②低比重尿；③尿钠高；④血尿、蛋白尿、管型尿。

（2）水中毒：肾排水↓、分解代谢↑、输液↑↑，引起水肿、稀释性低钠血症，严重时可发生脑水肿、肺水肿和心力衰竭。

（3）高钾血症：最危险的变化，原因是：①尿钾排出减少；②组织损伤、分解代谢加强，酸中毒→细胞内钾外释；③库存血、食物或药物摄入钾过多。

（4）代谢性酸中毒：有进行性、不易纠正的特点。

（5）氮质血症：血中尿素、肌酐、尿酸等非蛋白氮含量显著升高。

3. 肾功能不全时内分泌激素发生了哪些变化？

答：发生了以下变化。

（1）肾素分泌增多：激活肾素-血管紧张素-醛固酮系统 →肾性高血压；水钠潴留。

（2）肾激肽释放酶-激肽系统（扩血管）功能障碍：肾性高血压。

（3）前列腺素不足：PGE$_2$、PGI$_2$、PGF$_2$：肾性高血压。

（4）促红细胞生成素合成减少：肾性贫血。

（5）1，25-（OH)$_2$-D$_3$ 减少：肾性骨营养不良。

4. 简述急性肾损伤的发病机制。

答：发病机制主要有以下几种。

（1）肾血管及血流动力学异常：①肾灌注压降低；②肾血管收缩：交感-肾上腺髓质系统兴奋、肾素-血管紧张素系统激活、肾内收缩及舒张因子释放失衡；③肾毛细血管内皮细胞肿胀；④肾血管内凝血。

（2）肾小管损伤：①肾小管阻塞；②原尿回漏；③管-球反馈机制失调。

（3）肾小球滤过系数降低：①肾小球毛细血管内皮细胞肿胀；②足细胞足突结构变化；③滤过膜上窗孔大小及密度减少。

5. 简述尿毒症的功能代谢变化。

答：参考表 18-19 尿毒症的功能代谢变化。

**（五）问答题**

1. 试述肾性急性肾损伤的病因。

答：（1）肾小球、肾间质和肾血管疾病病因是①急性肾小球肾炎；②狼疮性肾炎；③多发性结节性动脉炎；④过敏性紫癜性肾炎；⑤急性间质性肾炎。

（2）急性肾小管坏死（ATN）。原因是肾缺血再灌注损伤（休克早期）、肾中毒。肾中毒的外源性毒物有：①药物，如氨基苷类抗生素、四环素族和两性霉素 B 等，静脉注射和口服 X 线造影剂也可直接损伤肾小管；②有机溶剂，如四氯化碳、乙二醇、甲醇；③重金属，如汞、铋、铅、锑、砷等；④生物毒素，如生鱼胆、蜂毒、蛇毒。内源性肾毒物包括血红蛋白、肌红蛋白、尿酸等。ATN 主要见于血型不合输血或疟疾引起的溶血、挤压综合征引起的横纹肌溶解症等引起红细胞和血红蛋白溶解释放血红蛋白和肌红蛋白，经肾小球滤过形成肾小管色素管型的情况。

2. 慢性肾功能衰竭的发病机制有哪些？

答：（1）原发病的作用有以下几种。

①炎症反应：慢性肾小球肾炎、慢性肾盂肾炎、肾结核。②缺血：肾小动脉硬化症、结节性动脉周围炎。③免疫反应：膜性肾小球肾炎、肾毒性血清性肾炎、系统性红斑狼疮等。④尿路梗阻：尿路结石、前列腺肥大。⑤大分子沉积：淀粉样变性。

（2）继发性进行性肾小球硬化。原发病因去除，病情仍然发展，这表明继发性机制在后续肾损伤中起着重要的作用。目前认为，继发性肾小球硬化是导致继发性肾单位丧失的重要因素：①健存肾单位血流动力学的改变；②系膜细胞增殖和细胞外基质产生增多。

（3）肾小管-间质损伤。主要病理变化为肾小管肥大或萎缩，肾小管腔内细胞显著增生、堆积、堵塞管腔，间质炎症与纤维化。①慢性炎症：单核-巨噬细胞浸润是肾小管-间质病变的重要病理表现。②慢性缺氧：导致肾小管细胞损伤，同时可以导致细胞凋亡或肾小管上皮细胞间充质转分化（EMT），加重肾脏纤维化，构成恶性循环。③肾小管高代谢：残留肾单位的肾小管系统重吸收及分泌明显增强，耗氧量增加，氧自由基生成增强，$Na^+$-$H^+$ 反向转运亢进，细胞内 $Ca^{2+}$ 内流增多。

3. 慢性肾功能衰竭的功能代谢变化主要表现在哪些方面？

答：（1）尿的变化有以下几种。

①尿量改变：早、中期时夜尿、多尿；晚期时少尿。②尿渗透压的变化：低渗尿、等渗尿。③尿成分的变化：蛋白尿、血尿、管型尿。

（2）氮质血症。

（3）水、电解质和酸碱平衡紊乱：①水钠代谢障碍；②钾代谢障碍；③镁代谢障碍；④钙磷代谢障碍；⑤代谢性酸中毒。

（4）肾性骨营养不良：①高血磷、低血钙与继发性甲状旁腺功能亢进；②维生素 $D_3$ 活化障碍；③酸中毒；④铝积聚。

（5）肾性高血压：①水钠潴留；②肾素分泌增多；③肾脏降压物质生成减少。

（6）出血倾向：①血小板第Ⅲ因子释放受到抑制；②血小板黏着和聚集功能减弱。

（7）肾性贫血：①促红细胞生成素生成减少；②体内蓄积的毒性物质对骨髓造血功能抑

制；③毒性物质抑制血小板功能；④毒性物质使红细胞破坏增加；⑤肾毒物引起肠道对铁和叶酸等造血原料吸收减少或利用障碍。

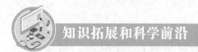

**知识拓展和科学前沿**

**科学家的故事**

20 世纪 60 年代末、70 年代初，Bricker 等根据对慢性肾功能衰竭（CRF）的一系列临床和实验研究，提出了矫枉失衡学说（trade-off hypothesis）。这一学说认为，CRF 时体内某些物质的积聚，并非全部由于肾脏清除减少所致，而是机体为了纠正代谢失调的一种平衡适应，但其结果又导致新的不平衡，如此周而复始，造成了进行性损害，成为CRF 患者病情进展的重要原因之一。CRF 时，随着 GFR 降低，尿磷排泄量减少，引起高磷血症，由于血清中钙磷乘积的升高，一方面使无机盐在各器官（包括肾脏）沉积，出现软组织钙化；另一方面，低钙血症又刺激了甲状旁腺激素（PTH）的合成和分泌，代偿性促进尿磷排泄并升高血钙，但对甲状旁腺的持续性刺激则又导致甲状旁腺的增生及继发性甲状旁腺功能亢进（secondary hyperparathyroidism，SHP），从而累及骨骼、心血管及造血系统等。

关于 SHP 的发生和发展又出现了以下学说：①高磷血症通过低钙血症以外的途径促进PTH 分泌：高磷血症抑制了 1α-羟化酶的活性，使 25-OH-D$_3$ 转化为 1，25-（OH)$_2$-D$_3$ 减少，削弱对 PTH 分泌的抑制；②血钙水平对 PTH 分泌的调控作用减弱，即所谓调控点（set-point，指降低血清 PTH 水平至 50％时所需的钙离子浓度）上移，骨骼对 PTH 提高血钙的调节作用具有抵抗，加重了低钙血症；③肾脏对 PTH 的降解作用障碍，使血循环中残留的 PTH 片段增加等；④甲状旁腺受体的异常。

**参考文献**

［1］李桂源. 病理生理学 ［M］. 2 版. 北京：人民卫生出版社，2010.

［2］王建枝，钱睿哲. 病理生理学 ［M］. 9 版. 北京：人民卫生出版社，2018.

［3］田野. 病理生理学 ［M］. 北京：人民卫生出版社，2020.

［4］金惠铭，陈思锋. 高级临床病理生理学 ［M］. 上海：复旦大学出版社，2010.

［5］肖海鹏. 临床病理生理学 ［M］. 北京：人民卫生出版社，2009.

［6］葛均波，徐永健，王辰. 内科学 ［M］. 9 版. 北京：人民卫生出版社，2018.

［7］朱建民. 对矫枉失衡学说的一些新认识 ［M］. 肾脏病与透析肾移植杂志，1996（04）：61-63.

［8］王海燕. 肾脏病学 ［M］. 北京：人民卫生出版社，2008.

［9］RUIZ－ORTEGA M，RAYEGO－MATEOS S，LAMAS S，et al. Targeting the progression of chronic kidney disease ［J］. Nature Reviews Nephrology. 2020，16（5）：269-288.

［10］苏宁，王世军. 病理学 ［M］. 北京：人民卫生出版社，2021.

# 第十九章

# 脑功能不全

◯ 彭　希　李禄生　涂艳阳　黄启科

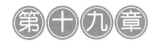**教学大纲**

1. 掌握认知障碍和意识障碍的概念和原因。
2. 掌握认知障碍和意识障碍的发生机制。
3. 熟悉引起脑功能不全的常见原因和脑功能不全的特点。
4. 熟悉认知障碍和意识障碍的临床表现及对机体的影响。
5. 了解认知障碍和意识障碍防治的病理生理基础。

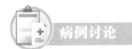**病例讨论**

### 病例 1　阿尔茨海默病

【病例讨论】

患者，女性，75 岁，退休工人，5 年前开始出现记忆力减退，主要表现为不识回家路，不记得近期发生过的事物，后逐渐加重，开始不认识家人，对事物理解力明显下降。病程中逐渐出现淡漠、少言、多疑、易怒。无明显幻觉、伤害性攻击行为，无明显口角歪斜、肢体瘫痪。否认高血压、糖尿病等基础疾病。家族史及个人史无特殊。神经系统查体：神志清楚，表情淡漠，反应迟钝，远、近及瞬时记忆力减退，时间、空间及人物定向力减退，计算力减退。查体：脑神经未见明显异常；深、浅感觉未见明显异常；四肢肌力 V 级，肌张力正常，双侧腱反射（＋＋）；共济运动可；双侧 Chaddock 征及 Babinski 征阴性。辅助检测：MMSE 量表评分 9 分；事件相关电位示 P300 潜伏期延长；脑电图示双侧大脑半球对称性慢波增多；脑 MRI（图 19-1）显示脑萎缩明显、脑室扩大、海马体积缩小。腰穿脑脊液压力、常规、生化均正常。

【病案问题】

1. 引起老年认知功能障碍的原因有哪些？根据患者病情，首先考虑什么诊断？

答：引起老年认知功能障碍的原因主要有①神经系统变性疾病，如阿尔茨海默病、额颞叶痴呆、路易体痴呆；②脑血管疾病，如脑梗死、脑出血；③中毒，如慢性酒精中毒、重金属中毒、药物中毒；④其他原因，如感染性疾病、营养障碍。该患者首先考虑神经系统变性疾病中的阿尔茨海默病。

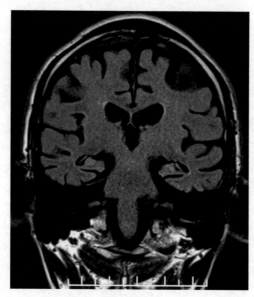

**图 19-1　患者脑 MRI 冠状位**

皮质及白质萎缩明显，脑室扩大，内侧颞叶及海马体积缩小

2. 该患者有哪些符合阿尔茨海默病诊断的临床依据？

答：①患者为老年期病人，起病隐匿，病程长，进行性加重；②临床症状以记忆力、定向力、计算力及理解力等认知功能下降为主要表现，伴有性格改变；③MMSE 量表评分达到痴呆水平，脑核磁提示脑萎缩明显；④无其他系统性疾病或器质性脑病所致认知障碍相关证据。

3. 该患者患阿尔茨海默病的可能发病机制？

答：阿尔茨海默病属于神经系统变性疾病，目前发病机制仍不明确，有以下几种学说。

①Aβ 级联反应学说：Aβ 蛋白生成过多或清除减少而引起级联反应，最终介导细胞凋亡。②胆碱能学说：胆碱能神经元缺失，胆碱乙酰转移酶、乙酰胆碱酯酶活性下降，乙酰胆碱合成、释放显著减低。③兴奋性氨基酸毒性学说：兴奋性氨基酸如谷氨酸，参与毒性作用，导致神经元变性。④tau 蛋白过度磷酸化，过度磷酸化的 tau 蛋白聚集形成双股螺旋细丝，从而构成神经原纤维缠结。⑤微生物感染引起细胞损伤。⑥其他：包括免疫炎性机制、其他神经递质异常、基因突变、氧化应激等。

4. 若该患者确诊为阿尔茨海默病，可以有哪些病理学改变？

答：①大体病理，如脑萎缩，脑容积缩小，脑回变窄，脑沟增宽，脑室扩大，尤以内侧颞叶及海马萎缩明显；②镜下病理，如神经元减少，神经炎性斑沉积，神经原纤维缠结，淀粉样血管变性，海马锥体细胞颗粒空泡变性等。

5. 从病理生理学角度，如何制定该患者的药物治疗策略？

答：该患者无特效治疗方法，药物治疗目标以延缓认知功能衰退速度、延长生存期为主。药物治疗策略如下。①乙酰胆碱酯酶抑制剂（AChEIs）：通过抑制 AChE 活性延缓 Ach 降解，增加其含量与活性，改善神经递质传递功能。如多奈哌齐、重酒石酸卡巴拉汀、加兰他敏、石杉碱甲。②NMDA 受体拮抗剂：通过抑制谷氨酸的 NMDA 受体介导的 $Ca^{2+}$ 内流降低神经毒性作用，如美金刚。③脑细胞代谢促进剂：通过选择性作用于脑皮质、海马，有中枢兴奋作用，促进脑蛋白质合成，抑制磷脂碱分解，增加脑 ATP 量，促进脑代谢和半衰老细胞活力增强。④其他药物：营养神经药物如 B 族维生素；抗氧化剂如维生素 C、E；改善脑血液供应药物等。

**病例 2　颅脑外伤**

患者男性，11 岁，半小时前车祸外伤，具体受伤机制不详，当即昏迷，急诊入院，来院时患者昏迷，GCS 6 分（1-1-4），查体示颅颌面多发软组织挫伤，痛刺激无睁眼，无言语，左侧瞳孔散大，对光反射消失，右侧瞳孔 0.25 cm，对光反射稍迟钝，右侧肢体痛刺激逃避，左侧肢体痛刺激无活动，左侧肢体病理征阳性，影像学表现以脑白质内弥漫性或散在多发小病灶为特征。

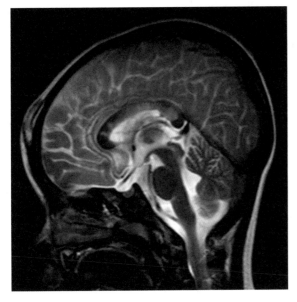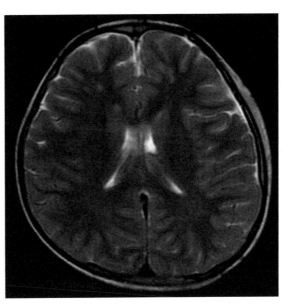

图 19-2　MRI T2 矢状面　　　　　　　图 19-3　MRI T2 横断面

【病案问题】

1. 引起意识障碍的原因有哪些？根据患者病情，首先考虑什么诊断？

答：引起意识障碍的原因主要有感染性因素如①颅内感染，如脑炎、脑膜炎等；②全身严重感染，败血症、中毒性肺炎、伤寒、中毒性痢疾等。非感染性因素如①颅脑疾病，如颅脑外伤、脑血管疾病、脑肿瘤、癫痫等；②内分泌与代谢障碍，如甲状腺危象、低血糖昏迷、肝性脑病、尿毒症等；③外源性中毒，如药物、酒精、一氧化碳等；④物理性及缺氧性损伤，如电击、中暑、淹溺等；⑤其他原因，如心血管疾病、水电解质紊乱。该患者首先考虑颅脑外伤所致的弥漫性轴索损伤（diffuse anxonal injury，DAI）。

2. 该患者有哪些符合 DAI 诊断的临床依据？

答：①患者为急性起病，有外伤史。②临床主要表现为意识障碍，GCS 评分为 6 分，为重度颅脑损伤，体格检查：左侧瞳孔散大，对光反射消失，右侧瞳孔 0.25 cm，对光反射稍迟钝，右侧肢体痛刺激逃避，左侧肢体痛刺激无活动，左侧肢体病理征阳性。③DAI 影像学表现以脑白质内弥漫性或散在多发小病灶为特征，该患者脑 MRI 可见胼胝体，额叶灰、白质交界处，半卵圆中心深部脑白质损伤。④无其他系统性疾病或器质性脑病所致意识障碍相关证据。

3. 该患者致 DAI 的发病机制？

答：DAI 主要是由外伤时的惯性力引起的一种脑白质内广泛性的轴索损伤。目前对于 DAI 发病机制的认识基本一致，即由于外伤使颅脑产生旋转加速度和/或角加速度，使脑组织内部易发生剪力作用，导致神经轴索和小血管损伤。轴索受到动态性的应力损伤的数秒之内，轴索会因细胞骨架受损、弹性降低而发生短暂的扭曲。虽然之后轴索可逐渐恢复到受损之前的形态，但其物理及生理特性的改变却无法恢复并且会不断发展。尤其是对 $Na^+$ 通道的机械性损害可导致 $Na^+$ 大量内流，从而引起轴索肿胀；同时，$Na^+$ 内流也可继发性地引起大量 $Ca^{2+}$ 通过电压门控通道内流，即 $Na^+$-$Ca^{2+}$ 交换，而细胞内 $Ca^{2+}$ 浓度的增加可进一步激活蛋白裂解过程，从而使细胞结构发生损伤，尤其是微管和微丝受损，轴浆运输因而中断，线粒体、轴索小泡等细胞器以及蛋白堆积于局部，使得轴索局部肿胀最终导致肿胀的轴索断裂。交通事故仍是致伤的主要原因，因为在交通伤中，脑组织更易受到剪应力的作用，且可多次致伤，因此，对于交通事故中的头伤患者应警惕 DAI 的存在。

4. 若该患者确诊为 DAI，可以有哪些病理学改变？

答：显微镜下可见白质深部或灰白质交界区多发性的轴索损害征象，尤其是中线结构，如胼胝体膝部、脑干等处的脑白质内轴索的损害。特征性的病理分布可分为 3 种：①广泛的轴索损害：累及大脑、脑干和小脑的白质和大脑深部核质，包括中线旁皮质下白质、胼胝体、穹隆柱、内囊、基底节及丘脑、齿状核背侧小脑叶、皮质脊髓束、内侧丘脑系、内侧纵束等；②胼胝体局限性损害：病变多位于中线一侧，常见于胼胝体下部，室间隔可受累甚至断裂；③上脑干背外侧局限性损害：病变位于中脑和脑桥上部，单侧或双侧，常常累及小脑上角。

5. 从病理生理学角度，如何制订该患者的治疗策略？

答：该患者临床上无定位体征，无特效的治疗方法，以非手术治疗为主，主要还是以治疗脑水肿、降低颅内压及防治并发症等对症支持治疗为主。针对神经功能保护，主要旨在防止或减少轴索的损伤及断裂，减少脑损伤后的病理生理改变，维持机体的生理平衡。监测内容包括：①颅内压监测；②脑灌注压监测；③进阶脑监测。治疗措施包括：①通气治疗，呼吸机辅助通气；②积极抗脑水肿；③使用激素及神经营养药物；④其他还有维持营养，预防和纠正水、电解质紊乱等。

 **临床检验常用指标**

1. 一般脑部影像学检查：①脑磁共振成像（magnetic resonance imaging，MRI）、脑计算机断层摄影（computed tomography，CT）。阿尔茨海默病患者脑 MRI 及头部 CT 显示脑皮质及白质萎缩，内侧颞叶及海马部位萎缩明显，脑室扩大。②功能性脑成像检查：正电子发射断层摄影（PET）、单光子发射计算机断层摄影（SPECT）及磁共振波谱（MRS），阿尔茨海默病患者可呈现神经元缺失、细胞能量代谢减低。

2. 脑脊液：阿尔茨海默病患者脑脊液常规检查一般没有异常，主要用于与脑部炎性感染性疾病、脑积水鉴别。阿尔茨海默病患者脑脊液中 tau 蛋白和 Aβ 水平显著增高，Aβ-42 清除率下

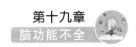

降，可作为生化诊断指标之一。

3. 神经心理学测验：用于评估认知功能损害。常用量表有简易精神状态量表（MMSE）、蒙特利尔认知评估量表（MoCA）、韦氏成人智力量表（WAIS）、长谷川痴呆量表（HDS）、Hachinski 缺血积分（HIS）、临床痴呆评定量表（CDR）等。阿尔茨海默病患者以记忆功能受损最严重，短期记忆较长期记忆更容易受损。

4. 脑电图：阿尔茨海默病患者常规脑电图多表现为背景波节律减慢，波幅降低，慢波增加。上述异常在疾病的诊断中敏感性较高，但缺乏特异性。

 **基本知识点梳理**

详见表 19-1～表 19-12 和图 19-4～图 19-7。

**表 19-1　脑功能不全病因**

| 病因 | 举例 |
| --- | --- |
| 神经退行性疾病 | 阿尔茨海默病、帕金森病等 |
| 脑血管病 | 缺血性、出血性脑血管疾病及心脏或循环障碍等 |
| 颅脑外伤 | 脑震荡、脑挫裂伤、脑撕裂伤、弥漫性轴突损伤 |
| 慢性全身性疾病 | 高血压、糖尿病、尿毒症、肺性脑病、肝性脑病等 |
| 精神、心理活动异常 | 生活环境等因素的影响 |
| 脑老化 | 认知功能一般随年龄增高（60～70 岁及以后）而下降 |
| 其他因素 | 受教育程度低、社会地位低和经济生活状况差等 |

**表 19-2　脑功能不全特点**

| 特点 | 原因 |
| --- | --- |
| 病因的多样性 | 常见病因：脑血管疾病、感染、神经退行性变、创伤、肿瘤、遗传、代谢、中毒、先天因素等 |
| 病情的复杂性 | 相同的疾病、病程缓急或部位不同常引起不同的后果。如急性脑功能不全常导致意识障碍，慢性脑功能不全的后果则是认知障碍 |
| 症状的多样性 | 相同的病变发生在不同的部位，可出现不同的症状。如脑梗死发生在小脑可导致小脑性共济失调，发生在脑干可引起呼吸和心血管运动中枢的损伤 |
| 体征的繁杂性 | 并非所有定位体征均指示存在相应的病灶，如结核性脑膜炎引起颅内压显著增高时所出现一侧或两侧展神经麻痹，通常是颅内压增高引起的假性定位体征 |
| 疾病的难治性 | 神经系统的结构和功能极其复杂，并且神经元的再生能力弱，一旦其受损伤往往很难完全恢复 |

表 19-3　认知障碍的临床表现

| 临床表现 | 举例 |
|---|---|
| 学习、记忆障碍和痴呆 | （1）学习障碍：获得外界信息的能力障碍；<br>（2）记忆障碍：信息获得、贮存和巩固、再现和读出的能力障碍（记忆障碍可根据时间、内容、遗忘方向和特征分类）；<br>（3）痴呆：<br>早期痴呆：症状轻微，记忆减退；<br>中期痴呆：智能减退与人格变化相当明显；<br>晚期痴呆：严重记忆障碍和计算能力障碍，日夜节律紊乱、失语、失认、日常生活不能自理，大小便失禁 |
| 失语 | （1）运动性失语：语量少、讲话费力、找词困难等；<br>（2）感觉性失语：听力正常，但听不懂别人及自己说的话，严重时答非所问；<br>（3）混合性失语：复述好和系列言语好，其他语言功能均严重障碍或完全丧失，口语表达为非流利型，口语理解严重障碍。命名严重障碍或完全不能，阅读、书写严重障碍或完全不能 |
| 失用 | 观念性失用、观念性运动失用、结构性失用和穿衣性失用等 |
| 失认 | 触觉性失认、视觉性失认、听觉性失认和身体体位失认等。如触觉性失认：患者触觉、温度觉、本体感觉等基本感觉均存在，但闭目后不能凭触觉辨别物品 |
| 其他精神、神经活动的改变 | 语多唠叨、情绪多变、焦虑、抑郁、激动、欣快等方面的异常改变 |
| 不同脑区损害产生的认知障碍特点 | 额叶受损会导致长时程情节记忆受损；颞叶导致新记忆形成障碍；杏仁核导致情感记忆障碍；枕叶导致视野缺陷；顶叶皮质1～3区导致对侧感觉障碍等 |

表 19-4　认知障碍的原因及机制

| 类型 | 机制 |
|---|---|
| 颅脑外伤 | 颅脑外伤包括脑挫裂伤及颅内血肿等，都可造成脑组织的损害和脑结构的改变 |
| 脑缺血性损伤 | （1）能量耗竭和酸中毒：缺血缺氧状态下，无氧酵解增强引起代谢性酸中毒，细胞膜通透性增强和 $Na^+$-$K^+$-ATP 酶活性下降；<br>（2）细胞内钙超载：$Ca^{2+}$ 内流增加，导致神经细胞钙超载，从而导致细胞死亡；<br>（3）自由基损伤：缺血时，自由基的产生和清除失衡导致自由基增多，从而引起脑损伤；<br>（4）谷氨酸的兴奋性毒性：脑缺血时，由于能量代谢障碍，谷氨酸的释放增多和再摄取减少，导致突触间隙谷氨酸浓度异常升高，过度激活其受体，引起突触后神经元过度兴奋、$Ca^{2+}$ 超载等异常变化，并最终导致神经元细胞死亡；<br>（5）炎性因子失衡：脑缺血时，可产生白细胞介素、肿瘤坏死因子等多种炎性细胞因子，直接或间接地造成神经元损伤 |

| 类型 | | 机制 |
|---|---|---|
| 脑组织中蛋白质异常聚集 | 基因变异后的蛋白质异常聚集 | APP 基因、早老蛋白-1 基因和早老蛋白-2 基因异常，可促进 Aβ-淀粉肽的异常生成和在脑内沉积，导致神经元损伤和死亡 |
| | 蛋白质合成后的异常修饰 | 异常修饰的 tau 蛋白沉积在神经元细胞体以及轴突和树突内，形成神经原纤维包涵体，从而使细胞骨架受到损害，干扰细胞的轴浆转运，影响神经末梢和突触传递系统的结构和功能，导致突触丧失及神经元退行性病变，最终可使细胞死亡 |
| 环境因素和慢性全身性疾病 | | 环境因素包括毒品、药物、酒精或重金属等；慢性全身性疾病包括高血压、糖尿病、慢性肝性脑病及慢性电解质紊乱等均可对脑产生损害，出现认知异常 |
| 脑老化 | | 老年人脑血液供应减少，合成和分解代谢以及对毒素的清除能力下降，均可造成脑神经细胞死亡，从而导致认知功能降低 |
| 精神、心理活动异常 | | 不良的心理、社会因素可成为认知障碍的诱因，如对精神活动失调患者的脑成像研究发现，社会心理功能减退患者有关脑区的皮质萎缩 |
| 其他因素的影响 | | 研究表明，受教育程度低、社会地位低下和经济生活状况差等与认知功能减退和痴呆的发生有一定关系 |

**表 19-5　学习记忆障碍的发生机制**

| 类型 | | 机制 |
|---|---|---|
| 神经调节分子及其受体异常 | 神经递质及其受体异常 | (1) 乙酰胆碱是与学习记忆和认知功能最密切的神经递质之一，脑中乙酰胆碱含量降低可导致患者学习记忆障碍；<br>(2) 多巴胺是中枢神经系统中重要的儿茶酚胺类神经递质，通过相应的膜受体发挥作用，在突触可塑性、行为学习以及学习相关的即刻早期基因的表达中发挥作用，研究发现，损害多巴胺系统可造成学习记忆功能障碍；<br>(3) 去甲肾上腺素是去甲肾上腺素能神经末梢释放的主要递质，也可由肾上腺髓质少量分泌，过多的去甲肾上腺素释放可损害学习记忆功能 |
| 神经调节分子及其受体异常 | 神经肽异常 | (1) 精氨酸升压素又称血管升压素、抗利尿激素。精氨酸升压素主要影响记忆的巩固和回忆过程，并能使机体理智地加工信息等，有增强记忆，减少遗忘的作用；<br>(2) 生长抑素参与学习和记忆过程，其下降程度与学习记忆障碍程度密切相关；<br>(3) 神经肽 Y 是中枢神经系统中含量最丰富的多肽之一，能促进记忆的巩固和再现，神经肽 Y 系统的异常参与学习记忆障碍的发生；<br>(4) P 物质是脑内重要的生物活性肽，P 物质水平下降，则学习记忆能力显著下降 |
| | 神经营养因子异常 | 神经营养因子是一类对中枢神经系统有营养活性的蛋白质，其主要功能是促进神经系统的生长发育，保护并修复受损的神经元，以及促进认知和记忆能力。若神经营养因子异常，则可导致学习记忆功能障碍 |
| | 雌激素水平异常 | 雌激素水平在不同程度上影响女性的学习记忆能力，生理性增龄或各种病理因素导致的雌激素水平降低可引起学习记忆障碍 |

| 类型 | 机制 |
|------|------|
| 蛋白质磷酸化失衡 | 蛋白质磷酸化失衡可导致短期记忆障碍，蛋白质磷酸化可以调节离子通道开关的大小和快慢、调节神经递质释放的速度、改变细胞内某些酶和调控分子的活性，从而影响细胞的各种功能 |
| 蛋白质合成受阻 | 长期记忆的形成需要新蛋白的合成，故新蛋白合成受阻可导致长期记忆障碍 |
| 突触功能异常 | 突触功能异常使神经细胞间记忆相关信息传递障碍，从而导致学习记忆能力降低。导致突触传递障碍的因素有突触前递质释放失衡、突触间隙递质清除异常和突触后异常 |
| 神经回路功能异常 | Papez环路、海马的三突触环路和单突触环路，这些环路的损害均可产生学习记忆障碍 |

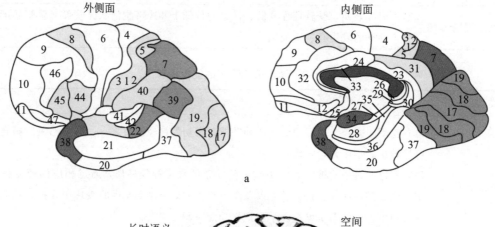

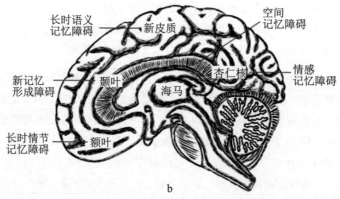

**图 19-4　大脑皮质 brodmann 分区和不同脑区损伤产生的认知障碍特点**

a. 大脑皮质 brodmann 分区。brodmann 根据大脑皮质的不同形态特征和功能，将大脑皮质分为 52 个功能区；b. 不同脑区损伤产生的认知障碍特点不同。如额叶损伤导致长时情节记忆障碍；颞叶损伤导致新记忆形成障碍；新皮质损伤导致长时语义记忆障碍；海马损伤导致空间记忆障碍；杏仁核损伤导致情感记忆障碍。

表 19-6　认知障碍对机体的影响及防治

| 影响和防治 | | 具体定义 |
|---|---|---|
| 认知障碍对机体的影响 | 认知障碍对患者日常生活的影响 | 严重认知障碍的患者在生活上需要依赖他人，并需要更多的专业护理 |
| | 认知障碍对患者预后的影响 | 认知障碍可明显影响脑血管病患者神经功能的恢复 |
| 认知障碍防治的病理生理基础 | 对症治疗 | 维持水电解质平衡，防治感染、心衰及各种代谢障碍，加强营养，尽量消除能损害脑功能的任何原因，对有明显精神、神经症状患者进行抗精神病药物治疗和心理治疗 |
| | 保护神经细胞 | 针对认知障碍的病因，应用不同的神经细胞保护剂，如脑循环改善剂、能量代谢激活剂、神经递质和神经生长因子保护剂、$Ca^{2+}$拮抗剂等 |
| | 调节神经递质 | 胆碱酯酶抑制剂和多巴胺的前体等有一定治疗作用 |
| | 手术治疗 | 主要用于帕金森的治疗，有苍白球切除术、丘脑切除术、立体定位埋植脑刺激器和立体定位损毁疗法等 |
| | 认知康复训练 | 认知康复训练有记忆训练、智力训练和语言训练等 |

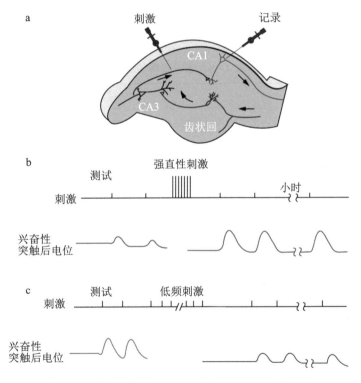

图 19-5　长时程增强（LTP）和长时程抑制（LTD）

　　a. 海马脑片示意图；b. 海马的长时程增强（LTP）。突触前神经元在短时间内受到快速重复的强直性刺激后，在突触后神经元快速形成持续较长时间的兴奋性突触后电位，表现为潜伏期缩短、幅度增高和斜率加大；c. 海马的长时程抑制（LTD）。突出前神经元在受到低频刺激后，在突触后神经元形成的持续较长时间的突出传递效能降低的现象，表现为兴奋性突触后电位的波幅降低，潜伏期延长。

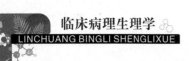

表 19-7　意识障碍的临床表现

| 分类 | | 临床表现 |
|---|---|---|
| 按觉醒轻重分 | 恍惚 | 对直接刺激可出现反应，能对答问话，但对周围事物漠不关心 |
| | 嗜睡 | 卧床即能入睡，呼之则醒，但觉醒的持续时间短暂 |
| | 昏睡 | 较前者重，对觉醒刺激有短暂的反应，无刺激时又重入睡 |
| | 木僵 | 对周围的事物一般无反应，但强烈刺激或反复刺激能引起反应 |
| | 昏迷 | 意识完全丧失，大小便失禁，角膜反射、腱反射、皮肤反射和瞳孔对光反射均丧失，对外界刺激无反应，但可出现无意识的运动，如呻吟、肌体偶动 |
| 按意识内容变化分 | 精神错乱 | 见于轻度意识障碍的情况下，表现为思维混乱，对周围事物难以理解和辨别 |
| | 谵妄 | 见于轻度或中度意识障碍的情况下，有幻觉、错觉和妄想，并有精神运动性兴奋，间或能正确地识别周围的事物 |
| | 意识模糊 | 往往伴有意识混浊、记忆障碍、注意力涣散，对周围事物漠不关心，对复杂事物难以识别和理解，时间、空间及定向力丧失，运动活动协调障碍，呈无欲状 |
| | 朦胧状态 | 表现为错觉、梦幻觉，可突然出现无目的行为，行为多接近于正常 |

表 19-8　意识障碍的原因

| 分类 | | 举例 |
|---|---|---|
| 颅内疾病 | 颅内局限性病变 | 常见于颅内外伤（如脑挫裂伤和颅内血肿）、脑血液循环障碍（如脑出血和脑梗死）和颅内占位性病变（如肿瘤和脑脓肿） |
| | 脑弥漫性病变 | 常见于颅内感染（如各种脑炎和脑膜炎）、颅脑外伤（如脑震荡和脑挫裂伤）、蛛网膜下腔出血、脑水肿、脑退行性病变及脱髓鞘性病变 |
| | 癫痫发作 | 部分癫痫发作伴有不同程度意识障碍 |
| 代谢紊乱和中毒 | 营养物质缺乏 | 常见于缺氧，如一氧化碳中毒、严重贫血、肺部疾病等；缺血，如心排血量减少的各种心律失常、心力衰竭和休克等；低血糖，如胰岛素瘤 |
| | 内源性毒素积累 | 常见于肝性脑病、肾性脑病、肺性脑病和乳酸中毒等 |
| | 外源性毒素积累 | 常见于工业毒性、药物、农药中毒等 |
| | 体液和电解质平衡紊乱 | 常见于高渗性昏迷、低渗性昏迷、酸中毒、碱中毒、高钠血症、低钠血症、低钾血症等 |
| | 体温过高或过低 | 可见于损伤中枢神经系统的某些疾病和安眠药中毒等 |

表 19-9　意识障碍的发生机制

| 机制 | 表现 |
|---|---|
| ARAS 受损 | ARAS 兴奋性下降；中脑网状结构-丘脑-大脑皮质-中脑网状结构遭到破坏 |
| 大脑皮质的广泛损伤及功能抑制 | 脑能量代谢障碍、原发性或继发性脑功能异常等 |
| 丘脑功能障碍 | 丘脑中的特异性投射系统和非特异性投射系统被破坏 |

表 19-10　意识障碍对机体的影响

| 分类 | 临床表现 |
|---|---|
| 呼吸功能障碍 | 各种颅内病变、弥漫性脑损害常导致颅内压升高，压迫脑干引起昏迷的同时，还可压迫脑桥和延髓的呼吸中枢，致使呼吸节律和深度的改变，致使通气不足，导致缺氧和 $CO_2$ 潴留甚至呼吸停止 |
| 循环功能障碍 | 脑水肿、颅内压升高造成的脑循环障碍、血管活性因子失常导致脑血管痉挛、继发性呼吸功能障碍引起的脑缺氧等，常引起继发性脑灌流不足，导致脑功能的进一步损害，加重意识障碍 |
| 水电解质和酸碱平衡失调 | 患者主观感觉和调节能力减弱，如与体液容量和渗透压调节相关的渴感及主动行为 |
| 其他功能代谢障碍 | 继发于重度意识障碍的功能代谢障碍多种多样，如影响体温调节中枢，应激性溃疡，负氮平衡等 |

表 19-11　意识障碍防治的病理生理基础

| 步骤 | 措施 |
|---|---|
| 紧急抢救步骤 | 保持患者呼吸道通畅，维持呼吸和循环功能，防止患者出现呼吸和循环衰竭 |
| 尽快明确诊断并对因治疗 | 及早针对病因治疗是减轻脑损伤、挽救患者生命的根本措施。如颅内出血、脑梗死患者，要及时给予内外科治疗 |
| 实时监测生命指征和意识状态 | 重度意识障碍患者的生命指征和意识状态随时有可能出现变化，故必需实时监测患者的呼吸、血压、脉搏和体温等生命指征 |
| 保护脑功能 | 脑保护的措施有降低颅压、减轻脑水肿、改善脑血流、改善脑代谢和控制抽搐等 |

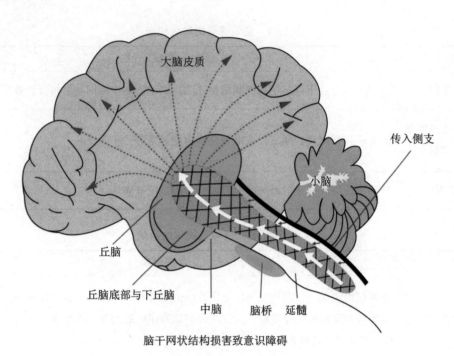

大脑皮质

传入侧支

小脑

丘脑

丘脑底部与下丘脑

中脑　脑桥　延髓

脑干网状结构损害致意识障碍

**图 19-6　脑干网状结构损害致意识障碍**

**表 19-12　阿尔茨海默病（Alzheimer's disease，AD）**

| 项目 | | 内容 |
|---|---|---|
| 病因 | 老龄 | 60 岁以上人群的患病率随增龄而增加 |
| | 遗传和基因异常 | 有痴呆家族史的患者 AD 患病率为普通人群的 3 倍。近年发现的致病基因有：淀粉样蛋白前体基因、早老蛋白 1 基因和载脂蛋白 E 等位基因 |
| | 铝 | 铝在脑内积蓄可导致神经细胞蛋白合成受阻 |
| | 雌激素缺乏 | 流行病学调查表明，65 岁以上妇女 AD 患病率较同龄组男性高 2～3 倍，给予雌激素替代治疗后可降低或延缓 AD 的发生 |
| | 头颅外伤史 | 有丧失意识（昏迷）的脑震荡或脑外伤 |
| | 其他因素 | 受教育程度低，经济状况差，饮酒，吸烟，活动不足，精神压抑，重大不良生活事件，抑郁症，脑内病毒感染，免疫功能紊乱等 |
| 发病机制 | 脑内淀粉样物质沉淀 | 淀粉样物质的主要成分是 Aβ-淀粉肽，由淀粉样蛋白前体（APP）降解而成。APP 基因突变可改变 APP 蛋白质结构和分泌酶切割位点，使 Aβ-淀粉肽生成增多；PS-1 基因突变可导致 Aβ-淀粉肽产生过多，并引起 tau 蛋白等细胞骨架蛋白之间的相互作用异常，从而破坏离子通道的结构，影响细胞内外离子交换；PS-2 基因突变可影响 APP 的水解过程，使聚集性 Aβ-淀粉肽增多，沉积形成老年斑，并能协助性 Aβ-淀粉肽增加细胞内钙和氧自由基，以及促进线粒体膜电位下降 |

| 项目 | | 内容 |
|---|---|---|
| 发病机制 | 神经原纤维缠结 | 神经原纤维缠结是最常出现的变化。表现为在神经元胞体以及轴突和树突内形成神经原纤维包涵体，从而使细胞骨架受到损害。神经原纤维包涵体的基本成分是双螺旋状神经原纤维，或竖直状神经原纤维，这些神经原纤维最主要的成分是过度磷酸化的不溶性 tau 蛋白，阿尔茨海默病时 tau 蛋白过度磷酸化，由可溶性变为不溶性，进而形成双螺旋状或直的神经原纤维，导致神经原纤维缠结。神经原纤维缠结主要损害细胞骨架，干扰轴浆转运，影响突触传递，最终使神经元死亡 |
| | 神经递质及其受体异常 | 脑内乙酰胆碱系统异常，特别是胆碱乙酰转移酶和乙酰胆碱含量下降是 AD 的重要原因，AD 患者大脑皮质和海马中胆碱乙酰化酶活性下降，导致乙酰胆碱在神经元突出前的合成下降，特别是在海马和颞叶皮质选择性的下降与瞬间记忆和近期记忆障碍关系密切 |
| | 炎症和免疫反应异常 | 脑组织中，Aβ-淀粉肽沉积诱导的炎症反应，可能促进 AD 的发生发展，Aβ-淀粉肽能激活小胶质细胞和星形胶质细胞使这两种细胞围绕在老年斑周围。活化的小胶质细胞和星形胶质细胞可产生大量炎性因子，如白细胞介素-1、白细胞介素-6 等，诱导炎症反应或自身免疫反应，加重神经溃变和神经元损伤。在胶质细胞和神经元内，存在炎症相关酶类，这些酶被激活，从而导致炎症反应，使神经元损伤 |
| | 自由基增多 | 老年人在增龄的过程中，脑内自由基的清除能力降低。因此，在脑老化过程中，神经元细胞膜上不饱和脂肪酸被氧化而产生大量自由基。自由基可损伤细胞膜、细胞器，诱导神经元凋亡，从而促使 AD 的形成。氧自由基能促进 Aβ-淀粉肽的毒性和聚集，而 Aβ-淀粉肽能使自由基生成增多。Aβ-淀粉肽和自由基的相互作用造成了神经细胞受损和功能紊乱的恶性循环 |
| | | 此外，AD 的发病机制可能有病毒学说、钙超载学说、微量元素学说等。总之 AD 发病机制十分复杂，是各种病因，相互影响共同作用的结果 |
| 临床表现 | 起病隐匿 | AD 起病隐匿，早期不易被察觉，常因感染、服药或手术后出现异常精神错乱而引起注意，也有的患者可主诉头晕，头痛、多变的躯体症状或自主神经症状等 |
| | 记忆障碍 | 早期为近期记忆障碍，学习能力下降；中期为顺行遗忘严重，逆行遗忘受影响；后期记忆严重下降，忘记配偶的名字和远期记忆逐渐衰退。严重的记忆障碍造成定向紊乱、出走后不认家门、对曾经熟识的人变得不认识等；逐渐发生的记忆障碍或遗忘是 AD 的重要特征或首发症状 |

| 项目 | | 内容 |
|------|------|------|
| 临床表现 | 认知障碍 | 开始时患者不能理解掌握一般学识或技术，注意力不集中，兴趣及积极性减退，对抽象名词的概念含糊；病情进一步发展，则出现语言功能障碍、视空间功能受损、失认、失用、失计算等。认知障碍是 AD 的特征性表现，随病情进展逐渐明显 |
| | 性格改变 | 多数患者表现为原有性格的病态演变，如性格开朗者变为浮夸，勤俭者变为吝啬等。个别病例呈现出与原有性格相反的表现 |
| | 情感及精神异常 | 表现为漠不关心、忧郁、呆滞或盲目的欣快感等，易激惹，可有发作性暴怒和冲动行为，也可出现精神症状，如幻觉妄想等 |
| | | 这些方面的异常使患者的日常生活逐渐受到损害，晚期患者往往生活不能自理，卧床不起，最后常常死于并发症，如肺炎、尿路感染、营养不良、内脏疾病或衰竭 |
| 防治的病理生理学基础 | | 目前对 AD 尚无特异性治疗方法，难以逆转其进展，药物治疗的重点仍是针对 AD 的各种症状，如胆碱酯酶抑制剂、自由基清除剂、抗氧化剂、非甾体抗炎药、雌激素、钙拮抗剂，他汀类药物、脑代谢改善剂等。适当的对症、支持疗法，特别是良好的身心护理是改善此类患者生活质量的主要方法 |

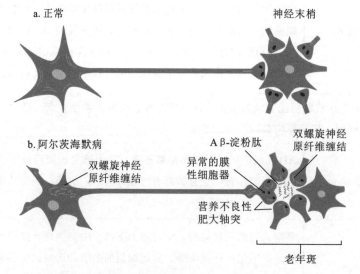

图 19-7 阿尔茨海默病时神经原纤维缠结和老年斑

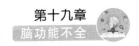

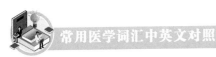

**常用医学词汇中英文对照**

详见表 19-13。

表 19-13　常用医学词汇中英文对照表

| 序号 | 英文 | 中文 |
|---|---|---|
| 1 | neuron | 神经元 |
| 2 | neuroglial cell | 神经胶质细胞 |
| 3 | brain death | 脑死亡 |
| 4 | vegetative state | 植物人状态 |
| 5 | cognition | 认知 |
| 6 | cognitive disorder | 认知障碍 |
| 7 | dementia | 痴呆 |
| 8 | primary area | 主区 |
| 9 | association area | 辅助区 |
| 10 | neurodegenerative disease | 神经退行性疾病 |
| 11 | Alzheimer disease | 阿尔茨海默病 |
| 12 | senile plaque | 老年斑 |
| 13 | neurofibrillary tangle | 神经原纤维缠结 |
| 14 | Parkinson disease | 帕金森病 |
| 15 | vascular dementia | 血管性痴呆 |
| 16 | cAMP response element binding protein，CREB | cAMP 反应元件结合蛋白 |
| 17 | Aβ-amyloid peptides | Aβ-淀粉肽 |
| 18 | amyloid precursor protein，APP | 淀粉肽前体蛋白 |
| 19 | presenilin-1 | 早老蛋白-1 |
| 20 | presenilin-2 | 早老蛋白-2 |
| 21 | Apolipoprotein E，ApoE | 载脂蛋白 E |
| 22 | α-2 macroglobulin，α-2M | α-2 巨球蛋白 |
| 23 | nitric oxide | 一氧化氮 |
| 24 | interleukin-1，IL-1 | 白细胞介素-1 |
| 25 | interleukin-6，IL-6 | 白细胞介素-6 |
| 26 | tumor necrosis factor-α | 肿瘤坏死因子-α |

| 序号 | 英文 | 中文 |
|---|---|---|
| 27 | transforming growth factor beta，TGFβ | 转化生长因子β |
| 28 | long-term potentiation，LTP | 长时程增强 |
| 29 | long-term depression，LTD | 长时程抑制 |
| 30 | aphasia | 失语 |
| 31 | apraxia | 失用 |
| 32 | agnosia | 失认 |
| 33 | consciousness | 意识 |
| 34 | conscious disorder | 意识障碍 |
| 35 | ascending reticular activating system，ARAS | 上行网状激动系统 |
| 36 | dizziness | 恍惚 |
| 37 | somnolence | 嗜睡 |
| 38 | sopor | 昏睡 |
| 39 | stupor | 木僵 |
| 40 | coma | 昏迷 |
| 41 | amentia | 精神错乱 |
| 42 | delirium | 谵妄 |
| 43 | confusion | 意识模糊 |
| 44 | twilight state | 朦胧状态 |
| 45 | ischemic cerebrovascular disease | 缺血性脑血管疾病 |
| 46 | cerebral infarction | 脑梗死 |
| 47 | transient ischemic attack | 短暂性脑缺血发作 |
| 48 | hemorrhagic cerebrovascular disease | 出血性脑血管疾病 |
| 49 | cerebral hemorrhage | 脑出血 |
| 50 | subarachnoid hemorrhage | 蛛网膜下腔出血 |
| 51 | demyelinating disease | 脱髓鞘性疾病 |
| 52 | neurofibrillary tangle | 神经原纤维缠结 |

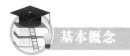 **基本概念**

1. 脑功能不全：指由于某些病因所导致的大脑功能不能完全地发挥出来，或者说不能使机体实行正常的意识情绪活动，从而对机体产生一定的影响。

2. 神经元：具有接受、整合和传递信息的功能，是神经系统的基本结构和功能单位。脑的活动主要是由一系列神经元的活动来实现。

3. 缺血性脑血管疾病：指因各种原因使颅内动脉血流量减少或阻断，脑组织因缺血坏死而产生的疾病，占全部脑血管疾病的 70％左右，主要包括脑梗死和短暂性脑缺血发作等。

4. 出血性脑血管疾病：指高血压、颅内动脉瘤、血管畸形等脑血管破裂出血所引起的疾病，包括脑出血和蛛网膜下腔出血等。

5. 神经退行性疾病：是一组由于慢性进行性中枢神经组织退行性变性而导致的疾病，如阿尔茨海默病和帕金森病。

6. 认知：是机体认识和获取知识的智能加工过程，是脑的高级功能，涉及学习、记忆、语言、思维、精神、情感、时间、空间、定向能力等一系列心理和社会行为。

7. 认知障碍：又称认知缺陷，指与学习记忆以及思维判断有关的大脑高级智能加工过程出现异常，从而引起严重学习记忆障碍，同时伴有失语、失用或认知等病理改变的过程，严重时可导致痴呆。

8. 阿尔茨海默病：是一种以进行性痴呆（记忆减退、认知障碍以及人格改变）为临床特征，以大脑皮质和海马区域出现老年斑、神经原纤维缠结为病理特征的神经退行性疾病。

9. 学习：是机体不断接受环境变化而获得新的行为习惯或经验的过程，即获得外界信息的神经过程。

10. 记忆：是机体将获得的行为习惯或经验贮存一定时期的能力，即信息获得、贮存与巩固、再现和读出的神经过程。

11. 痴呆：是一种获得性、持续性智能损害综合征，具有以下至少 3 项精神活动障碍：语言、记忆、视空间能力、情感、人格和其他认知功能（如计算力和抽象能力）障碍。

12. 失语：是指后天获得性的、由于脑损害所致的语言理解和表达能力障碍。

13. 失用：是指脑部疾病时，患者在无任何运动或感觉障碍，也无意识及智能障碍的情况下，不能在全身动作的配合下，正确地使用一部分肢体功能去完成那些本来已经形成习惯的动作。

14. 失认：是指脑损害时，患者在无视觉、听觉、触觉、智能及意识障碍的情况下，不能通过某一种感觉辨认以往熟悉的物体，但能通过其他感觉通道进行认知。

15. 长时程增强：是指突触前神经元在短时间内受到快速重复的刺激后，在突触后神经元快速形成、并且持续较长时间的突触传递效能增强的现象，表现为兴奋性突触后电位的幅度增高、斜率加大和潜伏期缩短。

16. 长时程抑制：是指突触前神经元在受到持续低频刺激后，在突触后神经元形成的持续较长时间的突触传递效能降低的现象，表现为兴奋性突触后电位的波幅降低，潜伏期延长。

17. 意识：是人体对自身状态和环境的感知以及对外界刺激做出恰当反应的能力，是人脑反映客观现实的最高形式。

18. 意识障碍：临床上通常是指觉醒系统的不同部位受到损伤，产生觉醒度降低和意识内容的异常变化。

19. 恍惚：对直接刺激可出现反应，能对答问话，但对周围事物漠不关心。

20. 嗜睡：卧床即能入睡，呼之可醒，但觉醒的持续时间短暂。

21. 昏睡：较嗜睡程度重，对觉醒刺激有短暂的反应，无觉醒刺激时又重新入睡。

22. 木僵：对周围的事物一般无反应，但强烈刺激或反复刺激能引起反应。

23. 昏迷：意识完全丧失，大小便失禁，角膜反射、腱反射、皮肤反射和瞳孔对光反射均丧失，对外界刺激无反应，但可出现无意识的运动，如呻吟、肢体偶动等。

24. 浅昏迷：睁眼反应消失，无自发言语和有目的活动，疼痛刺激时有回避动作，脑干反射基本保留。

25. 中昏迷：对外界一般刺激无反应，强烈疼痛刺激时有防御反射活动，角膜反射减弱或消失，呼吸节律紊乱。

26. 深昏迷：对任何刺激均无反应，眼球固定、瞳孔散大，脑干反射消失，生命体征发生明显变化。

27. 精神错乱：见于轻度意识障碍的情况下，表现为思维混乱，对周围事物难以理解和辨别。

28. 谵妄：见于轻度或中度意识障碍的情况下，有幻觉、错觉和妄想，并有精神运动性兴奋，间或能正确地识别周围的事物。

29. 意识模糊：往往伴有意识混浊、记忆障碍、注意力涣散，对周围事物漠不关心，对复杂事务难以识别和理解，时间、空间及定向力丧失，运动活动协调障碍，呈无欲状。

30. 朦胧状态：表现为错觉、梦幻觉，可突然出现无目的行为，行为多接近于正常。

## 学习评价

### （一）填空题

1. 脑主要由_____和_____构成。

2. 脑功能不全的特点有：_____、_____、_____、_____、_____。

3. 痴呆以_____为核心症状，是慢性脑功能不全时产生的一种获得性、持续性智能损害综合征。

4. 认知的结构基础是_____，认知障碍最重要的表现形式是_____。

5. 脑缺血损伤后_____和_____可能是学习记忆能力下降的主要原因。

6. 颞叶内的_____和_____的蓝斑结构参与记忆加工，损伤后分别引起空间或情感记忆障碍。颞叶损伤导致新记忆形成障碍，表现为最新学的最容易_____，而远期记忆则被保留。

7. 枕叶含有_____，17区感知和接受视觉刺激，该区损伤引起_____；视觉联合皮质18区和19区包绕视皮质，整合视觉信息和内容，该区损伤导致_____。

8. 神经退行性疾病是以_____为主要特征的疾病，临床上引起认知障碍最常见的神经退行性疾病是_____。

9. 蛋白质磷酸化失衡可导致_____；新蛋白质合成受阻可导致_____。

10. 阿尔茨海默病老年斑的中心成分是_____。

11. _____是导致神经原纤维缠结的主要机制。

12. 脑缺血时，$Ca^{2+}$内流_____，导致神经细胞_____，通过一系列机制导致细胞死亡。

13. 突触可塑性包括_____和_____等。

14. 认知障碍的临床表现包括：_____、_____、_____、_____、_____，以及语多唠叨、情绪多变等方面的异常精神、神经活动改变。

15. 意识的形成和维持依赖于_____及_____的结构和功能完整性。

16. _____是保持觉醒的主要结构，其结构受损可导致意识障碍。

17. 觉醒度降低按由轻到重的顺序可分为以下几种状态：_____；_____；_____；_____；_____。

18. 在轻度或中度意识障碍的情况下，可出现以下几种意识内容的异常：_____；_____；_____；_____。

19. _____引起意识障碍时多伴有明显的局灶性神经病学体征等临床表现；而_____和_____引起的意识障碍多不伴有局灶性神经病学体征。

20. 丘脑的核团主要分为_____、_____、特异性丘脑核组成丘脑特异性投射系统，向_____传递各种特异性感觉信息。非特异性丘脑核接受_____并向大脑皮质广泛部位投射，终止于大脑皮质，构成非特异性投射系统，参与维持大脑觉醒状态。

21. _____是重度意识障碍患者最常见的损害。

**（二）单选题**

1. 引起脑功能不全的遗传性疾病是（　　　）

A. 蛛网膜下腔出血　　　　　　　B. 帕金森病

C. 癫痫　　　　　　　　　　　　D. 脑挫伤

E. 糖尿病

2. 引起脑功能不全的先天性疾病是（　　　）

A. 脊柱裂　　　　　　　　　　　B. 亨廷顿病

C. 先天愚型　　　　　　　　　　D. 线粒体脑肌病

E. 癫痫

3. 认知障碍最重要的表现形式是（　　　）

A. 语言障碍　　　　　　　　　　B. 情感障碍

C. 学习记忆功能障碍　　　　　　D. 思维判断障碍

E. 时空定向能力障碍

4. 下列关于认知的叙述正确的是（　　　）

A. 认知是机体认识和获取知识的智能加功过程，是脑的低级功能

B. 认知的结构基础是脑干

C. 痴呆是一种获得性，持续性智能损害综合征

D. 痴呆患者常常死于脑部疾病

E. 混合型失语以口语表达障碍为突出特点

5. 下列关于脑区损害产生的认知障碍的特点是 （　　　）

A. 额叶皮质区在情感记忆的形成和贮存方面起重要作用

B. 颞叶的主要功能是负责自主运动、书写、创造性思维等复杂的智力活动

C. 额叶皮质 6 区损伤导致失写症

D. 顶叶皮质 1 区至 3 区的损伤导致同侧感觉障碍

E. 枕叶的损伤导致听觉障碍

6. 下列关于失语和失认的叙述正确的是 （　　　）

A. 失用是指患者由于感觉或运动障碍而无法完成动作

B. 运动意念与动作的实施之间的联系断开是结构性失用

C. 失认是指患者由于意识障碍而无法辨认以往熟悉的物体

D. 听觉性失认患者能听到各种声音，但闭目后不能识别熟悉的声音

E. 失用者可以按要求伸舌、洗脸、划火柴等

7. 杏仁核损伤通常导致的记忆障碍是 （　　　）

A. 长时情节记忆障碍 　　　　　　　　B. 新记忆形成障碍

C. 长时语义障碍 　　　　　　　　　　D. 空间记忆障碍

E. 情感记忆障碍

8. 神经原纤维缠结包涵体的主要成分是 （　　　）

A. 过度磷酸化的不溶性 tau 蛋白 　　　B. 早老蛋白-1

C. 早老蛋白-2 　　　　　　　　　　　D. 载脂蛋白 E

E. α-2 巨球蛋白

9. 学习记忆障碍中神经肽异常的是 （　　　）

A. 乙酰胆碱 　　　　　　　　　　　　B. 多巴胺

C. 去甲肾上腺素 　　　　　　　　　　D. γ-氨基丁酸

E. 精氨酸升压素

10. 下列哪种物质在形成长期记忆中发挥重要作用 （　　　）

A. Aβ-淀粉肽前体蛋白 　　　　　　　B. γ-氨基丁酸

C. P 物质 　　　　　　　　　　　　　D. CREB

E. 神经肽 Y

11. 下列关于学习记忆障碍的发生机制说法正确的是 （　　　）

A. 雌激素水平增高可引起学习记忆障碍

B. 胆碱酯酶的活性与动物学习记忆能力呈正相关

C. 海马的三突触环路为内嗅皮质-CAI 区-内嗅皮质，更多地参与长期记忆的形成

D. LTP 和 LTD 是研究学习记忆的经典模型

E. 脑缺血缺氧时，$Ca^{2+}$ 内流增加，抑制性神经递质大量释放，导致学习记忆障碍

12. 主要影响记忆的巩固和回忆过程的神经调节分子是 （　　　）

A. 乙酰胆碱 　　　　　　　　　　　　B. 精氨酸升压素

C. 生长抑素      D. 神经肽 Y

E. P 物质

13. 关于学习记忆障碍发生机制正确的是（   ）

A. 海马内注射特定蛋白质磷酸化的抑制剂能够影响长期记忆

B. 新蛋白质合成与长期记忆无关

C. 由于帕金森患者脑苍白球和黑质中 P 物质水平升高，学习记忆能力显著下降

D. 雌激素水平降低可引起学习记忆障碍

E. 双侧海马损伤使 Papez 环路信息传递减弱，可使新的长期记忆形成障碍，但不能抹去损伤前已经形成的记忆

14. 关于认知障碍的临床表现不正确的是（   ）

A. 失语      B. 失用

C. 学习、记忆障碍和痴呆      D. 无精神、神经活动的改变

E. 失认

15. 最严重的意识障碍是（   ）

A. 恍惚      B. 嗜睡

C. 昏睡      D. 木僵

E. 昏迷

16. 重度意识障碍患者最常见的损害是（   ）

A. 呼吸功能障碍      B. 循环功能障碍

C. 水、电解质失调      D. 酸碱平衡失调

E. 体温调节障碍

17. 下列关于意识障碍的发生机制叙述正确的是（   ）

A. 特异性丘脑核组成丘脑特异性投射系统，维持大脑皮质觉醒状态

B. ARAS 的兴奋主要依靠三叉神经感觉主核以下水平的传入冲动来维持

C. 脑干上行网状激动系统受损引起的意识障碍不常见

D. 大脑皮质的广泛损伤及功能抑制

E. 丘脑功能障碍不能引起意识障碍

18. 关于意识障碍对机体的影响不正确的是（   ）

A. 意识障碍引起肺部感染并不常见      B. 不会出现负氮平衡

C. 会出现循环功能障碍      D. 可有体温过高或过低

E. 可有水、电解质和酸碱平衡失调

19. 属于颅内疾病引起意识障碍的是（   ）

A. 肝性脑病      B. 肾性脑病

C. 脑脓肿      D. 肺性脑病

E. 休克

20. 下列关于意识障碍防治的病理生理基础不正确的是（   ）

A. 应保持患者呼吸道通畅      B. 保护脑功能

C. 实时检测生命指征和意识状态      D. 紧急抢救措施

E. 必然出现脑损伤

21. 意识障碍与认知障碍的区别在于（　　　）

A. 急性脑功能不全表现为意识障碍，慢性脑功能不全表现为认知功能障碍

B. 临床表现中有无病理反射

C. 前者属精神疾病而后者属于神经疾病

D. 发病机制中有无 $Ca^{2+}$ 超载

E. 前者是器质性损伤而后者属功能性损伤

（三）多选题

1. 能引起出血性脑血管疾病的是（　　　）

A. 高血压                    B. 颅内动脉瘤

C. 血管畸形                  D. 糖尿病

E. 线粒体脑肌病

2. 关于认知障碍的原因，正确的是（　　　）

A. 颅脑外伤                  B. 脑缺血性损伤

C. 脑组织中蛋白质异常聚集     D. 与心理活动无关

E. 脑老化

3. 可促进 Aβ-淀粉肽的异常生成的是（　　　）

A. APP 基因                  B. 早老蛋白-1 基因

C. 早老蛋白-2 基因           D. 载脂蛋白 E 等位基因

E. α-2 巨球蛋白基因

4. 能够清除突触部位 Aβ-淀粉肽的是（　　　）

A. APP                       B. PS-1

C. PS-2                      D. 载脂蛋白 E

E. α-2 巨球蛋白

5. 由于分泌过多导致学习记忆障碍的神经递质的是（　　　）

A. 精氨酸升压素              B. 生长抑素

C. 多巴胺                    D. 去甲肾上腺素

E. γ-氨基丁酸

6. 关于意识正确的是（　　　）

A. 意识是人体对自身状态和环境的感知以及对外界刺激做出恰当反映的能力

B. 意识和认知无关

C. 意识是人脑反映客观现实的最高形式

D. 意识包括觉醒度和意识内容

E. 意识内容是大脑皮质广泛联系区活动的结果

7. 引起意识障碍的原因有（　　　）

A. 脑梗死                    B. 严重贫血

C. 低钾血症                  D. 脑膜炎

E. 缺氧

8. 认知障碍的治疗包括（　　　）

A. 对症治疗　　　　　　　　　　B. 手术治疗

C. 保护神经细胞　　　　　　　　D. 认知康复训练

E. 调节神经递质

9. 属于中度昏迷表现的是（　　　）

A. 疼痛刺激时有回避动作　　　　B. 角膜反射减弱或消失

C. 呼吸节律紊乱　　　　　　　　D. 眼球固定、瞳孔散大

E. 脑干反射消失

10. 以下属于意识障碍表现形式的是（　　　）

A. 谵妄　　　　　　　　　　　　B. 痴呆

C. 昏迷　　　　　　　　　　　　D. 意识混浊

E. 昏睡

## （四）简答题

1. 简述脑功能不全的常见原因。

2. 简述学习记忆障碍的发生机制。

3. 简述认知障碍防治的病理生理基础。

4. 简述意识障碍的原因。

5. 简述意识障碍的发生机制。

6. 简述意识障碍对机体的影响。

## （五）问答题

1. 论述认知障碍的原因。

2. 试述认知的脑结构基础。

3. 脑缺血可通过哪些环节引起大脑皮层神经元损伤和死亡？

4. 试述意识障碍对机体的影响。

### 参考答案

## （一）填空题

1. 神经元，神经胶质细胞

2. 病因的多样性，病情的复杂性，症状的多样性，体征的繁杂性，疾病的难治性

3. 认知功能缺损

4. 大脑皮质，学习记忆功能障碍

5. 大脑皮质神经元功能障碍，数量减少

6. 海马，脑干，遗忘

7. 初级视皮质，视野缺陷，不能识别物体

8. 脑和脊髓的神经元及其髓鞘丧失，阿尔茨海默病

9. 短期记忆障碍，长期记忆障碍

10. Aβ-淀粉肽

11. 脑内 tau 蛋白的过度磷酸化

12. 增加，$Ca^{2+}$ 超载

13. 长时程增强，长时程抑制

14. 学习和记忆障碍，痴呆，失语，失用，失认

15. 大脑皮质，皮质下脑区

16. 脑干上行网状激动系统（ARAS）

17. 恍惚，嗜睡，昏睡，木僵，昏迷

18. 精神错乱，谵妄，意识模糊，朦胧状态

19. ARAS 结构损害，代谢紊乱，中毒

20. 特异性丘脑核、非特异性丘脑核、大脑皮质、脑干网状上行纤维

21. 呼吸功能障碍

**（二）单选题**

| 1 | 2 | 3 | 4 | 5 | 6 | 7 | 8 | 9 | 10 |
|---|---|---|---|---|---|---|---|---|---|
| C | A | C | C | C | D | E | A | E | D |
| 11 | 12 | 13 | 14 | 15 | 16 | 17 | 18 | 19 | 20 |
| D | B | E | D | E | A | D | B | C | E |
| 21 | | | | | | | | | |
| A | | | | | | | | | |

**（三）多选题**

| 1 | 2 | 3 | 4 | 5 | 6 | 7 | 8 | 9 | 10 |
|---|---|---|---|---|---|---|---|---|---|
| ABC | ABCE | ABC | DE | DE | ACDE | ABCDE | ABCDE | ABC | ACDE |

**（四）简答题**

1. 简述脑功能不全的常见原因。

答：①脑血管性疾病，主要分为缺血性和出血性脑血管疾病。②感染性疾病，按病因分为细菌、病毒、立克次体、螺旋体、真菌和寄生虫等引起的疾病。③神经退行性疾病，阿尔茨海默病和帕金森病。④创伤，脑实质损伤和脑膜损伤。⑤肿瘤，原发性颅内肿瘤和转移性肿瘤。⑥遗传性疾病，有单基因遗传病（亨廷顿病）、多基因遗传病（癫痫）、线粒体遗传病（线粒体脑肌病）和染色体病（先天愚型）。⑦代谢性疾病，糖尿病、尿毒症、肺性脑病和肝性脑病。⑧中毒，金属、有机物、细菌毒素和动物毒素中毒。⑨先天性疾病，小脑扁脑体下疝畸形、脊柱裂和脑性瘫痪。⑩脱髓鞘性疾病，主要有急性播散性脑脊髓炎和多发性硬化等。

2. 简述学习记忆障碍的发生机制。

答：学习记忆障碍的发生机制如下。

（1）神经调节分子及其受体异常：神经递质或受体异常、神经肽异常、神经营养因子异常和雌激素水平异常均可引起学习记忆障碍。

（2）蛋白质磷酸化失衡：蛋白质磷酸化失衡可导致短期记忆障碍。

（3）蛋白质合成受阻：新蛋白质合成受阻可导致长期记忆障碍。

（4）突触功能异常：导致突触传递障碍的因素有突触前递质释放失衡、突触间隙递质清除异常和突触后异常。

（5）神经回路功能异常：海马 Papez 环路、三突触环路和单突触环路的损害均可导致学习记忆障碍。

3. 简述认知障碍防治的病理生理基础。

答：认知障碍防治的病理生理基础如下。

（1）对症治疗：维持水电解质平衡、防治感染、心衰及各种代谢障碍，加强营养，尽量消除能损害脑功能的任何原因。对有明显精神、神经症状的患者可根据病情进行抗抑郁、抗焦虑、镇静剂等抗精神病药物治疗，并可进行心理治疗。

（2）保护神经细胞：如脑循环改善剂、能量代谢激活剂、神经递质和神经生长因子保护剂、$Ca^{2+}$ 拮抗剂等。

（3）调节神经递质：胆碱酯酶抑制剂和补充多巴胺的前体。

（4）手术治疗：苍白球切除术、丘脑切除术、立体定位埋置脑刺激器和立体定位损毁疗法。

（5）认知康复训练：记忆训练、智力训练和语言训练。

4. 简述意识障碍的原因。

答：意识的形成和维持是脑干上行网状激动系统-丘脑-大脑皮质之间结构上相互密切联系和功能上互相影响的结果，能引起这些结构破坏或功能障碍的原因，都可引起意识障碍。

（1）颅内疾病：包括颅内局限性病变、脑弥漫性病变和癫痫发作。

（2）代谢紊乱和中毒：包括营养物质缺乏、内源性毒素积聚、外源性毒素积聚、体液和电解质平衡紊乱和体温过高或过低。

5. 简述意识障碍的发生机制。

答：意识障碍的发生机制如下。

（1）ARAS 受损：ARAS 的兴奋主要依靠三叉神经感觉主核以上水平（即脑桥上端以上的水平）的传入冲动来维持，当该部位受损后，由特异性上行传导系统的侧支传向 ARAS 的神经冲动被阻断，ARAS 的兴奋性下降而不能向上发放冲动以维持皮质的觉醒状态，从而导致意识障碍；中脑网状结构-丘脑-大脑皮质-中脑网状结构之间构成的正反馈环路遭到破坏，失去了维持皮质兴奋性的上行冲动，使皮质的兴奋性不能维持，出现意识障碍。

（2）丘脑受损：丘脑的核团主要分为特异性和非特异性丘脑核，实验表明，此系统受损时，机体可长期处于昏睡状态。

（3）大脑皮质的广泛损伤及功能抑制：大脑皮质广泛损伤或功能抑制是产生意识障碍的重要机制，如脑内弥漫性损伤或功能抑制。此外，大脑皮质的突触结构也是毒物和药物攻击的重要部位。

6. 简述意识障碍对机体的影响。

答：意识障碍对机体的影响如下。

（1）呼吸功能障碍：主要包括呼吸中枢受压和肺部感染。

（2）循环功能障碍：原发性和继发性脑灌流不足。延髓的心血管运动中枢受损可引起循环功能紊乱。

（3）水、电解质和酸碱平衡失调：意识障碍的患者可出现各种不同的水、电解质和酸碱平衡失调，水、电解质和酸碱平衡失调又可进一步加重意识障碍。

（4）其他功能代谢障碍：如体温过高或过低、应激性溃疡和负氮平衡。

**（五）问答题**

1. 试述认知障碍的原因。

答：任何直接或间接导致大脑皮质结构或功能损伤的因素均可引起认知障碍。

（1）颅脑外伤：包括脑挫裂伤及颅内血肿等。

（2）脑缺血性损伤：脑缺血可通过以下环节引起大脑皮质神经元损伤和死亡，如能量耗竭和酸中毒；细胞内 $Ca^{2+}$ 超载；自由基损伤；谷氨酸的兴奋性毒性；炎性因子失衡。

（3）脑组织中蛋白质异常聚集：包括基因变异后的蛋白质异常聚集和蛋白质合成后的异常修饰。

（4）环境因素和慢性全身性疾病，如高血压、糖尿病等。

（5）脑老化：认知功能一般随年龄增高（60～70 岁及以后）而下降，如帕金森病患者黑质多巴胺能神经元、纹状体多巴胺递质含量自 30 岁以后随年龄增长而逐年减少。

（6）精神心理异常活动：轻松、愉快和多彩的生活环境可促进实验动物大脑皮质的增长，使脑重量增加。相反，不良的心理、社会因素可成为认知障碍的诱因，研究发现社会心理功能减退患者有关脑区的皮质萎缩。

（7）其他因素的影响：受教育程度低、社会地位低下和经济生活状况等与认知功能减退和痴呆的发生有一定关系。

2. 试述认知的脑结构基础。

答：Brodmann 根据形态特征将大脑皮层分为 52 个功能区，并提出不同的皮层形态分区分别执行不同的功能（图 19-4）。

（1）额叶皮层区负责自主运动，书写、记忆、创造性思维、判断、远见、社会责任感等复杂的智力活动，该区损伤将导致中侧性偏瘫（4 区）、失写症（6 区）及额叶性痴呆（9 区和 12区）等；脑左半球额叶皮层 Broca's 语言区（44 区和 45 区）损伤导致运动性失语症。

（2）顶叶皮层的主要功能是对感觉信息的高级加工和整合。顶叶皮层 1 区至 3 区的损伤导致对侧感觉障碍；39 区的损伤导致感觉性失读症（此时患者无构语障碍，但不能理解书写的文字）；40 区的损伤引起触觉缺失等。

（3）颞叶接受听觉刺激，其 41 区和 42 区感受声音，而听觉辅助皮层 22 区帮助对声音的理解，22 区损伤将导致感觉性（Wernicke's）失语症（与 Broca's 失语症不同，Wernicke's 失语症者不能正确使用语言和语法，常常言不达意）；颞叶的海马和脑干的蓝斑结构参与记忆加工，损伤时分别引起空间或情感记忆障碍。

（4）枕叶含有初级视觉皮质，17 区感知和接受视觉刺激，该区损伤引起视野缺陷；视觉联合皮质 18 区和 19 区包绕视皮质，整合视觉信息和内容，该区损伤导致不能识别物体，不理解物体的用途或生命的形式（如不能区别猫和狗）。

3. 脑缺血可通过哪些环节引起大脑皮层神经元损伤和死亡？

答：可通过以下环节引起大脑皮层神经元损伤和死亡。

（1）能量耗竭和酸中毒：缺血缺氧状态下，ATP 生成减少，细胞出现能量耗竭；无氧酵解增强引起代谢性酸中毒，使细胞膜通透性增强和 $Na^+$-$K^+$-ATP 酶活性下降。

（2）细胞内 $Ca^{2+}$ 超载：$Ca^{2+}$ 内流增加，导致神经细胞 $Ca^{2+}$ 超载，通过一系列机制导致细胞死亡。

（3）自由基损伤：自由基的产生和清除失衡导致自由基增多是引起脑损伤的重要原因。

（4）谷氨酸的兴奋性毒性：脑缺血时，由于能量代谢障碍抑制细胞膜上 $Na^+$-$K^+$-ATP 酶活性，使谷氨酸的释放增多和再摄取减少，导致突触间隙谷氨酸浓度异常升高，过度激活其受体，引起突触后神经元过度兴奋、$Ca^{2+}$ 超载等异常变化，并最终导致细胞死亡。

（5）炎性因子失衡：产生白细胞介素-1、白细胞介素-6、肿瘤坏死因子-α 和转化生长因子 β 等多种炎性细胞因子，直接或间接造成神经元损伤。

4. 试述意识障碍对机体的影响。

答：（1）呼吸功能障碍，其发生机制如下。

①呼吸中枢受压：各种颅内病变、弥漫性的脑损害常常导致颅内压升高，进而引起压迫脑干、延髓或脑桥，导致昏迷。脑干受压常引起呼吸节律和深度的改变，通常引起通气不足，导致缺氧和 $CO_2$ 潴留；延髓也受压，甚至导致呼吸停止。有的患者在昏迷早期因呼吸中枢受刺激，也可出现过度换气，使 $PaCO_2$ 下降。

②肺部感染：意识障碍患者会厌反射迟钝，咳嗽反射减弱，常使异物呛入气道，且气道的清除能力下降；昏迷患者又常因治疗需要做气管插管、气管切开置管、吸痰管、吸氧管等各种气道侵入式医疗、护理操作，使昏迷患者极易合并肺部感染。重症的肺部感染不但导致呼吸功能障碍，其引起的高热、大量毒素的吸收、$PaO_2$ 下降及 $PaCO_2$ 的升高等又将进一步加重意识障碍。

（2）循环功能障碍：在意识障碍的发生发展过程中，除引起意识障碍的许多原发病因可导致脑灌流不足外，脑水肿、颅内压升高造成的脑循环障碍、血管活性因子失常导致的脑血管痉挛、继发性呼吸功能障碍引起的脑缺氧等，常常引起继发性脑灌流不足，导致脑功能的进一步损害，加重意识障碍。

（3）水、电解质和酸碱平衡失调：意识障碍和昏迷患者失去了对自身需求的主观感觉和主动调节能力，如对体液容量和渗透压调节相关的渴感及主动饮水行为；与体温调节相关的冷热感；与机体物质和营养代谢相关的饥饿感以及对其进行的主动调节行为等；使患者时刻面临水和电解质平衡紊乱的威胁。因治疗需要对昏迷患者又使用脱水剂、利尿剂等可能进一步加重内环境紊乱。中枢的损害也常常会波及一些内环境稳定相关的调节中枢，如渗透压调节中枢，口渴中枢等，使患者的内环境稳定的自我调控能力明显下降。因此，在昏迷的整个病程中，各种不同的水、电解质、酸碱平衡紊乱都可能出现，如高钠、低钠血症，脱水、水肿，水中毒，高钾、低钾血症以及各种类型的酸碱失衡。继发性水、电解质、酸碱平衡紊乱又会进一步加重患者的意识障碍。

（4）其他功能代谢障碍：如体温过高或过低、应激性溃疡和负氮平衡等。

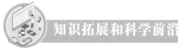

**科学家的故事**

约翰·奥基夫（John O'Keefe），美国神经科学家，伦敦大学学院解剖学系和认知神经科学研究所的教授。奥基夫在纽约长大，于纽约市立大学获学士学位，在麦吉尔大学获博士学位。他以发现海马体中的位置细胞而闻名，它们可以以 θ 相移的方式显示临时编码。2013 年，他与爱德华·莫泽、迈-布里特·莫泽同获霍维茨奖。2014 年因"发现构成大脑定位系统的细胞"获得诺贝尔生物学奖。

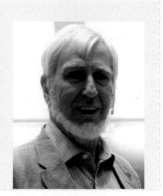

## 参考文献

[1] 李桂源. 病理生理学 [M]. 2 版. 北京：人民卫生出版社，2010.

[2] 田野. 病理生理学 [M]. 北京：人民卫生出版社，2020.

[3] 王建枝，钱睿哲. 病理生理学 [M]. 9 版. 北京：人民卫生出版社，2018.

[4] 金惠铭，陈思锋. 高级临床病理生理学 [M]. 上海：复旦大学出版社，2010.

[5] 苏霄，赵世刚，赵婷婷，等. 阿尔兹海默病发病机制的新进展 [J]. 中华临床医师杂志（电子版），2021，15（03）：224-228.

[6] 郭霞，陈科良，吴丽娥，等. 功能性认知障碍研究进展 [J]. 中华神经科杂志，2021，54（10）：1094-1098.

[7] WANG WZ et al. Mitochondria dysfunction in the pathogenesis of Alzheimer's disease：recent advances. [J]. Molecular neurodegeneration，2020，15（1）：30.

[8] GIACINO J T et al. Disorders of consciousness after acquired brain injury：the state of the science. [J]. Nature reviews. Neurology，2014，10（2）：99-114.

[9] LEE JH，YANG DS，GOULBOURNE CN，et al. Faulty autolysosome acidification in Alzheimer's disease mouse models induces autophagic build-up of Aβ in neurons，yielding senile plaques [J]. Nat Neurosci. 2022 Jun；25（6）：688-701.

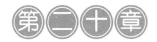

# 第二十章

# 多器官功能障碍

印明柱 苏 静 刘亚男 张 灵

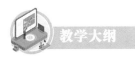

1. 掌握多器官功能障碍综合征、全身炎症反应综合征的概念，MODS 发生的常见病因。
2. 掌握导致 MODS 发生的炎症反应失控机制，包括全身炎症反应综合征（SIRS）、代偿性抗炎反应综合征（CARS）和混合性拮抗反应综合征（MARS），并理解它们在炎症反应失控不同阶段的特点和对机体造成的影响。
3. 熟悉引起 MODS 发生的其他机制，即肠道细菌移位及肠源性内毒素血症和缺血与缺血-再灌注损伤在 MODS 发生发展中的作用及 MODS 的发病过程。
4. 熟悉 MODS 发生时机体的主要功能代谢变化特点及其发生的相关机制。
5. 熟悉 MODS 时重要器官肾、肺、肝、心脏、脑、消化道功能障碍和代谢变化的特点。
6. 了解 MODS 时针对病因和发病机制的防治措施。

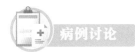

**病例 1**

男性，37 岁，从 8 m 高坠落在有钢筋的水泥地上，左手及臀部先触地，昏迷 5min，醒后述左上肢、臀部剧痛，左上肢活动障碍。即送急诊科，查体：血压 75/60 mmHg，脉搏 120 次/min，呼吸 24 次/min，面色苍白，会阴部皮肤裂伤渗血，腹穿为血性液体，插入导尿管引出血性尿液。X 线平片：左肱骨中段骨折、骨盆骨折。入院诊断：①多发伤、左肱骨中段骨折、骨盆骨折、后尿道及膀胱损伤、腹腔脏器损伤；②创伤性失血性休克。急诊探查：腹腔有少量不凝血液，膀胱充盈近脐，肝脾正常，肠系膜有少量出血，后尿道断裂。行膀胱造瘘及后尿道置管支撑引流术，术后入 ICU。

当日拔管，血压平稳，HCT 25%，Hb 75 g/L，WBC 8.8×10⁹/L，血钾 2.9 mmol/L，予以输血、扩容、纠正电解质，监测 CVP。术后第 1 日，肠鸣音弱，腹腔血性引流液约 450 mL。第 2 日，突然呼吸困难，46 次/min，FiO₂ 为 53% 时，SaO₂ 50%，PaO₂/FiO₂<60 mmHg，考虑有 ARDS，再予呼吸机支持，加 PEEP 8 cmH₂O，呼吸得以改善。FiO₂ 为 30% 时，SaO₂≥95%；但心率 150 次/min，体温 39.9℃，肌磷酸激酶 4119 U/L，乳酸脱氢酶 252 U/L，ECG 示 T 波改变，窦性心动过速，提示有心肌缺血心衰倾向，加用正性肌力药及扩冠药物。第 3 日皮肤黄染，胆红素增高，伴高热烦躁，呼吸 45 次/min，呼吸机容量控制。第 4 日，因人机对抗，加用冬眠 I 号，体温 37.4℃，心率 140 次/min，Hb 78 g/L，WBC 11.6×10⁹/L，HCT

28%，总胆红素、直接胆红素均升高，继续抗炎，降温，维护心肺功能。第 5 日，难以调节的心率过快，160 次/min，用毛花苷 C、异搏定、吗啡等无效，肌磷酸激酶 3165 U/L，乳酸脱氢酶 353 U/L。考虑有直接创伤或坏死组织毒素吸收致心脏受损。第 6 日，意识不清，GCS 评分 5 分，气管切开，肝功能指标多项异常，血氨 201 $\mu$mol/L，总胆红素 313.9 $\mu$mol/L，直接胆红素 182 $\mu$mol/L，考虑有肝功能障碍，停冬眠合剂，重点护肝治疗。第 7 日，高热 40℃，双肺大小水泡音。少尿，30～40 mL/h，ECG 示 S-T 段低平，T 波倒置，CVP 在 19～28 cmH$_2$O，腹胀明显，全腹肌紧张，有压痛反跳痛，肠鸣音消失，腰背部明显肿胀，考虑为腹膜后血肿所致。第 8 日，呼吸机效果差，气道阻力高，吸痰不便，心率 130～170 次/min，皮肤巩膜黄染加重，行床边血浆置换加吸附。第 9 日，突排脓血便，量多，急行肛指检查：直肠距齿状线 4 cm 的前壁、双侧壁破裂明显，局部解剖不清。无尿，虽用速尿，快速补液无效，BUN 24 mmol/L，Scr 676 $\mu$mol/L。第 10 日，局麻下行乙状结肠外置造瘘、直肠窝引流术。14：00～16：30 行血浆置换血液吸附治疗，随即血压下降，应用阿拉明及肾上腺素静脉泵入，效果不佳，于 17：30 死亡。

最后诊断：①多发伤；②创伤性失血性休克；③盆腔及腹膜后血肿感染；④脓毒血症，感染性休克；⑤MODS（肝、心、肾、肺、脑）。

【病案问题】

1. 什么叫多器官功能障碍综合征（MODS）？

答：这里所指的 MODS 是指机体遭受严重感染、创伤、烧伤、休克或大手术等严重损伤或危重疾病后，短时间内同时或相继出现 2 个或 2 个以上的器官功能损害的临床综合征。

2. 引起 MODS 的三大原因是什么？在本病例中，是什么原因导致 MODS？诊断依据有哪些？

答：（1）危重病医学认为，创伤、感染和休克是引起 MODS 三大主要原因。具体来说，低灌注休克、严重创伤、持续炎症状态、脓毒血症、代谢障碍、内分泌抑制、复苏失当、大量输入库存血、重症胰腺炎等都是引发 MODS 的危险因素。

（2）本病例是一个因伤后处理不当引发脓毒症、感染性休克典型的 MODS 的病例。严重创伤后，机体处于一种非常状态。①严重创伤、大失血、重度休克、低氧引起全身组织微循环障碍，组织细胞低灌注，细胞发生缺氧、变性、坏死。②机体在应激状态下，高代谢、高消耗，对氧和能量的需求剧增，加剧了细胞缺氧变性的程度和速度，其结果为无氧代谢增强，乳酸增多，加重代谢性酸中毒等内环境失衡。③伤后应激反应，儿茶酚胺增多，肠黏膜微血管挛缩，缺血缺氧，加重了糜烂出血，防卫屏障削弱，细菌移位，促使了内源性感染。④由于创伤、微循环障碍，组织低灌注、缺氧、感染，细菌内毒素的释放，引发了粒细胞释放炎性介质，如 TNF、白介素等，发生了严重的介质反应，使远隔部位出现器官功能障碍。⑤复苏的再灌注损伤，释放氧自由基。它作用于细胞膜，破坏肠黏膜屏障，发生肠道细菌、内毒素移位，进一步加重了介质反应的损害程度。抵抗力低下和免疫力减弱，加重了内源性感染和由创面伤口入侵的外源性感染的程度和后果，即造成 MODS。

（3）诊断依据：

有诱发因素：有严重外伤史、明显的休克、大手术及输血史。

有严重感染：持续高热，白细胞显著升高。

有腹膜炎体征：全腹有压痛、反跳痛、肠鸣音消失，腹膜后有巨大感染灶，不断释放炎性介质损害邻近或远隔的重要脏器。

心衰：心率快（>150 次/min），肌酸磷酸激酶、乳酸脱氢酶升高，S-T 段低平，T 波倒置，用西地兰、异搏定难以纠正。

肾衰竭：早期有创伤性休克和低灌注损害，中后期有严重感染和细菌毒素的侵袭，有少尿到无尿的表现，BUN、Cr 逐渐增高，应用呋塞米及大量补液无效。

肝衰竭：肝脏是肠源性细菌感染最先受累的靶器官。伤后 3 天出现黄染，总胆红素、直接胆红素升高，第 6 天多项肝功能指标异常，血氨 $210 \mu mol/L$，有应用氨丙嗪的情况（此药对肝有损害）。

肺衰：伤后最先出现呼吸困难，呼吸>46 次/min，氧合指数 $PaO_2/FiO_2$<60 mmHg（<200 mmHg），有应用常规方法难以纠正的低氧血症，须机械通气加 PEEP 才可改善，而且呼吸机疗法的效果越来越差。

脑衰竭：第 6 天出现意识丧失，GCS 评分 5 分，深昏迷。

### 病例 2

患者，男性，72 岁，上腹痛 1 周。患者既往有高血压病、冠心病、慢性喘息性支气管炎病史。入院后 CT 及 MRI 证实有腹主动脉瘤，累及双侧髂总动脉，在全麻下行腹主动脉瘤切除术，术中出血 2100 mL，术后入 ICU。予以呼吸机支持、镇静、降压、扩冠、抗感染、抗凝等系统治疗。术后当日发现有髂外动脉和股动脉血栓形成，即床边切开股动脉取栓。当日晚，尿少（20~30 mL/h），尿蛋白（＋＋＋），BUN 168 mmol/L，有肾功能不全表现，同时循环极不稳定，一天之内血压可从 250/150 mmHg 至 58/25 mmHg 骤升骤落，心电图显示 S-T 段下移，即多巴胺调节血压、扩容补液、硝酸甘油扩冠、呋塞米及利尿合剂利尿，终于使肾功能恢复正常，血压趋于平稳。强化呼吸机管理、抗炎、加强 TPN 为主的营养支持、纠正电解质失衡。随之出现①自主呼吸十分困难，右肺有湿性啰音，$PaO_2$ 和 $SaO_2$ 都降低，加 PEEP 7 $cmH_2O$ 后，氧合改善不明显；②肠管出现缺血缺氧性改变（肠系膜下动脉手术结扎之故）：肠壁水肿、渗液多，肠腔扩张伴黏膜糜烂、破溃、出血、蠕动差、麻痹性肠梗阻，加上老年人血管硬化代偿能力差，腹胀特别明显，功能久不恢复。B超显示腹腔有 1000 mL 积液，肠胀气和大量腹水上抬膈肌，使原有的喘息性慢性支气管炎更严重、呼吸更为困难。治疗：予芬太尼、氟哌利多镇静、减少呼吸肌做功和氧耗；调节呼吸机模式为容量控制；充分胃肠减压；强心利尿，降低中心静脉压；TPN 支持；应用大承气汤通里攻下，促进肠蠕动，减少毒素吸收。但是感染日趋严重：WBC $13.4×10^9$/L，杆状 9%、晚幼粒 12%，核左移明显，7 天后行气管切开，悉复欢、甲硝唑、氟唐唑、复方替卡西林联合应用抗炎，呼吸机模式改为 SIMV，并应用少量多巴胺改善肠系膜和肾灌注，补充微量元素，肺部情况有所改善。但肠道情况未见好转，腹胀加重，膈肌上抬，影响呼吸。结肠镜显示：横结肠以下肠腔高度扩张，肠壁糜烂、渗血、积气、无蠕动，但有稀水便流下，腹围由 110 cm 增至 117 cm，引起伤口渗液多，同时出现中毒性肝损害，黄染明显，谷丙转氨酶升高，分析可能与肠源性感染内毒素吸收有关，大便化验 $G^+$ 菌占有 60%，$G^-$ 菌占 40%，有菌株失调二重感染。气管切开 4 天后果断停用抗生素，针对肺部加用氨茶碱、地塞米松以平喘，予以少量米汤进食，促进肠道功能恢复，5 天后抽出大量腹水、腹胀有所减轻，且行肠镜肠腔抽气，两周后脱呼吸机成功，共上机 25 天，心肺功能恢复，1 个月后停止静脉营养，完全胃肠营养，病愈。

【病案问题】

1. 在本病例中，是什么原因导致 MODS？

答：72 岁腹主动脉瘤术后老年患者，伴有高血压病、冠心病、慢性喘息性支气管炎等多种慢性病，基础条件差；手术不顺利，术中、术后两次髂外动脉取栓，术后相继出现呼吸衰竭、肾脏功能不全、循环不稳定、肝功能障碍，最主要是肠功能的紊乱：结肠麻痹、严重的菌株失调、二重感染、动力性肠梗阻、腹水、内毒素血症等。

2. 什么是全身炎症反应综合征？其发病机制是什么？

答：指严重的感染或非感染因素作用于机体，刺激炎症细胞的活化，导致各种炎症介质的大量产生而引起一种难以控制的全身性瀑布式炎症反应。

其发病机制如下：

（1）炎症细胞活化。

（2）炎症介质表达增多：表达增加的炎症介质主要有①细胞因子；②脂类炎症介质；③黏附分子；④血浆源性炎症介质；⑤氧自由基与 NO；⑥抗炎介质。

3. MODS 治疗的防治原则是什么？

答：①积极处理或去除造成 MODS 的原始病因；②阻断失控的炎症反应和控制感染；③改善氧代谢，纠正组织细胞缺氧状态；④改善内脏器官血液灌流量；⑤加强营养支持，改善全身情况和维持内环境稳定；⑥抗凝及免疫调节治疗。

## 临床检验常用指标

目前无统一标准，临床常根据各自的经验提出标准，比较共同的有如下方面。

1. 肺衰竭：ARDS，患者有明显呼吸困难 $PaO_2 < 6.65$ kPa（50 mmHg），或需要吸入 50% 以上氧气才能维护 $PaO_2$ 在 50 mmHg 以上，为纠正低氧血症必须借助呼吸机维持通气 5 天以上。

2. 肾衰竭：血清 $Cr > 177\ \mu mol/L$（2 mg/100 mL）。

3. 肝衰竭：黄疸或肝功能不全，血清总胆红素 $> 34.2\ \mu mol/L$（2 mg/100 mL），血清 ALT、AST、LDH、AKP 在正常值上限的两倍以上，有或无肝性脑病。

4. 胃肠道衰竭：发生胃肠黏膜应激性溃疡，内镜证实胃黏膜有浅表溃疡或出血，患者可突然呕吐，溃疡出血 24 h 内需输血 1000 mL 以上才能维持心肺功能。

5. 心功能衰竭：突然发生的低血压，$Cl < 1.5$ L/（min·m²），对正性肌力药物不起反应。

6. 凝血系统衰竭：血小板 $< 50 \times 10^9/L$，凝血时间和部分凝血酶时间延长对照的 2 倍以上，纤维蛋白原 $< 200$ mg/100 mL，有纤维蛋白降解产物存在，临床上有或无出血。

7. CNS 衰竭：表现为反应迟钝，意识混乱，轻者定向力障碍，最后出现进行性昏迷。

8. 免疫防御系统功能衰竭：主要表现为菌血症或败血症。

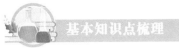 **基本知识点梳理**

详见表 20-1～表 20-10 和图 20-1～图 20-3。

表 20-1　多器官功能障碍综合征

| 病因 | 发病过程 | 发病机制 |
|---|---|---|
| 引起休克的病因、严重感染、急性胰腺炎、自身免疫性疾病、多发性骨折、大面积烧伤、缺血-再灌注损伤、大手术、大量输血输液或术后治疗不当等 | (1) 单相速发型：损伤因子直接引起，病情发展较快，MODS 的发生只有 1 个高峰，病变进程只有 1 个时相；<br>(2) 双相迟发型：并非仅由原始损伤因子直接引起，而要经历"二次打击"，病变进程出现 2 个时相 | SIRS 是重要的发病机制，是指严重的感染或非感染因素作用于机体，刺激炎症细胞的活化，导致各种炎症介质的大量产生而引起一种难以抑制的全身性瀑布式炎症反应：<br>(1) 炎症细胞活化：中性粒细胞、单核-巨噬细胞、血小板和内皮细胞等炎症细胞过度活化后，浸润在组织中，释放氧自由基、溶酶体酶和炎症介质，引起细胞组织损伤，促进休克和 MODS 的发生发展；<br>(2) 炎症介质表达增多：SIRS 时，炎症细胞活化，引起炎症介质的释放不断增加，主要有细胞因子、脂类炎症介质、黏附分子、血浆源性炎症介质、氧自由基与一氧化氮、抗炎介质，形成炎症的"瀑布效应" |

表 20-2　多器官功能障碍综合征（MODS）发病机制

| 症状 | | 机制 |
|---|---|---|
| 全身炎症反应失控 | 全身炎症反应综合征（SIRS） | (1) 炎症细胞活化：中性粒细胞、单核-巨噬细胞等炎症细胞过度活化后，浸润在组织中，释放氧自由基、溶酶体酶和炎症介质，引起细胞组织损伤，促进休克和 MODS 的发生发展；<br>(2) 炎症介质表达增多：SIRS 时，炎症细胞活化，引起炎症介质的释放不断增加，主要有细胞因子、脂类炎症介质、黏附分子、血浆源性炎症介质、氧自由基与一氧化氮、抗炎介质，形成炎症的"瀑布效应" |
| | 促炎与抗炎反应的平衡失调 | SIRS 时，活化的炎症细胞既能产生促炎介质，也能产生抗炎介质。在促炎介质释放的过程中，机体通过代偿机制，可同时产生各种内源性抗炎介质，拮抗炎症反应，有助于炎症的控制 |
| 肠道细菌移位及肠源性内毒素血症 | 肠黏膜防御屏障功能减弱 | 在肠黏膜持续缺血或继发浅表溃疡时，可引起肠黏膜上皮的损伤，其天然防御屏障功能减弱，细菌和内毒素进入肠壁组织，通过肠淋巴管和肠系膜淋巴结进入门静脉和体循环，引起全身感染和内毒素血症，这种肠内细菌侵入肠外组织的过程称为细菌移位 |
| | 肝细胞和 Kupffer 细胞受损 | 在创伤、休克或大手术等危重病患者中，往往存在肝脏供血不足，肝细胞和 Kupffer 细胞功能受损，此时清除肠源性毒素或细菌的能力丧失，容易引发全身性感染或内毒素血症，促进 MODS 发生 |

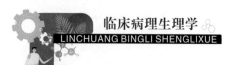

| 症状 | | 机制 |
|---|---|---|
| 缺血与缺血-再灌注损伤 | 内脏器官缺血 | 严重感染损伤血管内皮细胞，使凝血活性增强导致微血栓形成；<br>严重损伤因素通过神经-内分泌反应使机体处于严重的应激状态，导致交感-肾上腺髓质系统和肾素-血管紧张素系统兴奋，内脏血管收缩；<br>$TXA_2$-$PGI_2$ 之间的失衡也是引起微循环障碍的原因；<br>过度炎症反应造成的组织损伤可激活凝血过程 |
| 其他 | 其他 | 基因多态性、氨基酸代谢紊乱也在 MODS 的发生与发展中发挥作用 |

**表 20-3　促炎与抗炎反应的平衡失调**

| 过程 | MARS 均是引起 MODS 的基础 |
|---|---|
| （1）SIRS 时，活化的炎症细胞既能产生促炎介质，也能产生抗炎介质。在促炎介质释放的过程中，机体通过代偿机制，可同时产生各种内源性抗炎介质，拮抗炎症反应，有助于炎症的控制；<br>（2）随着炎症反应逐渐发展加重，机体的抗炎反应也随之加强，以达到促炎与抗炎反应的动态平衡；<br>（3）但当抗炎介质表达过度、释放入血，则可引起代偿性抗炎反应综合征（CARS），进而导致免疫系统功能的广泛抑制，促进感染的扩散或增加对感染的易感性，患者往往由于严重、持续的感染而死亡 | （1）促炎反应和抗炎反应达到平衡，并得到控制，可维持内环境的相对稳定，病情可能好转；<br>（2）若促炎效应大于抗炎反应，表现为 SIRS 或免疫亢进；<br>（3）若抗炎反应大于促炎效应，表现为 CARS 或免疫抑制；<br>（4）若 SIRS 和 CARS 同时存在，并且两者的反应同时增强时，则导致炎症反应与免疫功能更为严重的紊乱，对机体产生更为严重的损伤，这种现象称为混合性拮抗反应综合征（MARS） |

**表 20-4　主要促炎介质的作用及来源**

| 促炎介质 | 主要作用 | 来源 |
|---|---|---|
| TNF-α | 活化内皮细胞、粒细胞和巨噬细胞；发热 | 巨噬细胞、淋巴细胞 |
| IL-1 | 活化内皮细胞及巨噬细胞；发热 | 巨噬细胞、中性粒细胞和内皮细胞 |
| IL-2 | 活化 T 淋巴细胞及巨噬细胞 | 淋巴细胞 |
| IL-6 | 活化内皮细胞及巨噬细胞 | 巨噬细胞 |
| IL-8 | 趋化粒细胞、释放整合素（CD11/CD18） | 巨噬细胞 |
| IL-5 | 促 B 细胞分化和嗜酸性粒细胞生成 | Th2 细胞、肥大细胞 |

| 促炎介质 | 主要作用 | 来源 |
|---|---|---|
| IL-12 | 激活 NK 细胞、诱导 Th1 细胞分化 | 树突状细胞、巨噬细胞、B 淋巴细胞 |
| IL-17 | 诱导多种细胞产生炎症细胞因子、趋化因子和集落刺激因子 | Th17 细胞 |
| IFN | 活化巨噬细胞、抗病原微生物 | 巨噬细胞、淋巴细胞 |
| HMGB1 | 激活巨噬细胞释放促炎因子、刺激内皮细胞表达黏附分子等 | 巨噬细胞、坏死细胞 |
| LTB$_4$ | 趋化粒细胞 | 中性粒细胞 |
| PAF | 活化血小板、粒细胞、巨噬细胞和内皮细胞 | 白细胞、血小板、巨噬细胞和内皮细胞 |
| ROS | 损伤血管内皮细胞、杀伤病原微生物 | 内皮细胞、粒细胞、巨噬细胞 |
| 血浆源介质 | 促进凝血、纤溶、激肽、补体活化 | FⅫ活化血浆前体物质 |
| 溶酶体酶 | 损伤弹性纤维、胶原纤维 | 粒细胞、巨噬细胞、组织细胞 |

表 20-5　主要抗炎介质的作用及来源

| 抗炎介质 | 主要作用 | 来源 |
|---|---|---|
| IL-4 | 抑制巨噬细胞产生细胞因子 | T 细胞、肥大细胞与嗜碱性粒细胞 |
| IL-10 | 抑制巨噬细胞、中性粒细胞产生细胞因子及 PGE$_2$ | Th2 细胞 |
| IL-13 | 抑制巨噬细胞产生细胞因子 | 活化的 T 细胞 |
| PGE$_2$ | 刺激 IL-10、拮抗 TXA$_2$ | 内皮细胞、巨噬细胞 |
| ♯sTNF-αR | 与膜 TNFR 竞争 TNF，干扰 TNF 活性 | 巨噬细胞 |
| * IL-1ra | 与 IL-R 结合，抑制 IL-1 活性 | 巨噬细胞 |
| TGFβ | 抑制单核/巨噬细胞、淋巴细胞的多种功能 | 淋巴细胞、单核细胞 |
| NO | 扩张毛细血管，抑制 IL-6、IL-1、IL-8 的释放 | 内皮细胞、巨噬细胞 |
| 糖皮质激素 | 抑制炎症介质的释放 | 肾上腺皮质分泌 |

♯sTNF-αR：可溶性 TNF-α 受体；＊IL-1ra：IL-1 受体拮抗剂。

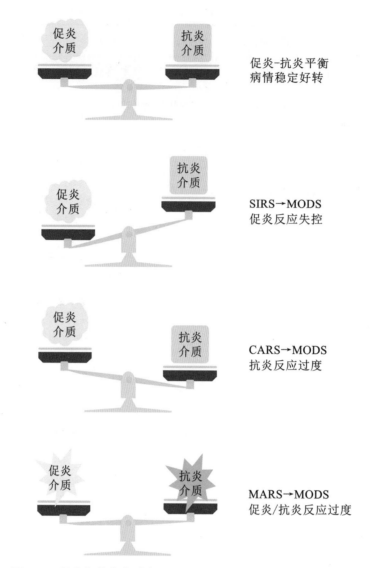

图 20-1　促炎与抗炎介质在 SIRS、CARS、MARS 与 MODS 中的作用

表 20-6　肠道细菌移位及肠源性内毒素血症

| 病因 | 机制 |
|------|------|
| （1）肠黏膜长时间缺血缺氧；<br>（2）肝功能以及单核-巨噬细胞系统的功能障碍；<br>（3）危重病患者长期禁食，机体免疫功能低下；<br>（4）大剂量使用抗生素 | （1）均导致肠黏膜屏障防御功能降低，内毒素不能被清除而转移，从而吸收入血进入体循环，最终引起肠源性内毒素血症；<br>（2）内毒素可引起大量炎症介质的释放、微血栓的形成及微循环功能障碍，加重组织细胞的结构损伤与破坏，导致各个器官功能障碍甚至衰竭，最终导致 MODS 的发生 |

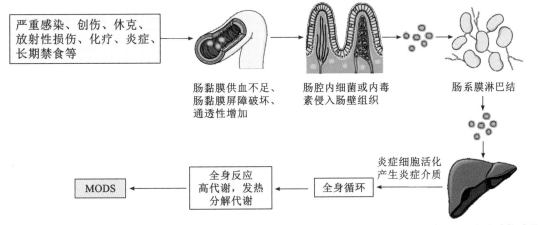

图 20-2　肠源性毒素或细菌引起 MODS 的机制

表 20-7　缺血与缺血-再灌注损伤

| 病因 | 机制 | 结果 |
|---|---|---|
| （1）血管内皮细胞（VEC）损伤；<br>（2）严重损伤通过神经-内分泌反应使机体处于严重的应激状态 | （1）血管壁通透性增加引起组织水肿；VEC 与白细胞的相互作用增强；<br>（2）交感-肾上腺髓质系统和肾素-血管紧张素系统兴奋，内脏器官的血管收缩 | （1）导致微循环的血流阻力增加、组织水肿；<br>（2）微循环的血液灌流量显著减少、组织缺血缺氧 |

　　MODS 时，患者的功能代谢变化主要体现在基础代谢率、循环系统动力学、能量代谢和细胞供氧与耗氧方面的改变。

表 20-8　MODS 主要功能代谢变化特点

| 项目 | 高代谢 | 高动力循环 | 组织细胞缺氧与能量代谢障碍 |
|---|---|---|---|
| 病因 | SIRS 引起的应激反应、炎症介质的作用 | 严重感染或 SIRS 时做出的代偿性应激反应 | MODS 发生时，交感-肾上腺髓质系统和肾素-血管紧张素系统兴奋性增高，引起外周和内脏血管广泛性收缩，以及器官微循环低灌流恢复血供后表现的无复流现象，均可导致组织器官的持续性缺血缺氧 |
| 特点 | 高基础代谢率、三大营养物质的代谢途径异常改变、对外源补充的营养反应差 | "高排低阻型"的高动力循环 | —— |

| 项目 | 高代谢 | 高动力循环 | 组织细胞缺氧与能量代谢障碍 |
|---|---|---|---|
| 机制 | — | 高排是由于机体在严重感染或 SIRS 时做出的代偿性应激反应，心排出量增高是由于心率增快所致，但射血分数仍低于正常；低阻主要与炎性扩血管物质的大量释放、肝功能受损引起的内源性扩血管物质灭活减少，以及芳香族氨基酸的过多潴留干预神经对血管运动的调节等因素相关 | 长期缺氧、内毒素、自由基等因素将导致组织细胞中的线粒体结构和功能损伤，引起氧利用障碍、ATP 产生减少；同时，患者存在的高代谢和循环系统的功能障碍可造成体内的氧供和氧需的极度不匹配，"氧债"增加，组织细胞处于严重的缺氧状态，糖酵解增加，引起乳酸堆积和酸中毒，进一步加重各个器官和组织细胞的功能和代谢紊乱 |
| 临床表现 | （1）氧气和能量耗竭，供氧和需氧的矛盾加重；（2）组织器官的结构损伤和功能障碍；（3）中枢神经系统的功能紊乱；（4）缺氧状态愈加严重，促进系统、器官、组织和细胞不同层次的功能代谢障碍 | （1）外周阻力过低，可导致难治性低血压；（2）病程进展到后期阶段，患者往往因心功能衰竭转变为"低排低阻型" | 临床表现为氧供依赖和乳酸性酸中毒 |

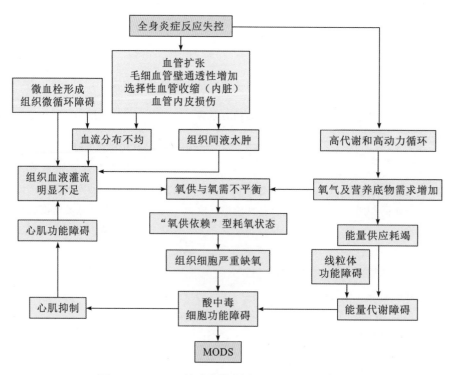

图 20-3　MODS 的功能代谢变化的病理生理基础

表 20-9 MODS 器官系统功能障碍

| 部位 | | 障碍 |
|---|---|---|
| 肺 | 表现 | 呼吸性碱中毒 |
| | | 急性呼吸衰竭 |
| | | 急性呼吸窘迫综合征 |
| | 易受损原因 | 肺循环接收大量有害物质；<br>富含巨噬细胞易激活；<br>炎症细胞易与肺内小血管内皮细胞发生黏附和激活反应 |
| 心 | 易受损原因 | 代谢性酸中毒与高钾血症，导致心律失常 |
| | | 交感神经兴奋，收缩力增强，心肌耗氧量增加，心肌供血不足 |
| | | 炎症介质与细菌感染抑制损伤心肌 |
| | | DIC 时，心脏微血栓形成 |
| 肝 | 表现 | 黄疸 |
| | | 白蛋白和凝血因子合成减少 |
| | | 肝性脑病 |
| | | 乳酸代谢受阻 |
| | 易受损原因 | 大量 Kupffer 细胞 |
| | | 肝血流量减少，影响能量代谢 |
| | | 细菌毒素入血首要接触器官 |
| 肾 | 表现 | 代谢性酸中毒 |
| | | 少尿/无尿 |
| | | 高血钾 |
| | | 氮质血症 |
| | | 水肿 |
| | 发生机制 | 有效循环血量减少，交感神经兴奋，肾小动脉收缩缺血 |
| | | 肾缺血激活肾素-血管紧张素-醛固酮系统，肾血流量减少 |
| | | 醛固酮和抗利尿激素增多，钠水重吸收增加，尿量减少 |
| 胃肠道 | 表现 | 呕血、便血 |
| | | 肠梗阻 |
| | | 应激性溃疡 |
| | | 腹泻、便秘、呕吐、厌食、腹痛 |
| | 发生机制 | 缺血，酸中毒→肠壁淤血水肿，运动减弱→黏膜变性坏死 |
| 脑 | 表现 | 早期紧张烦躁，后期脑供血不足，颅内压升高，脑疝等 |
| 免疫 | 表现 | 非特异性免疫系统激活；但后期免疫系统处于抑制状态 |
| 凝血抗凝血 | 表现 | 引起 DIC |

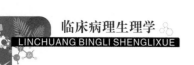

表 20-10　MODS 防治的病理生理基础

| 项目 | | 具体内容 |
|---|---|---|
| 针对病因的防治 | 去除病因 | 严重感染患者：积极引流感染灶、应用抗生素；<br>创伤、烧伤患者：清创、预防感染；<br>休克患者：进行休克复苏 |
| 针对发病机制的防治 | 阻断失控的炎症反应和控制感染 | 阻断炎症细胞活化的信号通路、拮抗炎症介质的作用或采用血液净化疗法去除患者体内过多的毒素和炎症介质 |
| | 改善氧代谢，纠正组织细胞缺氧状态 | 呼吸支持是提高氧输送和降低氧消耗的重要手段之一。维持动脉血氧饱和度在 88%～92%，静脉血氧饱和度≥70%左右为佳 |
| | 改善内脏器官血液灌流量 | 对于低氧血症和呼吸衰竭患者：机械通气（低潮气量）、中高浓度氧、呼吸末正压治疗；<br>肾衰竭患者：血液渗透疗法 |
| | 防治缺血-再灌注损伤 | 抗氧化剂、自由基清除剂、钙拮抗剂等减轻细胞损伤 |
| 营养支持疗法 | | MODS 患者处于应激状态，机体的分解代谢高于合成代谢，应加强营养支持：鼓励经口摄食、缩短禁食时间、促进胃肠蠕动、维持肠黏膜屏障功能，经胃肠道适当补充谷氨酰胺，提高蛋白质、氨基酸（尤其是支链氨基酸）的摄入量 |
| 抗凝及免疫调节治疗 | | 根据患者所处的 DIC 不同阶段，合理应用肝素、补充凝血因子和输血，阻止 DIC 的进一步发展 |

　常用医学词汇中英文对照

详见表 20-11。

表 20-11　常用医学词汇中英文对照表

| 序号 | 英文 | 中文 |
|---|---|---|
| 1 | multiple organ dysfunction syndrom，MODS | 多器官功能障碍综合征 |
| 2 | multiple organ failure，MOF | 多器官功能衰竭 |
| 3 | multiple system organ failure，MSOF | 多系统器官衰竭 |
| 4 | American College of Chest Physicians，ACCP | 美国胸科医师协会 |
| 5 | Society of Critical Care Medicine，SCCM | 危重病医学会 |
| 6 | sepsis | 脓毒症 |

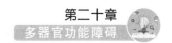

续表

| 序号 | 英文 | 中文 |
|------|------|------|
| 7 | bacteremic translocation | 细菌移位 |
| 8 | non-bacterial clinical sepsis | 非菌血症性临床脓毒症 |
| 9 | rapid single-phase | 单相速发型 |
| 10 | delayed two-phase | 双相迟发型 |
| 11 | systemic inflammatory response syndrom，SIRS | 全身炎症反应综合征 |
| 12 | activation of inflammatory cells | 炎症细胞活化 |
| 13 | nuclear factor-kappa B，NF-kB | 核因子-kappa B |
| 14 | mitogen-activated protein kinase，MAPK | 丝裂原活化蛋白激酶 |
| 15 | Janus kinse/signal transducer and activator of transcription，JAK/STAT | Janus 激酶/信号转导子和转录激活因子 |
| 16 | inflammatory mediator | 炎症介质 |
| 17 | high mobility group box1 protein，HMGB1 | 高迁移率族蛋白 |
| 18 | platelet-activating factor，PAF | 血小板活化因子 |
| 19 | arachidonic acid，AA | 花生四烯酸 |
| 20 | prostaglandins，PGs | 前列腺素类 |
| 21 | thromboxanes，TXs | 血栓烷类 |
| 22 | leukotrienes，LTs | 白三烯类 |
| 23 | anti-inflammatory mediator | 抗炎介质 |
| 24 | compensatory anti-inflammatory response syndrom，CARS | 代偿性抗炎反应综合征 |
| 25 | immune paralysis | 免疫麻痹 |
| 26 | mixed antagonist response syndrome，MARS | 混合性拮抗反应综合征 |
| 27 | vascular endothelial cell，VEC | 血管内皮细胞 |
| 28 | proteinase-activated receptors，PAR | 蛋白酶激活受体 |
| 29 | basal metabolic rate | 基础代谢率 |
| 30 | supply-dependent oxygen consumption | 氧供依赖 |
| 31 | lactic acidosis | 乳酸性酸中毒 |
| 32 | acute respiratory distress syndrome，ARDS | 急性呼吸窘迫综合征 |
| 33 | acute tubular necrosis，ATN | 急性肾小管坏死 |
| 34 | immune complex，IC | 免疫复合物 |

**基本概念**

1. 多器官功能障碍综合征：是指机体遭受严重感染、创伤、烧伤、休克或在大手术等严重损伤或危重疾病后，短时间内同时或相继出现2个或2个以上的器官功能损害的临床综合征。

2. 肠道细菌移位或非菌血症性临床脓毒症：各种原因导致的肠系膜缺血、肠道屏障功能下降或菌群失调时，肠道内细菌直接侵入血液循环或肠道细菌毒素被吸收入血，引起肠道细菌移位或非菌血症性临床脓毒症。

3. 单相速发型MODS：由损伤因子直接引起，原无器官功能障碍的患者同时或短时间内相继出现两个或两个以上器官系统的功能障碍。临床上多见于严重创伤、失血、休克后迅速发生，或在休克复苏后12~36小时内发生的MODS。此型病情发展较快，病变进程只有一个时相，器官功能损伤只有一个高峰，故又称原发型或一次打击型。

4. 双相迟发型MODS：是指由原发性损伤因素引起的器官功能的轻度障碍经治疗后1~2天内缓解，或者休克得到复苏，经过一个相对稳定的缓解期，但3~5天后又发生全身性感染，迅速出现脓毒症，导致患者遭受炎症因子泛滥的第二次打击，此时病情急剧恶化，导致远隔部位的器官出现障碍。此型MODS并非仅由原始损伤因子直接引起，而要经历"二次打击"，在病变进程中出现两个时相，器官功能损伤出现两个高峰，故又称继发型或二次打击型。

5. 全身炎症反应综合征：是指严重的感染或非感染因素作用于机体，刺激炎症细胞的活化，导致各种炎症介质的大量产生而引起一种难以控制的全身性瀑布式炎症反应。

6. 炎症细胞活化：炎症细胞包括中性粒细胞和单核-巨噬细胞等，而且受到感染或非感染因素的刺激，会发生细胞变形、黏附、趋化、迁移、脱颗粒及释放等反应，称为炎症细胞活化。

7. 炎症介质：是指在炎症过程中由炎症细胞释放或从体液中产生，参与或引起炎症反应的化学物质的总称。

8. 抗炎介质：是一类具有抑制炎症介质释放，对抗促炎类介质功能以及控制炎症反应的免疫调节分子。

9. 细胞因子：是指由多种细胞分泌的能调节细胞生长、分化，调节免疫功能，参与炎症发生和创伤愈合等生物学作用的小分子多肽的统称。

10. 血浆源性炎症介质：是指在致炎因素作用下，血浆中没有活性的某些蛋白质（如补体、激肽、凝血和纤溶因子等）发生裂解而生成的一类具有活性的肽类物质。

11. 代偿性抗炎反应综合征：适度产生的抗炎介质可避免炎症反应的过度发展，但抗炎介质的过度表达如果释放入血，则可引起代偿性抗炎反应综合征，引起免疫系统功能的广泛抑制，促进感染的扩散和增加对感染的易感性，患者往往由于严重、持续的感染而死亡。

12. 免疫麻痹：在一些严重烧伤、创伤和出血的患者中，免疫功能低下也可出现在炎症反应的早期，甚至主导整个炎症反应过程，而缺乏明确或强烈的促炎反应，这种因抗炎介质产生过多或促炎与抗炎失衡，引起的免疫抑制现象称为免疫麻痹。

13. 混合性拮抗反应综合征：在人体内，当SIRS和CARS同时存在，并且两者的反应同时增强时，则导致炎症反应与免疫功能更为严重的紊乱，其后果是对机体产生更为严重的损伤，这种现象称为混合性拮抗反应综合征。

14. 炎症细胞的预备激活状态：在机体遭受创伤、烧伤或休克等早期损伤阶段，各种炎症细胞与炎症介质不仅参与了早期阶段的炎症反应，更为重要的是这些炎症细胞被激活而处于一种"预备激活状态"之后，如果病情加重或又受到损伤因素的第二次打击，即可导致炎症和应激反应的放大效应，此时即使二次打击的强度明显小于第一次打击，也能造成处于预激状态的炎症细胞产生更为剧烈的反应，释放过量的炎症介质。

15. 高代谢：是指在静息状态下，机体的基础代谢率显著升高，导致全身耗氧量明显增加，同时伴有碳水化合物、脂肪和蛋白质的代谢方式的异常改变。

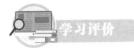 学习评价

**（一）填空题**

1. 多器官功能障碍综合征（MODS）是指机体遭受严重感染、创伤、烧伤、休克或在大手术等_____后，短时间内同时或相继出现_____或_____的器官功能损害的临床综合征。

2. MODS的概念起源于20世纪70年代开展的危重病临床观察和研究，由外科领域率先提出了_____（MOF）或_____（MSOF）。

3. 1991年美国胸科医师学会（ACCP）与危重病医学会（SCCM）联合提出，用_____取代MOF或MSOF的概念。MODS更能反映_____全过程，有利于临床更早期诊断和干预。

4. 引起多器官功能障碍的病因很多，主要包括_____和_____因素。其中，_____或_____是导致MODS的最常见原因。70%左右的MODS由感染引起。其中，严重的全身性感染引起的_____，是引起MODS及患者致死的主要原因。临床上，老年患者中以_____作为原发病因者最为多见，而青壮年患者在_____或_____感染后，MODS的发病率增高。

5. 引起多器官功能障碍的非感染性因素主要包括_____、_____、_____、_____；其他，如医疗诊治中的操作不当或判断失误。

6. 根据MODS的临床发病过程，将其分为2种类型：_____、_____。

7. 目前认为，_____是MODS最主要的发病机制，其他机制包括_____，_____，以及_____。

8. SIRS是指严重的感染或非感染因素作用于机体，刺激_____的活化，导致各种_____的大量产生而引起一种难以控制的_____。

9. 与炎症有关的细胞因子主要包括_____、_____、_____、_____、_____、_____、_____、_____、_____及_____。脓毒性休克时，血清中_____和_____快速上升，是参与SIRS的重要早期炎症因子；而血清中HMGB1则在感染后16～24 h才升高，故称为_____。

10. 脂类炎症介质主要包括_____、_____、_____、_____、_____和_____。

11. 抗炎介质是一类具有抑制炎症介质释放，对抗促炎介质功能以及控制炎症反应的免疫调节分子，主要包括_____、_____、_____、_____、_____、_____等。

12. 正常情况下，_____是防止细菌和毒素从肠道进入体循环的重要机械防御屏障，在

肠黏膜持续缺血或继发浅表溃疡时，可引起肠黏膜上皮的损伤及天然防御屏障功能减弱，细菌和内毒素进入肠壁组织，通过_____和_____进入门静脉和体循环，引起全身感染和内毒素血症，这种肠内细菌侵入肠外组织的过程，称为_____。肝脏的_____细胞作为防止_____的第二道防线发挥关键作用。

13. MODS 时机体的主要功能代谢特点为_____、_____、_____。

14. MODS 患者各组织器官功能障碍出现的临床表现主要由于_____、_____和_____所致。

15. MODS 患者中急性肺功能障碍的发生率高达 83%～100%。失血性休克早期，由于组织细胞缺血缺氧，刺激呼吸中枢，使呼吸加快、通气过度，患者表现为_____，严重的可发展为急性呼吸窘迫综合征（ARDS），其临床表现为_____、_____、_____和_____。

16. MODS 患者肝脏容易受累主要原因：①肝脏含有大量的_____，占体内巨噬细胞总量的 85% 左右，是导致炎症介质产生和泛滥的基础；②由致病因素导致的肝血流量显著减少，影响肝实质细胞和 Kupffer 细胞的_____，同时肝组织细胞中的_____含量丰富，容易发生缺血-再灌注损伤；③肝脏是肠道细菌和毒素入血接触的首个器官，这些有害物质可直接损伤肝组织细胞或激活 Kupffer 细胞产生大量的_____，造成对肝组织的损害，并损伤肝内的血管内皮细胞，促进_____形成。

17. 急性肾功能障碍常发生于 MODS 患者中，发生率仅次于_____和_____。临床表现为_____或_____、_____、_____、_____和_____。

18. 胃肠道功能障碍主要表现为_____、_____、_____、_____、_____、_____、_____、_____、_____等。

19. MODS 时，休克引起心功能障碍的主要原因为_____，_____，_____，_____，_____。

20. MODS 发生的早期阶段，非特异性免疫系统被激活，患者血浆中_____和_____水平升高，不仅增加血管_____，而且激活组织细胞和白细胞释放_____，推进_____的进程。

21. MODS 患者中部分可出现凝血与抗凝血功能障碍，引起_____。患者可表现为明显或难以纠正的_____、_____、凝血时间和凝血酶原时间_____。

22. 脑功能障碍患者可出现_____、_____、_____、_____、_____。

23. MODS 针对发病机制的防治主要包括_____、_____、_____、_____、_____。

**（二）单选题**

1. 占全身单核吞噬细胞系统功能绝大多数的细胞为（　　）

A. 血液中的单核细胞　　　　　　　B. 肺脏巨噬细胞

C. 肝脏 Kupffer 细胞　　　　　　　D. 肠道巨噬细胞

E. 中性粒细胞

2. 多系统器官衰竭最早发现于（　　）

A. 休克　　　　　　　　　　　　　B. 严重感染

C. 严重创伤　　　　　　　　　　　D. 大手术后

E. 机体免疫力低下

3. 肠最主要的能量来源是（　　　）

A. 糖类　　　　　　　　　　　　　　B. 脂肪

C. 蛋白　　　　　　　　　　　　　　D. 谷氨酰胺

E. 谷氨酸

4. MODS 是指（　　　）

A. 一种新的难治的临床综合征

B. 发生于大手术和严重创伤的综合征

C. 多发性创伤同时损伤了多个器官而引起的疾病

D. 急性危重疾病后短时间内不止一个系统或器官发生功能障碍的综合征

E. 一个器官衰竭导致另一些器官相继衰竭

5. MODS 最常见的病因是（　　　）

A. 营养不良　　　　　　　　　　　　B. 严重创伤和感染

C. 输液过多　　　　　　　　　　　　D. 免疫力低下

E. 吸氧浓度过高

6. 呼吸功能障碍在 MODS 中出现较早，一般出现在创伤和感染发生的（　　　）

A. 12～24 h　　　　　　　　　　　　B. 12～46 h

C. 24～72 h　　　　　　　　　　　　D. 46～72 h

E. 72 h 后

7. MODS 时肺的形态结构变化不包括（　　　）

A. 肺水肿　　　　　　　　　　　　　B. 肺出血

C. 肺纤维化　　　　　　　　　　　　D. 肺不张

E. 肺泡内透明膜形成

8. 关于 MODS 时肺的病理组织学变化，不对的是（　　　）

A. 肺泡上皮细胞皱缩　　　　　　　　B. 血管内皮细胞脱落

C. 中性粒细胞脱颗粒　　　　　　　　D. 肺毛细血管管腔缩小

E. 肺泡表面活性物质减少

9. 造成肺微血管壁通透性增加、中性粒细胞黏附的主要物质是（　　　）

A. 白三烯　　　　　　　　　　　　　B. 血管紧张素Ⅱ

C. 组胺　　　　　　　　　　　　　　D. 溶酶体酶

E. 去甲肾上腺素

10. MODS 时肾功能衰竭的启动机制（　　　）

A. 肾小管功能障碍　　　　　　　　　B. 肌红蛋白损伤肾小管

C. 内毒素损伤肾小球毛细血管　　　　D. 体内血流重分布使肾缺血

E. 呼吸衰竭致低氧血症

11. MODS 时肾脏的主要表现（　　　）

A. 急性肾损伤　　　　　　　　　　　B. 慢性肾功能衰竭

C. 急性肾小管功能障碍　　　　　　　D. 肾小球滤过率急剧下降

E. 肾小管酸中毒

12. MODS 时不存在肾功能障碍的是（　　　）

A. 少尿或无尿　　　　　　　　　　　B. 尿钠降低

C. 氮质血症　　　　　　　　　　　　D. 蛋白尿

E. 血肌酐升高

13. 在 MODS 时，对于缺血及炎性损伤非常敏感的系统是（　　　）

A. 免疫系统　　　　　　　　　　　　B. 中枢神经系统

C. 胃肠道　　　　　　　　　　　　　D. 心脏

E. 肾功能

14. 引起 MODS 的肠病变因素中，哪项是错误的（　　　）

A. 休克或感染造成肠缺血　　　　　　B. 长期禁食造成肠黏膜萎缩

C. 肠道细菌移位　　　　　　　　　　D. 细菌抑制细胞释放各种细胞因子

E. 大量抗生素的应用致肠内菌群失调

15. 在 MODS 晚期，免疫系统表现为（　　　）

A. 保持正常功能　　　　　　　　　　B. 处于全面抑制状态

C. 外周血淋巴细胞增多　　　　　　　D. B 细胞分泌抗体能力增强

E. $T_H/T_S$ 比例升高

16. MODS 时，体内何种激素不易升高（　　　）

A. 糖皮质激素　　　　　　　　　　　B. 盐皮质激素

C. 胰岛素　　　　　　　　　　　　　D. 胰高血糖素

E. 肾上腺素

17. 哪个器官损害被认为是 MODS 形成的一个发源地（　　　）

A. 肺　　　　　　　　　　　　　　　B. 肾脏

C. 胃肠道　　　　　　　　　　　　　D. 肝脏

E. 胰腺

18. 关于 MODS 的防治原则，错误的是（　　　）

A. 鼓励患者及早经口摄食　　　　　　B. 提高饮食中芳香族氨基酸的比例

C. 正确及时使用有效抗生素　　　　　D. 酌情使用小分子抗氧化剂

E. 适当使用炎症介质的阻断剂和拮抗剂

19. MODS 时，哪种细胞不是体内产生细胞因子的主要细胞（　　　）

A. 中性粒细胞　　　　　　　　　　　B. 单核细胞

C. 巨噬细胞　　　　　　　　　　　　D. 肥大细胞

E. 内皮细胞

20. 为衡量细胞内线粒体氧化磷酸化反应，常测量动脉血中哪一项指标变化（　　　）

A. 乳酸　　　　　　　　　　　　　　B. 酮体

C. 乙酰乙酸/β-羟丁酸　　　　　　　　D. 乳酸/丙酮酸

E. 丙酮酸

21. 肺部感染引起的 MODS 多见于（　　）

A. 老年人 　　　　　　　　　　B. 青壮年

C. 婴儿 　　　　　　　　　　　D. 新生儿

E. 幼儿

22. 由腹腔脓肿或肺部侵袭性感染引起的 MODS 多见于（　　）

A. 老年人 　　　　　　　　　　B. 青壮年

C. 婴儿 　　　　　　　　　　　D. 新生儿

E. 幼儿

23. 下列为抗炎介质的是（　　）

A. IL-4 　　　　　　　　　　　B. IL-8

C. IL-6 　　　　　　　　　　　D. IL-1

E. TNF-α

24. 哪项是促炎介质（　　）

A. IL-4 　　　　　　　　　　　B. IL-8

C. IL-10 　　　　　　　　　　 D. IL-11

E. 可溶性 TNF-α 受体

25. 在 MODS 中发生率最高的是（　　）

A. 肺衰竭 　　　　　　　　　　B. 肝衰竭

C. 肾衰竭 　　　　　　　　　　D. 胃肠衰竭

E. 免疫防御系统功能衰竭

### （三）多选题

1. 多器官功能障碍综合征的特点有（　　）

A. 发现急 　　　　　　　　　　B. 发病缓

C. 多复发 　　　　　　　　　　D. 病死率高

E. 持续高代谢

2. 哪些可引起全身炎症反应综合征（SIRS）（　　）

A. 感染 　　　　　　　　　　　B. 缺血再灌注损伤

C. 内毒素血症 　　　　　　　　D. 组织创伤

E. 轻度二氧化碳蓄积

3. 单核吞噬细胞系统可产生哪些炎症介质（　　）

A. 氧自由基 　　　　　　　　　B. 蛋白酶

C. 前列腺素 　　　　　　　　　D. 白介素-1

E. 肿瘤坏死因子

4. 不是由中性粒细胞产生的炎症介质是（　　）

A. 血栓素 　　　　　　　　　　B. 氧自由基

C. 白介素-1 　　　　　　　　　D. 肿瘤坏死因子

E. 白三烯

5. MODS 时胃肠道功能代谢变化的主要表现为（　　　）

A. 胃黏膜损伤 　　　　　　　　　　　B. 瘢痕反应

C. 应激性溃疡 　　　　　　　　　　　D. 肠缺血

E. 肠出血

6. MODS 患者激素的不平衡表现为（　　　）

A. 儿茶酚胺分泌减少 　　　　　　　　B. 胰高血糖素分泌增多

C. 皮质激素分泌增多 　　　　　　　　D. 胰岛素分泌增多

E. 生长激素分泌减少

7. MODS 的诱因有（　　　）

A. 输液过多 　　　　　　　　　　　　B. 吸氧浓度过高

C. 机体抵抗力明显低下 　　　　　　　D. 败血症

E. 严重感染

8. MODS 和 MSOF 时，肺部的形态改变有（　　　）

A. 肺水肿 　　　　　　　　　　　　　B. 微血栓形成

C. 肺不张 　　　　　　　　　　　　　D. 肺泡内透明膜形成

E. 肺纤维化

9. MODS 患者肝脏的功能代谢变化主要表现为（　　　）

A. 肝脏对毒物的清除能力下降 　　　　B. 黄疸

C. 肝脏的能量产生障碍 　　　　　　　D. 血中内毒素水平升高

E. 转氨酶升高

10. MODS 患者肾脏的功能变化有（　　　）

A. 少尿或无尿 　　　　　　　　　　　B. 氮质血症

C. 血尿素氮和血肌酐升高 　　　　　　D. 水、电解质紊乱

E. 酸碱平衡紊乱

11. 促炎物质包括（　　　）

A. IL-4 　　　　　　　　　　　　　　B. IL-1

C. IL-6 　　　　　　　　　　　　　　D. IL-8

E. IL-10

12. 抗炎物质有（　　　）

A. IL-4 　　　　　　　　　　　　　　B. IL-10

C. IL-6 　　　　　　　　　　　　　　D. IL-8

E. IL-1

13. 细菌移位的原因是（　　　）

A. 肠道 pH 值改变

B. 肠道细菌毒素入血

C. 大量抗生素的应用致肠内菌群失调

D. 肠道屏障功能下降

E. 外界污染

14. MODS 的发病与多个环节障碍有关（　　　　）

A. 缺血-再灌注损伤　　　　　　　　　B. 肠屏障功能受损

C. 细胞代谢障碍　　　　　　　　　　　D. 全身失控性炎症

E. 细菌移位

15. MODS 患者免疫功能全面抑制，表现为（　　　　）

A. C3a 水平升高　　　　　　　　　　　B. 中性粒细胞的吞噬功能受抑制

C. 外周血淋巴细胞数目减少　　　　　　D. B 细胞分泌抗体减少

E. C5a 水平升高

16. MODS 与 MSOF 时器官微循环灌注障碍的机制是（　　　　）

A. 氧弥散障碍　　　　　　　　　　　　B. 细胞功能障碍

C. 氧自由基增多　　　　　　　　　　　D. 炎症介质产生增多

E. 微血管扩张

17. 下列不能促进蛋白质分解的炎症介质有（　　　　）

A. HMGB1　　　　　　　　　　　　　　B. TNF-α 和 IL-1

C. PGE$_2$　　　　　　　　　　　　　　D. IL-4

E. TLB4

18. MODS 时，心功能障碍的表现为（　　　　）

A. 突发性低血压　　　　　　　　　　　B. 心肌收缩性减弱

C. 出现洪脉　　　　　　　　　　　　　D. 心律失常

E. 心动过速

19. 关于多器官功能障碍综合征（MODS），以下正确的是（　　　　）

A. 发病时存在着全身性损害因素

B. 救治急症的某些治疗措施可诱发或加重 MODS

C. 肝脏的损害往往易被忽视

D. MODS 有特异性治疗措施

E. 胃肠道常是 MODS 的靶器官，也是病因的起源部位

20. 多器官功能障碍综合征的病因有（　　　　）

A. 大手术　　　　　　　　　　　　　　B. 抗生素使用不当

C. 心跳呼吸骤停后　　　　　　　　　　D. 脓毒性休克

E. 大面积烧伤

21. 急性呼吸窘迫综合征的临床表现（　　　　）

A. 初期呼吸窘迫感　　　　　　　　　　B. 呼吸加快

C. 进展期肺部有啰音　　　　　　　　　D. X 线有片状阴影

E. 发绀

22. 呼吸机给氧的常用机械通气模式有（　　　）

A. 控制性通气　　　　　　　　　　　　B. 呼气末正压

C. 持续气道正压通气　　　　　　　　　D. 间歇指令通气

E. 辅助/控制通气

23. 急性肾衰竭少尿期的临床表现（　　　）

A. 每日尿量少于 400 mL　　　　　　　B. 氮质血症

C. 高钾血症　　　　　　　　　　　　　D. 代谢性酸中毒

E. 水中毒

### （四）简答题

1. SIRS 的诊断标准是什么？

2. 根据发病形式可将 MODS 分为哪两种类型，其各自的特点是什么？

3. 请使用二次打击的学说解释 MODS 的发生。

4. 简述多系统器官衰竭的主要原因。

5. 简述 MODS 时肺脏容易受损的原因。

### （五）问答题

1. 试述 MODS 患者发生肝功能障碍的可能原因。

2. MODS 时功能代谢变化的特点都有哪些？

3. 从 SIRS 与 CARS 的关系失衡解释 MODS 的发生。

4. 试述 MODS 时的胃肠道功能障碍。

5. 试述 MODS 时免疫系统的变化。

---

参考答案

---

### （一）填空题

1. 严重损伤或危重疾病，2 个，2 个以上

2. 多器官衰竭，多系统器官衰竭

3. MODS，器官损害从轻到重的

4. 感染性，非感染性，严重感染，感染性休克，脓毒症，肺部感染，腹腔脓肿，肺部侵袭性

5. 严重创伤、烧伤和大手术，休克和休克后复苏，大量输血、输液及药物使用不当，免疫功能低下

6. 单相速发型，双相迟发型

7. 全身炎症反应失控，肠道细菌移位，肠源性内毒素血症，缺血和缺血-再灌注损伤

8. 炎症细胞，炎症介质，全身性瀑布式炎症反应

9. TNF-α，IL-1，IL-2，IL-6，IL-8，IFN，IL-5，IL-12，IL-17，集落刺激因子，趋化因子，HMGB1，TNF-α，IL-1，晚期炎症因子

10. 二十烷类炎症介质，血小板活化因子（PAF），黏附分子，血浆源性炎症介质，氧自由基与一氧化氮，蛋白酶

11. IL-4，IL-10，IL-11，IL-13，$PGE_2$，白介素-1受体拮抗剂，可溶性 TNF-α 受体，转化生长因子 β（TGFβ），糖皮质激素

12. 肠黏膜上皮，肠淋巴管，肠系膜淋巴，细菌移位，Kupffer，肠源性感染

13. 高代谢，高动力循环，组织细胞缺氧与能量代谢障碍

14. 炎症介质泛滥损伤，组织缺氧，高代谢

15. 呼吸性碱中毒，呼吸窘迫，发绀，进行性呼吸困难，低氧血症

16. Kupffer 细胞，能量代谢，黄嘌呤氧化酶，炎症介质，微血栓

17. 肺，肝，少尿，无尿，代谢性酸中毒，高血钾，氮质血症，水肿

18. 呕血，便血，肠梗阻，应激性溃疡，便秘，腹泻，厌食，腹痛，呕吐

19. 交感神经兴奋，休克易发生代谢性酸中毒和高钾血症，休克时炎症介质增多，细菌感染或出现肠源性内毒素血症，休克并发 DIC

20. C3a，C5a，通透性，炎症介质，SIRS

21. DIC，出血或出血倾向，血小板减少，延长

22. 头痛，反应迟钝，意识和定向力障碍，惊厥，昏迷

23. 阻断失控的炎症反应和控制感染，改善氧代谢，纠正组织细胞缺氧状态，改善内脏器官血液灌流量，防治缺血-再灌注损伤

（二）单选题

| 1 | 2 | 3 | 4 | 5 | 6 | 7 | 8 | 9 | 10 |
|---|---|---|---|---|---|---|---|---|---|
| C | D | D | D | B | C | C | A | A | D |
| 11 | 12 | 13 | 14 | 15 | 16 | 17 | 18 | 19 | 20 |
| A | B | C | D | B | C | C | B | D | C |
| 21 | 22 | 23 | 24 | 25 | | | | | |
| A | B | A | B | A | | | | | |

（三）多选题

| 1 | 2 | 3 | 4 | 5 | 6 | 7 | 8 | 9 | 10 |
|---|---|---|---|---|---|---|---|---|---|
| AD | ABCD | ABCDE | CD | ACD | BC | ABC | ABCD | ABCDE | ABCDE |
| 11 | 12 | 13 | 14 | 15 | 16 | 17 | 18 | 19 | 20 |
| BCD | AB | BCD | ABCDE | BCD | ABCD | ACDE | ABCDE | ABCE | ABCDE |
| 21 | 22 | 23 | | | | | | | |
| ABCDE | ABDE | ABCDE | | | | | | | |

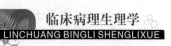

（四）简答题

1. SIRS 的诊断标准是什么？

答：SIRS 的诊断标准包括①体温＞38℃或＜36℃；②心率＞90 次/min；③呼吸频率＞20 次/min或 $PaCO_2$＜32 mmHg（4.3 kPa）；④WBC 计数＞$12×10^9$/L，或＜$4×10^9$/L，或幼稚粒细胞＞10%；具备以上 4 项中的 2 项或 2 项以上即可判断患者发生了 SIRS。

2. 根据发病形式可将 MODS 分为哪两种类型，其各自的特点是什么？

答：MODS 的发病形式有两种，单相速发型和双相迟发型。前者的特点是发病迅速而很快出现多系统器官功能衰竭，患者在短期内恢复或死亡，病变的进程只有一个时相即只有一个高峰；后者的特点为患者在创伤或休克后经处理有一短暂的缓解期，但 3～5 天后发生全身性感染，病情急剧恶化，短时间内再次相继发生两个或两个以上器官功能衰竭，经治疗恢复或死亡，病情的发展呈双相即病程中有两个高峰出现。

3. 请使用二次打击的学说解释 MODS 的发生。

答：创伤、休克感染等第一次打击较轻，可能不足以引起严重的损伤，但却使机体免疫细胞处于被激活的状态，以后再出现第二次打击的时候，即使病情程度不严重，也容易使处于激发状态下的免疫-内皮细胞系统发生超强反应，病情急剧恶化，超量释放各种炎症介质和细胞因子，导致炎症反应失控，最终发生 MODS。

4. 简述多系统器官衰竭的主要原因。

答：病因主要包括感染性因素和非感染性因素。70% 左右的 MODS 主要由感染引起。严重创伤、大面积烧伤、多发性骨折和大手术后，由于组织损伤、坏死、脱落、失血和失液等，无论有无感染均可发生 MODS，休克和休克后的复苏，大量输血、输液及药物使用不当，免疫功能低下，其他由于医疗诊治中的操作不当或判断失误，也会引起 MODS 发生。

5. 简述 MODS 时肺脏容易受损的原因。

答：（1）肺循环接收来自全身各组织的静脉血，以及包含其中的细菌、内毒素、炎症介质和代谢产物等，这些有害物质将在肺内被吞噬、灭活转化或潴留。

（2）肺组织内富含巨噬细胞，发生 SIRS 时容易被激活，释放大量的血管活性物质和炎症介质，参与失控性炎症反应。

（3）肺内小血管中，活化的炎症细胞容易与血管内皮细胞发生黏附和激活反应，释放活性氧、溶酶体酶、血管活性物质和炎症介质。

（五）问答题

1. 试述 MODS 患者发生肝功能障碍的可能原因。

答：MODS 患者的肝功能障碍发生率可高达95%，往往由创伤和全身感染引起。肝脏容易受累的主要原因是：①肝脏含有大量的 Kupffer 细胞，大约占体内巨噬细胞总量的85%，是导致炎症介质产生和泛滥的基础；②由致病因素导致的肝血流量显著减少，影响肝实质细胞和 Kupffer 细胞的能量代谢，同时肝组织细胞中的黄嘌呤氧化酶含量丰富，容易发生缺血-再灌注损伤；③肝脏是肠道细菌和毒素入血接触的首个器官，这些有害物质可直接损伤肝组织细胞或激活 Kupffer 细胞产生大量的炎症介质，造成对肝组织的损害，并损伤肝内的血管内皮细胞，促进微血栓形成。

2. MODS 时功能代谢变化的特点都有哪些？

答：（1）高代谢，MODS 患者常常伴有严重的营养不良，其代谢特点有①高基础代谢率；②三大营养物质的代谢途径发生异常改变。

（2）高动力循环：大多数患者病程的早中期就表现为"高排低阻型"的高动力循环特点，随着病程的进展，患者往往会因为心力衰竭转变为"低排低阻型"。

（3）组织细胞缺氧与能量代谢障碍：MODS 时交感-肾上腺髓质系统和肾素-血管紧张素系统兴奋性增高，引起外周和内脏血管广泛性收缩，以及器官微循环低灌流恢复血供后表现的无复流现象，均可导致组织器官的持续性缺血缺氧。长期缺氧等因素将导致组织细胞中的线粒体结构和功能损伤，引起氧利用障碍、ATP 产生减少。

3. 从 SIRS 与 CARS 的关系失衡解释 MODS 的发生。

答：SIRS 时，活化的炎症细胞既能产生促炎介质，也能产生抗炎介质。在促炎介质释放的过程中，机体通过代偿机制，可同时产生各种内源性抗炎介质，拮抗炎症反应，有助于炎症的控制。适量的抗炎介质有助于控制炎症，恢复内环境的稳定，抗炎介质释放过量，则引起免疫功能降低及对感染的易感性增高，导致 CARS。在 MODS 的发生发展中，体内的促炎反应和抗炎反应作为矛盾对立的双方，贯穿于疾病发生的始终，两者如果平衡，并得到控制，可维持内环境的稳定。如果平衡被打破，当促炎效应大于抗炎效应，则表现为 SIRS 或免疫亢进，如若抗炎反应大于促炎效应，则表现为 CARS 或免疫抑制。

4. 试述 MODS 时的胃肠道功能障碍。

答：胃肠道系统对于缺血及炎性损伤非常敏感。休克早期，有效循环血量减少，机体因代偿而进行血液重分布，使胃肠道最早发生缺血和酸中毒，继而引起肠壁淤血水肿、消化液分泌减少、胃肠运动减弱、黏膜糜烂甚至形成溃疡，严重感染时，亦可直接损伤胃肠道黏膜，引起黏膜变性、坏死、通透性增高，长期静脉高营养引起的胃肠黏膜萎缩等，这些情况均可使肠黏膜上皮受损，肠道屏障功能削弱，肠道细菌大量繁殖，大量内毒素甚至细菌移位进入血液循环和淋巴系统，由于入血的细菌或毒素数量多而且毒性强，肝脏无法完全从血液循环中清除这些有害物质，因此不管是由于感染因素或其他损伤因素都可以启动 SIRS，引起肠源性内毒素血症或肠源性菌血症和脓毒性休克。

5. 试述 MODS 时免疫系统的变化。

答：在 MODS 发生的早期阶段，非特异性免疫系统被激活，患者血浆中 C3a 和 C5a 水平升高，不仅增加血管壁的通透性，而且激活组织细胞和白细胞释放炎症介质，推进 SIRS 的进程。此外，在革兰氏阴性菌所致的脓毒性休克中，内毒素具有抗原性，可与血浆中抗体形成免疫复合物，除进一步激活补体系统产生过敏毒素外，免疫复合物可沉积于微循环的血管内皮细胞表面，吸引大量的白细胞黏附聚集活化，加重各器官系统的非特异性炎症反应。在 MODS 晚期，整个免疫系统处于全面的抑制状态，出现中性粒细胞的吞噬功能缺失、单核—巨噬细胞功能抑制、淋巴细胞数量减少和分泌抗体能力降低等，炎症反应无法局限，感染容易扩散或易引发新的感染，此时患者的抵抗能力完全缺失，是病情恶化的重要原因。

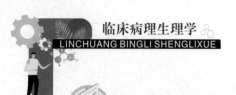

**知识拓展和科学前沿**

### 科学家的故事

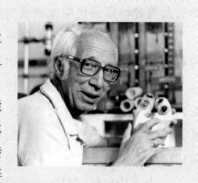

威廉·约翰·科尔夫（Willem Johan Kolff），美籍荷兰裔医生及生物工程学家，是 20 世纪最重要的医学发明家之一，被誉为"人工器官之父"。

1938 年，科尔夫在目睹一位 22 岁的患者因急性肾功能衰竭而死亡后，决定开发一种替代肾脏的治疗方法。科尔夫他利用战乱的乡村中能收集到的材料，制成了一台"转鼓式人造肾脏"。1945 年，科尔夫治疗了一位急性胆囊炎伴急性肾功能衰竭。病人在透析 11.5 个小时后才从昏迷状态恢复，且在 1 周后，康复出院。这是人类历史上第一例由人造肾脏成功救活的急性肾衰患者。

1957 年，科尔夫和日本研究者阿久津哲三合作，开发出一种有 4 个腔室的人造心脏。这个人造心脏通过使用循环液压来产生脉动流。他们将一条实验犬麻醉后连上体外循环机，在体外循环的支持下，将这枚人造心脏植入实验犬体内。当体外循环停止后，人造心脏继续维持了 90 分钟的血液循环，从而将"人造心脏"从概念变成了现实。

## 参考文献

[1] 田野. 病理生理学［M］. 北京：人民卫生出版社，2020.

[2] 王建枝，钱睿哲. 病理生理学［M］. 9 版. 北京：人民卫生出版社，2018.

[3] 李桂源. 病理生理学［M］. 2 版. 北京：人民卫生出版社，2010.

[4] GORIS RJ. Mediators of multiple organ failure［J］. Intensive Care Med，1990.

[5] SUN X，WANG T，CAI D，et al. Cytokine storm intervention in the early stages of COVID-19 pneumonia［J］. Cytokine Growth Factor Rev，2020（6）；53：38-42.

[6] LEE SA，COZZI M，BUSH EL，et al. Distant Organ Dysfunction in Acute Kidney Injury：A Review［J］. Am J Kidney Dis，2018（12；72（6）：846-856.

[7] NIEUWENHUIJZEN GA，GORIS RJ. The gut：the 'motor' of multiple organ dysfunction syndrome?［J］. Curr Opin Clin Nutr Metab Care，1999（9）；2（5）：399-404.